Susanne Fricke

Kommunikation in der Altenpflege

Eine Fallstudie und ein Kommunikationstraining

disserta Verlag

Fricke, Susanne: Kommunikation in der Altenpflege: Eine Fallstudie und ein
Kommunikationstraining, Hamburg, disserta Verlag, 2012

ISBN: 978-3-942109-94-9
Druck: disserta Verlag, ein Imprint der Diplomica® Verlag GmbH, Hamburg, 2012

Bibliografische Information der Deutschen Nationalbibliothek
Die Deutsche Nationalbibliothek verzeichnet diese Publikation in der Deutschen
Nationalbibliografie; detaillierte bibliografische Daten sind im Internet über
http://dnb.d-nb.de abrufbar.

Die digitale Ausgabe (eBook-Ausgabe) dieses Titels trägt die ISBN 978-3-942109-95-6
und kann über den Handel oder den Verlag bezogen werden.

Das vorliegende Buch wurde im April 2006 von der Universität Bielefeld
als Dissertation angenommen.

Dieses Werk ist urheberrechtlich geschützt. Die dadurch begründeten Rechte,
insbesondere die der Übersetzung, des Nachdrucks, des Vortrags, der Entnahme von
Abbildungen und Tabellen, der Funksendung, der Mikroverfilmung oder der
Vervielfältigung auf anderen Wegen und der Speicherung in Datenverarbeitungsanlagen,
bleiben, auch bei nur auszugsweiser Verwertung, vorbehalten. Eine Vervielfältigung
dieses Werkes oder von Teilen dieses Werkes ist auch im Einzelfall nur in den Grenzen
der gesetzlichen Bestimmungen des Urheberrechtsgesetzes der Bundesrepublik
Deutschland in der jeweils geltenden Fassung zulässig. Sie ist grundsätzlich
vergütungspflichtig. Zuwiderhandlungen unterliegen den Strafbestimmungen des
Urheberrechtes.

Die Wiedergabe von Gebrauchsnamen, Handelsnamen, Warenbezeichnungen usw. in
diesem Werk berechtigt auch ohne besondere Kennzeichnung nicht zu der Annahme,
dass solche Namen im Sinne der Warenzeichen- und Markenschutz-Gesetzgebung als frei
zu betrachten wären und daher von jedermann benutzt werden dürften.

Die Informationen in diesem Werk wurden mit Sorgfalt erarbeitet. Dennoch können
Fehler nicht vollständig ausgeschlossen werden und der Verlag, die Autoren oder
Übersetzer übernehmen keine juristische Verantwortung oder irgendeine Haftung für evtl.
verbliebene fehlerhafte Angaben und deren Folgen.

© disserta Verlag, ein Imprint der Diplomica Verlag GmbH
http://www.disserta-verlag.de, Hamburg 2012
Hergestellt in Deutschland

Kommunikation in der Altenpflege.
Eine Fallstudie und ein Kommunikationstraining

Dissertation
zur Erlangung des akademischen Grades
eines Doktors der Philosophie
an der Fakultät für
Linguistik und Literaturwissenschaft
der Universität Bielefeld

Erstgutachter: Prof. Dr. Hans Strohner
Zweitgutachter: Prof. Dr. Gert Rickheit

vorgelegt von
Susanne Fricke

Bielefeld, April 2006

Inhaltsverzeichnis

Danksagung

0.	**Einleitung**	1
Teil I	**Theoretische Grundlagen**	6
1.	Kommunikation mit alten Menschen	6
1.1	Die Entwicklung der Kommunikationsfähigkeit im höheren Lebensalter	6
1.1.1	Die Entwicklung der kognitiven Fähigkeiten im höheren Lebensalter	7
1.1.2	Die ungestörte Entwicklung der Kommunikationsfähigkeit im höheren Alter	11
1.1.3	Mögliche Beeinträchtigungen der Kommunikationsfähigkeit im Alter	15
1.1.3.1	Beeinträchtigungen der Wahrnehmungsfähigkeit	15
1.1.3.2	Demenzerkrankungen	21
1.1.3.3	Aphasie	29
1.2	Charakteristische Gesprächsstrategien alter Menschen	39
1.2.1	Altersstereotype und ihre Auswirkungen auf alte Menschen	39
1.2.2	Kommunikative Strategien alter Menschen	41
1.3	Charakteristische Verhaltensweisen jüngerer GesprächspartnerInnen im Umgang mit alten Menschen	53
1.3.1	Überanpassung an einen älteren Gesprächspartner	53
1.3.2	Unteranpassung an einen älteren Gesprächspartner	58
2.	Grundlegende Aspekte der Pflege alter Menschen in Alteneinrichtungen	60
2.1	Die Situation alter Menschen in Alteneinrichtungen	60
2.1.1	BewohnerInnen von Altenheimen	60
2.1.2	BesucherInnen einer Altentagespflege	66
2.2	Die Arbeitsbedingungen der PflegerInnen in Altenheim und Altentagespflege	69
2.2.1	PflegerInnen im Altenheim	69
2.2.2	PflegerInnen in der Altentagespflege	71
2.3	Die Situation der Angehörigen von HeimbewohnerInnen bzw. Tagesgästen	73

3.	Das Kommunikationstraining als Hilfestellung bei der Bewältigung von Problemsituationen	78
3.1	Formen des Kommunikationstrainings	78
3.1.1	Angewandte Diskursforschung	81
3.1.2	Rhetorik	86
3.1.3	Kommunikationstrainings mit weiterer Ausprägung	90
3.2	Möglichkeiten und Grenzen der einzelnen Formen von Kommunikationstrainings	95
3.3	Erste Schlussfolgerungen für ein eigenes Konzept eines Kommunikationstrainings für AltenpflegerInnen	105

Teil II   Empirische Untersuchung 108

4.	Fallstudie: Dreizehn Interviews mit AltenpflegerInnen über die Rolle der Kommunikation in der Altenbetreuung	108
4.1	Vorüberlegungen	108
4.2	Das Interview als Untersuchungsmethode	111
4.3	Die Entwicklung des Interviewleitfadens	113
4.4	Die Durchführung der empirischen Untersuchung	115
4.4.1	Vorbereitungen zur Durchführung	115
4.4.2	Vorstellung der Einrichtungen, in denen meine InterviewpartnerInnen tätig sind	117
4.4.3	Die InterviewteilnehmerInnen	122
4.4.4	Die Durchführung der Interviews	123
4.4.5	Die Dauer der Interviews	124
4.5	Zur Darstellung der Ergebnisse	125
4.5.1	Zur Transkription der Interviews	125
4.5.2	Zur Auswertung der Interviews	126
4.6	Analyse der Interviews	127
4.6.1	Einzelanalyse der Interviews	127
4.6.2	Queranalyse der Interviews: Zentrale Aspekte von Kommunikation in der Altenpflege	244

5.	Die Entwicklung des konkreten Kommunikationstrainings	330
5.1	Der Aufbau des Kommunikationstrainings	330
5.2	Die Festlegung der Klassifikationskriterien	332
5.3	Die Auswahl geeigneter Strategien für das Kommunikationstraining	341
5.4	Die Gesamtmatrix des Kommunikationstrainings: Klassifikation der ausgewählten Strategien	343
5.5	Entwicklung praktischer Übungen zum Erwerb der Strategien	427
5.5.1	Vorüberlegungen	427
5.5.2	Entwicklung der praktischen Übungen	430
6.	Schlusszusammenfassung und Ausblick	451
7.	Literaturverzeichnis	461
8.	Anhang	470

Danksagung

Die vorliegende Dissertation hätte nicht geschrieben werden können ohne die Unterstützung vieler Menschen, die mir mit Rat und Tat und emotionaler Unterstützung zur Seite gestanden haben. Zunächst einmal möchte ich meinem kürzlich verstorbenen wissenschaftlichen Betreuer, Prof. Dr. Hans Strohner, von ganzem Herzen für seine wertvollen Anregungen und Rückmeldungen, die mir immer wieder halfen, auf dem richtigen Weg zu bleiben, und für seine unerschöpfliche Geduld danken, mein Promotionsvorhaben über den insgesamt doch recht langen Zeitraum zu unterstützen. Ebenso herzlich danke ich meinem zweiten Gutachter Prof. Dr. Gert Rickheit, sowie Herrn Prof. Dr. Dr. Horst Müller, der sich kurzfristig bereit erklärte, anstelle von Herrn Prof. Dr. Strohner die weitere Betreuung zu übernehmen.

Auch den 16 AltenpflegerInnen, die großes Interesse an meinem Vorhaben zeigten und kostbare Zeit geopfert haben, um sich, größtenteils während ihrer regulären Arbeitszeit, von mir interviewen zu lassen und mir dabei die Aufzeichnung auf Tonband zu gestatten, möchte ich sehr herzlich danken. Sie haben ebenfalls wesentlich zur Entstehung der vorliegenden Arbeit beigetragen.

Mein besonderer Dank gilt meiner lieben, vor kurzem verstorbenen Freundin Wilma Heinrich für ihre Fürsorglichkeit und dafür, dass sie mir immer wieder Mut gemacht hat, mein Promotionsvorhaben trotz aller Schwierigkeiten durchzuhalten.

Um meinen Eltern zu danken, reichen Worte nicht aus. Ohne ihren unerschütterlichen Glauben an mich hätte ich nie gewagt, mit dem Verfassen meiner Dissertation, deren Vollendung sie so gern noch erlebt hätten, auch nur zu beginnen. Ihnen soll sie deshalb in Liebe gewidmet sein.

0. Einleitung

Die Bevölkerungsstruktur in der Bundesrepublik hat sich in den letzten Jahrzehnten grundlegend gewandelt. Immer mehr Menschen erreichen ein immer höheres Lebensalter, und die demographische Entwicklung deutet darauf hin, dass diese Tendenz sich in Zukunft fortsetzen wird. Eine wachsende Zahl alter Menschen bei gleichzeitig höherer Lebenserwartung bedeutet jedoch neben der Chance, den Lebensabend als Neubeginn zu erfahren, dass auch die Zahl alter Menschen, die auf professionelle Versorgung angewiesen sind, weiter zunehmen wird. Dadurch wird auch die Altenbetreuung künftig noch weiter an Bedeutung gewinnen. Bereits heute ist ein großer Teil der AltenheimbewohnerInnen pflegebedürftig; das Altenheim, das früher häufig noch über einen Wohnbereich für rüstige BewohnerInnen verfügte, hat in den letzten Jahrzehnten einen grundlegenden Wandel erfahren und ist mehr und mehr zu einem Pflegeheim geworden. Hinter dem Einzug in ein Altenheim steht oft zudem nicht mehr wie früher eine bewusste Entscheidung des alten Menschen, die sorgfältig geplant und vorbereitet werden konnte, sondern er erfolgt häufig abrupt nach einer plötzlichen schweren Erkrankung, die eine dauerhafte Pflege notwendig macht. Der alte Mensch wird dann von einem Tag auf den anderen aus seiner vertrauten Umgebung und seinem sozialen Umfeld herausgerissen und erlebt somit den Einzug ins Heim oft als seelisch belastend.

    Neben dem Altenheim gewinnt auch die Tagespflege mehr und mehr an Bedeutung. Hier kann der alte Mensch grundsätzlich in seiner vertrauten Umgebung bleiben, erhält aber tagsüber gezielt Betreuung und geistige Anregung, so dass die Tagespflege oft eine Alternative zum Heim darstellt. Die Aufnahme in einer Tagespflege setzt jedoch eine gewisse Eigenständigkeit voraus, da eine vollständige, umfassende Pflege wie im Heim nicht geleistet werden kann. So muss der Tagesgast noch zumindest über teilweise Mobilität verfügen und selbstständig zu grundlegenden Handlungen wie etwa der Nahrungsaufnahme in der Lage sein, ggf. auch mit Hilfestellung. Damit steht diese Form der Altenbetreuung nicht jedem offen. Bei der Betreuung Pflegebedürftiger wird deshalb das Altenheim auch in Zukunft eine zentrale Position einnehmen.

    Schließlich nimmt auch die häusliche Pflege immer mehr zu. Sie erspart ebenfalls den alten Menschen die seelische Belastung durch den Umzug ins Heim, bringt aber für die Angehörigen große Anspannung mit sich, denn zu der bereits an sich oft schweren Pflegetätigkeit kommt nicht selten eine Mehrfachbelastung durch Beruf und Familie hinzu, die für viele nur schwer zu leisten ist. Hinzu kommt weiterhin, dass ein Großteil der pflegenden Angehörigen nicht über pflegerische oder medizinische Vorkenntnisse verfügt und deshalb die Pflege als besonders schwierig empfindet. Viele nehmen deshalb professionelle Unterstützung durch ambulante Pflegedienste in Anspruch, um sicherzustellen, dass der Kranke optimal versorgt wird.

Eine immer größer werdende Gruppe unter den alten Menschen, die auf dauerhafte Betreuung angewiesen sind, bilden die Demenzerkrankten. Hier sind vor allem zwei zentrale Formen der Demenz zu nennen, nämlich die Alzheimerkrankheit und die Multiinfarktdemenz. Bereits heute lässt sich beobachten, dass die Zahl der Demenzerkrankten in Altenheimen und Altentagespflegeeinrichtungen immer mehr zunimmt. Gerade die Pflege Demenzkranker ist jedoch aufgrund problematischer Verhaltensweisen wie Weglauftendenz oder Aggressivität, die durch den Abbau mentaler Fähigkeiten entstehen können, oft für die Pflegenden besonders belastend. Dies betrifft professionelle Pflegekräfte in Alteneinrichtungen oder dem ambulanten Dienst genauso wie pflegende Angehörige.

Altenbetreuung, in welcher Form auch immer, ist nicht denkbar ohne Kommunikation, nicht zuletzt deshalb, weil hier Empathie und die Vermittlung von Aufmerksamkeit und Zuwendung eine entscheidende Rolle spielen. Gerade schwer Pflegebedürftigen, die sich in einem schlechten gesundheitlichen Zustand befinden, ihr Zimmer und oft auch ihr Bett nicht mehr verlassen können, kann intensive Zuwendung helfen, ihre Situation zu ertragen. Aber auch mobilere alte Menschen, so etwa HeimbewohnerInnen, die noch in der Lage sind, an Freizeitangeboten ihrer Einrichtung teilzunehmen und dadurch geistige Anregung zu finden, suchen das Gespräch mit den Pflegenden, die für sie wichtige Bezugspersonen sind. Auch in der Altentagespflege, in der die Betreuung in der Gruppe mit vielfältigen gemeinsamen Aktivitäten im Vordergrund steht, kommt der Kommunikation eine zentrale Bedeutung zu, denn diese Form der Betreuung wäre ohne sie gar nicht möglich.

Insbesondere in Altenheimen leidet jedoch die Kommunikation mit den BewohnerInnen oft darunter, dass die PflegerInnen durch einen sehr engen Zeitplan stark unter Druck stehen. Die Kommunikation beschränkt sich deshalb hier oft auf das Notwendigste. Zudem werden die PflegerInnen häufig mit kritischen, auch seelisch belastenden Situationen konfrontiert, in denen sie zuweilen unsicher sind, wie sie mit dem alten Menschen oder dessen Angehörigen kommunizieren sollen. Wie sollen sie sich etwa verhalten, wenn jemand eine medizinische Behandlung, die vom Arzt als notwendig angesehen wird, konsequent ablehnt? Wie sollen sie auf verbale Aggressionen von HeimbewohnerInnen oder Tagesgästen reagieren, wie sie bei einer Demenzerkrankung gar nicht so selten sind, oder mit einem Abbau kommunikativer Fähigkeiten umgehen? Wie sollen sie sich schließlich verhalten, wenn sie mit einem

Gesprächsthema wie Sterben und Tod konfrontiert werden, das in unserer Gesellschaft nach wie vor ein Tabu darstellt? Solche extremen Situationen, die in der Altenpflege durchaus zum Alltag gehören, werden von vielen Pflegekräften als belastend, verunsichernd, sogar als beängstigend erlebt, und zwar keineswegs nur von BerufsanfängerInnen, sondern auch von PflegerInnen mit langjähriger Erfahrung. Hier wäre es deshalb gewiss sinnvoll, den PflegerInnen Hilfestellung zu geben, die ihnen den Umgang mit diesen und anderen problematischen Kommunikationssituationen erleichtert.

Aus diesem Grund setzt sich die vorliegende Arbeit zum Ziel, ein Kommunikationstraining speziell für PflegerInnen in Alteneinrichtungen zu entwickeln, das auf die Situation in der Altenpflege eingeht, wie sie sich für die PflegerInnen darstellt. Es gibt mittlerweile eine unübersehbar große Zahl von Kommunikationstrainings, die sich einer großen Bandbreite von Themen widmen, vom Alltagsgespräch bis hin zu Vorstellungsgesprächen und anderen berufsorientierten Gesprächen. Bislang gibt es meines Wissens aber noch kein Kommunikationstraining, das sich speziell an Pflegekräfte wendet, insbesondere an AltenpflegerInnen. Kommunikation ist zwar Bestandteil der Altenpflegeausbildung, so etwa an Pflegeschulen, doch sind Krisensituationen wie die oben geschilderten nach wie vor oft mit Unsicherheit oder sogar Angst verbunden. Das von mir entwickelte Konzept für ein Kommunikationstraining, das auf den Ergebnissen einer empirischen Fallstudie beruht, in der ich 16 PflegerInnen in Altenheimen und Tagespflegeeinrichtungen interviewte, möchte hier Hilfe anbieten.

Die vorliegende Arbeit gliedert sich in drei Abschnitte. Im theoretischen Teil sollen zunächst zwei Themenbereiche erörtert werden, die für die Kommunikation in der Altenpflege von wesentlicher Bedeutung sind. Das erste Kapitel untersucht grundlegende Aspekte der Kommunikation von und mit alten Menschen. Hier sind als erstes kognitive Aspekte zu nennen, die die Grundlage jeder Kommunikationsfähigkeit darstellen, da sie die Voraussetzung für die Aufnahme, die Verarbeitung und den Austausch von Information sind. Insbesondere der Entwicklung der Kommunikationsfähigkeit im höheren Lebensalter, sowohl unter ungestörten Bedingungen als auch unter gesundheitlichen Einschränkungen wie etwa einer beeinträchtigten Sinneswahrnehmung, kommt hier Bedeutung zu. Aber gerade auch neurologische Erkrankungen wie Demenz und Aphasie können sich sehr stark auf die Kommunikationsfähigkeit auswirken. Ihr Einfluss auf die sprachlichen Fähigkeiten und das kommunikative Verhalten der Betroffenen soll deshalb ebenfalls näher betrachtet werden.

Ein weiterer wichtiger Aspekt ist, dass alte Menschen häufig charakteristische kommunikative Verhaltensweisen zeigen, auf die sich ein jüngerer Gesprächspartner, wie etwa eine Pflegekraft, einstellen sollte. So haben sie häufig eine sehr starke Vergangenheitsorientierung, was damit zusammenhängt, dass es vor allem die Erlebnisse und Erfahrungen der Vergangenheit waren, die sie prägten und ihre Persönlichkeit formten, während der Gegenwart und Zukunft aus ihrer Perspektive oft weit weniger Bedeutung zukommt (z. B. Coupland et al., 1991). Oft nehmen auch gerade belastende Gesprächsthemen wie Krankheiten einen breiten Raum ein, weil sie für die alten Menschen aufgrund ihrer häufig gravierenden Auswirkungen auf deren Lebensumstände und nicht zuletzt Lebensqualität besonders bedeutsam sind.

Umgekehrt zeigen auch jüngere Menschen im Umgang mit älteren GesprächspartnerInnen oft ein charakteristisches Kommunikationsverhalten. So neigen viele dazu, sich an alte Menschen anzupassen, indem sie ihnen z. B. die Wahl des Gesprächsthemas überlassen oder von sich aus altersspezifische Themen einbringen. Dabei kann es jedoch auch zu einer Überanpassung kommen, etwa dann, wenn jemand mit alten Menschen grundsätzlich besonders laut und deutlich spricht, weil er davon ausgeht, dass alle Menschen ab einem bestimmten Alter schwerhörig sind. Gerade Altersstereotype spielen in diesem Zusammenhang eine besondere Rolle; sie können sich sowohl auf die innere Einstellung zu alten Menschen als auch auf die Kommunikation mit ihnen auswirken. So kann etwa das Stereotyp vom Alter als der „zweiten Kindheit" dazu führen, dass mit alten Menschen in der sogenannten *Elderspeak* gesprochen wird, einer Art von Babysprache, was von vielen als entwürdigend empfunden wird. Eine angemessene, respektvolle Form der Kommunikation kann deshalb die Beziehung zwischen alten Menschen und PflegerInnen nachhaltig fördern.

Das zweite Kapitel untersucht die allgemeine Situation in der Altenpflege, insbesondere die Lebensumstände der alten Menschen, die diese Einrichtungen nutzen, und die Arbeitsbedingungen der PflegerInnen, denn auch diese Faktoren können sich auf die Kommunikation auswirken. Schließlich ist auch die Rolle der Angehörigen von HeimbewohnerInnen und Tagesgästen von Bedeutung, denn sie sind sowohl für die alten Menschen selbst als auch für die PflegerInnen wichtige Bezugspersonen, mit denen diese zusammenarbeiten. Auch Gespräche mit Angehörigen nehmen deshalb in der Altenpflege einen breiten Raum ein und sollten in einem Konzept für ein Kommunikationstraining berücksichtigt werden.

Im dritten Kapitel steht schließlich die Betrachtung von Kommunikationstrainings im Vordergrund. Hier werde ich untersuchen, welche unterschiedlichen Formen von Kommunikationstrainings es gibt, welche Zielsetzungen sie haben können und wo ihre Grenzen liegen. Aus diesen Überlegungen sowie den oben dargestellten Grundlagen werde ich dann erste Schlussfolgerungen für eine eigene Konzeption eines Kommunikationstrainings ziehen.

Im zweiten Teil der vorliegenden Arbeit werde ich meine empirische Fallstudie und ihre Ergebnisse vorstellen und dabei insbesondere untersuchen, welche konkreten Kommunikationssituationen von PflegerInnen als problematisch oder belastend empfunden werden. Ein Kommunikationstraining für AltenpflegerInnen müsste in der Lage sein, gerade hier Hilfestellung zu geben.

Auf dieser Grundlage werde ich daraufhin im dritten Teil der Arbeit ein eigenes Konzept für ein solches Kommunikationstraining entwickeln. Zu diesem Zweck werde ich zunächst nach kommunikativen Strategien suchen, die sich für den Umgang mit den in den Interviews geschilderten Situationen eignen. Diese Strategien entstammen z. T. verschiedenen, bereits existierenden Kommunikationstrainings – sie vollständig selbst zu entwickeln, hätte den Rahmen der vorliegenden Arbeit gesprengt -, z. T. lassen sie sich direkt aus der empirischen Studie ableiten, und z. T. entstammen sie ergänzenden eigenen Überlegungen. Sie werden anschließend nach verschiedenen Kriterien klassifiziert, die für die Kommunikation von grundlegender Bedeutung sind. So wird z. B. untersucht, welche Intention mit der Wahl einer bestimmten Kommunikationsstrategie verbunden sein kann, wie sie auf den Gesprächspartner wirken kann, zu welchen Situationen die Strategie grundsätzlich passt oder wo sie ggf. vermieden werden sollte, aber auch, in welcher Beziehung sie zu den Ergebnissen der empirischen Untersuchung steht, um dadurch einen direkten Praxisbezug herzustellen. Auf diese Weise entsteht eine umfassende Matrix, die die gezielte Auswahl einer kommunikativen Strategie für eine konkrete Situation ermöglicht.

Abschließend werde ich einige praktische Übungen entwickeln, mit deren Hilfe die Strategien vermittelt werden können. Die in den Interviews genannten Situationen bilden dabei den Hintergrund für die Übungen. Durch diese doppelte Einbindung der empirischen Untersuchung soll sichergestellt werden, dass das Kommunikationstraining nicht nur ein theoretisches Konstrukt ist, sondern der tatsächlichen Situation in der Altenpflege Rechnung trägt. Wenn meine Studie aufgrund der geringen Teilnehmerzahl auch nicht repräsentativ ist, so kann sie doch Anhaltspunkte dafür liefern, welche Umstände und Situationen in der Altenpflege grundsätzlich von Bedeutung sein können und wie sie sich auf die Kommunikation auswirken können. Dadurch erst wird es möglich, den PflegerInnen echte Hilfestellung zu geben, durch die sie belastende Gesprächssituationen leichter bewältigen können, und somit schließlich auch dazu beizutragen, dass sich die Situation in der Altenpflege weiter verbessert.

Teil I: Theoretische Grundlagen

1. Kommunikation mit alten Menschen

1.1 Die Entwicklung der Kommunikationsfähigkeit im höheren Lebensalter

Die Fähigkeit, Sprache zu verstehen und zu produzieren und sie zur kommunikativen Interaktion mit anderen Menschen zu nutzen, ist keine statische Eigenschaft, die sich nicht mehr verändert, wenn ihre Entwicklung einmal abgeschlossen ist, sondern entwickelt sich über die gesamte Lebensspanne hinweg kontinuierlich weiter. Menschen sind ihr ganzes Leben lang in der Lage, ihre sprachlichen Fähigkeiten zu erweitern, sich auf Veränderungen einzustellen, sich an neue Situationen und GesprächspartnerInnen anzupassen, neue Informationen aufzunehmen und so ihr Leben lang zu lernen (z. B. Reischies & Lindenberger, 1996; Brose, 1998). Dabei sind, neben sozialen Faktoren wie etwa dem Umfeld, in dem jemand lebt, seinen sozialen Kontakten und seinem Erfahrungshintergrund, auch kognitive Faktoren von entscheidender Bedeutung, denn sie bilden die Grundlage jeder kommunikativen Interaktion, die ohne sie gar nicht möglich wäre (z. B. Strohner, 2001; Charness, 2004). Aus diesem Grund soll zunächst ein kurzer Überblick über die allgemeine Entwicklung der kognitiven Fähigkeiten im höheren Lebensalter gegeben und dann die Entwicklung der spezifischeren sprachlichen Fähigkeiten näher betrachtet werden. Dabei steht zunächst die ungestörte Entwicklung im Vordergrund, die nicht durch krankheitsbedingte kognitive Einbußen beeinträchtigt ist. Anschließend werde ich mich dann zwei Formen von Hirnerkrankungen zuwenden, die gerade im höheren Lebensalter häufiger vorkommen und sich, je nach Schweregrad der Erkrankung, auf die kognitiven Fähigkeiten und insbesondere auch auf die Kommunikationsfähigkeit nachteilig auswirken, nämlich der Demenz und der Aphasie. Vor allem Demenzerkrankungen sind hierbei von großer Bedeutung, da eine nicht geringe Zahl alter Menschen von ihnen betroffen ist. So litten bereits vor zehn Jahren etwa 10% der 65jährigen und bei den Hochaltrigen über 85 Jahre sogar jeder Zweite an einer Demenz (Füsgen, 1995), und da die Zahl alter Menschen in Zukunft weiter zunehmen wird, ist damit auch eine größere Anzahl Demenzerkrankter zu erwarten. Dementielle Abbauprozesse können damit auch eine entscheidende Rolle für die Kommunikation von und mit alten Menschen spielen und sind insbesondere für die Kommunikation in Alteneinrichtungen von Belang.

1.1.1 Die Entwicklung der kognitiven Fähigkeiten im höheren Lebensalter

Wer sich mit dem höheren Lebensalter auseinandersetzt, denkt dabei häufig spontan an gesundheitliche Einschränkungen, an eine Verschlechterung der kognitiven Leistungsfähigkeit, die sich z. B. in altersbedingter Vergesslichkeit äußern kann, oder auch an eine nachlassende Wahrnehmungsfähigkeit wie etwa Schwerhörigkeit oder nachlassende Sehkraft. Tatsächlich gibt es eine ganze Reihe körperlicher und geistiger Fähigkeiten, die sich im höheren Lebensalter in der Regel verschlechtern. So nimmt z. B. die Beweglichkeit allmählich ab, die Leistungsfähigkeit des Herz-Kreislauf-Systems verringert sich, und häufig spielen auch degenerative Erkrankungen wie z. B. Arthrosen eine entscheidende Rolle (z. B. Steinhagen-Thiessen & Borchelt, 1996; Haveman & Stöppler, 2004). Auch die Leistungsfähigkeit der sensorischen Systeme nimmt im Laufe des Lebens allmählich ab (z. B. Marsiske et al., 1996; Zimprich, 2002). Da auch das Gehirn vom Alterungsprozess betroffen ist, so dass etwa die Anzahl der Nervenzellen geringer und die Hirnwindungen schmaler werden oder sich Pigmente einlagern können (Haveman & Stöppler, 2004), büßen auch auf kognitiver Ebene bestimmte Fähigkeiten an Effektivität ein. So verlangsamt sich z. B. im Alter die Geschwindigkeit, mit der Informationen verarbeitet werden (Salthouse, 1996; Zimprich, 2002) sowie die Speicherkapazität des Arbeitsgedächtnisses (z. B. Emilién et al., 2004), was älteren Menschen insbesondere beim Behalten neuer Informationen, z. B. beim Lernen, Schwierigkeiten bereiten kann (Smith & Baltes, 1996; Miles & Stine-Morrow, 2004).

Die Beobachtung, dass im Alter viele Fähigkeiten nachlassen, führte in der Gerontologie zunächst zur Entwicklung eines Defizitmodells (Helfrich, 1979), dem zufolge die kognitiven – und damit auch die sprachlichen - Fähigkeiten eines Menschen sich von der Kindheit bis zum mittleren Erwachsenenalter kontinuierlich weiter entwickeln, in dem sie schließlich ihren Höhepunkt erreichen. Danach allerdings entwickeln sie sich dem Defizitmodell zufolge allmählich wieder zurück, wobei die zuerst erworbenen Fähigkeiten am längsten erhalten bleiben, so dass über die gesamte Lebensspanne hinweg eine Entwicklungskurve entsteht, die sich in Form eines umgekehrten „U" darstellen lässt (Coupland & Coupland, 1990).

Das Defizitmodell kann jedoch nicht erklären, weshalb es neben solchen Fähigkeiten und organischen Funktionen, die im Verlauf des Alterungsprozesses nachlassen, auch eine ganze Reihe kognitiver, gerade auch sprachlicher Fähigkeiten gibt, die bis ins hohe Alter hinein gut erhalten bleiben und sich sogar lebenslang verbessern können, so etwa die Erzählfähigkeit, insbesondere die Fähigkeit, Erlebnisse und Sachverhalte detailliert und anschaulich zu schildern (Boden & Bielby, 1983 und 1986; Gould & Dixon, 1993), die Fähigkeit, komplexere Sachverhalte zu erklären, etwa schwer zu umschreibende sprachliche Begriffe zu erläutern (Knopf, 1987) oder die Fähigkeit, Assoziationen auf vorgegebene Begriffe zu bilden (Dehon & Brédart, 2004).

Die Erkenntnis, dass sich nicht alle Fähigkeiten eines Menschen, insbesondere auf kognitiver Ebene, im Alter notwendigerweise verschlechtern müssen, die nicht zuletzt durch die im Zeitraum von 1965 – 1984 durchgeführte Bonner Gerontologische Längsschnittstudie (Lehr & Thomae, 1987) bestärkt wurde, führte schließlich dazu, dass das Defizitmodell durch ein Kompetenzmodell ersetzt wurde, das statt altersbedingter Abbauprozesse die Entwicklung der Intelligenz in den Vordergrund stellt, also den Aspekt der geistigen Leistungsfähigkeit auch im höheren Lebensalter hervorhebt. In diesem Rahmen ist besonders das Zweikomponentenmodell der Intelligenz von Bedeutung, das einer Vielzahl gerontologischer Studien zugrunde liegt, so etwa auch der Berliner Altersstudie (Mayer & Baltes, 1996), einer breit angelegten Querschnittstudie, in der die Dimensionen des Alterns unter medizinischen, wirtschaftlichen, psychologischen und sozialwissenschaftlichen Aspekten erforscht wurden. Das Zweikomponentenmodell soll deshalb an dieser Stelle kurz vorgestellt werden.

Dieses Intelligenzmodell geht auf D. O. Hebb (1949) zurück und wurde unter anderem von Horn (1970), Cattell (1971) sowie Baltes (1993) weiter entwickelt. Demnach besteht die Intelligenz aus zwei Komponenten, die sich grundlegend voneinander unterscheiden und sich auch im Laufe des Lebens verschieden entwickeln, nämlich einer kristallinen und einer flüssigen Form. Die kristalline oder auch pragmatische Intelligenz (Baltes, 1993) umfasst dabei solche Wissensinhalte, die relativ stabil sind. Dazu gehört z. B. das allgemeine Weltwissen eines Menschen, aber auch spezifisches Wissen wie berufliches Fachwissen oder Wissen über die eigene Person und das Selbstkonzept. Auch solches sprachliche Wissen, das eher allgemein und statisch ist, wie etwa die Bedeutung eines Wortes oder dessen grammatikalische Eigenschaften, lässt sich demnach der kristallinen Intelligenz zuordnen. Es handelt sich also um solche Wissensinhalte, die sich, wenn überhaupt, dann eher allmählich über einen längeren Zeitraum hinweg verändern. So kann etwa Faktenwissen durch Lernen oder neue wissenschaftliche Erkenntnisse erweitert oder auch widerlegt werden, Berufswissen kann durch den Umgang mit neuen Technologien ergänzt werden, oder eine Wortbedeutung kann sich im Laufe der Zeit allmählich wandeln, während es andererseits auch unveränderliche Fakten gibt wie z. B. die Naturgesetze. Bezogen auf das Gedächtnissystem, steht demnach die kristalline Intelligenz in Beziehung mit dem Langzeitgedächtnis, dessen Kapazität generell unbegrenzt ist und das Informationen ein Leben lang speichern kann (z. B. Markowitsch, 2002; Emilién et al., 2004).

Die flüssige oder mechanische Intelligenz (Baltes, 1993) dagegen umfasst prozedurales Wissen, also solches, das mit Prozessen und Handlungen statt mit Fakten in Verbindung steht. Dazu gehören z. B. grundlegende Prozesse der sensorischen Informationsverarbeitung, die Kategorisierung oder das Vergleichen bzw. Unterscheiden von Objekten sowie Prozesse des motorischen und visuellen Gedächtnisses. Die flüssige Intelligenz steht also in Beziehung mit dem Arbeitsgedächtnis. Auf sprachlicher Ebene gehören zu diesem Bereich z. B. das Sprachverständnis, die Sprachproduktion und die Kategorisierung eines Begriffs, etwa die Zuordnung eines Unterbegriffs zu einem Oberbegriff. Die flüssige Intelligenz ist also dynamisch und kann sich damit auch leichter an eine konkrete Situation anpassen.

Das Zweikomponentenmodell geht nun davon aus, dass sich nur diejenigen kognitiven Fähigkeiten, die der flüssigen Intelligenz zugerechnet werden, im Alter verschlechtern. Die kristalline Intelligenz dagegen bleibt unter normalen Bedingungen, d. h. wenn keine Hirnerkrankung vorliegt, die zu Abbauprozessen führt wie etwa eine Demenz, ein Leben lang erhalten und kann sich sogar bis ins hohe Alter hinein immer weiter verbessern. Dadurch lässt sich auch erklären, weshalb im Alter nur ganz bestimmte kognitive Komponenten nachlassen, wie z. B. die Informationsverarbeitungsgeschwindigkeit, die Speicherkapazität des Arbeitsgedächtnisses, der Abruf von Informationen aus dem Gedächtnis oder die Fähigkeit zur Einspeicherung neuer Informationen ins Langzeitgedächtnis (z. B. Kruse & Lehr, 1995), denn alle diese Fähigkeiten lassen sich der flüssigen Intelligenz zuordnen. So konnte in einer Vielzahl von Studien nachgewiesen werden, dass ältere Menschen sich neue Informationen in der Regel weniger gut merken können als jüngere. Es fällt ihnen z. B. schwerer, Wortlisten auswendig zu lernen und anschließend wiederzugeben (Knopf, 1987; Reischies & Lindenberger, 1996) oder solche kognitiven Strategien, die auf Prozessen der flüssigen Intelligenz beruhen, als Lernhilfe zu nutzen. So wiesen etwa Ulrich, Stapf und Zachay (1994) nach, dass es alten Menschen schwerer fällt als jüngeren, eine kategoriale Anordnung des zu lernenden Materials, in ihrem Fall Kombinationen aus Buchstaben, Ziffern oder beiden gemischt, effektiv als Gedächtnishilfe zu nutzen.

Oft können jedoch nachlassende kognitive Fähigkeiten gut kompensiert werden. So lässt sich z. B. die verlangsamte Informationsverarbeitungsgeschwindigkeit bei Gedächtnisaufgaben durch den Zeitfaktor ausgleichen. Erhalten ältere TeilnehmerInnen von Gedächtnisexperimenten mehr Zeit als jüngere Vergleichspersonen, um die vorgegebenen Items zu lernen und anschließend wiederzugeben, so erzielen sie häufig gleich gute Ergebnisse (Emilién et al., 2004). Nicht die Lernfähigkeit an sich nimmt also ab – Menschen sind ihr Leben lang in der Lage, sich neues Wissen und auch neue Strategien anzueignen, etwa Copingstrategien (Reischies & Lindenberger, 1996; Rothmund & Brandstädter, 2003) oder neue Gedächtnisstrategien (Kruse & Lehr, 1995) -, sondern lediglich das Leistungsniveau des Arbeitsgedächtnisses.

Im Gegensatz zu Wissensbereichen der flüssigen Intelligenz bleiben Inhalte der kristallinen Intelligenz wie z. B. die Fähigkeit, sich an lange zurückliegende Erlebnisse oder einmal erworbenes Weltwissen zu erinnern, unverändert (z. B. Gold, 1995; Kruse & Lehr, 1995). Weil das kristalline Wissen nicht nur über die ganze Lebensspanne hinweg erhalten bleibt, sondern zudem auch bis ins hohe Alter hinein weiter zunehmen kann, sind hier somit auch lebenslang Verbesserungen möglich. Erst bei Hochaltrigen kann sich auch hier allmählich eine Verschlechterung zeigen (Kruse & Lehr, 1995).

Weiterhin stehen alten Menschen eine Reihe von Möglichkeiten zur Verfügung, eine nachlassende Leistungsfähigkeit im Bereich der fluiden Intelligenz durch kristallines Wissen zu kompensieren. So können sie etwa nachlassende Fähigkeiten im kognitiven Bereich, z. B. auf der Gedächtnisebene, durch Expertenwissen oder durch ihre Lebenserfahrung ausgleichen (Knopf, 1989; Gold, 1995). Auf diesem Gebiet sind sie häufig jüngeren Menschen überlegen, weil sie im Laufe ihres Lebens mehr Lebenserfahrung und oft auch Expertenwissen erworben haben. Gerade solches Wissen, das eine direkte Beziehung zu einem Menschen, seiner Lebensgeschichte und seinen Erfahrungen aufweist, also episodisches Wissen, ist dabei besonders resistent gegen altersbedingte Abbauprozesse (Knopf, 1989). Auch Automatisierung kann bei der Kompensation helfen, z. B. die Ausführung häufig durchgeführter Handlungen erleichtern, denn sie entlastet das Arbeitsgedächtnis, das sich somit nicht auf diese Vorgänge konzentrieren muss (Engelkamp, 1990). Dies wiederum hilft alten Menschen dabei, den Umstand zu kompensieren, dass umgekehrt Prozesse, die besondere Aufmerksamkeit erfordern, wie z. B. Lernprozesse oder die Ausführung einer selten durchgeführten Handlung, erschwert werden, da die Zuwendung von Aufmerksamkeit ebenfalls der flüssigen Intelligenz zugeordnet werden kann. Insbesondere die gleichzeitige Ausführung mehrerer Aktivitäten, etwa beim Überqueren einer Straße ein begonnenes Gespräch fortzusetzen oder sich auf die Äußerungen des Gesprächspartners zu konzentrieren, bereitet alten Menschen häufig Schwierigkeiten (Wirsing, 1987; Kruse & Lehr, 1995), was sich dadurch erklären lässt, dass dabei die Aufmerksamkeit geteilt werden muss, wodurch das Arbeitsgedächtnis besonders stark beansprucht wird. Führen sie dagegen die einzelnen Handlungen nacheinander aus und konzentrieren sich jeweils auf nur eine davon, so bleibt die Durchführung unbeeinträchtigt.

Die bislang dargestellten Befunde zu kognitiven Alterungsprozessen lassen sich jedoch nur eingeschränkt verallgemeinern. Vielmehr gibt es große individuelle Unterschiede in der kognitiven Leistungsfähigkeit, wie sich z. B. in der Studie von Reischies & Lindenberger (1996) zeigt, die die kognitiven Leistungen älterer Menschen in fünf verschiedenen Bereichen untersuchten: Denkfähigkeit, Gedächtnis, Wahrnehmungsgeschwindigkeit, Wissen und Wortflüssigkeit. Sie stellten fest, dass sich mehrere Hochaltrige unter den StudienteilnehmerInnen mit den besten Leistungen befanden, so z. B. ein 95jähriger, dessen Wahrnehmungsgeschwindigkeit noch über dem Durchschnitt der 70jährigen sowie auch der TeilnehmerInnen insgesamt lag, ein 96jähriger, der sich unter den zehn TeilnehmerInnen mit dem größten sprachlichen Wissen befand, und eine 89jährige, die zur Gruppe der drei TeilnehmerInnen mit der besten Denkfähigkeit gehörte. Wahrnehmungsgeschwindigkeit und Denkfähigkeit lassen sich dabei der flüssigen Intelligenz zuordnen, die dem Zweikomponentenmodell zufolge eigentlich im höheren Alter abnehmen würde. Auch die individuellen Lebensumstände eines Menschen spielen also eine Rolle bei seiner kognitiven Entwicklung, so dass z. B. solche Fähigkeiten, die häufig genutzt werden, relativ gut vor altersbedingtem Abbau geschützt zu sein scheinen. Der Alterungsprozess muss also nicht zwingend eine Verschlechterung der kognitiven Fähigkeiten bedeuten, denn viele dieser Fähigkeiten bleiben bis ins hohe Alter hinein erhalten und verbessern sich sogar, während andere, die vom Alterungsprozess betroffen sind, häufig gut kompensiert werden können.

1.1.2 Die ungestörte Entwicklung der Kommunikationsfähigkeit im höheren Alter

Wie die beiden Komponenten der Intelligenz und die Teilbereiche des Gedächtnissystems entwickeln sich auch die einzelnen Komponenten der Kommunikationsfähigkeit über die Lebensspanne hinweg sehr unterschiedlich. Auch auf sprachlicher Ebene gibt es bestimmte Fähigkeiten, die sich im Laufe des Lebens allmählich verschlechtern, während andere bis ins hohe Alter erhalten bleiben oder sich verbessern können, wobei auch die sprachlichen Fähigkeiten sich jeweils der kristallinen oder der fluiden Intelligenz zuordnen lassen.

Da die flüssige Intelligenz dynamische Vorgänge umfasst, zählen hierzu auf sprachlicher Ebene Sprachproduktion und Sprachrezeption. Bei der Sprachproduktion ist vor allem die Syntax von einer altersbedingten Veränderung betroffen. Die nachlassende Speicherkapazität des Arbeitsgedächtnisses führt auf dieser Ebene dazu, dass ältere Menschen bevorzugt kürzere Sätze oder solche mit einfacherer syntaktischer Struktur produzieren (Kemper et al.,

1989), da es ihnen schwerer fällt als jüngeren SprecherInnen, sich längere oder komplexere Sätze zu merken. Deshalb besteht bei der Produktion eines besonders langen oder verschachtelten Satzes mit vielen Nebensätzen die Gefahr, dass sie den Überblick verlieren, wenn sie nämlich am Ende des Satzes den Satzanfang bereits nicht mehr genau im Kopf haben. Deshalb verwenden ältere Menschen z. B. weniger Sätze, die linksverzweigte Relativsätze, Konstruktionen im Passiv, mit Possessivpronomina oder mit Temporalpräpositionen enthalten (z. B. Emery, 1986; Kemper et al., 1989; Thimm, 2000), weil gerade diese syntaktischen Strukturen besonders komplex sind und damit das Arbeitsgedächtnis besonders stark beanspruchen. So lassen sich z. B. linksverzweigte Relativsätze durch weitere eingeschobene Relativsätze beliebig erweitern, wobei der Produzent jedoch das Subjekt des Satzes die ganze Zeit über im Kopf behalten muss. Die Konstruktion kürzerer Sätze mit einfacherer Struktur bereitet alten Menschen dagegen in der Regel keine Schwierigkeiten.

Die bevorzugte Verwendung einfacherer Satzstrukturen und kürzerer Sätze muss jedoch nicht unbedingt ein Nachteil sein, denn auch dem Rezipienten fällt es oft leichter, solchen Erzählungen zu folgen. Auch dies ist ein Grund dafür, dass ältere Menschen Sätze mit einfacherer syntaktischer Struktur bevorzugen (Kemper et al., 1989). Wenn sie sich dagegen bewusst um eine klare und einfache Struktur der Erzählung bemühen, kann dies ihr Arbeitsgedächtnis überlasten. Der Grund dafür könnte sein, dass ein solcher Vorsatz eine Zusatzaufgabe zur eigentlichen Sprachproduktion darstellt und somit besonders viel Zuwendung von Aufmerksamkeit erfordert.

Die nachlassende Fähigkeit, Aufmerksamkeit zu teilen, kann auch erklären, dass manche alten Menschen eine Tendenz zu monologischem Sprechen zeigen (z. B. Gould & Dixon, 1993), weil der Produzent sich bei dieser Gesprächsform im Wesentlichen auf seine eigene Äußerung konzentrieren kann und kaum auf die Reaktionen des Rezipienten einzugehen braucht. Dies könnte eine der Ursachen dafür sein, weshalb manche alten Menschen dazu neigen, besonders viel zu sprechen, wobei sie dann häufig vom ursprünglichen Thema abschweifen. Auf dieses „assoziative Drauflossprechen" (Betten, 1998, Thimm, 2000), das auch als *Verbosity* bezeichnet wird (Coupland et al., 1991), werde ich in Abschnitt 1.2 bei der Betrachtung charakteristischen Gesprächsverhaltens alter Menschen noch zurückkommen.

Der Alterungsprozess wirkt sich auch auf die phonetische Ebene aus. So verändert sich die Stimmqualität; die Stimme wird höher und weist insgesamt mehr Schwankungen auf, und die Artikulation kann undeutlicher sein als bei jüngeren SprecherInnen (Emery 1986; Thimm, 2000). Solche phonetischen Altersmarker ermöglichen es dem Rezipienten oft, die

Zugehörigkeit eines Gesprächspartners zu einer bestimmten Altersgruppe bereits anhand des Stimmklangs einschätzen, auch dann, wenn die visuelle Kommunikationsebene ausgeschaltet ist, wie etwa bei einem Telefongespräch oder einer Tonbandaufnahme. Ferner sprechen ältere Menschen häufig langsamer und machen mehr Pausen (Emery 1986; Thimm, 2000), was sich wiederum durch einen verlangsamten Abruf der benötigten sprachlichen Information erklären lässt, vom Rezipienten aber oft als Zeichen von Zögern und Unsicherheit gedeutet wird. MacKay & James (2004) stellten weiterhin eine erhöhte Neigung älterer Menschen zu Versprechern fest, so z. B. zu Auslassungen von Flexionsmorphemen oder einzelnen Phonemen oder Verwechslungen von stimmhaften und stimmlosen Konsonanten.

Auch das Sprachverständnis ist von altersbedingten Veränderungen betroffen, wobei an dieser Stelle zunächst nur linguistische Aspekte betrachtet werden sollen. So produzieren ältere Menschen nicht nur selbst weniger lange oder komplexe Sätze, sondern können ihnen im Gespräch auch weniger gut folgen als jüngere RezipientInnen (z. B. Dijkstra et al., 2004). Auch die Lesezeit älterer Menschen ist höher als die jüngerer Personen (Miles & Stine-Morrow, 2004).Weiterhin brauchen ältere Menschen mehr Zeit, um auf eine Äußerung des Gesprächspartners zu reagieren (Thompson & Nussbaum,1988). Mitunter fällt es ihnen auch schwerer als jüngeren GesprächsteilnehmerInnen, im Gespräch Inferenzen zu bilden oder strategische Fragen zu stellen.

Kommt es auf den Ebenen der Phonologie und der Syntax zu altersbedingten Veränderungen, so ist die semantische Ebene, die der kristallinen Intelligenz zugeordnet werden kann, in der Regel nicht von solchen Einbußen betroffen. So gibt es kaum Anzeichen dafür, dass ältere Menschen einen spezifischen Wortschatz verwenden, der sich als typisch für ihre Altersgruppe oder Kohorte ansehen ließe und z. B. Begriffe umfasst, die von jüngeren Menschen als veraltet empfunden werden (Brose, 1998; Thimm, 2000). Auch die Wortflüssigkeit bleibt erhalten; Kemper et al. (1989) sowie Boden & Bielby (1986), die Erzählungen älterer Menschen untersuchten, stellten in dieser Hinsicht keine Unterschiede zu den Erzählungen von jüngeren Menschen fest. Im normalen Alterungsprozess kommt es also auch nicht zu Wortfindungsstörungen, wie sie etwa bei Aphasie auftreten können, sondern der Zugriff auf sprachliches Material bleibt bis ins hohe Alter erhalten.

Gerade auf der semantischen Ebene kommt es oft sogar zu altersbedingten Verbesserungen. So wurden Boden & Bielby zufolge die Erzählungen alter Menschen von den RezipientInnen nicht nur als klarer und besser strukturiert eingeschätzt, sondern auch als inhaltlich interessanter. Dies lässt sich darauf zurückführen, dass alte Menschen sich im Laufe ihres Lebens oft ein umfangreicheres und komplexeres Weltwissen angeeignet haben, das zudem in höherem Grad episodisch ist als das jüngerer Menschen (Knopf, 1989). So haben sie z. B. wesentlich mehr unterschiedliche Lebensphasen durchlaufen, kennen also auch viel mehr Situationen – viele davon auch epochenspezifisch - aus eigener Erfahrung als jüngere Menschen, die bestimmte Lebensabschnitte und Epochen, wie z. B. den Eintritt ins Rentenalter oder die Zeit des Zweiten Weltkriegs, gar nicht aus eigener Erfahrung kennen können, sondern sie lediglich durch Erzählungen von anderen vermittelt bekommen, sie also gewissermaßen „aus zweiter Hand" kennen, ohne Bezug zu ihrem eigenen Leben. Andere Situationen erleben ältere Menschen aus einer anderen Perspektive als Jüngere. So können jüngere Menschen z. B. die Rolle des Enkelkindes aus eigener Erfahrung kennen, nicht aber die Großelternrolle, während alte Menschen, die selbst Enkelkinder haben, ggf. beide Situationen aus eigener Erfahrung kennen. Alte Menschen können also häufig anschaulicher erzählen, weil sie sich aufgrund ihrer größeren Lebenserfahrung besser in die geschilderten Situationen hineinversetzen können. Auch fällt es ihnen leichter, ihre Gesprächsthemen auf mehreren Ebenen zugleich zu entwickeln (Boden & Bielby, 1986), wodurch ihre Erzählungen häufig vielschichtiger werden als die jüngerer Menschen. Knopf (1987) fand sogar bei älteren Menschen einen umfangreicheren Wortschatz als bei jüngeren. Die abnehmende Komplexität auf der Ebene der flüssigen Intelligenz – also z. B. der Syntax – wird somit durch eine wachsende Komplexität auf der Ebene der kristallinen Intelligenz – also der Semantik – ausgeglichen.

Insgesamt lässt sich also festhalten, dass die sprachlichen Fähigkeiten im Alter in erster Linie auf der syntaktischen und phonologischen Ebene beeinträchtigt sein können, also auf der strukturellen Ebene, auf der semantischen Ebene jedoch in der Regel keine Beeinträchtigungen festzustellen sind. Gerade auf dieser Ebene kann es sogar noch bis ins hohe Alter hinein Verbesserungen geben, weil die kristalline Intelligenz und das mit ihr verbundene Wissen weiter zunimmt. Der Alterungsprozess bedeutet also nicht zwingend eine Verschlechterung der kognitiven und insbesondere der sprachlichen Fähigkeiten, sondern eher eine stärkere Verlagerung von formalen auf inhaltliche Aspekte. Eine große Zahl der mentalen Fähigkeiten bleibt bis ins hohe Alter erhalten, wobei diese dann zugleich auch dabei helfen können, die tatsächlich nachlassenden Fähigkeiten zu kompensieren, so dass ein altersbedingtes Nachlassen gut aufgefangen werden kann.

1.1.3 Mögliche Beeinträchtigungen der Kommunikationsfähigkeit im Alter

Nicht immer verläuft jedoch die Entwicklung der sprachlichen Fähigkeiten im Alter so reibungslos. Gesundheitliche Einschränkungen können außer den individuellen Lebensumständen, wo z. B. eine verringerte Mobilität die Teilnahme an alltäglichen Aktivitäten beeinträchtigen kann, auch die Sprachfähigkeit beeinflussen. Selbst somatische Erkrankungen können sich ggf. auch ungünstig auf die nonverbale Kommunikation auswirken. So kann etwa eine Arthrose in den Händen die Gestik beeinträchtigen oder eine allgemein eingeschränkte Beweglichkeit den Betroffenen an einer effektiven Nutzung der Proxemik hindern (Brose, 1998). Wesentlich gravierendere Folgen für die Kommunikation können jedoch Beeinträchtigungen der Wahrnehmungsfähigkeit haben, insbesondere des Sehvermögens und des Gehörs, die sich auch unmittelbar auf der verbalen Ebene niederschlagen können. Aber auch bestimmte Formen von Hirnerkrankungen, bei denen das Sprachzentrum mit betroffen ist, können sich auf die sprachlichen Fähigkeiten auswirken. Zu denken ist dabei vor allem an zwei Formen von Hirnerkrankungen, die vermehrt im höheren Lebensalter vorkommen, nämlich an die Demenz und die Aphasie. Diese drei Formen von Defiziten, die in besonderer Beziehung zum höheren Lebensalter stehen, sollen deshalb im vorliegenden Abschnitt näher betrachtet werden.

1.1.3.1 Beeinträchtigungen der Wahrnehmungsfähigkeit

Kommunikation ist immer Interaktion zwischen zwei oder mehr PartnerInnen und daher auf die Wahrnehmung und Verarbeitung von Information angewiesen, wobei insbesondere das Gehör und das Sehvermögen von Bedeutung sind. Gerade diese beiden Sinne lassen jedoch im Alter oft nach. So stellten Marsiske et al. (1996) in einer Untersuchung im Rahmen der Berliner Altersstudie fest, dass ein großer Teil ihrer StudienteilnehmerInnen im Alter von 70 bis über 100 Jahren sensorische Beeinträchtigungen aufwies, die mit zunehmendem Alter stärker wurden. 80% der 70- bis 79jährigen wiesen leichtere Beeinträchtigungen des Gehörs oder des Sehvermögens auf, während nur 8,4% völlig ohne Befund waren. Die restlichen 1,6% litten unter schweren Beeinträchtigungen bis hin zur Taubheit oder Blindheit. In der Gruppe der Hochaltrigen ab 90 Jahren stieg diese Zahl bereits auf 68,6% an; in dieser Altersgruppe waren fast alle TeilnehmerInnen sensorisch beeinträchtigt. Die weite Verbreitung sensorischer Defizite im Alter zeigt sich schon rein äußerlich daran, dass 90%

der StudienteilnehmerInnen Brillen trugen und 16% ein Hörgerät besaßen. Oft waren sowohl Gehör als auch Sehvermögen betroffen, obwohl Marsiske et al. andererseits keine Interaktion zwischen beiden Arten von Beeinträchtigungen feststellen konnten, diese sich also nicht gegenseitig beeinflussten. Wahl und Tesch-Römer (2001) fanden sogar, dass ein Drittel der Bevölkerung über 60 Jahre unter schweren Beeinträchtigungen des Gehörs und 20% der über 65jährigen sowie ein Viertel der über 75jährigen unter starken Einschränkungen des Sehvermögens leiden. Beeinträchtigungen der Sehfähigkeit und des Gehörs sind also unter älteren Menschen weit verbreitet und nehmen mit höherem Lebensalter zu.

Die Sehfähigkeit wird im Alter vor allem durch eine nachlassende Sehschärfe beeinträchtigt (Marsiske et al., 1996), wobei diese sich im Durchschnitt mit jedem neuen Lebensjahrzehnt weiter verschlechtert. Ursache dafür sind zum einen altersbedingte Veränderungen des Auges. So verliert z. B. die Linse im Laufe der Zeit an Elastizität, was zur Altersweitsichtigkeit führen kann. Auch Erkrankungen der Linse, wie grauer und grüner Star, sowie der Netzhaut können die Sehfähigkeit einschränken. Zum anderen können sich auch Veränderungen des Gehirns wie z. B. der Abbau von Neuronen und Synapsen, die Einlagerung von Pigmenten oder eine veränderte Ausschüttung von Botenstoffen auf das Sehvermögen auswirken, weil dadurch die aufgenommene Information weniger gut an die entsprechenden Hirnareale weitergeleitet werden kann. Neben der Sehschärfe kann auch die Kontrastempfindlichkeit und die zeitliche Auflösung wahrgenommener Reize nachlassen, was zur Folge hat, dass es dem Betroffenen schwerer fällt, Farben zu unterscheiden, bzw. dass das räumliche Sehvermögen nachlässt. Auch das Hell-Dunkelsehen kann sich verschlechtern, und schließlich kann es auch zu Einschränkungen des Gesichtsfeldes kommen.

Marsiske et al. (1996) stellten fest, dass im Fall der nachlassenden Sehschärfe Frauen im Durchschnitt stärker als Männer betroffen waren. Auch fanden sie Zusammenhänge zwischen nachlassender Sehfähigkeit und Gleichgewichtsschwierigkeiten. Menschen mit eingeschränkter Sehfähigkeit fiel es demnach z. B. schwerer, sich mit möglichst wenigen Schritten um die eigene Achse zu drehen oder mit geschlossenen Augen, ausgestreckten Armen und geschlossenen Beinen auf der Stelle zu stehen, ohne zu schwanken. Sie leiden den Autoren zufolge auch häufiger unter Schwindelanfällen als Menschen mit voller Sehfähigkeit. Hierdurch kann sich die Gefahr von Stürzen im Alter drastisch erhöhen.

Auch die Hörfähigkeit nimmt im höheren Lebensalter allmählich ab. Hier wirkt sich besonders ungünstig aus, dass oft gerade solche Frequenzen, die im Sprachbereich liegen (ab 45dB), schlechter oder gar nicht mehr wahrgenommen werden (Marsiske et al., 1996), wodurch sich das Sprachverständnis erheblich verschlechtern kann oder sogar unmöglich wird. Die Autoren stellten fest, dass im Gegensatz zur Sehfähigkeit Frauen oft ein besseres Gehör haben als Männer; im höheren Alter verschwimmen die Unterschiede jedoch allmählich. Dies ließe sich auf den ersten Blick als Kompensation deuten, so dass eine nachlassende Sehfähigkeit durch ein besseres Gehör ausgeglichen wird und umgekehrt. Marsiske et al. fanden jedoch keine Anhaltspunkte für eine solche Kompensation, wie sie bei jüngeren Menschen recht häufig vorkommt, indem z. B. Blinde oft zum Ausgleich ein besonders gutes Gehör entwickeln. Altersbedingte Einbußen von Sinneswahrnehmungen können demnach nicht mehr durch eine andere Ebene von Sinneswahrnehmungen kompensiert werden. Der Grund könnte darin liegen, dass gerade im höheren Alter oft beide Ebenen, Sehvermögen und Gehör, betroffen sind, wie oben bereits deutlich wurde.

Auch beim Gehör sind organische Veränderungen im höheren Alter für die zunehmenden Einbußen verantwortlich. So können Veränderungen des Innenohrs oder des Hirns auch hier dazu führen, dass wahrgenommene Reize schlechter verarbeitet oder weitergeleitet werden. Im Ohr selbst können zum einen Rezeptoren oder Neuronen betroffen sein, die die Reize weiterleiten. Aber auch degenerative Erkrankungen wie z. B. eine Arthrose der Gehörknöchelchen (Corso, 1981) können die Weiterleitung der Schallwellen beeinträchtigen. Weitere Ursachen können Erkrankungen wie Bluthochdruck oder Arteriosklerose sein, die sich auf den gesamten Organismus auswirken können, sowie schließlich äußerliche Faktoren wie z. B. Lärm, dem jemand über längere Zeit hinweg ausgesetzt war oder noch ist.

Unter den Hilfsmitteln, die Beeinträchtigungen auf der sensorischen Ebene kompensieren sollen, sind Brillen weitaus stärker verbreitet als Hörgeräte. So besaßen 96% der StudienteilnehmerInnen von Marsiske et al. eine Lesebrille und 75% eine Brille für die Fernsicht, aber nur 16% ein Hörgerät. Auch scheinen sich Brillen günstiger auf das Sehvermögen als Hörgeräte auf das Gehör auszuwirken. So stellten die Autoren fest, dass die BrillenträgerInnen in der Regel eine relativ gute Sehschärfe erreichten, die TrägerInnen von Hörgeräten aber ein signifikant schlechteres Gehör im Bereich der Sprachfrequenzen hatten als TeilnehmerInnen ohne Hörgerät. Diese Unterschiede ließen sich in der Studie nicht auf Alterseffekte zurückführen, weshalb die Autoren sie dem jeweiligen Hilfsmittel zuschrieben.

Schließlich fanden Marsiske et al. sogar einen direkten Zusammenhang zwischen der sensorischen und der kognitiven Ebene. Diesen führten sie darauf zurück, dass eine Einschränkung der sensorischen Informationsverarbeitung mehr Aufmerksamkeit erfordert, um die jeweiligen Reize überhaupt wahrzunehmen, d. h., dass sich z. B. jemand mit nachlassendem Gehör besonders gut konzentrieren muss, um seinen Gesprächspartner zu verstehen. Dies kann dann wiederum bei alten Menschen zu einer besonderen Belastung des

Arbeitsgedächtnisses führen, die sich ungünstig auf die kognitiven Fähigkeiten auswirken kann, wie in Abschnitt 1.1.1 bereits ausgeführt wurde. Die einzelnen Komponenten, die zur Interaktion mit der Umwelt nötig sind, sind also sehr eng miteinander verflochten, so dass sich Einschränkungen auf einer Ebene oft auch auf andere Ebenen auswirken.

Altersbedingte Beeinträchtigungen der sensorischen Informationsverarbeitung bleiben nicht ohne Folgen für die Interaktion des Betroffenen mit seiner Umgebung, denn die Wahrnehmung und Verarbeitung von Informationen ist eine notwendige Voraussetzung für diese Interaktion. Dabei sind vor allem drei zentrale Aspekte von Bedeutung (Wahl & Tesch-Römer, 2001). Zum einen ist die sensorische Informationsverarbeitung Voraussetzung für die Orientierung in der räumlichen und physischen Umgebung, um z. B. die eigene Position in einem Raum zu bestimmen und auf Gegebenheiten des aktuellen Umfelds, Handlungen anderer und stattfindende Ereignisse reagieren zu können, z. B. einem Hindernis auszuweichen, gezielt auf etwas oder jemanden zuzugehen oder einen bestimmten Gegenstand zu ergreifen. Zweitens ist sie notwendig für die Durchführung eigener Handlungen, wobei das Sehen insbesondere der Steuerung der eigenen Bewegungen dient und das Gehör die Handlung durch akustisches Feedback unterstützt, z. B. beim Anlassen eines Motors. Ein dritter wichtiger Bereich, in dem sensorische Informationsverarbeitung unerlässlich ist, ist schließlich die Kommunikation.

Für die direkte Interaktion zwischen GesprächspartnerInnen kommt dabei insbesondere dem Gehör große Bedeutung zu, denn es ist die Voraussetzung dafür, den akustischen Anteil einer sprachlichen Äußerung zu verstehen, der oft ihren größten Teil ausmacht, d. h. zunächst einmal den Wortlaut der Äußerung zu erfassen, aber auch akustisch begleitende Komponenten wahrzunehmen, die wichtige Zusatzinformationen zu der rein verbalen Ebene liefern, wie die Prosodie oder auch nichtsprachliche Äußerungen wie Räuspern. Das Sehen dagegen dient bei der direkten Interaktion vor allem dazu, den visuellen Anteil der nonverbalen Kommunikation, also Kinesik und Proxemik, zu erfassen und dadurch ebenfalls Zusatzinformationen zu erhalten. Fällt die visuelle Ebene eines Gesprächs weg, so sind die KommunikationspartnerInnen allein auf die akustische Ebene angewiesen. Auch in diesem Fall ist jedoch eine ungestörte Kommunikation möglich, wie z. B. bei einem Telefongespräch. Dagegen kann es bei Beeinträchtigungen des Gehörs weitaus eher zu Störungen kommen, auf die ich im Folgenden noch näher eingehen werde. Für die direkte Interaktion ist also in der Regel das Gehör von größerer Bedeutung als das Sehvermögen, wobei es allerdings auch Ausnahmen geben kann wie z. B. beim Chatten im Internet, wo nur die visuelle Ebene eine Rolle spielt, aber nicht die akustische. Das Sehvermögen ist neben der nonverbalen

Kommunikation vor allem für die Ebene der Schriftsprache von Bedeutung, also dann, wenn eine eher indirekte Interaktion stattfindet, ohne dass der Kommunikationspartner direkt anwesend ist.

Aus diesem Grund wirken sich auch Beeinträchtigungen des Gehörs stärker auf die direkte kommunikative Interaktion aus als ein eingeschränktes Sehvermögen. So kann z. B. Nachfragen bei Nichtverstehen einer Äußerung den Gesprächsfluss stören, indem es zur Unterbrechung des aktuellen *Turns* führt und durch die eingeschobene Frage-Antwort-Sequenz und die damit verbundene Wiederholung den Gesprächsablauf insgesamt verlangsamt (Wahl & Tesch-Römer, 2001). Kommt dies häufiger vor, so besteht die Gefahr, dass der Gesprächspartner schließlich gelangweilt oder gereizt reagiert. Wenn der Betroffene dagegen versucht, diese Situation dadurch zu vermeiden, dass er auf der Grundlage dessen, was er tatsächlich verstanden hat, eigene Inferenzen herstellt, kann dies zu Irrtümern und Missverständnissen führen (Wahl & Tesch-Römer, 2001), weil er z. B. wichtige Informationen nicht erfasst oder falsch verstanden und daher fehlerhafte Schlussfolgerungen gezogen hat. In diesem Fall besteht die Gefahr, dass der Gesprächspartner irritiert oder auch amüsiert reagiert. Wenn diese Situation häufiger vorkommt, könnte sie möglicherweise sogar dazu führen, dass der Betroffene schließlich vom Gesprächspartner nicht mehr ernst genommen wird.

Besonders problematisch kann ein beeinträchtigtes Gehör in der Kommunikation mit wenig vertrauten oder völlig fremden GesprächspartnerInnen werden, weil vertraute InteraktionspartnerInnen wie z. B. Freunde oder Familienangehörige oder auch Pflegekräfte im Heim, die den Heimbewohner gut kennen, sich leichter auf den Betroffenen und sein individuelles Gesprächsverhalten einstellen können (Wahl & Tesch-Römer, 2001), während dies eher fremden GesprächspartnerInnen kaum oder gar nicht möglich ist. Auch bei eher formellen Gesprächen, die nach einem typischen, festen Muster ablaufen, wie z. B. zwischen Arzt und PatientIn, kann Schwerhörigkeit sich durch die Hemmung des Gesprächsflusses oder fehlerhafte Inferenzen störend auswirken. Andererseits könnte aber auch gerade dieser vorgegebene Ablauf dem Betroffenen helfen, Inferenzen zu ziehen, weil die Äußerungen des Gesprächspartners leichter vorhersehbar sind als in einem informellen Gespräch.

Eine entscheidende Rolle spielt auch der Grad der Hörbeeinträchtigung. Eine nur leichte Einschränkung wirkt sich oft kaum oder gar nicht auf die Kommunikation aus (Wahl & Tesch-Römer, 2001); mit zunehmendem Grad der Beeinträchtigung nehmen jedoch auch die negativen Auswirkungen zu. Hinzu kommt, dass eine leichtere Beeinträchtigung vom Betroffenen selbst oft gar nicht oder erst nach einiger Zeit bemerkt wird. Er ist also schon deshalb mitunter gar nicht zu einer Kompensation in der Lage, weil er nichts von seiner Beeinträchtigung weiß.

Ist das Gehör für die Kommunikation von herausragender Bedeutung, so ist die Sehfähigkeit aufgrund ihrer großen Relevanz für die Durchführung von Handlungen besonders wichtig für die allgemeine Alltagskompetenz. Viele Aktivitäten des täglichen Lebens sind ohne sie nur eingeschränkt oder gar nicht mehr möglich, so auch viele Freizeitaktivitäten (Wahl & Tesch-Römer, 2001). Dies kann z. B. der Fall sein, wenn jemand aufgrund von Sehproblemen das Autofahren aufgeben muss und dadurch weniger Möglichkeiten hat, ein bestimmtes Ziel zu erreichen, um z. B. einem Hobby nachzugehen oder Freunde zu besuchen. Mit dieser Situation ist oft zugleich ein Gefühl von Autonomieverlust verbunden. Auch kann sich dadurch das soziale Netzwerk des Betroffenen verkleinern, weil Kontakte zu Freunden und Bekannten nicht mehr regelmäßig gepflegt werden können. Viele Betroffene neigen auch dazu, sich aufgrund ihrer Beeinträchtigungen von anderen zurückzuziehen, so dass sie in soziale Isolation geraten können (Wahl & Tesch-Römer, 2001). Der Grund dafür könnte gerade in den oben geschilderten Kommunikationsproblemen liegen, die sich unter Umständen auch ungünstig auf die Beziehung zum Gesprächspartner auswirken könnten. Besonders groß ist die Gefahr sozialer Isolation dann, wenn beide Wahrnehmungsebenen beeinträchtigt sind. So stellten Marsiske et al. (1996) fest, dass alte Menschen, die unter Beeinträchtigungen sowohl des Gehörs als auch der Sehfähigkeit litten, besonders kleine soziale Netzwerke und besonders wenige Freizeitaktivitäten hatten.

Gerade eine eingeschränkte Sehfähigkeit kann sich ferner negativ auf das Selbstbild des Betroffenen auswirken. Marsiske et al. (1996) fanden, dass Menschen mit gravierenden Sehproblemen bereits in einem Alter ab 70 Jahren häufig das Gefühl haben, keinen Anteil mehr am Weltgeschehen zu haben, das in der Regel eher bei Hochaltrigen zu finden ist. Diese resignative Haltung zeigt sich auch darin, dass sie in der Studie eine weitaus negativere Zukunftsorientierung hatten als Menschen, deren Sehfähigkeit nicht beeinträchtigt war. Andererseits lassen sich, wie oben bereits dargestellt, Beeinträchtigungen der Wahrnehmung durch Hörgeräte und Brillen oft gut kompensieren. So können Kommunikationsprobleme und ihre negativen Folgen oft mit Hilfe eines Hörgerätes vermieden oder zumindest abgeschwächt werden (Wahl & Tesch-Römer, 2001). Eine eingeschränkte Sehfähigkeit lässt sich oft besonders gut durch eine Brille kompensieren, wie oben bereits gezeigt wurde. Auch ärztliche Behandlungen wie z. B. eine Katarakt-Operation bei grünem oder grauem Star zeigen oft gute Erfolge (Marsiske et al., 1996). Durch eine solche Kompensation oder Behandlung wird es somit oft möglich, die gravierenden Auswirkungen sensorischer Beeinträchtigungen auf die Lebensqualität des Betroffenen zu vermeiden oder zumindest zu lindern.

1.1.3.2 Demenzerkrankungen

Neben Beeinträchtigungen der sensorischen Informationsverarbeitung kann es im höheren Lebensalter auch zu Störungen auf der kognitiven Ebene kommen. Hierbei ist zunächst an Demenzerkrankungen zu denken, die besonders gravierende Folgen für den Patienten haben, da sie sich nicht nur auf die allgemeine Alltagskompetenz, sondern gerade auch auf die Kommunikationsfähigkeit und damit auch seine soziale Interaktion auswirken. Sie sind gerade im höheren Alter weit verbreitet, wo Demenzen und Depressionen die häufigsten psychiatrischen Erkrankungen darstellen (Helmchen et al., 1996). So fanden die Autoren bei ihrer Untersuchung im Rahmen der Berliner Altersstudie in der Altersgruppe der 70- bis 74jährigen keine Demenzerkrankten, in der Altersgruppe der 80- bis 84jährigen bereits 11% und in der Gruppe der Hochaltrigen von 90 bis 94 Jahren sogar 32%. Die Gefahr, an einer Demenz zu erkranken, steigt also mit zunehmendem Lebensalter immer mehr an.

Nach der Klassifikation der American Psychiatric Association in dem diagnostischen Inventar DSM IV (1995; vgl. Füsgen, 1995) kann eine Demenz anhand von vier Kriterien sicher festgestellt werden, die gemeinsam erfüllt sein müssen. Zunächst einmal müssen Gedächtnisstörungen, zuerst nur des Kurzzeitgedächtnisses, später auch des Langzeitgedächtnisses, vorliegen, die sich tatsächlich auch in einem Gedächtnistest nachweisen lassen, also nicht nur vom Patienten subjektiv empfunden werden (Füsgen, 1995). Das zweite Kriterium ist das Vorliegen entweder einer Aphasie, einer Apraxie, d. h. der Unfähigkeit, eine Handlung durchzuführen, die aus komplexeren Bewegungen oder Bewegungsfolgen besteht (Schecker, 1998), einer Agnosie, d. h. der Unfähigkeit, ein wahrgenommenes Objekt als solches zu erkennen, z. B. einen Stuhl auch als Stuhl zu identifizieren (Schecker, 1998) oder einer Beeinträchtigung der Exekutivfunktionen. Darunter versteht man das „Zusammenspiel komplexer Verstehensleistungen und darauf abgestellter adäquater Reaktionen" (Schecker, 1998, S. 280). In diesem Bereich können auch mehrere Störungen zugleich auftreten, also z. B. eine Aphasie zusammen mit einer Apraxie. Drittens sind die kognitiven Einbußen so schwer, dass sie die Leistungsfähigkeit im beruflichen oder sozialen Bereich deutlich einschränken und zudem eine Verschlechterung gegenüber der früheren kognitiven Leistungsfähigkeit des Patienten darstellen. Eine Demenzerkrankung hat damit zur Folge, dass die Alltagskompetenz des Patienten im Verlauf der Krankheit immer weiter eingeschränkt wird, bis er schließlich nicht mehr in der Lage ist, ein eigenständiges Leben zu führen (Füsgen, 1995). Schließlich müssen die Störungen durchgehend auftreten, also nicht nur kurzzeitig während eines Deliriums. Damit lässt sich die Demenz zugleich klar von Verwirrtheitszuständen abgrenzen, die ebenfalls kognitive Störungen wie z. B. einen Verlust der Orientierung auslösen, aber nur vorübergehend auftreten. Füsgen (1995) fügt hinzu, dass diese Störungen bereits seit mindestens 6 Monaten bestehen müssen, um zuverlässig eine Demenzdiagnose stellen zu können.

Demenzerkrankungen lassen sich in zwei große Gruppen einteilen. Primäre degenerative Demenzen lassen sich unmittelbar auf Hirnschädigungen zurückführen; sie stellen die größte Gruppe der Demenzerkrankungen dar (Füsgen, 1995). Zu dieser Gruppe gehören vor allem die Demenz vom Alzheimer-Typ und die vaskuläre Demenz, ferner solche Demenzen, die durch Morbus Pick oder Morbus Parkinson ausgelöst werden können. So ist Morbus Parkinson in etwa 20% der Fälle auch mit einer Demenzerkrankung verbunden (Haveman & Stöppler, 2004). Sekundäre Demenzen basieren auf anderen Ursachen wie z. B. Herz-Kreislauf-Erkrankungen oder Stoffwechselstörungen (Füsgen, 1995), so etwa auf Störungen des Aminosäurestoffwechsels (Delank, 1991). Vor allem drei Formen der Demenz sind besonders hervorzuheben. Zunächst einmal sind hier die Demenz vom Alzheimer-Typ und die vaskuläre Demenz zu nennen, die einen Großteil aller Demenzerkrankungen ausmachen. So umfassen Demenzen vom Alzheimer-Typ 70% aller Demenzerkrankungen, vaskuläre Demenzen 20% und andere Formen 10% (Emilién et al., 2004). In jüngerer Zeit wurde zudem noch eine weitere Form von Demenz gefunden, die gerade auch für die sprachlichen Fähigkeiten von Bedeutung ist, nämlich die semantische Demenz (Hodges et al., 1992, Emilién et al., 2004). Diese drei Formen sollen deshalb im Folgenden näher betrachtet werden.

1.) Demenz vom Alzheimer-Typ

Die Demenz vom Alzheimer-Typ, deren eigentlicher Auslöser nach wie vor unbekannt ist (Haveman & Stöppler, 2004), äußert sich in einer Hirnatrophie. Die Einlagerung von Neurofibrillen und Plaques im Gehirn führt dazu, dass die Anzahl der Nervenzellen sich allmählich verringert; die Hirnwindungen werden schmaler, während sich die Furchen verbreitern, und die Gesamtoberfläche des Großhirns nimmt allmählich ab (Schecker, 2002).

Diese Veränderungen sind nicht auf ein bestimmtes Areal begrenzt, d. h. sie sind diffus, nicht fokal wie z. B. bei der vaskulären Demenz. Schecker (2002) zufolge beginnt der Abbauprozess im entorhinalen Kortex, also dem Hirnareal, das für die Neugedächtnisbildung zuständig ist (Markowitsch, 2002), und erstreckt sich dann allmählich auf den Hippocampus und die frontalen und temporalen Bereiche des Kortex. Im Laufe der Zeit breiten diese Schädigungen sich also immer mehr aus, wodurch sich schließlich die gesamte Hirnstruktur verändert. Der Krankheitsverlauf ist deshalb schleichend. Es kann bis zu 30 Jahre dauern, bis die ersten Symptome bemerkt werden (Schecker, 1998). Danach verringert sich die kognitive Leistungsfähigkeit schrittweise immer weiter. Etwa 90% der Erkrankungen treten sporadisch auf, 10% sind auf Vererbung zurückzuführen (Haveman & Stöppler, 2004). Das Risiko, an Alzheimer zu erkranken, ist für Frauen höher als für Männer (Füsgen, 1995; Emilién et al., 2004), während es bei der vaskulären Demenz, die unten noch näher beschrieben werden soll, umgekehrt ist.

In der Anfangsphase äußert sich die Alzheimer-Erkrankung zunächst in Gedächtnisstörungen, die zugleich das Leitsymptom darstellen, vom Patienten selbst jedoch oft bagatellisiert werden (Füsgen, 1995). Hinzu kommen räumliche oder zeitliche Orientierungsstörungen, so dass der Betroffene z. B. nicht mehr weiß, wo er sich gerade befindet oder welche Tageszeit es ist. Auch die Aufmerksamkeitsspanne ist verringert, und die Alltagsaktivitäten des Patienten sowie sein Interesse an sozialen Kontakten nehmen immer mehr ab, während Schlaf- und Ruhephasen zunehmen (Helmchen et al., 1996). In der mittleren Phase der Erkrankung kommt es dann auch zu Störungen der willentlichen Motorik (Füsgen 1995), und die Desorientiertheit wird größer. Dies kann dazu führen, dass der Patient ziellos umherirrt, was besonders Nachts der Fall sein kann (Jovic, 1990). Auch die Persönlichkeit verändert sich; der Patient wird affektlabiler und kann Störungen im sozialen Verhalten zeigen. So kommt es aufgrund der Gedächtnis- und Orientierungsstörungen häufig zu Weglauf- und Wiederholungstendenzen (Jovic, 1990; Schadé, 2003). Die Letzteren zeigen sich besonders im häufigen Wiederholen sprachlicher Äußerungen, etwa von Fragen nach der Uhrzeit. Viele PatientInnen haben zudem Halluzinationen oder entwickeln paranoide Ideen, wie z. B. die Vorstellung, bestohlen worden zu sein, die dann zu Misstrauen oder aggressivem Verhalten gegenüber Bezugspersonen führen kann. Im Altenheim richten sich solche Wahnvorstellungen oft gegen MitbewohnerInnen oder gegen das Pflegepersonal (Jovic, 1990). Haveman & Stöppler (2004) sehen diese Persönlichkeitsveränderungen als Zeichen dafür an, dass auch das limbische System von der Erkrankung betroffen ist. In dieser zweiten Phase verliert der Patient zudem allmählich seine Fähigkeit, ein eigenständiges Leben zu führen, und eine durchgängige Betreuung wird nötig, was häufig zu einer Heimeinweisung führt (Helmchen et al., 1996). So fanden die Autoren ein besonderes Risiko für Demenzerkrankungen unter HeimbewohnerInnen. Der Grund dafür ist jedoch nicht der, dass eine Heimeinweisung Demenzen fördert, sondern dass umgekehrt besonders viele Demenzkranke ins Heim eingewiesen werden.

Im Endstadium der Erkrankung schließlich verliert der Patient seine Gangfähigkeit, er wird bettlägerig und dadurch zum schweren Pflegefall. Hinzu kommen weiterhin Inkontinenz und Agnosie. Der Patient leidet häufig unter depressiver Verstimmung (Füsgen, 1995). Die Veränderung der Persönlichkeit schreitet weiter voran, bis der Kranke zuletzt seine eigene Identität nicht mehr erfassen kann. So wiesen Hehman et al. (2005) nach, dass AlzheimerpatientInnen im Endstadium nicht mehr in der Lage sind, sich selbst auf einem Foto aus der jüngsten Vergangenheit zu erkennen. Auf Fotos aus früheren Zeiten erkennen sie sich hingegen wieder. Die Kranken sind somit nicht mehr in der Lage, ihr Selbstbild auf den neuesten Stand zu bringen. Sie erinnern sich zwar an ihr früheres Aussehen, können aber Veränderungen, die erst nach ihrer Erkrankung eingetreten sind, nicht mehr erfassen. Kochendörfer (1998) erklärt dies so, dass die Fähigkeit verloren geht, neue episodische Gedächtnisspuren zu bilden, so dass Wissen, auch über das Selbst, nicht mehr aktualisiert werden kann. Die Krankheit endet schließlich mit dem Tod; nach wie vor ist sie nicht heilbar (Schadé, 2003).

Die Alzheimer-Demenz beeinflusst auch die sprachlichen Fähigkeiten sehr stark, und zwar insbesondere auf der semantischen Ebene. Schon in einem relativ frühen Stadium kommt es zu Wortfindungsstörungen (Schecker, 1998 und 2002; Kochendörfer, 1998), die im Diskurs im Zögern des Betroffenen sowie in abrupten Satzabbrüchen sichtbar werden (Schecker, 2002) und sich in Benennexperimenten deutlich zeigen (Schecker, 1998). Beim Benennen spielt zudem die Konkretheit der Vorlage eine wichtige Rolle. So fällt es den PatientInnen z. B. weit schwerer, ein gezeichnetes Objekt zu benennen als ein Foto; am leichtesten fällt das Benennen eines realen Objektes (Schecker, 2002). Schecker deutet dies so, dass z. B. eine Zeichnung weniger Merkmale aufweist als ein reales Objekt, wodurch auch weniger Merkmale für die Suche nach dem sprachlichen Konzept aktiviert werden können. Im Fall der Demenz werden dann bei einer Vorlage, die ohnehin relativ wenige Merkmale besitzt wie z. B. eine Zeichnung im Vergleich zum realen Objekt, nicht genug Merkmale erkannt, um den Zugriff auf ein bestimmtes Konzept zu ermöglichen, so dass das Objekt nicht identifiziert werden kann. Für diese Hypothese spricht, dass es AlzheimerpatientInnen ebenfalls schwer fällt, Exemplare einer bestimmten Kategorie aufzuzählen (Kochendörfer, 1998), denn der

Anhaltspunkt sind dabei die semantischen Merkmale dieser Exemplare (Klimesch, 1994), und gerade die semantische Ebene ist gestört. Auch bei Priming-Experimenten und freier Assoziation haben AlzheimerpatientInnen Schwierigkeiten (Kochendörfer, 1998). Die Wortfindungsstörungen führen schließlich dazu, dass die Äußerungen der PatientInnen inhaltlich verarmen und ihre stilistischen Ausdrucksmittel erheblich reduziert sind; zudem verlangsamen sie die Sprache der Betroffenen.

Die bereits früh einsetzenden Störungen des episodischen Gedächtnisses führen weiterhin dazu, dass auch Textverstehen und Gesprächsführung beeinträchtigt sein können, und zwar immer dann, wenn dafür die Bildung von Inferenzen oder Assoziationen nötig ist (Kochendörfer, 1998). Dabei kommt es dann häufig zu Inkohärenz, denn der Gesprächskontext kann nicht mehr vollständig verarbeitet werden, da er innerhalb eines Gesprächs – oft sogar mehrfach - wechseln kann und dann immer wieder aktualisiert werden muss, wozu die PatientInnen nicht mehr oder nur eingeschränkt in der Lage sind. Dies führt schließlich auch zu einer beeinträchtigten oder fehlerhaften Deixis (Kochendörfer, 1998, Gress-Heister, 1998). So weist Gress-Heister nach, dass Demenzerkrankte – wobei er allerdings nicht angibt, welcher Art die Demenz seiner Versuchspersonen ist – signifikant weniger Pronominalformen verwenden als gesunde Kontrollpersonen, wobei definite Formen gegenüber indefiniten besonders stark abgebaut werden. Dies führt er darauf zurück, dass solche Formen besonders eng an den Kontext gebunden sind; gerade definite Formen setzen voraus, dass das Referenzobjekt im Kontext bereits impliziert wird. Wenn z. B. im Gespräch jemand mit „er" oder „sie" bezeichnet wird, muss aus dem Kontext eindeutig hervorgehen, wer gemeint ist. Dies ist um so wichtiger, wenn die gemeinte Person selbst nicht anwesend ist, also ohne Unterstützung durch sensorische Wahrnehmung mental repräsentiert werden muss, was den PatientInnen aufgrund der Einschränkungen im Gedächtnisbereich besonders schwer fällt. Aus ähnlichem Grund werden auch deiktische Proformen wie die Personalpronomina „ich" oder „du" stark abgebaut, die noch weniger an ein konkretes Referenzobjekt gebunden sind, sowie soziale Deiktika wie die Anredeformen „Sie" oder „Ihr". Dass es sich bei den letzteren um Höflichkeitsformen handelt, könnte Gress-Heister zufolge eine Erklärung dafür sein, dass den PatientInnen oft fehlende emotionale Distanz zugeschrieben wird. Die PatientInnen selbst registrieren ihre Schwierigkeiten, derartige Formen zu verwenden, und beginnen sie deshalb allmählich zu meiden, worin Gress-Heister ebenfalls eine Ursache für die zunehmende Inhaltsarmut ihrer Äußerungen sieht.

Die eingeschränkten Gedächtnisfunktionen führen weiterhin dazu, dass den PatientInnen bereits in einem relativ frühen Stadium der Krankheit die Fähigkeit verloren geht, im Rahmen eines Gesprächs eine Reihe zusammenhängender Gedanken und Vorstellungen, wie z. B. bei einer Argumentation oder Erzählung, zu entwickeln oder sie zu erfassen, wenn sie vom Gesprächspartner geäußert werden (Schecker, 1998). Dies bewirkt, dass sie den Verlauf eines Gesprächs oder den Inhalt eines Textes insgesamt nicht mehr überschauen können, weil sie den „roten Faden" verlieren. Im Extremfall kann das dazu führen, dass das aktuelle Gesprächsthema abrupt gewechselt oder sogar vergessen wird. Auch sind die PatientInnen nicht mehr in der Lage, eine lückenhafte rezipierte Äußerung zu vervollständigen, also z. B. etwas zu ergänzen, das sie akustisch nicht verstanden haben. Die Probleme bei der Verarbeitung der kontextuellen Ebene führen auch dazu, dass die PatientInnen bei bildhaften Ausdrücken oder indirektem Sprachstil, etwa bei Ironie, das Gemeinte nicht mehr ableiten können, sondern die Äußerung wörtlich nehmen (Schecker, 1998).

In der Mittelphase der Erkrankung nehmen die Sprachstörungen weiter zu. Nun können auch Perseverationen auftreten, und zwar auf allen Ebenen von der Silbe an aufwärts (Schecker, 1998). Erst jetzt ist auch die Syntax betroffen, indem die PatientInnen komplexere Strukturen wie Nebensätze, besonders solche mit Verzweigungen, zu meiden beginnen. Die Gründe dafür könnten ähnlich sein wie in Abschnitt 1.1.2 bereits dargestellt; der Betroffene kann einen solchen Satz nicht lange genug im Arbeitsgedächtnis speichern, um ihn fehlerfrei zu produzieren. Im Endstadium schließlich setzt sich der Abbauprozess noch weiter fort; alle kognitiven Bereiche werden mehr und mehr abgebaut, bis schließlich Sprachproduktion und – rezeption überhaupt nicht mehr möglich sind (Schecker, 1998; Kochendörfer, 1998), so dass der Patient schließlich vollends verstummt und eine Kommunikation mit der Umwelt, wenn überhaupt, dann nur noch auf der nonverbalen Ebene zustande kommt, wobei der Kranke selbst aufgrund der schweren Beeinträchtigung seiner Sprachverarbeitung am Ende schließlich nur noch eine passive Rolle einnehmen kann (Emilién et al., 2004).

2.) Vaskuläre Demenz

Die vaskuläre Demenz wird durch Arteriosklerose in den Hirngefäßen verursacht, wodurch diese allmählich verstopfen und nicht mehr ausreichend durchblutet werden (Schadé, 2003). Dies kann schließlich einen Schlaganfall und damit eine Zerstörung von Hirngewebe auslösen. Anders als bei der Alzheimer-Demenz geht hier also die Veränderung ursprünglich nicht vom Hirn selbst aus, sondern von den Gefäßen, und sie ist fokal begrenzt. Füsgen (1995) zufolge sind vor allem der Thalamus und die Stammganglien von den Läsionen betroffen, also Hirnbereiche, die besonders für die Verarbeitung von Emotionen und die Gedächtnisbildung sowie für die Motorik zuständig sind (Markowitsch, 2002). Auch die vaskuläre Demenz breitet sich jedoch im Laufe der Zeit immer weiter aus (Füsgen, 1995). Sie entwickelt sich stufenweise, nicht schleichend wie die Alzheimer-Demenz, und kann sich dadurch plötzlich abrupt verschlechtern. Beide Formen können jedoch auch gemeinsam auftreten, was bei etwa 25% der vaskulären Demenzen vorkommt (Wertheimer, 1990).

Die Symptome der vaskulären Demenz sind vergleichbar mit denen der Alzheimer-Demenz (Schadé, 2003). Der Begriff „Demenz" hat einen relativ allgemeinen Charakter; er bedeutet immer eine Hirnleistungsstörung, wobei es keine Rolle spielt, wodurch genau sie verursacht wird (Füsgen, 1995). Die Ausführungen zu Gedächtnis- und Sprachstörungen bei Alzheimer-Demenz lassen sich also auf die vaskuläre Demenz übertragen. Hier können zusätzlich noch, bedingt durch den Schlaganfall, Lähmungen und Sehstörungen hinzukommen, die sich jedoch wieder zurückbilden, sowie Verwirrtheitszustände, und zwar vor allem in der Nacht (Füsgen, 1995; Schadé, 2003). Auch demenzbedingte Sprachstörungen können sich unter Umständen wieder zurückbilden (Füsgen, 1995). Die vaskuläre Demenz ist oft mit Ängsten, Depressionen und Unruhe sowie mit Verhaltens- und Schlafstörungen verbunden. Anders als bei der Demenz vom Alzheimer-Typ bleibt jedoch die Persönlichkeit des Patienten weitgehend erhalten (Füsgen, 1995). Die Multiinfarktdemenz ist mit der vaskulären fast identisch; sie unterscheidet sich von ihr lediglich dadurch, dass nicht nur einer, sondern bereits mehrere Schlaganfälle stattgefunden haben (Delank, 1991).

Ein weiterer Unterschied zur Demenz vom Alzheimer-Typ besteht schließlich darin, dass die vaskuläre Demenz eher bei „jungen Alten" im Alter um 70 Jahre als bei Hochaltrigen vorkommt (Helmchen et al., 1996). Die Autoren deuten dies im Sinne einer „positiven Selektion" (S. 188), so dass PatientInnen mit vaskulärer Demenz im Durchschnitt früher sterben als AlzheimerpatientInnen und deshalb die vaskuläre Demenz bei Hochaltrigen kaum noch vorkommt. Ein Grund dafür könnte sein, dass die Risikofaktoren der vaskulären Demenz, nämlich Bluthochdruck, Diabetes, Störungen des Fettstoffwechsels und Übergewicht (Schadé, 2003) sowie Herzrhythmusstörungen (Füsgen, 1995), von denen oft mehrere zugleich vorliegen (Schadé, 2003) bereits an sich früher zum Tod führen können, so dass viele PatientInnen mit diesen Vorerkrankungen die höhere Altersspanne gar nicht mehr erleben. Überlebt ein älterer Mensch jedoch die kritische Altersspanne, so sinkt damit auch sein Risiko, an einer vaskulären Demenz zu erkranken (Helmchen et al., 1996).

3.) Semantische Demenz

Hierbei handelt es sich um eine Demenzform, die erst vor relativ kurzer Zeit zum ersten Mal dokumentiert wurde (Hodges et al., 1992). Auch sie ist auf einen Abbauprozess des Hirns zurückzuführen, und zwar des polaren und inferolateralen temporalen Neokortex (Emilién et al., 2004), also eines Hirnareals, das der Speicherung episodischen und deklarativen Wissens dient (Markowitsch, 2002). Markowitsch vermutet eine Läsion im linken lateralen Temporallappen, der für die Wahrnehmung visueller und akustischer Information, also auch von Sprache, zuständig ist. Der Hippocampus dagegen ist nicht betroffen. Markowitsch stellt die Hypothese auf, dass die semantische Demenz die Kommunikation zwischen medialem und lateralem Temporallappen beeinträchtigen könnte. Die genaue Ursache der Degeneration ist noch unbekannt.

Bei der semantischen Demenz ist das allgemeine Weltwissen über Personen, Objekte und Fakten sowie das semantische Gedächtnis beeinträchtigt (Emilién et al., 2004); dabei handelt es sich um das Leitsymptom der Erkrankung. Auch bei dieser Demenzform kommt es zu Schwierigkeiten beim Benennen, da den PatientInnen das Wissen über die Wortbedeutung nicht mehr zugänglich ist (Hodges et al., 1992). Auch die Fähigkeit, vorgegebene Objekte einer bestimmten Kategorie zuzuordnen, ist beeinträchtigt. Die Störung wirkt sich ferner auf das Sprachverständnis aus, wobei die PatientInnen beim Nachsprechen einer Liste mit Wörtern, die zu ihrem aktiven Wortschatz gehören, bessere Leistungen zeigen als bei einer Liste mit Wörtern, die sie nicht aktiv verwenden (Hodges et al., 1994).

Die Störung wirkt sich ausschließlich auf die semantische Ebene aus, während Syntax und Phonologie vollkommen intakt sind (Markowitsch, 2002), ebenso das Arbeitsgedächtnis, das räumliche Wahrnehmungsvermögen und die Fähigkeit, auf nonverbaler Ebene Probleme zu lösen (Emilién et al., 2004). Auch das episodische Gedächtnis ist nicht betroffen. Die PatientInnen behalten ihr Alltagsgedächtnis und ihr autobiographisches Gedächtnis und verlieren deshalb auch nicht ihre Identität wie bei der Alzheimer-Demenz. Insgesamt ist solches Wissen, das erst vor kurzer Zeit erworben wurde, besser erhalten als Wissen, das der Patient sich bereits vor längerer Zeit angeeignet hat; dieses kann oft nicht mehr abgerufen werden (Markowitsch, 2002). Die semantische Demenz bildet somit gewissermaßen ein Pendant zur Alzheimer-Demenz, bei der es genau umgekehrt ist.

In ihrem frühen Stadium fällt die semantische Demenz kaum auf, da sie vom Patienten noch gut kompensiert werden kann (Emilién et al., 2004). Im weiteren Verlauf entwickelt aber auch sie sich allmählich zu einer schweren Demenzform und ähnelt dann der Alzheimer-

und der vaskulären Demenz. Zudem kann der Patient, bedingt durch eine starke Fixierung auf Zeiten und Mahlzeiten, unter Essstörungen leiden, die zu starker Gewichtszunahme führen können (Emilién et al., 2004). Auch hier entwickeln sich also im weiteren Verlauf Verhaltensstörungen, so dass die Patientinnen schließlich nicht mehr in der Lage sind, ein eigenständiges Leben zu führen.

1.1.3.3 Aphasie

Anders als die Demenz und andere neuropsychologische Erkrankungen wirkt sich die Aphasie ausschließlich auf die Sprachfähigkeit aus, während die übrigen kognitiven Fähigkeiten nicht davon betroffen sind (Schöler & Grötzbach, 2002). So sind die Denkfähigkeit des Patienten und seine Fähigkeit, Neues zu lernen, ungestört; lediglich die Fähigkeit, seine Gedanken in Sprache umzusetzen und mitzuteilen oder die sprachlichen Äußerungen anderer zu verstehen, ist je nach Aphasieform mehr oder weniger stark beeinträchtigt. Dies bedeutet aber keineswegs, dass seine Intelligenz beeinträchtigt ist, wie ein weit verbreitetes Stereotyp annimmt. Deshalb handelt es sich bei einer Aphasie auch nicht um eine Demenzerkrankung, auch wenn sie in Verbindung mit einer Demenz auftreten kann, wie oben bereits dargelegt wurde.

Eine Aphasie entsteht durch eine Hirnläsion in der dominanten Hemisphäre des Großhirns, die zugleich für die Sprachverarbeitung zuständig ist (Schöler & Grötzbach, 2002). Bei den meisten Menschen, so in der Regel bei Rechtshändern, ist dies die linke Hemisphäre; bei Linkshändern und etwa 10% der Rechtshänder handelt es sich jedoch um die rechte Hemisphäre (Delank, 1991). Betroffen ist dabei der Bereich, der von der Arteria cerebri media, der mittleren der drei großen Hirnarterien, versorgt wird und zu dem auch die beiden Sprachareale gehören, nämlich das Broca- Areal, das sich in der dritten Stirnwindung befindet und für die Sprachmotorik zuständig ist, und das Wernicke-Areal, das sich in der ersten Temporallappenwindung befindet und die Sprachsensorik steuert (Delank, 1991; Schöler & Grötzbach, 2002). Auch der Gyrus angularis, der für die schriftliche Sprachebene, also für Lesen und Schreiben, zuständig ist und sich im Parietallappen befindet, kann betroffen sein, weshalb zu den Störungen der mündlichen Sprachverarbeitung oft auch Alexie und Agraphie hinzukommen. In vielen Fällen wird eine solche Läsion durch einen Schlaganfall verursacht; sie kann jedoch auch durch andere Ursachen wie etwa Hirnverletzungen durch Unfälle entstehen. Je nach dem Ort der Läsion ist entweder das Broca- oder das Wernicke-Areal oder auch beide zugleich betroffen. Eine Aphasie wirkt sich deshalb immer sowohl auf die Sprachproduktion als auch auf die Sprachrezeption aus (Huber et al., 1983; Schöler & Grötzbach, 2002), und zwar sowohl auf der mündlichen als auch der schriftlichen Ebene, so dass alle sprachlichen Ebenen zugleich gestört sind, es sich also um eine multimodale Störung (Huber et al., 1983) handelt. Es gibt vier Standardformen der Aphasie, die eindeutig durch ein konkretes Leitsymptom klassifiziert sind, und vier weitere Formen, deren Dokumentation weniger einheitlich ist und die zugleich auch seltener vorkommen (Huber et al., 1983; Schöler & Grötzbach, 2002), weshalb sie als Sonderformen gelten. Der Schweregrad kann dabei jeweils unterschiedlich sein. Je nachdem, ob die Sprachproduktion als solche relativ mühelos erfolgt oder eher stockend, wird ferner zwischen flüssigen und nichtflüssigen Aphasien unterschieden. Zu einer Aphasie kann zusätzlich eine Dysarthrie hinzukommen (Huber et al., 1983; Poeck, 1989; Delank, 1991), d. h., dass die Hirnläsion sich neben einer Beeinträchtigung der Sprachverarbeitung auch auf die Sprachmotorik negativ auswirkt (Poeck, 1989). So kann der Tonus der Sprachmuskulatur entweder erhöht oder verringert sein, was die Sprachproduktion erschwert. Sie ist deshalb verlangsamt und die Artikulation undeutlich; das Sprechen ist für den Patienten mit großer Anstrengung verbunden. Auch die Prosodie ist gestört, so dass die Satzmelodie weniger stark ausgeprägt oder kaum noch vorhanden ist und auch die Wortakzentuierung fehlerhaft sein kann. Im Folgenden soll ein kurzer Überblick über die acht Aphasieformen und ihre charakteristischen Merkmale gegeben werden.

I. Standardformen der Aphasie

1.) Amnestische Aphasie

Bei der amnestischen Aphasie handelt es sich um die leichteste der vier Standardformen. Sie wird durch kleinere Läsionen im temporoparietalen Bereich (Delank, 1991), d. h. im Bereich des Temporallappens oder des Parietallappens der sprachdominanten Hemisphäre, ausgelöst, wobei keine Durchblutungsstörungen im Bereich eines bestimmten Gefäßes nachgewiesen werden können (Delank, 1991). Auch Störungen im Gyrus angularis, der für die Verarbeitung schriftlicher Sprache zuständig ist, werden vermutet (Schöler & Grötzbach, 2002). Die amnestische Aphasie lässt sich nicht mit Sicherheit einer Läsion in einem konkreten Hirnareal zuordnen (Poeck et al., 1989; Schöler & Grötzbach, 2002).

Das Leitsymptom der amnestischen Aphasie sind Wortfindungsstörungen, die oft das einzige Symptom darstellen (Schöler & Grötzbach, 2002) und zu Satzabbrüchen sowie zu semantischen Paraphasien führen können (Huber et al., 1983), d. h. dazu, dass der Patient ein Wort verwendet, das mit dem gesuchten nur eine geringe oder gar keine semantische Ähnlichkeit aufweist, wie z. B. „Mutter" statt „Frau" oder „Telefon" statt „Kühlschrank". Bei der amnestischen Aphasie verwendet der Patient meist solche semantischen Paraphasien, die dem gesuchten Wort von der Bedeutung her relativ nahe kommen. Seltener kommen auch Paraphasien auf phonematischer Ebene vor, d. h. Veränderungen der lautlichen Struktur dadurch, dass Phoneme umgestellt, ausgelassen, hinzugefügt oder ersetzt werden. Die syntaktische Ebene ist hingegen ungestört, ebenso Prosodie und Sprachgeschwindigkeit, weshalb es sich um eine flüssige Aphasie handelt.

Das Sprachverständnis ist nur leicht beeinträchtigt (Schöler & Grötzbach, 2002). Auf Wort- und Satzebene liegen lediglich geringe Störungen vor, was sich z. B. daran zeigt, dass die PatientInnen vorgegebene Wörter oder Sätze relativ gut nachsprechen können und erst bei komplexeren Items wie längeren oder verschachtelten Sätzen Schwierigkeiten bekommen (Huber et al., 1983). In einem normalen Gespräch fällt diese Störung kaum auf; lediglich auf Textebene zeigt sie sich (Schöler & Grötzbach, 2002), also beim Lesen eines Textes oder beim Verstehen einer längeren Äußerung. Da Sprachstörungen bei einer Aphasie jeweils sowohl auf mündlicher als auch auf schriftlicher Ebene auftreten (Schöler & Grötzbach, 2002), leidet der Patient z. B. auch beim Schreiben unter Wortfindungsstörungen, die zu Paraphasien führen können, und das Lesen längerer Texte fällt ihm schwerer als das einzelner Wörter oder Sätze. Je kürzer bzw. strukturell einfacher also eine sprachliche Äußerung ist, desto eher wird der Patient sie verarbeiten können.

2.) Broca-Aphasie

Bei der Broca-Aphasie liegt eine Läsion im gleichnamigen Areal vor, das für die Sprachproduktion zuständig ist und sich in der Regel am hinteren seitlichen Ende des Stirnhirns befindet (Markowitsch, 2002). Poeck (1989) und Delank (1991) vermuten eher eine Läsion im Marklager des Stirnhirns, die sich auf die vordere Inselregion erstreckt. Das Stirnhirn dient der Planung und Steuerung von Handlungen und umfasst auch den Bereich von Persönlichkeit und Emotionen (Markowitsch, 2002). Schöler & Grötzbach (2002) gehen von einer Läsion im Broca-Areal aus, die sich auch auf den unteren Bereich des motorischen

Rindenfeldes, die vordere Insel und die weiße Substanz erstreckt, die sich unter dieser befindet.

Das Leitsymptom der Broca-Aphasie ist Agrammatismus, d. h., dass der Patient eine Art von „Telegrammstil" (Huber et al., 1983; Delank, 1991) verwendet, bei dem reine Funktionswörter wie z. B. Artikel oder Pronomina, die vorwiegend der syntaktischen Struktur dienen, sowie Flexionsmorpheme reduziert sind oder ganz fehlen. Auch morphologische Veränderungen im Wortstamm, wie z. B. die Ablaute bei starken Verben, können vom Patienten oft nicht mehr umgesetzt werden, so dass er sie dann wie die insgesamt häufiger vorkommenden schwachen Verben konstruiert, also z. B. „rufte" sagt statt „rief" (Huber et al., 1983). Mitunter können Verben nur noch im Infinitiv gebraucht werden (Schöler & Grötzbach, 2002). Die Sätze, die der Patient noch produzieren kann, sind in schweren Fällen sehr kurz und bestehen lediglich noch aus einem oder zwei Wörtern. Diese Fehler treten auch dann auf, wenn der Patient aufgefordert wird, einen Satz mit komplexerer syntaktischer Struktur nachzusprechen (Huber et al., 1983). Der Agrammatismus kann unterschiedlich stark ausgeprägt sein (Schöler & Grötzbach, 2002), so dass z. B. ein Verb noch teilweise flektiert werden oder nur noch im Infinitiv verwendet werden kann, oder dass der Patient mitunter noch Sätze produzieren kann, die aus mehreren Wörtern bestehen, oder aber lediglich noch Ein- oder Zweiwortsätze.

Auch bei der Broca-Aphasie kommt es weiterhin zu Wortfindungsstörungen, die im übrigen mit jeder Aphasieform einher gehen (Schöler & Grötzbach, 2002). In schwereren Fällen stehen dem Patienten oft nur noch solche Wörter zur Verfügung, die in seinem aktiven Wortschatz bislang häufig vorkamen (Huber et al., 1983). Gerade der aktive Zugriff auf sprachliches Wissen, der eine Voraussetzung für die Sprachproduktion ist, scheint damit besonders durch Hirnläsionen gefährdet zu sein. Auch bei der Broca-Aphasie kommen Paraphasien vor, und zwar hier besonders phonematische (Huber et al., 1983). Diese treten jeweils auch beim Schreiben auf.

Auch das Sprachverständnis ist bei Broca-Aphasie beeinträchtigt, wobei die Störung sich bereits auf Satzebene zeigen kann und deshalb von Schöler & Grötzbach (2002) je nach Schweregrad der Aphasie als mittelschwer bis leicht bezeichnet wird. Dies lässt sich möglicherweise so deuten, dass sich der vorliegende Agrammatismus nicht nur auf die Sprachproduktion, sondern auch auf die Rezeption auswirkt. Auch auf der rezeptiven Ebene treten beim Lesen die gleichen Fehler auf wie bei der Verarbeitung mündlicher Sprache. Bei Broca-Aphasie ist also insgesamt besonders die syntaktische Ebene betroffen. Inhaltswörter, also Wörter mit eigenständiger Bedeutung, die über eine bloße grammatikalische Funktion hinausgeht, kann der Patient dagegen gut verstehen (Huber et al., 1983). Oft sind auch solche Funktionswörter noch erhalten, die neben ihrer syntaktischen Funktion auch noch eine eigenständige Bedeutung haben, wie z. B. Possessivpronomina.

Bei der Broca-Aphasie handelt es sich aufgrund der großen Einschränkungen bei der Sprachproduktion um eine nichtflüssige Aphasie. Oft kommt zusätzlich noch eine Dysarthrie hinzu (Huber et al., 1983), was dem Patienten dann die Artikulation seiner Äußerungen weiter erschwert. Insgesamt lässt sich somit festhalten, dass bei der Broca-Aphasie die Störungen bei der Sprachproduktion gegenüber denen bei der Sprachrezeption im Vordergrund stehen. Bei der Sprachrezeption hilft die semantische Ebene dem Patienten oft, eine Äußerung zu verstehen, so dass er seine Beeinträchtigung dann teilweise noch kompensieren kann.

3.) Wernicke-Aphasie

Bei der Wernicke-Aphasie liegt eine Läsion im hinteren Temporallappen der dominanten Hemisphäre vor, wobei immer die erste Temporalwindung mit betroffen ist (Delank, 1991). Diese Region ist für die visuelle und auditive Wahrnehmung und damit auch für die Sprachwahrnehmung zuständig (Markowitsch, 2002) und wird von der Arteria temporalis posterior versorgt, die einen Ast der Arteria cerebri media darstellt (Delank, 1991). In manchen Fällen kann zusätzlich auch der linke vordere Thalamus betroffen sein (Delank, 1991), der die sensorisch wahrgenommene Information an den Kortex weiterleitet (Markowitsch, 2002). Auch im Gyrus angularis liegt oft eine Läsion vor (Schöler & Grötzbach, 2002), ebenso im Gyrus supramarginalis, und auch die Verbindung zum Okzipitallappen, in dem sensorische Information verarbeitet wird (Markowitsch, 2002), kann beeinträchtigt sein.

Das Leitsymptom der Wernicke-Aphasie ist Paragrammatismus, d. h. der Patient vermischt Sätze miteinander, bricht einen begonnenen Satz plötzlich ab oder äußert bestimmte Satzkomponenten doppelt, so dass sich eine fehlerhafte Satzstruktur ergibt (Poeck, 1989; Schöler & Grötzbach, 2002). Oft verwendet er Redefloskeln, die wenig Aussagekraft haben und zudem paragrammatisch verändert sein können (Huber et al., 1983).

Auch bei der Wernicke-Aphasie spielen Wortfindungsstörungen eine große Rolle. Dabei kann der Schwerpunkt entweder auf der semantischen oder auf der phonematischen Ebene liegen, was sich jeweils in den entsprechenden Paraphasien oder auch Neologismen zeigt, d. h. in Wortneuschöpfungen, die aufgrund ihrer semantischen oder ihrer phonematischen

Struktur in der Muttersprache des Patienten nicht vorkommen. Im Gegensatz zur amnestischen Aphasie sind die Paraphasien hier jedoch relativ weit vom gesuchten Wort entfernt (Huber et al., 1983), so dass die Wortfindungsstörungen weitaus schwerer sind. Die Produktion fehlerhafter Wörter kann bis zum Jargon gesteigert sein, d. h. der Patient fügt so viele Paraphasien, Neologismen und Floskeln aneinander, dass die Äußerung vom Rezipienten nicht mehr entschlüsselt werden kann. Wie die Paraphasien ist auch der Jargon entweder semantisch oder phonematisch geprägt. Insgesamt kann es deshalb vier unterschiedliche Ausprägungen der Wernicke-Aphasie geben, je nachdem, ob vor allem die semantische oder die phonematische Ebene gestört ist und ob dabei Paraphasien oder Jargon im Vordergrund stehen.

Bei der Suche nach einem bestimmten Wort kommt es häufig zum *Conduite d' approche*, d. h. der Patient tastet sich schrittweise an das Wort heran, doch kommt er dabei nicht selten wieder davon ab. Auch Perseverationen kommen oft vor, d. h., dass der Patient ein einmal gefundenes Wort immer wieder von neuem in seine Äußerungen integriert, auch wenn es gar nicht in den aktuellen Kontext passt. Die Sprachproduktion selbst bereitet dem Patienten keine Mühe wie bei der Broca-Aphasie; sie kann sogar bis zur Logorrhoe gesteigert sein (Huber et al., 1983). Es handelt sich deshalb um eine flüssige Aphasie.

Auch das Sprachverständnis ist beeinträchtigt, und zwar entweder auf Satz- oder bereits auf Wortebene, weshalb es von Schöler & Grötzbach (2002) als mittelschwer bis schwer gestört eingestuft wird. Wie bei den vorangehend beschriebenen Aphasien ist auch bei der Wernicke-Aphasie die schriftliche Sprachverarbeitung in ähnlicher Weise gestört wie die mündliche, so dass sowohl Alexie als auch Agraphie vorliegen. Huber et al. (1983) nehmen deshalb zusätzlich auch eine Läsion im Gyrus angularis an.

4.) Globale Aphasie

Die globale oder totale Aphasie ist die schwerste der vier Standardformen. Hier liegt eine Läsion sowohl des Broca- als auch des Wernicke-Areals vor (Delank, 1991), auch die Verbindung zwischen ihnen, der Fasciculus arcuatus, ist betroffen (Schöler & Grötzbach, 2002). Oft kommt eine Läsion in den Stammganglien hinzu, was dann zu einer Dysarthrie führt (Poeck, 1989). Damit ist das gesamte Sprachzentrum von der Störung betroffen, was dazu führt, dass sowohl Sprachproduktion als auch Sprachrezeption schwere Beeinträchtigungen aufweisen. Oft kommt eine Halbseitenlähmung auf der Körperseite hinzu, die von der dominanten Hemisphäre versorgt wird, meist also auf der rechten Seite, da jede Hemisphäre die ihr gegenüberliegende Körperseite versorgt.

Das Leitsymptom der globalen Aphasie sind automatisierte Sprachäußerungen (Schöler & Grötzbach, 2002), die in vier unterschiedlichen Formen vorkommen können. Sprachautomatismen sind Äußerungen, die eine feste Form aufweisen und nicht zum aktuellen Gesprächskontext passen. Sie werden vom Patienten sehr häufig geäußert, ohne dass er sie willentlich unterdrücken könnte, und kommen in nahezu jedem Gespräch vor. Es gibt jedoch eine zweite Form solcher Automatismen, die zum Gesprächskontext passen, und die als Stereotypien bezeichnet werden. Wenn die Automatismen sich aus einer ganz bestimmten Folge von Silben, Wörter oder Phrasen zusammensetzen, die der Patient flüssig artikulieren kann, werden sie als *Recurring Utterances* bezeichnet (Huber et al., 1983; Schöler & Grötzbach, 2002). Schließlich gibt es noch die Echolalie, d. h. der Patient spricht eine Äußerung des Gesprächspartners oder Teile davon nach, ohne jedoch ihre Bedeutung zu erfassen. Bei Verwendung von *Recurring Utterances*, Stereotypien und Echolalie handelt es sich um eine flüssige Form der Aphasie, bei Verwendung von Sprachautomatismen um eine nichtflüssige (Schöler & Grötzbach, 2002). Schließlich kommen bei globaler Aphasie auch Perseverationen vor.

Die Wortfindung ist so schwer gestört, dass es dem Patienten oft nicht mehr möglich ist, ein vorgegebenes Bild oder Objekt richtig zu benennen (Huber et al., 1983). Er reagiert dann entweder mit der Äußerung von Neologismen oder semantisch falschen Bezeichnungen auf die Vorlage, oder er gebraucht ausschließlich Perseverationen, Echolalien oder andere Automatismen, ist also nicht mehr in der Lage, neue Wörter zu finden, so dass sein gesamter Wortschatz auf automatisierte Äußerungen begrenzt wird. Der semantische Gehalt seiner Äußerungen ist deshalb sehr eingeschränkt bis gar nicht mehr vorhanden. In besonders schweren Fällen ist der Patient beim Benennen überhaupt nicht mehr zu einer Reaktion auf das vorgegebene Item in der Lage und schweigt. Auch wenn der Gesprächspartner Hilfestellung gibt, z. B. den Anlaut des gesuchten Begriffs vorgibt, kann er diesen nicht finden. Auch die syntaktische Struktur ist von der Aphasie so stark betroffen, dass sie kaum noch vorhanden ist und die Sätze des Patienten lediglich noch aus einer Reihe aneinandergefügter Wörter bestehen. Die Sprachproduktion ist aus diesen Gründen auch im Gespräch äußerst stark eingeschränkt; der Patient ist nicht mehr in der Lage, seine Gedanken einem Gesprächspartner mitzuteilen.

Auch bei der globalen Aphasie kann zusätzlich eine Dysarthrie vorliegen, was die Sprachproduktion weiter erschwert. Ist dies nicht der Fall, kann der Patient jedoch die

Intonation noch einsetzen, um den emotionalen Gehalt seiner Äußerung zu unterstreichen. Sie stellt dann mitunter das einzige Mittel dar, das ihm zu diesem Zweck noch zur Verfügung steht. Auffällig ist jedoch, dass ein Globalaphasiker trotz dieser schweren Beeinträchtigungen häufig noch Stereotypien flüssig artikulieren kann, also Automatismen, die zum aktuellen Gesprächskontext passen, und hier Artikulation und Prosodie oft ungestört sind (Huber et al., 1983). Dies könnte möglicherweise darauf hindeuten, dass automatisiertes Wissen im Langzeitgedächtnis so stark verankert ist, dass es selbst über eine derart schwere Sprachstörung dominieren kann und dem Patienten deshalb noch zur Verfügung steht, obwohl er ansonsten fast seinen gesamten Wortschatz verloren hat.

Auch das Sprachverständnis ist sehr schwer gestört, was sich daran zeigt, dass GlobalaphasikerInnen bei Nachsprechaufgaben oft nur noch mit phonematischen Paraphasien oder Neologismen reagieren (Huber et al., 1983). Im Gespräch kann der Betroffene jedoch häufig die Äußerung des Gesprächspartners teilweise erfassen. Hier scheint ihm also der Gesprächskontext als Hilfe zu dienen, möglicherweise gerade auch die nonverbale Sprachebene, die er auch selbst noch einsetzen kann, selbst wenn er die verbale Kommunikationsebene vollkommen eingebüßt hat (Huber et al., 1983). Da die nonverbale Kommunikation wichtige Zusatzinformationen zur verbalen Äußerung liefert, etwa über Gestik und Mimik, könnte ihm dies möglicherweise helfen, das Gemeinte zum Teil noch zu entschlüsseln. Gerade bei globaler Aphasie bietet sich somit die nonverbale Kommunikation als Hilfestellung an, nicht zuletzt deshalb, weil sie oft die einzige Kommunikationsform darstellt, die dem Patienten noch zur Verfügung steht. Eine Verlagerung der Kommunikation auf diese Ebene erleichtert es ihm dann, die Äußerungen seines Gesprächspartners zu verstehen und auch selbst aktiv an der kommunikativen Interaktion mit ihm teilzunehmen.

II. Sonderformen der Aphasie

1.) Leitungsaphasie

Bei der Leitungsaphasie liegt die Hirnläsion im Fasciculus arcuatus, der das Broca- und das Wernicke-Areal miteinander verbindet (Poeck, 1989; Schöler & Grötzbach, 2002). Die Sprachproduktion ist flüssig, wobei es jedoch ebenfalls zu Wortfindungsstörungen kommt, bei denen phonematische Paraphasien eine besondere Rolle spielen (Huber et al., 1983; Schöler & Grötzbach, 2002). Das Sprachverständnis ist insgesamt gut, allerdings fällt auf, dass die PatientInnen sehr schlecht nachsprechen können, wobei sie um so mehr Fehler machen, je länger oder komplexer die Struktur des vorgegebenen Wortes oder Satzes ist (Huber et al., 1983). Dieser scheinbare Widerspruch lässt sich möglicherweise wieder durch die Rolle des sprachlichen Kontextes erklären, der auch hier dem Patienten das Sprachverständnis erleichtert. Beim Nachsprechen dagegen könnte die fehlende kontextuelle Verbindung der vorgegebenen Items dazu führen, dass der Patient sie schlechter versteht. Auch bei dieser Aphasieform könnte deshalb eine stärkere Betonung des Kontextes, etwa durch nonverbale Kommunikation, dem Patienten dabei helfen, den Äußerungen seines Gesprächspartners und dem gesamten Verlauf eines Gesprächs besser zu folgen.

2.) Transkortikal-motorische Aphasie

Es gibt drei verschiedene Formen von transkortikalen Aphasien, die im folgenden kurz beschrieben werden sollen. Sie entstehen jeweils dadurch, dass ein bestimmtes Sprachzentrum, also das Broca- oder das Wernicke-Areal, durch eine Hirnläsion von den umliegenden Hirnarealen abgeschnitten wird (Schöler & Grötzbach, 2002), so dass kein Informationsaustausch mehr stattfinden kann. Das jeweilige Sprachzentrum selbst bleibt dabei unbeeinträchtigt. Bei der transkortikal-motorischen Aphasie ist es das Broca-Areal, das durch eine Läsion im supplementär-motorischen Kortex oder im vorderen Frontallappen isoliert wird. Bei dieser Aphasie können die PatientInnen sehr gut nachsprechen, und ihr Sprachverständnis ist auch im Hinblick auf Gespräche gut. Auch die Lesefähigkeit ist unbeeinträchtigt (Huber et al., 1983). Die Störung liegt allein auf der Ebene der Sprachproduktion und zeigt sich darin, dass diese erheblich verringert ist (Schöler & Grötzbach, 2002), weshalb es sich um eine nichtflüssige Aphasie handelt. Die syntaktische Struktur der geäußerten Sätze ist jedoch korrekt; es liegt kein Agrammatismus vor. Hierin und im guten Sprachverständnis liegt ein klarer Unterschied zur Broca-Aphasie, bei der das Broca-Areal selbst von der Läsion betroffen ist und mit der die transkortikal-motorische Aphasie die geringe Sprachproduktion gemeinsam hat.

3.) Transkortikal-sensorische Aphasie

Bei dieser Aphasieform ist das Wernicke-Areal durch eine Läsion im Temporal- oder Parietallappen von seiner Umgebung getrennt (Schöler & Grötzbach, 2002). Die transkortikale Aphasie kann auch die Rückbildung einer Wernicke-Aphasie darstellen, mit der sie einige Merkmale gemeinsam hat (Poeck, 1989). So ist die Sprachproduktion flüssig, wobei jedoch viele semantische Paraphasien vorkommen (Schöler & Grötzbach, 2002). Die PatientInnen leiden unter starken Wortfindungsstörungen; hinzu kommt, dass sie auch häufig Echolalien verwenden. Auch das Sprachverständnis ist stark beeinträchtigt, während die Fähigkeit zum Nachsprechen außergewöhnlich gut ist. Dies deutet darauf hin, dass der Patient die Bedeutung der nachgesprochenen Wörter und Sätze nicht erfassen kann. Die gute Fähigkeit zum Nachsprechen könnte in direktem Zusammenhang mit der Neigung zu Echolalie stehen, da ja bei Echolalie der Patient die Äußerungen des Gesprächspartners ebenfalls wörtlich wiederholt. Die transkortikal-sensorische Aphasie stellt somit im Hinblick auf Sprachverständnis und Nachsprechen gewissermaßen ein Pendant zur Leitungaphasie dar.

4.) Transkortikal-gemischte Aphasie

Diese Aphasieform entsteht dann, wenn sowohl das Broca- als auch das Wernicke-Areal sowie der sie verbindende Fasciculus arcuatus durch eine Hirnläsion von ihrer Umgebung abgeschnitten werden (Schöler & Grötzbach, 2002). Hier kommen deshalb die charakteristischen Merkmale der beiden anderen transkortikalen Formen zusammen. Mit der transkortikal-motorischen Aphasie teilt die gemischte Form die geringe Sprachproduktion, so dass auch sie nichtflüssig ist, mit der transkortikal-sensorischen Aphasie die gute Fähigkeit zum Nachsprechen sowie die häufige Verwendung von Echolalien bei stark beeinträchtigtem Sprachverständnis. Zusätzlich kommen noch Stereotypien und Sprachautomatismen hinzu, so dass insgesamt eine stärkere Verwendung automatisierter Sprachelemente vorliegt. In dieser Hinsicht ähnelt sie also der globalen Aphasie. Insgesamt betrachtet, liegt der wesentliche Unterschied zwischen den Standardformen der Aphasie und den transkortikalen Formen darin, dass bei den Ersteren das jeweilige Sprachzentrum von der Hirnläsion betroffen ist, während es bei den Letzteren von seiner Umgebung isoliert wird, selbst aber unverletzt bleibt. Die Leitungsaphasie, bei der lediglich die Verbindung zwischen den Sprachzentren gestört ist, steht damit gewissermaßen zwischen den Standardformen und den transkortikalen Formen.

1.2 Charakteristische Gesprächsstrategien alter Menschen

In einem Gespräch bringen die miteinander interagierenden KommunikationspartnerInnen neben den ausgetauschten Informationen, die auf ihrem individuellen Weltwissen basieren, immer auch etwas von ihrer Identität und ihrem Selbstbild mit ein, denn diese sind untrennbar mit ihrem Wissen und ihrer Sicht der Welt verbunden. Dies schlägt sich jeweils in einem bestimmten Sprachstil nieder, wie der jeweiligen Ausdrucksweise, der Wahl eines bestimmten Gesprächsthemas sowie dem kommunikativen Verhalten gegenüber dem Gesprächspartner, etwa darin, ob jemand sich im Gespräch eher dominant verhält oder die Gesprächssteuerung eher seinem Partner überlässt, ob er eher dazu neigt, kürzere oder längere *Turns* zu äußern, oder ob er sich eher auf seinen Gesprächspartner einstellt oder eher die eigene Perspektive im Auge hat. Von Bedeutung für das Selbstbild eines Menschen ist dabei alles, was ihn im Laufe seines Lebens geprägt und zu der Persönlichkeit gemacht hat, die er heute ist. Dabei unterscheiden sich ältere und jüngere Menschen aufgrund ihrer unterschiedlichen Lebensphasen und ihres verschiedenen Erfahrungshintergrundes zum Teil gravierend voneinander, was sich auch in ihrem Kommunikationsstil zeigt. So konnte eine Reihe von Autoren, wie etwa Coupland et al. (1991), Thimm (2000), Ryan et al. (2002) oder Kemper (2004), nachweisen, dass ältere und jüngere Menschen jeweils unterschiedliche Kommunikationsstile haben, was zum einen auf die in Abschnitt 1.1.2 beschriebene Entwicklung der sprachlichen Fähigkeiten im Laufe des Lebens zurückzuführen ist, zum anderen auf die unterschiedlichen Lebensphasen und Erfahrungshintergründe der beiden Altersgruppen. Im Folgenden sollen zunächst charakteristische Verhaltensweisen alter Menschen im Gespräch und ihre Hintergründe näher betrachtet werden, in Abschnitt 1.3 dann solche Strategien, die für jüngere Menschen im Gespräch mit Älteren charakteristisch sind.

1.2.1 Altersstereotype und ihre Auswirkungen auf alte Menschen

Von besonderer Bedeutung ist zunächst einmal die Einstellung, die der alte Mensch und sein Gesprächspartner zum Alter haben, denn sie wirkt sich einerseits auf das Selbstbild des alten Menschen aus, andererseits auch auf das Bild, das der Gesprächspartner sich von ihm macht, und kann so das jeweilige Kommunikationsverhalten mit beeinflussen. Dabei spielen Altersstereotype eine besondere Rolle.

In unserer Gesellschaft wird das Alter häufig mit ganz bestimmten Vorstellungen assoziiert, die entweder positiv oder negativ sein können (z. B. Feezel & Hawkins, 1988; Müller, 1993; Thimm, 2000). Positive, weit verbreitete Vorstellungen sind z. B. die von der Weisheit alter Menschen, vom rüstigen Rentner, der jetzt genug Zeit für sein Hobby findet, oder von den Großeltern, die sich am liebsten mit ihren Enkelkindern beschäftigen. Daneben gibt es aber auch eine ganze Reihe negativer Vorstellungen, wie etwa die vom geistigen Abbau alter Menschen, von Krankheiten, die mit dem Alter untrennbar verbunden sind, von Rigidität, die zu einer Ablehnung aller Veränderungen führen kann, von Einsamkeit und Isolation oder vom allmählichen Verlust der Fähigkeit, ein eigenständiges Leben zu führen. Im Extremfall können sie in dem Bild vom Alter als der „zweiten Kindheit" gipfeln (Feezel & Hawkins, 1988). Solche Vorstellungen über das Alter stellen häufig Stereotype dar, d. h. dem alten Menschen werden allein aufgrund seines chronologischen Alters oder seines Erscheinungsbildes bestimmte Eigenschaften, Verhaltensweisen oder Rollen zugeschrieben (Lehr et al., 1987; Niederfranke, 1996). Von Vorurteilen, die in ähnlicher Weise definiert werden (Allport, 1971), lassen sie sich dadurch abgrenzen, dass sie nicht emotional geprägt sind (Thimm, 2000)[1]. Beide Formen von Einstellungen können sich jedoch nachhaltig auf das Verhalten gegenüber einem Menschen auswirken, der zu der jeweiligen Personengruppe gehört.

Altersstereotype spielen besonders dann eine entscheidende Rolle, wenn jemand selbst nur wenig oder gar keinen Kontakt zu alten Menschen hat, so dass er sich nur schwer ein eigenes Bild von ihnen machen kann (Müller, 1993). Er übernimmt dann häufig die Stereotype, mit denen er von außen konfrontiert wird, etwa durch Freunde oder Bekannte oder auch durch die Medien. Diese Stereotype bleiben dann mitunter sein ganzes Leben lang erhalten und können sich neben seiner Einstellung gegenüber alten Menschen auch unmittelbar auf sein Verhalten auswirken. Dagegen haben Menschen, die regelmäßig Kontakt mit älteren Menschen haben, oft weniger Altersstereotype, weil sie sich auf eigene Erfahrungen mit dieser Altersgruppe stützen können, oder sie betrachten nahe stehende ältere Menschen wie etwa die eigenen Eltern oder Großeltern als Ausnahme, für die das Altersstereotyp nicht gilt. Auf die Auswirkungen von Altersstereotypen auf das kommunikative Verhalten jüngerer Menschen werde ich in Abschnitt 1.3 noch näher eingehen. An dieser Stelle ist es mir wichtig, hervorzuheben, dass Altersstereotype auch das Selbstbild und das Verhalten des alten

---

[1] Die Begriffe „Vorurteil" und „Stereotyp" werden teilweise recht unterschiedlich definiert (z. B. Manz, 1968; Allport, 1971; Quasthoff, 1973, Wenzel, 1978; Wasel, 1998) und sind dabei auch nicht immer leicht voneinander abzugrenzen. Im Rahmen der vorliegenden Arbeit würde eine ausführliche Erörterung dieses Problems jedoch zu weit führen, so dass ich an dieser Stelle die obige Definition übernehmen möchte, die der Studie von Thimm (2000) über das Kommunikationsverhalten alter und junger Menschen zugrunde liegt.

Menschen entscheidend prägen können. Dies kann auf zweierlei Weise geschehen, nämlich entweder, indem der alte Mensch das jeweilige Stereotyp übernimmt, oder indem er sich bewusst davon distanziert.

Im ersten Fall bezieht er das durch das Stereotyp beschriebene Verhalten auf sich selbst und versucht, sich daran anzupassen. Dies kann z. B. dazu führen, dass jemand allein aufgrund seines Alters das Autofahren aufgibt, obwohl er dazu durchaus noch in der Lage wäre, und dadurch seine Möglichkeiten der Freizeitgestaltung reduziert. Dadurch kann dann schließlich eine selbsterfüllende Prophezeiung in Gang gesetzt werden (Thimm, 2000), so dass der alte Mensch am Ende dem vorgegebenen Bild entspricht, also z. B. das Autofahren aufgrund mangelnder Übung tatsächlich allmählich verlernt. Auf kommunikativer Ebene kann sich eine solche Selbststereotypisierung z. B. darin äußern, dass der alte Mensch bewusst langsamer spricht, kürzere Sätze verwendet oder besonders stark die Vergangenheit thematisiert, weil er davon ausgeht, dass der Gesprächspartner diesen Kommunikationsstil von ihm erwartet (Thimm, 2000). Bei der Distanzierung dagegen setzt der alte Mensch konkrete Strategien, insbesondere auch kommunikative, ein, um klar zu machen, dass das – in diesem Fall in der Regel negative - Stereotyp auf ihn nicht zutrifft, und dadurch sein Selbstwertgefühl zu schützen. Da eine ganze Reihe der nachfolgend beschriebenen Kommunikationsstrategien alter Menschen mit Altersstereotypen in Verbindung stehen, werde ich diesen Aspekt im folgenden Abschnitt weiter vertiefen.

1.2.2 Kommunikative Strategien alter Menschen

Coupland et al. (1991) gehören zu den ersten Autoren, die ausführlich der Frage nachgingen, ob es Kommunikationsstrategien gibt, die jeweils für eine bestimmte Altersgruppe charakteristisch sind. Sie führten eine Studie mit 40 Kennenlerngesprächen zwischen Frauen aus zwei verschiedenen Altersgruppen durch, um herauszufinden, wie sich Altersidentitäten jeweils im Gespräch darstellen. Die älteren Teilnehmerinnen gehörten zu der Altersgruppe von 70 bis 87 Jahren; es handelte sich bei ihnen um Besucherinnen zweier Tageszentren, die meist allein stehend oder verwitwet waren. Die jüngeren Teilnehmerinnen waren zwischen 30 und 40 Jahre alt, gehörten zur Mittelschicht und waren meist verheiratet. Die Teilnehmerinnen wurden so aufgeteilt, dass insgesamt je zwanzig inter- und zwanzig intragenerationelle Gespräche geführt wurden, davon zehn zwischen jeweils zwei älteren Frauen, zehn zwischen jeweils zwei jüngeren. Jede der Frauen führte zwei Gespräche, davon eines mit einer Altersgenossin und das zweite mit einer Angehörigen der anderen Generation. Die Gespräche wurden mit Einverständnis der Teilnehmerinnen, die dabei in einem Raum allein gelassen wurden, acht Minuten lang auf Video aufgezeichnet; anschließend lief die Aufnahme von ihnen unbemerkt noch zwei Minuten lang weiter. Die Autoren unterscheiden in ihrer Analyse aber nicht zwischen diesen beiden Passagen.

Thimm (2000) führte eine ähnliche Studie mit 42 Dialogen zwischen Frauen von je 10 Minuten Dauer durch, davon je dreizehn intragenerationelle und 16 zwischen älteren und jüngeren Frauen untereinander. Die älteren Frauen waren hier zwischen 60 und 85 Jahre alt, die jüngeren zwischen 24 und 35 Jahre; alle waren Besucherinnen einer Volkshochschule, an die eine Bildungseinrichtung für ältere Menschen angeschlossen ist. Auch hier kannten sich die Frauen vorher nicht, sondern die Gespräche dienten dazu, sich mit einander bekannt zu machen. Auffällig ist, dass beide, Coupland et al. (1991) und Thimm (2000), jeweils Gespräche ausschließlich zwischen Frauen untersuchten. Bei Coupland et al. lässt sich dies möglicherweise auf den Umstand zurück führen, dass die Gespräche in Tageszentren stattfanden, wo Frauen oft überdurchschnittlich häufig vertreten sind. Thimm gab ihren Teilnehmerinnen als Erläuterung zu ihrer Untersuchung an, den Alltag von Frauen erforschen zu wollen. Beide untersuchten Gespräche zwischen Frauen, die sich vorher nicht kannten; viele der nachfolgend beschriebenen Strategien sind aber nicht ausschließlich auf eine Kennenlernsituation begrenzt, sondern können sich m. E. ebenso in Gesprächen mit vertrauten Personen finden. Die einzigen Strategien, die meiner Ansicht nach tatsächlich nur in Gesprächen mit Fremden vorkommen können, sind solche, die vor allem das Ziel haben, dem Gesprächspartner grundlegende Informationen über den Sprecher zu geben, die dieser noch nicht haben kann, wie z. B. die Nennung des Alters oder konkrete Lebensumstände wie etwa Witwenschaft oder Anzahl der Kinder. Ein vertrauter Gesprächspartner wird über diese Informationen im Allgemeinen schon verfügen, so dass sie hier nicht mehr eigens erwähnt werden müssen; allenfalls könnten sie noch in indirekter Form in das Gespräch einfließen, um sie auf diese Weise besonders hervorzuheben. Strategien und Verhaltensweisen, bei denen andere Intentionen vor der reinen Informationsvermittlung im Vordergrund stehen, können dagegen durchaus auch im Gespräch mit einem vertrauten Menschen vorkommen.

Im Folgenden werde ich die Kommunikationsstrategien alter Menschen ausführlicher darstellen, wobei sich jeweils mehrere zu einer Gruppe zusammenfassen lassen, so dass sich insgesamt vier verschiedene Gruppen bzw. Aspekte ergeben (vgl. Coupland et al., 1991). Eine fünfte Gruppe von Gesprächsstrategien alter Menschen (vgl. Thimm, 2000) bezieht sich eher auf die Diskurssituation als solche und ist daher allgemeiner gefasst.

1.) Vergangenheitsorientierung

Von besonderer Bedeutung im Gespräch mit alten Menschen ist zunächst einmal die Orientierung an der Vergangenheit, die oft eine große Rolle bei der Wahl des Gesprächsthemas spielt (z. B. Boden & Bielby, 1983 und 1986; Coupland et al., 1991; Thimm, 2000) und auch im Rahmen der nachfolgend beschriebenen Strategien immer wieder anklingt. Boden & Bielby (1986) stellten fest, dass alte Menschen die Gegenwart oft anhand der Vergangenheit beurteilen. Auch Dittmann-Kohli (1995), die mit alten und jungen Menschen ein Satzergänzungsverfahren durchführte, um zu untersuchen, welches Selbstbild beide Altersgruppen jeweils haben, fand bei alten Menschen eine besonders starke Orientierung an der Vergangenheit, während jüngere Menschen sich eher an der Zukunft orientierten. Thimm (2000) stellte ebenfalls fest, dass die jüngeren Frauen mehr zukunftsbezogene Themen in die Gespräche einbrachten als die älteren. Dies lässt sich dadurch erklären, dass es bei alten Menschen gerade die früheren Erlebnisse, Lebensumstände und Erfahrungen sind, wie z. B. der berufliche Werdegang, die Entwicklung auf familiärer Ebene oder auch das jeweilige Zeitgeschehen, die sie besonders stark geprägt haben und oft von einschneidender Bedeutung für ihren Lebensweg waren. Diese früheren Lebensumstände und Erfahrungen können dabei entweder individuell sein oder aber ganze Generationen betreffen wie z. B. historische Epochen. Jüngere Menschen dagegen haben viele dieser Erfahrungen noch nicht gemacht; sie haben einen großen Teil ihres Lebensweges noch vor sich und orientieren sich deshalb auch stärker an der Zukunft. Die Vergangenheitsorientierung alter Menschen ist sehr stabil (Coupland et al., 1991), was ebenfalls darauf hinweist, dass gerade die Vergangenheit für ihr Selbstbild von zentraler Bedeutung ist.

Thimm (2000) stellt in ihrer Untersuchung fest, dass die älteren Frauen dreimal häufiger über die Vergangenheit sprachen als die jüngeren, und zwar in intragenerationellen Gesprächen vor allem über ihre eigene, individuelle Vergangenheit, während im Gespräch mit jüngeren Frauen verstärkt auch historische Aspekte eine Rolle spielten. Dies lässt sich dadurch erklären, dass die älteren Gesprächspartnerinnen zugleich den jüngeren mehr Informationen über diese Epochen vermitteln möchten, um auf diese Weise einen gemeinsamen Hintergrund für das Gespräch aufzubauen. In Gesprächen mit Gleichaltrigen ist dagegen diese Basis aufgrund geteilter Erfahrungen bereits vorhanden, so dass historische Ereignisse hier meist nicht mehr eigens erwähnt werden müssen. Ist dagegen in einem Gespräch eher die persönliche Vergangenheit einer Partnerin das Thema, so erzählt anschließend oft auch die andere aus ihrer Vergangenheit, und zwar auch dann, wenn sie wesentlich jünger ist. Auf diese Weise trägt sie selbst etwas zum Thema „persönliche Vergangenheit" bei und passt sich so an ihre Partnerin an. Dieses partnerorientierte Gesprächsverhalten gerade der jüngeren Frauen zeigt sich auch darin, dass diese im Gespräch mit einer älteren Partnerin das Thema „Vergangenheit" mehr als dreimal so oft einleiteten wie im Gespräch mit einer Altersgenossin (Thimm, 2000). Es handelt sich also um ein Gesprächsthema, das jüngere Leute von alten geradezu erwarten, weil sie es als alterstypisch betrachten. Da jedoch die älteren Frauen ebenfalls häufig von sich aus das Thema „Vergangenheit" einbrachten, wertet Thimm die Vergangenheitsorientierung alter Menschen nicht als bloßes Altersstereotyp, sondern findet sie vielmehr durch ihre Ergebnisse bestätigt. Gegenwartsbezogene Themen wurden dagegen vor allem von den jüngeren Frauen untereinander angesprochen, ebenso wie zukunftsorientierte Themen. Auch hieran zeigt sich der hohe Stellenwert, den die Vergangenheit gerade für ältere Menschen einnimmt.

2.) Alterskategorisierungsprozesse

Bei dieser Gruppe von Strategien werden altersspezifische Eigenschaften und Umstände im Gespräch in direkte Beziehung zum Selbstbild gesetzt, so dass der Sprecher sich selbst der Kategorie „alt" zuordnet (Coupland et al., 1991). Die genannten Eigenschaften oder Umstände können sich entweder direkt auf die eigene Person beziehen, wie etwa das chronologische Alter, oder sie sind auf äußere Einflüsse zurückzuführen, wie familiäre Gegebenheiten oder altersbedingte Lebensumstände.

Zunächst einmal ist in diesem Zusammenhang die Mitteilung des chronologischen Alters zu nennen (Coupland et al., 1991; Thimm, 2000). Gerade mit dem Alter von Menschen sind viele Tabus und normative Vorschriften verbunden, die in den einzelnen Lebensphasen unterschiedlich sind. So spielt z. B. bei Kindern das Alter oft eine große Rolle, in der mittleren Lebensspanne hingegen wird es weitgehend ausgeklammert. Im höheren Alter gewinnt es wieder an Bedeutung und kann ggf. eine zentrale Stellung im Selbstbild einnehmen, da es eng mit konkreten Vorstellungen über das Alter verbunden ist, die von Altersstereotypen mit geprägt sein können. Durch die Nennung des eigenen Alters können diese Vorstellungen oder Stereotype entweder bestätigt werden, wenn sie positiv sind, oder auch widerlegt werden, wenn der Sprecher z. B. Alter mit Abbau und Einbußen assoziiert, sein eigenes Leben jedoch dazu im Gegensatz steht. Die Mitteilung des Alters dient dann also dazu, ein positives Selbstbild aufzubauen und dieses auch dem Gesprächspartner zu vermitteln, und somit negative Altersstereotype auszuschalten.

Oft unterscheidet der Sprecher bei der Nennung seines Alters zwischen chronologischem und kontextuellem Alter. Das chronologische Alter ist das tatsächliche, objektive Alter, das kontextuelle das erlebte, subjektive. Beide können unter Umständen gravierend voneinander abweichen, wenn jemand sich nämlich wesentlich jünger oder älter fühlt, als sein chronologisches Alter es angibt. Coupland et al. (1991) bezeichnen diesen Zustand als Inkongruenz. Diese Strategie dient ebenfalls dazu, sich von negativen Altersstereotypen zu distanzieren, die der Sprecher aufgrund seines subjektiven Alters als für sich nicht zutreffend darstellt. So fand etwa Coupland (2000) bei der Untersuchung von 100 Kontaktanzeigen von Menschen ab 50 Jahren in Zeitschriften, die bevorzugt von älteren Menschen gelesen werden, dass 84% der InserentInnen ihr Alter direkt angaben und 25% davon zugleich positive Attribute nannten wie z. B. „jünger aussehend", „jung geblieben", oder ihre Aktivität und Fitness betonten. Die InserentInnen der von ihr als Beispiele wiedergegebenen Anzeigen waren in den Sechziger- oder Siebzigerjahren. In diesen Fällen ist also die Inkongruenz positiv und wird besonders hervorgehoben. Eine negative Inkongruenz – wenn jemand sich also älter fühlt als sein chronologisches Alter, oder wenn er seine allgemeine Situation, z. B. seinen Gesundheitszustand, für sein Alter als schlecht bewertet -, wird dagegen meist als gesichtsbedrohend empfunden und kommt daher kaum vor (Coupland et al., 1991).

Coupland et al. (1991) stellten fest, dass es drei verschiedene Möglichkeiten gibt, das chronologische Alter in den Diskurs einzubringen. Beim statischen Format wird das aktuelle Alter direkt genannt. Beim progressiven Format wird es als Entwicklungsprozess angesehen, von dem der Sprecher eine ganz bestimmte Stufe erreicht hat, z. B.: „Ich werde im Juni 88 Jahre alt". Beim indirekten Format schließlich wird es nicht explizit genannt, sondern nur indirekt angedeutet („in meinem Alter"). Diese Variante kann auch eine enge Verbindung des Alters mit negativen Umständen andeuten („Fragen Sie nur nicht, wie alt ich bin!"), was ggf. noch durch einen defensiven oder auch aggressiven Tonfall verstärkt werden kann. Coupland et al. (1991) stellten in ihrer Untersuchung fest, dass die beiden ersten Formate häufiger vorkamen als das dritte, das Alter also eher direkt angesprochen als lediglich angedeutet wurde. Durch diese Konkretisierung wird der Prozess der Alterskategorisierung oft effektvoller, da eine bloße indirekte Andeutung noch eine relativ weite Altersspanne offen lässt, in der feinere Abstufungen, die für das Selbst- und Fremdbild eine Rolle spielen könnten, nicht vorgenommen werden, so etwa bei der Formulierung „70+" (Coupland, 2000).

Alterskategorisierungsprozesse können sich auch in Form altersbezogener Kategorien- oder Rollenreferenz äußern (Coupland et al., 1991). Dabei werden äußere Faktoren mit dem Selbstbild verknüpft, wobei besonders das soziale Umfeld von Bedeutung ist, das jedem Menschen in bestimmten Kontexten und Situationen bestimmte Rollen zuweist. Als genereller Kontext kann in diesem Fall das Alter angesehen werden, das den Hintergrund für ganz bestimmte Kategorien- und Rollenzuschreibungen liefert. Beispiele hierfür sind Selbstkategorisierungen wie „Rentner" oder „Oma" (Coupland, 2000). Gerade das eigene Rollenverständnis steht dabei in enger Beziehung zum Selbstbild, denn die Aspekte, die es hervorhebt, sind oft auch für das Selbstbild von zentraler Bedeutung. Bei der altersbezogenen Kategorien- und Rollenreferenz werden häufig solche Umstände betont, auf die der alte Mensch besonders stolz ist, wie etwa in der Äußerung „Ich bin schon vierfache Urgroßmutter" (Coupland et al., 1991), die zeigt, dass die Einbindung ins Familienleben als zentral für das eigene Selbstbild gesehen wird und eine positive Einstellung zum eigenen Lebensalter besteht, das hier zu einer nicht unbedingt alltäglichen Situation geführt hat.

3.) Zeitrahmungsprozesse

Bei dieser Gruppe kommunikativer Strategien werden jeweils eigene Erlebnisse oder Erfahrungen zu verschiedenen zeitlichen Perspektiven in Beziehung gesetzt, an denen das eigene Alter und die Zugehörigkeit zu einer bestimmten Lebensspanne bewusst gemacht werden (Coupland et al., 1991). Oft sind dies Erlebnisse und Erfahrungen, die für die eigene Identität von zentraler Bedeutung sind, weil sie entweder einen bestimmten Lebensabschnitt markieren wie etwa die Elternzeit, eine bestimmte berufliche Phase oder der Eintritt in das Rentenalter, oder weil sie eine ganze historische Epoche geprägt haben wie z. B. die beiden Weltkriege. Zeitrahmungsprozesse sind oft in Erzählungen eingebunden und stellen neben der Betonung der Vergangenheit häufig auch eine Beziehung zur Gegenwart her. Coupland et al. (1991) unterscheiden drei Formen solcher Prozesse.

Bei der Selbstassoziation mit der Vergangenheit stellt der Sprecher diese als zentral für seine eigene Identität dar und distanziert sich dadurch oft zugleich von der Gegenwart, vor allem dann, wenn er sie als belastend erlebt. Er mindert dann ihre Bedeutung, indem er die Vorteile früherer Zeiten oder Lebensabschnitte herausstellt. Aber auch wenn alte Menschen der Gegenwart positiv gegenüber stehen, identifizieren sie sich oft mit der Vergangenheit, weil diese für ihr gesamtes Leben prägend war.

Beim *Time-Shifting,* das sich etwa mit „zeitliche Verschiebung" übersetzen lässt, wird die Vergangenheitsperspektive direkt mit der jüngsten Gegenwart in Beziehung gesetzt, indem beide in der Aussage miteinander verbunden werden. Diese Verbindung wird oft durch eine Zeitangabe besonders hervorgehoben, wie z. B. in der Erzählung: „Ich lebe *seit 9 Jahren* ganz allein in meiner Wohnung. *Neulich* habe ich meine Tochter besucht..."

Vergangenheit und Gegenwart können auch einander gegenübergestellt werden, indem vom Sprecher besonders betont wird, dass ein Wandel auf historischem, sozialem oder kulturellem Gebiet stattgefunden hat. Dabei werden konkrete Umstände hervorgehoben, die für die Vergangenheit charakteristisch waren, in der Gegenwart jedoch nicht mehr existieren oder an Bedeutung verloren haben. Der eingetretene Wandel kann entweder positiv oder negativ bewertet werden, was dann zugleich etwas über die Einstellung zur Gegenwart aussagt, die durch den Vergleich mit der Vergangenheit in einem günstigen bzw. ungünstigen Licht erscheint.

4.) Selbstwertschützende Strategien

Neben solchen Gesprächsstrategien, die sich auf zeitliche Aspekte beziehen, sind auch selbstwertschützende Strategien unter alten Menschen weit verbreitet. Hier ist als erstes der Abwärtsvergleich zu nennen, d. h., dass der Sprecher eine Situation, die er als belastend empfindet, durch einen Vergleich mit der als noch ungünstiger bewerteten Situation eines anderen Menschen aufwertet (Coupland et al., 1991). Der Vergleich wird dabei immer so gewählt, dass er die eigene Situation günstiger darstellt als die Vergleichssituation, wie z. B. in der Äußerung: „Mir geht es zur Zeit nicht so gut, aber Frau X geht es noch viel schlechter." Oft wird zu diesem Zweck auch nicht die Gesamtsituation betrachtet, sondern nur einzelne Aspekte davon, die zu diesem Zweck besonders geeignet erscheinen, wie etwa hier der Gesundheitszustand. Abwärtsvergleiche stehen oft in Verbindung mit negativen Altersstereotypen, die in diesem Fall als Grundlage für den Vergleich dienen, so etwa hier mit dem Stereotyp, Alter sei immer mit Krankheit verbunden. Sie können auch in der Interaktion mehrerer GesprächspartnerInnen stattfinden, so dass die GesprächsteilnehmerInnen abwechselnd bestimmte Lebensumstände oder Erlebnisse, oft ebenfalls belastende, einbringen und miteinander vergleichen. Dadurch entwickelt sich dann eine Art von Wettbewerb zwischen ihnen, bei dem jeder eigene Erlebnisse oder Lebensumstände nennt, die den bereits geschilderten ähneln, jedoch vom Sprecher als noch bedeutsamer eingeschätzt werden. Je nachdem, ob die geschilderten Umstände positiv oder negativ sind, verfolgen die SprecherInnen hierbei also das Ziel, ihre eigene Situation gegenüber der des Gesprächspartners entweder als besser oder als schlechter darzustellen und auf diese Weise ihr Selbstwertgefühl zu stärken.

Viele ältere Menschen identifizieren sich auch ganz bewusst mit der eigenen Altersgruppe, indem sie sich selbst ausdrücklich als deren Mitglieder darstellen (Thimm, 2000). Dies wird z. B. an Wendungen wie „wir Rentner", „unsere Generation" u. ä. deutlich, so dass ein gleichaltriger Gesprächspartner hier direkt mit einbezogen wird. Eine solche Wir-Gruppe (Allport, 1971) erzeugt dann ein Gemeinschaftsgefühl unter denjenigen GesprächspartnerInnen, die das jeweilige Merkmal teilen, also z. B. zwei AltersgenossInnen. Da der Sprecher mit der Betonung seiner Zugehörigkeit zu einer Gruppe auch charakteristische Eigenschaften akzeptiert, die dieser zugeschrieben werden, ist jedoch auch eine Selbststereotypisierung möglich.

Das Gegenstück zu dieser Identifikation stellt die Distanzierung von einer bestimmten Altersgruppe dar (Coupland et al., 1991). Sie kann in zwei Formen vorkommen, so dass der Sprecher sich entweder von einem jüngeren Gesprächspartner oder von der eigenen Altersgruppe distanziert. Die Distanzierung zu einem jüngeren Gesprächspartner kann z. B. durch solche Redewendungen oder Äußerungen erfolgen, die ihn bewusst ausschließen, wie etwa: „Das könnt ihr euch heute gar nicht mehr vorstellen." Bei dieser Strategie hat der Sprecher eine positive Einstellung zum Alter und fühlt sich aufgrund seiner vielfältigen Erfahrungen dem jüngeren Gesprächspartner überlegen. Ein gleichaltriger Gesprächspartner hingegen wird vom Sprecher mit eingeschlossen und aufgrund seines ähnlichen Erfahrungshintergrundes als gleichrangig betrachtet. Die Distanzierung zu einem jüngeren Gesprächspartner kann sich bereits in der Themenwahl zeigen, z. B. dann, wenn über frühere Epochen gesprochen wird, die er gar nicht aus eigener Erfahrung kennen kann. Die Abgrenzung kann auch hier durch Selbststereotypisierung verdeutlicht werden, indem der Sprecher sich selbst Eigenschaften zuschreibt, die mit Altersstereotypen in Verbindung stehen, und dadurch die Unterschiede zum jüngeren Gesprächspartner betont. Auch Thimm (2000) beobachtete unter den älteren Sprecherinnen mitunter eine Distanzierung von einer jüngeren Gesprächspartnerin, und zwar dann, wenn diese eine Überanpassung zeigte, ein Aspekt, auf den ich im nächsten Abschnitt noch zurückkomme. Die ältere Gesprächspartnerin wies dann mitunter den Kommunikationsstil der jüngeren bewusst zurück.

Eine Distanzierung von der eigenen Altersgruppe (Coupland et al., 1991) dagegen macht deutlich, dass der Sprecher sein Alter eher als negativ für sein Selbstwertgefühl erlebt. Auch diese Form der Distanzierung kann über eine große Zahl von Verhaltensweisen ausgedrückt werden, wie über bestimmte Wendungen oder Äußerungen oder über das Gesprächsthema selbst. Inhaltlich kann sie alle Interessen, Meinungen oder Gesprächsthemen umfassen, die von der eigenen Altersgruppe als besonders relevant empfunden werden. So kann z. B. die Leistungsfähigkeit alter Menschen explizit betont werden (Coupland, 2000), die viele alte Menschen selbst eher als abnehmend empfinden; dadurch grenzt sich der Sprecher von der – vermuteten – allgemeinen Ansicht seiner AltersgenossInnen ab. Statt auf das Alter selbst kann sich diese Form der Distanzierung auch auf konkrete Aspekte beziehen, die damit in unmittelbarem Zusammenhang stehen und vom Sprecher als negativ und belastend erlebt werden. Diese Variante äußert sich darin, dass er eigene Beeinträchtigungen abwiegelt oder ein bestimmtes Altersstereotyp als unbedeutend darstellt. Hier werden also negative Aspekte, die der Sprecher seinem Alter zuschreibt, in ihrer Bedeutung herabgesetzt. Thimm (2000) fand in ihrer Untersuchung, dass unter den älteren Sprecherinnen sowohl Distanzierung von der eigenen als auch von der jüngeren Altersgruppe vorkam. Die jüngeren Frauen dagegen distanzierten sich nur selten von den älteren und nie von ihrer eigenen Altersgruppe.

Weiterhin gibt es zwei Gesprächsstrategien alter Menschen, bei denen gerade negative Aspekte und Lebensumstände, die mit dem Alter in Verbindung stehen, explizit in den Vordergrund gerückt werden (Coupland et al., 1991). Die erste dieser Strategien ist das *Self-Handicapping*, das sich etwa mit „selbstzugeschriebene Beeinträchtigung" übersetzen lässt. Dabei handelt es sich um eine Form von selbstwertschützender Unteranpassung, bei der empfundene altersbedingte Schwächen oder Einschränkungen explizit im Gespräch erwähnt werden, z. B. in Äußerungen wie: „Ich bin in letzter Zeit immer so vergesslich" oder „Sie müssen etwas lauter sprechen, ich höre nicht mehr so gut." Gerade die Entschuldigung von Vergesslichkeit wird im Gespräch vom Rezipienten oft mit dem Alter in Verbindung gebracht. Ryan et al. (2002) untersuchten, wie es auf den Rezipienten wirkt, wenn der Gesprächspartner zentrales Wissen wie z. B. die Telefonnummer eines guten Freundes oder sogar die eigene vergisst, und stellten fest, dass die jeweilige Person vom Rezipienten dann älter eingeschätzt wird, wenn sie sich dafür mit ihrem Alter oder ihrer aktuellen, anstrengenden Situation entschuldigt, als wenn sie gar keine Entschuldigung angibt. Das *Self-Handicapping* kann sich auch auf die Zukunft beziehen, wenn der Sprecher Beeinträchtigungen impliziert, die zwar zum gegenwärtigen Zeitpunkt nicht bestehen, mit denen er aber künftig rechnet, wie z. B. in der Äußerung: „Ich brauche noch kein Essen auf Rädern". Diese Formulierung deutet durch den Zeitquantor „noch" bereits an, dass er davon ausgeht, sich in Zukunft nicht mehr selbst versorgen zu können. Die Äußerung entspricht damit in ihrer Funktion einer Aussage, die sich auf die Gegenwart bezieht. Die Intention eines älteren Sprechers, der *Self-Handicapping* einsetzt, liegt darin, seine Beeinträchtigungen zu rechtfertigen (Thimm, 2000). Auf diese Weise kann er oft zugleich einer möglichen Kritik durch den Gesprächspartner vorbeugen und Missverständnisse verhindern, wie sie z. B. durch falsch verstandene Äußerungen bei Schwerhörigkeit entstehen könnten.

Die zweite dieser Strategien ist das *Painful Self-Disclosure*, das mit „schmerzliche Selbstenthüllung" wiedergegeben werden kann. Auch hierbei bringt der Sprecher Themenbereiche in das Gespräch ein, die er als belastend empfindet, wobei es sich jedoch um sehr persönliche Informationen handelt, die einen hohen Stellenwert für seine Identität und seine Lebensumstände besitzen; Thimm (2000) bezeichnet sie als intim und selbstoffenbarend. Diese Informationen können sich sowohl auf die Vergangenheit als auch auf die Gegenwart oder die Zukunft beziehen und betreffen oft Umstände, die gerade für das höhere Lebensalter von zentraler Bedeutung sein können, wie z. B. gesundheitliche Beeinträchtigungen, eine eingeschränkte Beweglichkeit, Vereinsamung oder auch die Aufgabe der eigenen Wohnung und den damit häufig verbundenen Verlust von Selbstständigkeit. Auch Sterben und Tod werden in diesem Zusammenhang mitunter thematisiert, entweder, weil sie bei dem Verlust nahe stehender Menschen bereits intensiv erlebt wurden, oder in bezug auf das Selbst, indem der eigene Tod quasi in einer Betrachtung vorweg genommen wird. Sie können auch indirekt anklingen, etwa dann, wenn jemand erwähnt, verwitwet zu sein. Coupland (2000) deutet dies als Warnung an den Rezipienten, dass hier ein für den Produzenten belastendes Thema berührt wird, stellt jedoch zugleich fest, dass gerade die Erwähnung der Witwenschaft nicht unbedingt negativ sein muss. Vielmehr drücken die InserentInnen der von ihr untersuchten Kontaktanzeigen damit zugleich auch aus, dass ihre Ehe nicht durch eigenes Zutun gescheitert ist, sie also zu einer langjährigen, harmonischen Partnerschaft fähig sind. Oft sind in einem *Painful Self-Disclosure* mehrere belastende Umstände miteinander verbunden, z. B. dann, wenn gesundheitliche Beeinträchtigungen zu einer eingeschränkten Bewegungsfreiheit führen, die dann wiederum Vereinsamung zur Folge haben kann, weil Kontakte abbrechen oder stark verringert werden.

Wie das *Self-Handicapping* wird auch das *Painful Self-Disclosure* mit dem Ziel eingesetzt, beim Gesprächspartner Verständnis zu wecken und emotionale Unterstützung zu erlangen. Der wesentliche Unterschied liegt jedoch darin, dass es weit mehr Themenbereiche als die eigenen Einschränkungen umfassen kann; es kann sich auf jede Art von Umständen und Erlebnissen beziehen, die als belastend erlebt werden, also auch auf solche, die mit anderen

Menschen oder mit bestimmten Gegebenheiten zu tun haben und nicht ausschließlich den Sprecher selbst betreffen.

5.) Charakteristische Verhaltensweisen alter Menschen, die sich allgemein auf eine Kommunikationssituation beziehen

Wie oben bereits deutlich wurde, spielen in der Kommunikation von und mit alten Menschen häufig altersspezifische Themen eine Rolle, die für deren aktuelle Lebensphase von besonderer Bedeutung sind. So stellte Thimm (2000) fest, dass bevorzugte Themen der älteren Frauen ihre Familie, insbesondere ihre Kinder und Enkelkinder, waren, ferner Alltagsprobleme, ihr Gesundheitszustand sowie Politik. Diese Themen kamen bei den Gesprächen der jüngeren Frauen untereinander wesentlich seltener oder gar nicht vor. So sprachen sie z. B. untereinander nie über ihre Gesundheit und wesentlich seltener über Politik als die älteren Frauen; diese Themen sind also altersspezifisch.

Auf die verbesserte Erzählfähigkeit älterer Menschen gegenüber jüngeren wurde in Abschnitt 1.1.2 bereits eingegangen. Neben den bereits beschriebenen Gesprächsstrategien, die vom Sprecher oft ganz bewusst in einem bestimmten Kontext angewandt werden, um eine konkrete Intention umzusetzen, gibt es noch einige weitere, die allgemeinerer Art sind und auch unbewusst und unwillkürlich eingesetzt werden können.

Zunächst ist an dieser Stelle die *Verbosity* zu nennen, die sich mit „Geschwätzigkeit" übersetzen lässt, d. h., dass alte Menschen mitunter dazu neigen, in einen regelrechten Redefluss zu geraten und einen Großteil des Gesprächs allein zu bestreiten (Coupland et al., 1991; Betten, 1998; Brose, 1998; Thimm, 2000). Dabei kommt es oft zu raschen Themenwechseln (Brose, 1998), so dass der Gesprächspartner mitunter Mühe hat, dem Gesprächsverlauf zu folgen. Der alte Mensch lässt sich bei seinen Ausführungen von Assoziationen leiten, die ihn oft sprunghaft von einem Thema zum nächsten führen; Betten (1998) spricht deshalb auch von „assoziativem Drauflossprechen". Hasher & Zacks (1988) erklären das Phänomen der *Verbosity* dadurch, dass es im Laufe des Alterungsprozesses bei der Bildung von Inferenzen zu einer Enthemmung kommen kann, so dass irrelevante Inferenzen oder Assoziationen, die spontan gebildet werden, nicht mehr unterdrückt werden können. Sie beanspruchen dann also ebenfalls Kapazität bei der Sprachverarbeitung, so z. B. im Arbeitsgedächtnis, dessen Kapazität im Alter ohnehin nachlässt, wie in Abschnitt 1.1.1 bereits dargelegt wurde. Dies kann dazu führen, dass der alte Mensch wichtige und irrelevante

Inferenzen bzw. Assoziationen nicht mehr unterscheiden kann, so dass er sich nicht mehr vom Gesprächskontext, sondern von dem Assoziationsprozess leiten lässt, der durch diese Inferenzbildung spontan entsteht, und sich dadurch ggf. weit vom aktuellen Kontext entfernen kann. Auch bei *Verbosity* könnte ferner eine Rolle spielen, dass es alten Menschen oft schwer fällt, ihre Aufmerksamkeit zwischen mehreren Aktivitäten zu teilen, wie dies in Abschnitt 1.1.2 bereits ausgeführt wurde, so dass sie einen monologischen Sprachstil bevorzugen, bei dem sie nicht auf den Gesprächspartner einzugehen brauchen.

Durch das oft sehr plötzliche Abdriften vom Gesprächsthema wird es für den Gesprächspartner jedoch schwieriger, sich aktiv in das Gespräch einzuschalten, denn er kann nur schwer vorhersehen, wie sich das Thema entwickeln und ob er überhaupt noch Gelegenheit haben wird, seinen Redebeitrag einzubringen. Dadurch kann dann wiederum die monologische Rolle des alten Menschen weiter verstärkt werden, so dass dieser das Gespräch nahezu allein bestreitet. Für den Gesprächspartner kann dies unter Umständen sehr frustrierend sein, da er in eine völlig passive Rolle gedrängt wird, in der er oft kaum etwas zum Gesprächsverlauf beitragen und somit auch eigene Intentionen nicht umsetzen kann.

Die *Verbosity* tritt besonders oft bei extrovertierten Menschen oder bei sozialer Isolation auf (Coupland et al., 1991); der Betreffende hat dann das Bedürfnis, die seltene Gelegenheit zu einem Gespräch ausgiebig zu nutzen. Neben kognitiven Aspekten spielt also auch das soziale Umfeld des alten Menschen eine entscheidende Rolle. Thimm (2000) fand in ihrer Untersuchung, dass die Redebeiträge der älteren Teilnehmerinnen im Durchschnitt etwa um ein Drittel länger waren als die der jüngeren und viele eine Tendenz zu monologischem Sprechen zeigten. Dieses scheint demnach unter alten Menschen relativ verbreitet zu sein.

Eng mit diesem Aspekt verbunden ist schließlich auch Thimms (2000) Beobachtung, dass die älteren Frauen in intergenerationellen Gesprächen dazu neigten, die Gesprächssteuerung zu übernehmen und damit eine dominante Position gegenüber ihrer jüngeren Partnerin einzunehmen. Auch unterbrachen sie ihre jeweilige Gesprächspartnerin häufiger, als es die jüngeren Frauen taten, und gaben gleichzeitig weniger Rückmeldung. Die Autorin fasst dieses Verhalten unter dem Terminus „selbstbezogener Kommunikationsstil" zusammen. Die älteren Sprecherinnen betonten dabei besonders ihre eigene Sichtweise und passten sich weniger an die jüngere Partnerin an, als dies umgekehrt der Fall war. Thimm (2000) deutet dies so, dass sie versuchten, die Kontrolle über das Gespräch zu erlangen, um auf diese Weise solche Gesprächsthemen und Bewertungen vermeiden zu können, die sie als gesichtsbedrohend empfanden. Dieser Kommunikationsstil könnte sich m. E. neben der Intention, das Selbstbild des Sprechers zu schützen, auch darauf zurückführen lassen, dass ältere Menschen es aufgrund ihrer komplexeren Lebenserfahrung oft als ihre Aufgabe ansehen, einem jüngeren Gesprächspartner, der viele dieser Erfahrungen nicht teilt oder nicht teilen kann, das fehlende Wissen zu vermitteln. Er wäre dann nicht unbedingt nur als Dominanzstreben zu verstehen, sondern auch als Bestreben, eine positive Beziehung zum jüngeren Gesprächspartner aufzubauen und zu fördern, in der die eigene Rolle von der Unterstützung des Jüngeren durch die Weitergabe von Wissen und eigenen Erfahrungen geprägt ist.

1.3 Charakteristische Verhaltensweisen jüngerer GesprächspartnerInnen im Umgang mit alten Menschen

Ähnlich wie alte Menschen verwenden auch jüngere in intergenerationellen Gesprächen häufig einen besonderen Kommunikationsstil, um sich an den alten Menschen und seinen Gesprächsstil anzupassen. Diese Anpassung kann vom Gesprächspartner durchaus positiv bewertet werden, etwa dann, wenn jemand schwerhörig ist und deshalb eine etwas lautere Redeweise als hilfreich empfindet. Wie in Abschnitt 1.2 gezeigt wurde, kann es auch vorkommen, dass der ältere Gesprächspartner den jüngeren um eine stärkere Anpassung bittet, etwa im Rahmen des *Self-Handicapping*. Die Anpassung des jüngeren Gesprächspartners kann jedoch auch daneben greifen, so dass es entweder zu einer Überanpassung oder auch zu einer Unteranpassung kommt, die sich dann negativ auf den weiteren Gesprächsverlauf auswirkt (z. B. Ryan et al., 1986; Ryan et al., 1995; Thimm, 2000; Kemper, 2004). In diesem Zusammenhang spielen wiederum Altersstereotype eine entscheidende Rolle, indem sie das Verhalten des jüngeren Partners unabhängig von der individuellen Erscheinung des alten Menschen beeinflussen können. Im Folgenden sollen mögliche Formen und Auswirkungen der Über- bzw. Unteranpassung an einen älteren Gesprächspartner näher betrachtet werden, da gerade sie sich besonders stark auf die Gesprächssituation auswirken können.

1.3.1 Überanpassung an einen älteren Gesprächspartner

Zu einer Überanpassung kommt es immer dann, wenn der jüngere Gesprächspartner beim alten Menschen eine altersbedingte Beeinträchtigung der sprachlichen Fähigkeiten vermutet, die in Wirklichkeit entweder gar nicht vorhanden ist oder aber schwächer ausgeprägt ist als angenommen (Thimm, 2000). Die Ursache liegt also auch hier in Altersstereotypen, die bestimmte Vorstellungen über das Alter und damit verbundene Defizite hervorrufen, an die sich der Jüngere dann anpasst. Der Unterschied zu einer gelungenen Anpassung liegt somit darin, dass der Jüngere sein Verhalten nicht an das tatsächliche Erscheinungsbild und Verhalten des alten Menschen angleicht, sondern an sein stereotypisiertes Bild von ihm. Da jedoch hier die zugrundeliegenden Stereotype grundsätzlich negativ sind, indem sie einen Abbau der kognitiven, insbesondere auch der sprachlichen Fähigkeiten unterstellen, kann sich auch die Überanpassung negativ auf den Gesprächsverlauf sowie auch auf das Selbstbild des alten Menschen auswirken, wie dies auch in Abschnitt 1.2 bereits beschrieben wurde. Ryan et al. (1986) unterscheiden zwei Formen von Überanpassung, die von jüngeren Menschen im Gespräch mit älteren häufig vorkommen.

Zunächst einmal kann die Überanpassung auf das äußere Erscheinungsbild des alten Menschen und sein Verhalten zurückzuführen sein. Der junge Mensch nimmt wahr, dass der Gesprächspartner bei der kommunikativen Interaktion unter Beeinträchtigungen wie etwa Schwerhörigkeit oder einer nachlassenden Gedächtnisleistung leidet, und passt sein Verhalten daran an, indem er z. B. besonders laut und deutlich spricht oder den Inhalt seiner Äußerung vereinfacht bzw. kürzere Sätze verwendet, denen der Gesprächspartner leichter folgen kann. Dabei besteht jedoch die Gefahr, dass er die jeweilige Beeinträchtigung als schwerer einschätzt, als sie tatsächlich ist, so dass die vorgenommene Anpassung zu stark ist. Eine solche Überanpassung kann sich dann, ebenso wie ein Altersstereotyp, sowohl auf die Beziehung zum jüngeren Gesprächspartner als auch auf das Selbstbild des alten Menschen auswirken, indem dieser sich entweder vom Gesprächspartner distanziert oder indem eine selbsterfüllende Prophezeiung in Gang gesetzt wird.

Von weitaus größerer Tragweite ist die Überanpassung jedoch dann, wenn sie nicht nur durch das äußere Erscheinungsbild des alten Menschen und die damit verbundenen Stereotype des Jüngeren, sondern auch durch die Beziehung zwischen ihnen ausgelöst wird. Dies ist dann der Fall, wenn der Jüngere sich zum einen aufgrund der vermuteten Defizite des Älteren, zum anderen aufgrund der bestehenden Hierarchie in einer dominanten, überlegenen Position sieht. Er betrachtet dann den alten Menschen als komplett von ihm abhängig und nicht fähig, eigenständige Entscheidungen zu treffen, und versucht deshalb, die Beziehung zu kontrollieren und seine dominante Position zu halten und auszubauen. Zu diesem Zweck verändert er dem alten Menschen gegenüber nicht nur einzelne Komponenten seines Sprachstils, wie etwa bei einer lauteren Redeweise, sondern verwendet einen völlig anderen Sprachstil, der das Abhängigkeitsverhältnis untermauern soll, nämlich die sogenannte

Elderspeak (z. B. Ryan et al., 1991; Kemper, 1994; Kemper et al., 1998), bei der dem alten Menschen eine Kinderrolle zugewiesen wird und ihm kognitive Kompetenzen weitgehend abgesprochen werden.

Dieser Kommunikationsstil ist besonders in Pflegesituationen weit verbreitet (Sachweh, 1998; Ryan et al., 2000), weil gerade hier das Abhängigkeitsverhältnis des alten Menschen zur Pflegekraft besonders deutlich hervor tritt. Er ähnelt stark demjenigen, der gegenüber Babys und Kleinkindern verwendet wird; so wird z. B. mit einer hohen Stimmlage gesprochen (Ryan et al., 1995), wie auch Eltern sie gegenüber ihrem Baby verwenden. Der Ursprung dieses Verhaltens liegt darin, dass Babys diese Stimmlage besonders gut wahrnehmen können (Grimm, 2003), so dass es ihnen dadurch erleichtert wird, eine sprachliche Äußerung akustisch zu verstehen. Bei der *Elderspeak* werden wesentliche Merkmale dieser Babysprache auf die Kommunikation mit alten Menschen übertragen, wobei der Sprecher den Umstand, dass er mit einem Erwachsenen spricht, völlig außer Acht lässt. Deshalb wird die *Elderspeak* auch als *Baby Talk* oder *Secondary Baby Talk* bezeichnet (z. B. Caporael, 1981; Sachweh, 1998; Thimm, 2000).

Ryan et al. (1995) fanden eine Reihe von Merkmalen, durch die sich die *Elderspeak* charakterisieren lässt und in denen sie der Babysprache stark ähnelt; Thimm (2000) gibt ihren Überblick wieder. Zunächst einmal lässt sich auf der Wortebene ein stark vereinfachtes Vokabular feststellen, das durch einen Wortschatz aus der Kindersprache geprägt ist. Wörter mit nur wenigen Silben werden gegenüber mehrsilbigen bevorzugt, und es werden häufig Diminutiva verwendet. Die Satzebene ist durch eine stark vereinfachte syntaktische Struktur mit vielen Füllern gekennzeichnet, wobei die Sätze auch unvollständig sein können und es häufig zu Wiederholungen kommt, um sicher zu gehen, dass die Äußerung tatsächlich verstanden wurde. Statt echter offener Fragen werden häufig solche gestellt, bei denen der Fragende die Antwort bereits kennt, wie dies auch für „Lehrerfragen" charakteristisch ist. Auch Imperative werden häufig eingesetzt, wodurch die dominante Position des Sprechers besonders hervorgehoben wird. Oft ist auch die Anrede gegenüber einem Erwachsenen-Kommunikationsstil verändert; der Gesprächspartner wird dann mit Vornamen oder Kosenamen oder in der dritten Person angesprochen, wie z. B. in der Äußerung: „Ach, da ist ja der Herr X!" Auch die Anrede mit „wir" gehört in diese Kategorie. Weiterhin kommen kindliche Ausdrücke wie z. B. „braver Junge" oder „böses Mädchen" vor, so dass dem alten Menschen ganz explizit ein Kinderstatus zugeschrieben wird. Schließlich übernimmt der jüngere Gesprächspartner auch komplett die Steuerung der Gesprächsthemen. So gibt er häufig bestimmte Themen vor oder blockt sie von vornherein ab, oft auch, indem er den alten

Menschen direkt unterbricht. Bei den vorgegebenen Themen handelt es sich nicht selten um altersspezifische, wie etwa vergangenheitsbezogene Themen, von denen er annimmt, dass sie den alten Menschen am meisten interessieren. Auch bewertet der junge Gesprächspartner oft bestimmte Sachverhalte oder Handlungen in übertriebener Weise positiv, wenn er ein Lob ausdrücken möchte, verwendet also einen allzu vertraulichen Gesprächsstil, der die Persönlichkeitssphäre des alten Menschen verletzt, oder bezieht sich ausschließlich auf Aspekte, die mit der aktuellen Situation wie z. B. dem Ankleiden zusammenhängen, ohne auf die kommunikativen Bedürfnisse des alten Menschen einzugehen.

Wie oben bereits dargelegt wurde, ist bei *Elderspeak* die Stimmlage erhöht; zudem spricht der Produzent besonders laut und mit übertriebener Prosodie (Ryan et al., 1995; Thimm, 2000) sowie langsamer als normal (Kemper, 2004). Seine Mimik macht wiederum seine überlegene Position deutlich, indem er direkten Blickkontakt entweder meidet oder aber den Rezipienten anstarrt (Ryan et al., 1995; Thimm, 2000). Auch hochgezogene Augenbrauen sowie ein übertriebenes Lächeln zeigen seine Überlegenheit an, sowie auf der Ebene der Proxemik ein entweder zu enger Körperkontakt oder aber eine zu große Distanz. Auch eine erhöhte räumliche Position des Produzenten, wenn er sich z. B. über den Stuhl oder das Bett des Rezipienten beugt, zeigt Dominanz an. Die Gestik dagegen drückt nicht selten Distanz aus, z. B. durch Kopfschütteln oder verschränkte Arme, wodurch die Asymmetrie des Gesprächs weiter betont wird. Auch Berührungen, die gewöhnlich nur gegenüber Kindern vorkommen, wie Tätscheln oder Streicheln über den Kopf, sind für *Elderspeak* charakteristisch; wie *Elderspeak* an sich sollen sie Zuwendung und Nähe ausdrücken (Caporael, 1981).

Insgesamt betrachtet, ist *Elderspeak* patronisierend (z. B. Ryan et al., 1995; Ryan et al., 2000; Giles et al., 2004; Kemper, 2004), denn der jüngere Gesprächspartner hat die vollständige Kontrolle über den alten Menschen und schreibt ihm nicht nur die jeweils auszuführenden Handlungen vor, etwa in der Pflege, sondern oft auch die Gesprächsthemen. Der alte Mensch befindet sich in einer schwachen, unterlegenen Position, aus der heraus er nicht mehr in der Lage ist, eine angemessene Kommunikationssituation herzustellen. Das Hauptproblem scheint mir darin zu liegen, dass er vom Gesprächspartner nicht ernst genommen wird. Wissen und Erfahrungen, die er im Laufe seines Lebens gesammelt hat, werden ihm nahezu vollständig abgesprochen; er wird wie ein unmündiges Kind behandelt. Der Gesprächspartner nimmt ihn nicht als Individuum mit eigener Persönlichkeit und Identität wahr, sondern lediglich als stereotypisiertes Wesen. Gerade *Elderspeak* hängt eng mit Altersstereotypen zusammen, und zwar mit negativen Stereotypen (Ryan et al., 1986), insbesondere mit dem von geistigem und körperlichem Abbau sowie dem vom Alter als der „zweiten Kindheit", das gerade hier besonders deutlich zu Tage tritt. Wie Kemper (2004) anmerkt, nehmen viele junge Menschen automatisch eine Überanpassung vor, wenn sie mit alten Leuten sprechen. Vielen gilt sie geradezu als idealer Kommunikationsstil im Gespräch mit alten Menschen, was ebenfalls darauf hindeutet, wie gefestigt diese Altersstereotype sind.

Durch eine solche Einstellung gerät der alte Mensch jedoch nicht selten in eine Abwärtsspirale, die Ryan et al. (1986) in ihrem *Communication Predicament of Aging Model* wie folgt darstellen: In einem intergenerationellen Gespräch nimmt der jüngere Gesprächspartner beim älteren zunächst die äußeren Merkmale des Alters wahr, die sogenannten *Old Age Cues*. Aufgrund konkreter Erwartungen, die auf negativen Altersstereotypen basieren, passt er dann sein Verhalten in der oben beschriebenen Weise an die Kommunikationssituation an, wobei es häufig zu einer Überanpassung kommt. Der alte Mensch wiederum gleicht sein Verhalten den Erwartungen des Gesprächspartners an, stereotypisiert sich also selbst in dem Bestreben, die Kommunikationssituation so effektiv wie möglich zu nutzen, und zwar um so mehr, wenn er nur selten Gelegenheit zur kommunikativen Interaktion hat. Dies führt aber zugleich dazu, dass sein Selbstwertgefühl sinkt, denn er passt sich ja an *negative* Stereotype an, sowie dazu, dass er allmählich weniger Aktivitäten und soziale Interaktion zeigt, weil genau das ebenfalls Gegenstand negativer Altersstereotype ist. Dadurch verändern sich dann schließlich auch die äußerlichen *Old Age Cues* allmählich negativ, so dass der alte Mensch z. B. gebrechlicher wirkt. Wenn er dann schließlich erneut Kontakt zu einem jungen Menschen hat, nimmt dieser die veränderten *Cues* wahr und passt sich wiederum daran an, so dass der Kreislauf von vorn beginnt, sich aber jedesmal mehr zuspitzt, so dass es sich nicht nur um einen Teufelskreis, sondern sogar um eine Abwärtsspirale handelt, bei der der alte Mensch jedesmal mehr Selbstvertrauen sowie kognitive und physische Fähigkeiten verliert und so dem stereotypisierten Bild allmählich immer ähnlicher wird. Dadurch wiederum werden beim jungen Menschen die Altersstereotype gefestigt, so dass es immer schwieriger wird, sie zu widerlegen.

Ryan et al. (2000) stellen fest, dass eine humorvolle Reaktion auf *Elderspeak* eine gute Möglichkeit darstellen kann, sich von der *Elderspeak* zu distanzieren und dabei zugleich als kompetenter, höflicher Gesprächspartner zu erscheinen. Auf diese Weise kann der alte Mensch somit die Situation entschärfen, ohne zugleich beim Gesprächspartner negative Stereotype weiter zu verstärken.

Elderspeak wirkt sich jedoch nicht nur auf den alten Menschen und die Beziehung zum Gesprächspartner negativ aus, sondern kann auch dazu führen, dass dieser selbst negativ stereotypisiert wird. So fanden Ryan et al. (1991), dass PflegerInnen, die *Elderspeak* verwendeten, von ihren StudienteilnehmerInnen als weniger freundlich, hilfsbereit, vertrauenswürdig und sogar als weniger intelligent und kompetent eingeschätzt wurden als PflegerInnen, die den alten Menschen gegenüber einen normalen Sprachstil verwendeten. Dies zeigt, dass *Elderspeak* nicht nur das Selbst- und Fremdbild der alten Menschen selbst beeinträchtigt, sondern sich auch negativ auf das Fremdbild ihrer AnwenderInnen auswirken kann. Dennoch gibt es einige Kontexte, in denen sie vom Gesprächspartner akzeptiert wird. Kemper (2004) betont, dass sie durchaus von manchen alten Menschen als hilfreich empfunden wird, weil sie die Sprachverarbeitung erleichtert, und Ryan et al. (2000) fanden unter HeimbewohnerInnen eine größere Akzeptanz der *Elderspeak* als unter ihren übrigen StudienteilnehmerInnen. Dies könnte sich m. E. dadurch erklären lassen, dass *Elderspeak* von manchen HeimbewohnerInnen tatsächlich als Zeichen von Zuwendung empfunden wird, wie Caporael (1981) dies beschreibt. Auch im Umgang mit Demenzerkrankten, die tatsächlich oft unter den massiven kognitiven, gerade auch sprachlichen, Beeinträchtigungen leiden, die die *Elderspeak* generell unterstellt, könnte *Elderspeak* ggf. vom Gesprächspartner als hilfreich empfunden werden, muss in diesem Fall also nicht notwendigerweise eine Überanpassung darstellen. Doch sollte sie keinesfalls generalisiert werden, sondern der alte Mensch sollte zunächst immer als vollwertiger Gesprächspartner angesehen werden. Erst wenn auf dieser Basis aufgrund schwerer kognitiver Defizite eine normale Kommunikation nicht mehr möglich ist, kann ggf. auch *Elderspeak* sinnvoll sein. Ausschlaggebend sollte aber immer die individuelle Persönlichkeit des alten Menschen sein, nicht grundlegende Vorstellungen, die von Altersstereotypen geprägt sind.

1.3.2 Unteranpassung an einen älteren Gesprächspartner

Doch nicht nur Überanpassung gegenüber alten Menschen ist weit verbreitet, sondern auch Unteranpassung kommt nicht selten vor, und zwar besonders auf der Ebene der Schriftsprache (Kemper, 2004). So bestehen viele formelle Texte, wie z. B. Versicherungsdokumente, Beipackzettel von Medikamenten oder Mietverträge, aus sehr langen Sätzen mit syntaktisch äußerst komplexer Struktur, deren Verständnis an den Leser hohe Anforderungen stellt. Sind diese Texte schon für jüngere Menschen oft nicht leicht und erst nach mehrmaligem Lesen zu verstehen, so sind viele ältere Menschen aufgrund der in Abschnitt 1.1 beschriebenen nachlassenden Gedächtniskapazität und Fähigkeit zur Verarbeitung langer, syntaktisch komplexer Sätze oft mit ihrem Verständnis überfordert. Hinzu kommt, dass viele solcher Texte zwar eine äußerst komplexe syntaktische Struktur haben, inhaltlich aber eher informationsarm sind (Kemper, 2004), so dass die eigentliche Information mühsam aus den einzelnen Nebensätzen zusammengetragen werden muss. Ältere Menschen sind in einem solchen Fall nicht selten darauf angewiesen, den Text erläutert zu bekommen, was dann dazu führt, dass sie in wichtigen Entscheidungsfragen, die sie an sich gut autonom entscheiden könnten, trotzdem auf Hilfe angewiesen sind. Kemper betont den Umstand, dass sie dadurch zugleich Gefahr laufen, übervorteilt zu werden, weil sie sich kein unabhängiges eigenes Urteil bilden können, sondern auf die Textinterpretation des Helfers angewiesen sind. Mindestens ebenso schwerwiegend ist meiner Ansicht nach jedoch das Gefühl, wichtige Lebensbereiche nicht mehr allein bewältigen zu können, weil wesentliche Aspekte nicht eigenständig erfasst werden können. Dies könnte sich unter Umständen ebenfalls negativ auf das Selbstbild alter Menschen auswirken, so dass ggf. auch durch die Unteranpassung einer Selbststereotypisierung Vorschub geleistet werden kann.

Kemper (2004) geht im Hinblick auf die Unteranpassung nur auf die Schriftsprache ein. Das gleiche Problem kann sich m. E. aber auch in der mündlichen Kommunikation ergeben, z. B. dann, wenn der jüngere Gesprächspartner eine Fachsprache verwendet, wie etwa ein Arzt, oder einen Sprachstil, der viele jugendsprachliche Ausdrücke oder auch Anglizismen enthält, die für einen Altersgenossen leicht verständlich, einem älteren Menschen aber nicht immer bekannt sind. Das Verständnis einer Fachsprache kann zwar auch für einen jüngeren Gesprächspartner mitunter schwierig sein, für einen älteren kann sich das Problem jedoch unter Umständen aufgrund eingeschränkter Sprachverarbeitung noch verschärfen. Zudem kann ein solcher Sprachstil Distanz zwischen den Generationen schaffen oder verstärken, weil er den älteren Gesprächspartner ausschließt, wenn dieser ihm nicht folgen kann.

Schließlich ist noch anzumerken, dass bei der mündlichen Kommunikation grundsätzlich immer eine Anpassung des jüngeren Gesprächspartners an den älteren möglich ist, so dass das Problem behoben werden kann, während die Schriftebene fixiert ist. Der Leser muss hier den Text so verarbeiten, wie er vorliegt; eine nachträgliche Veränderung ist nicht möglich. Deshalb wäre es m. E. sehr von Vorteil, wenn gerade formelle schriftliche Texte von großer Relevanz grundsätzlich leserfreundlicher gestaltet würden, indem etwa auf lange, stark verschachtelte Sätze verzichtet und der Schwerpunkt mehr auf den inhaltlichen Aspekt gelegt würde. Hiervon würden auch jüngere LeserInnen profitieren; gerade für ältere LeserInnen könnte es jedoch ggf. den Erhalt ihrer Eigenständigkeit bedeuten, wenn sie sich den Textinhalt wieder mühelos allein aneignen könnten.

2. Grundlegende Aspekte der Pflege alter Menschen in Alteneinrichtungen

Um die Art und Weise nachvollziehen zu können, wie sich Kommunikation von und mit alten Menschen in Alteneinrichtungen gestaltet, ist es wichtig, zunächst das Leben in diesen Einrichtungen, aber auch die Situation der PflegerInnen näher zu betrachten, da diese Umstände den situativen Kontext der Kommunikation bilden. Aus diesem Grund soll im folgenden Kapitel die allgemeine Situation dargestellt werden, in der sich die alten Menschen und ihre BetreuerInnen jeweils befinden. Dabei werde ich zwei zentrale Formen von Alteneinrichtungen explizit herausgreifen, denen aufgrund eines besonders engen Kontaktes zwischen den alten Menschen und ihren BetreuerInnen besondere Bedeutung zukommt und die deshalb auch Forschungsgegenstand meiner Studie waren, nämlich das Altenheim und die Altentagespflege. Andere Formen wie z. B. Altenwohnheime unterscheiden sich z. T. grundlegend von diesen beiden Gruppen, etwa durch größere Eigenständigkeit der BewohnerInnen, die hier oft noch zu einer eigenen Haushaltsführung in der Lage sind, und sollen deshalb nicht weiter erörtert werden. Da die Situation alter Menschen in Alteneinrichtungen und ihrer BetreuerInnen auch in den von mir geführten Interviews mit PflegerInnen, die das Korpus meiner empirischen Studie darstellen, immer wieder angesprochen wurde, werde ich mich an dieser Stelle auf die Darstellung einiger zentraler Aspekte beschränken, die die jeweilige Hintergrundsituation näher beleuchten können.

2.1 Die Situation alter Menschen in Alteneinrichtungen

2.1.1 BewohnerInnen von Altenheimen

Wie im ersten Kapitel bereits deutlich wurde, steigt mit zunehmendem Lebensalter auch die Gefahr, an ernsten, chronischen Leiden zu erkranken, die eine eigenständige Lebensführung unmöglich machen, so dass der Betroffene dauerhaft auf Hilfe angewiesen ist. Wenn ein alter Mensch jedoch nicht mehr in der Lage ist, sich selbst zu versorgen, und auch niemand aus seinem sozialen Netzwerk sich um ihn kümmern kann, weil z. B. keine Angehörigen mehr vorhanden sind, sie die Pflege aus beruflichen oder anderen Gründen nicht übernehmen können oder damit auf Dauer überfordert sind, wird häufig ein Umzug ins Altenheim unumgänglich.

Die Rolle des Altenheims gewinnt dabei insgesamt betrachtet immer mehr an Bedeutung, weil die Zahl der alten Menschen in der Gesellschaft, gerade auch der Hochaltrigen, aufgrund der demographischen Entwicklung immer weiter zunimmt und sie zugleich auch verstärkt unter Krankheiten – zu denken ist hier sowohl an somatische Krankheiten als auch an Demenzerkrankungen - leiden, so dass es letztlich auch immer mehr Pflegebedürftige geben wird (Linden et al., 1996; Koch-Straube, 2003). So stellten Linden et al. (1996) im Rahmen der Berliner Altersstudie fest, dass etwa 20% der über 65jährigen auf Hilfeleistungen im Haushalt oder auf Pflege angewiesen sind, was umgekehrt allerdings bedeutet, dass eine große Mehrheit von ihnen ein eigenständiges Leben führen kann. 68% der auf Hilfe Angewiesenen leben zu Hause und werden von Angehörigen, ambulanten Pflegediensten oder beiden gemeinsam betreut. Insbesondere Hochaltrige leiden jedoch oft unter mehreren Erkrankungen zugleich, was besonders große Einschränkungen mit sich bringt und oft ein eigenständiges Leben unmöglich macht, wobei das kritische Alter, ab dem die Hilfsbedürftigkeit insgesamt drastisch zunimmt, bei 80 Jahren liegt. Ab diesem Alter steigt auch die Zahl der Menschen, die im Altenheim leben, allmählich an, so dass schließlich 37% der ab 95jährigen im Heim leben. Zudem besteht, wie in Abschnitt 1.1 bereits gezeigt wurde, mit zunehmendem Lebensalter auch ein größeres Risiko, an einer Demenz zu erkranken, so dass es auch einen unmittelbaren Zusammenhang zwischen den einzelnen Faktoren gibt. Aus diesem Grund nimmt auch die Zahl der Hochaltrigen und der Pflegebedürftigen – gerade auch der Demenzerkrankten – in Altenheimen kontinuierlich zu (Linden et al., 1996). Jakob et al. (2002) stellten fest, dass etwa jeder zehnte Bewohner eines Altenheims unter einer Demenzerkrankung leidet; in Pflegeheimen sind es sogar zwei Drittel der BewohnerInnen, und insgesamt werden in Heimen etwa viermal so viele Demenzkranke versorgt wie in Privathaushalten. Dies bedeutet also, dass sich in Altenheimen der Schwerpunkt von einer „Einrichtung zur Verpflegung und Betreuung alter Menschen, die nicht oder nur in geringem Maße pflegerische Versorgungsleistungen benötigen" (Koch-Straube, 2003, S. 433) mehr und mehr auf den pflegerischen Aspekt verlagert. Ein weiterer zentraler Aspekt liegt darin, dass auch noch in der heutigen Zeit in Altenheimen wesentlich mehr Frauen als Männer leben (Jakob et al., 2002; Koch-Straube, 2003)[2]. Auch ein großer Teil der Pflegekräfte ist weiblich; männliche Pfleger sind nach wie vor in der Minderheit.

Der Einzug in ein Altenheim stellt für einen alten Menschen ein einschneidendes Erlebnis dar, das eine völlige Veränderung seiner bisherigen Lebensumstände bedeutet (Wirsing, 1987;

---

[2] Auf die Hintergründe dieses Phänomens werde ich im Rahmen meiner empirischen Studie noch näher eingehen, da es auch von mehreren meiner InterviewteilnehmerInnen aufgegriffen wurde.

Krebs-Roubicek, 1990; Knobling, 1993; Koch-Straube, 2003). Zunächst einmal muss der Betroffene sein vertrautes Umfeld verlassen, das einen wesentlichen Aspekt seines bisherigen Lebens darstellt und deshalb oft auch in enger Beziehung zu seiner Identität und seinem Selbstbild steht. So verliert er nicht selten wesentliche Bestandteile seines sozialen Umfelds, etwa den regelmäßigen, engen Kontakt mit Angehörigen, Freunden, Nachbarn und anderen Bezugspersonen, muss seine Wohnung aufgeben und viele seiner persönlichen Dinge zurück lassen – denn auch dann, wenn eigene Möbel ins Heim mitgenommen werden dürfen, was heutzutage häufig der Fall ist, muss sich der Heimbewohner trotzdem an die räumlichen Gegebenheiten des Heimzimmers anpassen und sich deshalb auf einige wenige Dinge beschränken (Koch-Straube, 2003) - und kann aufgrund gesundheitlicher Beeinträchtigungen viele Aktivitäten nicht mehr ausüben, die für ihn bisher von Bedeutung waren. Diese Deprivation (Krebs-Roubicek, 1990) kann eine große seelische Belastung bedeuten. Zudem kann sich der Verlust eines eigenständigen Lebens, das Gefühl, von nun an nicht mehr unabhängig und autonom leben zu können, sondern auf andere angewiesen zu sein, negativ auf das Selbstwertgefühl auswirken; Wirsing (1987) spricht in diesem Zusammenhang sogar von einem „Direktangriff auf das Selbst" (S. 143).

Diese belastende Situation kann noch zusätzlich erschwert werden durch das Bewusstsein, dass der Umzug kaum noch rückgängig gemacht werden, sondern der alte Mensch wahrscheinlich den Rest seines Lebens im Heim verbringen wird (Wirsing, 1987; Koch-Straube, 2003), d. h., dass er, wenn er erst einmal im Heim lebt, gezwungen ist, sich mit dieser Situation abzufinden und sie zu bewältigen. Hinzu könnte noch der Umstand kommen, dass damit indirekt auch der Tod des alten Menschen impliziert wird, mit dem erst der Heimaufenthalt schließlich endet. So sieht Albrecht (1997) die Gefahr, dass „das Altenheim zum Sterbeheim zu werden (droht), das erst dann aufgesucht wird, wenn alle ambulanten und teilstationären Hilfen und Angebote (...) ausgeschöpft sind" (S. X).

Die seelische Belastung beim Heimeinzug ist immer dann besonders groß, wenn dieser sehr plötzlich erfolgt, ohne dass der Betroffene genügend Zeit hatte, sich darauf vorzubereiten (Wirsing, 1987; Krebs-Roubicek, 1990). Dies kann z. B. der Fall sein, wenn eine abrupte Verschlechterung des Gesundheitszustandes eintritt, die den alten Menschen dauerhaft zum Pflegefall macht, wie etwa die Folgen eines Schlaganfalls oder eines schweren Sturzes, so dass er quasi von einem Tag auf den anderen kein eigenständiges Leben mehr führen kann, oder wenn Angehörige, die ihn bisher betreut haben, sich aufgrund veränderter Lebensumstände nicht mehr um ihn kümmern können. Wenn dann in dieser Situation der Umzug in ein Heim notwendig wird, ist dies oft für den Betroffenen mit großem psychosozialem Stress verbunden (Wirsing, 1987; Krebs-Roubicek, 1990). Gerade eine solche plötzliche Umsiedlung ins Altenheim löst mitunter einen regelrechten Schock aus, der gravierende Folgen haben kann.

So kann es zu akuten Verwirrtheitsstörungen (Krebs-Roubicek, 1990) kommen, die dann ähnlich wie bei einer Demenzerkrankung zu Orientierungsstörungen führen, so dass der alte Mensch z. B. unvermittelt auf die Straße geht, ohne sich der damit verbundenen Gefahr bewusst sein, oder auf der Treppe stürzt, weil er sich in seiner neuen Umgebung nicht zurechtfindet (Jovic, 1990). Auch Wahnvorstellungen, Halluzinationen und sogar Suizidgefährdung kommen in diesem Zusammenhang vor. Im Gegensatz zu einer Demenz tritt ein solcher Verwirrtheitszustand jedoch nur tage- oder stundenweise auf und bildet sich dann wieder zurück. Leidet der Betroffene aber tatsächlich unter einer Demenz, so kann diese sich durch die veränderten Lebensumstände verschlechtern, weil der alte Mensch sich nun dauerhaft in einer ihm fremden Umgebung befindet und mit MitbewohnerInnen zusammen lebt und von PflegerInnen betreut wird, die ihm möglicherweise aufgrund der demenzbedingten Gedächtnisstörungen fremd bleiben.

Die Menschen im sozialen Umfeld des Betroffenen, also in erster Linie die PflegerInnen, aber auch Angehörige, Freunde und andere wichtige Bezugspersonen, können jedoch erheblich dazu beitragen, einen solchen psychosozialen Schock zu vermeiden oder zu mildern (Jovic, 1990), indem sie eine Atmosphäre von Vertrauen schaffen und auf den Betroffenen und seine Perspektive und Vorstellungen eingehen. Wenn er sich auf diese Weise ernst genommen und akzeptiert fühlt, kann ihm dies helfen, sich im Heim einzuleben.

Viele alte Menschen, die neu in ein Altenheim kommen, entwickeln aufgrund der extremen Belastung Schutzmechanismen, die ihnen helfen sollen, mit ihrer neuen Situation umzugehen, wenn eine Akzeptanz ihnen nicht möglich ist, und dadurch zugleich ihr Selbstwertgefühl zu bewahren (Wirsing, 1987). So klammern sie sich z. B. eng an vertraute Personen, Dinge oder Gewohnheiten, die eine direkte Verbindung zu ihrem früheren Leben darstellen. Dieses Verhalten, das dazu beitragen soll, wesentliche Aspekte der eigenen Identität und zumindest eine teilweise Unabhängigkeit zu bewahren, wird nicht selten als Altersstarrsinn missverstanden und verstärkt dann das entsprechende Stereotyp. Auch Regression, d. h. das Zurückfallen in scheinbar kindliche Verhaltensweisen, kann einen solchen Schutzmechanismus darstellen. Der alte Mensch gibt dann seine Selbstverantwortung vollständig an die Pflegekräfte ab und nimmt eine passive Rolle ein, was dazu führen kann, dass er auch auf aktivierende Pflege nicht reagiert, also auf eine Form der Pflege, die ihn anregen soll, bestimmte Handlungen wie z. B. das Ankleiden ganz oder teilweise selbst durchzuführen und sich somit ein Stück Selbstständigkeit zu bewahren (Koch-Straube, 2003). So berichtet die Autorin von einer Heimbewohnerin, die die Pflegerin fragt, warum sie sich denn selbst die Strümpfe anziehen müsse. Regression kann somit das Stereotyp vom Alter als der „zweiten Kindheit" verstärken; zugleich kann sie dazu führen, dass dem alten Menschen bislang noch erhaltene Fähigkeiten allmählich verloren gehen, weil sie nicht mehr genutzt werden. Verdrängung, Egozentrizität und Aggressivität können weitere Schutzmechanismen darstellen.

Doch auch wenn der alte Mensch sich schließlich mit seiner Situation abgefunden und sich im Heim eingelebt hat, kann es noch zu einer ganzen Reihe von Konfliktsituationen kommen. Zunächst einmal ist hier der Umstand zu nennen, dass die Privatsphäre der HeimbewohnerInnen stark eingeschränkt ist (Knobling, 1993; Koch-Straube, 2003). Die Verringerung der Kontakte zu bisher wichtigen Bezugspersonen und die Notwendigkeit, viele persönliche Dinge aufzugeben, wurden oben bereits angesprochen. Hinzu kommt, dass der alte Mensch sich an die im Heim geltenden Regelungen, wie z. B. feste Essenszeiten, bestimmte Zeiten der Grundpflege oder gemeinsamer Aktivitäten, anpassen muss, die mit seinen persönlichen Gewohnheiten nicht immer überein stimmen werden. Wenn die BewohnerInnen nicht in Einzelzimmern, sondern in Zwei- oder sogar Mehrbettzimmern untergebracht sind, muss er sich zudem mit dem Zimmergenossen arrangieren, der in der Regel zunächst einmal ein Fremder ist[3]. Die alten Menschen im Heim leben in einer Gemeinschaft zusammen, die zufällig entstanden ist; sie können sich ihre MitbewohnerInnen nicht aussuchen. Durch dieses enge Zusammenleben von Menschen, deren einzige Gemeinsamkeit unter Umständen darin liegt, dass sie sich in einer ähnlichen Situation und der gleichen Umgebung befinden, steigt die Gefahr, dass es unter ihnen zu Streitigkeiten und anderen Konflikten kommt, eine Situation, die durch eine Demenzerkrankung noch weiter verschärft werden kann, weil hier das Verhalten des Betroffenen mitunter schwer vorhersehbar ist. Die Beziehung der BewohnerInnen zueinander bleibt somit häufig distanziert; so stellt etwa Koch-Straube (2003) fest, dass es in dem von ihr untersuchten Pflegeheim unter den BewohnerInnen nur wenige Freundschaften gibt. Aber auch die Beziehung zum Pflegepersonal kann von Konflikten geprägt sein, etwa wenn Missverständnisse entstehen, die nicht rechtzeitig geklärt werden, der Bewohner eine pflegerische Maßnahme ablehnt, die aus der Sicht der Pflegekraft notwendig ist, oder es bei

---

[3] Dieses Problem besteht in den von mir im Rahmen meiner Studie besuchten Altenheimen nicht, da dort alle allein stehenden BewohnerInnen in Einzelzimmern untergebracht und Doppelzimmer ausschließlich für Ehepaare vorgesehen sind.

einem Bewohner aufgrund einer Demenzerkrankung häufiger zu aggressiven Reaktionen kommt.

Zu der oft bereits rein äußerlich schwierigen Situation der HeimbewohnerInnen kommt somit nicht selten soziale Isolation hinzu. Viele alte Menschen in Pflegeheimen haben keine direkte Bezugsperson und finden keinen Ansprechpartner, wenn sie ein konkretes Anliegen haben oder etwas auf ihrer Seele lastet. Das Pflegepersonal ist für ein ausführlicheres Gespräch mit den BewohnerInnen oft zeitlich zu stark eingespannt, wie in Abschnitt 2.2 noch deutlich werden wird, Kontakte mit MitbewohnerInnen bleiben häufig oberflächlich oder sind mit Konflikten belastet, und Besuche von Angehörigen sind mitunter ebenfalls mit Konflikten belastet oder kommen zu selten vor (Koch-Straube, 2003). Gerade die Angehörigen als direkte Bezugspersonen werden dann von dem alten Menschen oft sehr vermisst, was ihn ebenfalls in eine seelische Krise stürzen kann.

Bei Pflegebedürftigkeit kommt der Umstand hinzu, dass die eigene Hilflosigkeit als äußerst belastend erlebt werden kann, nicht nur deshalb, weil oft grundlegendste Handlungen wie Essen oder Körperpflege nicht mehr selbstständig durchgeführt werden können, sondern auch, weil die alten Menschen mitunter längere Zeit auf Hilfe warten müssen, wenn im Augenblick alle Pflegekräfte stark eingespannt sind (Koch-Straube, 2003). Aber auch wenn nicht der Heimbewohner selbst, sondern sein Zimmergenosse pflegebedürftig ist, kann dies für ihn zu belastenden Situationen führen, zum einen deshalb, weil er dessen Leiden unmittelbar mit ansieht, zum anderen durch die Umstände der Pflege, etwa durch nächtliche Unruhe, wenn der Zimmergenosse Nachts Hilfe braucht.

Um die Eintönigkeit eines immer gleich bleibenden Tagesablaufs zu vermeiden, werden für die noch relativ mobilen BewohnerInnen, also solche, die nicht bettlägerig sind, häufig verschiedene Gruppenaktivitäten angeboten, wie z. B. Leserunden, Gymnastik oder Ausflüge (Koch-Straube, 2003). Sie werden von den BewohnerInnen oft als sehr positiv erlebt, weil sie ihnen Anregung bieten, Abwechslung bringen und sie vorübergehend aus ihrer ansonsten eher passiven Rolle herausholen. Zugleich können sie dazu beitragen, dem Tagesablauf eine erweiterte Struktur zu geben, so dass die Aufmerksamkeit der alten Menschen nicht nur auf Alltägliches wie etwa die gemeinsamen Mahlzeiten fixiert ist, wie dies ansonsten häufig der Fall ist.

Wenn es dem Heimbewohner schließlich im Laufe der Zeit jedoch gelingt, sich mit seiner Situation abzufinden, gelangt er nicht selten zu einem Zustand der Zufriedenheit. So stellte Albrecht (1997) fest, dass die von ihm befragten Heimbewohnerinnen – an seiner Studie nahmen ausschließlich Bewohnerinnen teil, woran wiederum die gravierende Überzahl von

Frauen in Altenheimen deutlich wird - mit ihren Lebensumständen, d. h. sowohl mit ihrem Leben im Heim als auch mit ihrem Gesundheitszustand, relativ zufrieden waren, wobei der Gesundheitszustand das entscheidende Kriterium war. So war die Lebenszufriedenheit der Heimbewohnerinnen bei relativ gutem Gesundheitszustand höher, bei schlechterem geringer. Auch wenn es sich dabei eher um eine resignierende Form von Zufriedenheit handelt – objektiv betrachtet, verschlechtert sich der Gesundheitszustand der alten Menschen im Laufe der Zeit, und das Heim stellt auch keinen echten Ersatz für das frühere Zuhause dar (Albrecht, 1997) – ist sie doch ein Zeichen dafür, dass alte Menschen in Altenheimen ihre Situation nicht durchweg negativ sehen, sondern ihr auch positive Aspekte abgewinnen können.

2.1.2 BesucherInnen einer Altentagespflege

Völlig anders stellt sich die Situation in der Altentagespflege dar, denn hier handelt es sich um eine teilstationäre Einrichtung (Kuratorium Deutsche Altershilfe, 1990), deren Ziel darin liegt, pflegebedürftige alte Menschen tagsüber zu betreuen, während sie ansonsten in ihrer häuslichen Umgebung bleiben können und dort von Angehörigen bzw. ambulanten Pflegediensten, oft auch beiden gemeinsam, versorgt werden. Die Tagespflege steht somit von ihrer Funktion her gewissermaßen in der Mitte zwischen häuslicher Pflege und Heim. Sie soll zum einen dazu dienen, pflegende Angehörige tagsüber zu entlasten, zum anderen dazu, den alten Menschen ihre Eigenständigkeit so weit zu erhalten, dass ein Umzug ins Heim mit all seinen psychischen Risiken vermieden werden kann. Weil die alten Menschen hier grundsätzlich in ihrem vertrauten Umfeld bleiben können und lediglich tagsüber außer Haus sind, sind sie dem oben geschilderten psychosozialen Stress, der durch den Umzug entsteht, nicht ausgesetzt, so dass ihre seelische Belastung weitaus geringer ist. Dies könnte wiederum dazu führen, dass der alte Mensch einer Betreuung in der Tagespflege als Alternative zum Heim positiver gegenüber steht und sie eher akzeptiert.

Dadurch, dass sie es dem alten Menschen ermöglicht, in seiner vertrauten Umgebung zu bleiben, trägt die Tagespflege zugleich auch dazu bei, die Altenheime bei der arbeitsintensiven Betreuung Pflegebedürftiger zu entlasten (Kuratorium Deutsche Altershilfe, 1990). Der Schwerpunkt bei der Betreuung liegt stärker als im Heim auf den Bereichen der Aktivierung und Rehabilitation, um die noch vorhandenen Fähigkeiten des alten Menschen zu erhalten und wenn möglich zu verbessern, sowie im sozialen Bereich. Von einer Altentagesstätte wiederum unterscheidet die Tagespflege sich dadurch, dass, wie im Namen bereits ausgedrückt, nur Pflegebedürftige aufgenommen werden (Kuratorium Deutsche Altershilfe, 1990), während die Tagesstätte eine Begegnungsstätte für noch relativ rüstige alte Menschen ist[4] (Lambert, 1997).

Die Tagespflege richtet sich individuell nach den Bedürfnissen ihrer BesucherInnen und kann deshalb relativ flexibel genutzt werden (Kuratorium Deutsche Altershilfe, 1990). So ist eine Betreuung von einigen Tagen pro Woche bis ganzwöchig an den Werktagen möglich, je nach der häuslichen Situation der BewohnerInnen. Aber auch an Wochenenden kann oft die Betreuung dadurch sichergestellt werden, dass viele Einrichtungen mit einem Sozialdienst zusammenarbeiten, der an diesen Tagen die Betreuung übernimmt, z. B. dann, wenn der alte Mensch allein lebt (Limbrock, 1992). Um die Erreichbarkeit der Tagespflege für den Besucher zu sichern, gibt es jeweils einen Fahrdienst (Kuratorium Deutsche Altershilfe, 1990). Die Nutzungsdauer der Tagespflege ist individuell verschieden. Die Betreuung kann z. B. kurzzeitig angelegt sein, etwa dann, wenn jemand nach einem Krankenhausaufenthalt zunächst rehabilitative Betreuung braucht, um anschließend wieder ein selbstständiges Leben zu führen; sie kann sich aber auch über Jahre erstrecken, ggf. sogar bis zum Tod des Betreuten. Aus diesem Grund gibt es unter den BesucherInnen oft eine hohe Fluktuation (Terres, 1992). Mitunter kommt es auch vor, dass der gesundheitliche Zustand des alten Menschen sich im Laufe der Zeit so weit verschlechtert, dass schließlich doch noch eine Unterbringung im Heim nötig wird, obwohl diese ursprünglich nicht vorgesehen war.

Der Besuch einer Tagespflege ist für eine relativ große Gruppe alter Menschen geeignet (Kuratorium Deutsche Altershilfe, 1990). So gibt es unter den Tagesgästen z. B. Menschen mit eingeschränkter Mobilität oder solche, die unter den Folgen einer schweren Krankheit, wie z. B. eines Schlaganfalls, leiden. Auch Menschen, die schwere Schicksalsschläge erlitten haben wie z. B. den Verlust des Ehepartners, oder unter sozialer Isolation leiden, und ihre Situation allein nicht meistern können, werden aufgenommen und erhalten ggf. eine Therapie. Psychiatrisch Erkrankte werden ebenfalls in der Tagespflege betreut. Ihr Anteil liegt insgesamt sehr hoch; mehr als 40% der Tagesgäste leiden an Verwirrung, Demenz, Depressionen, Ängsten oder Wahnvorstellungen (Kuratorium Deutsche Altershilfe, 1990). Auch solche psychischen Veränderungen, die durch Hospitalisierung oder Institutionalisierung entstehen können und wie sie in Abschnitt 2.1 im Zusammenhang mit

---

[4] Die Terminologie ist insgesamt recht uneinheitlich. So gibt es neben der Bezeichnung „Tagespflege" unter anderem auch die Bezeichnungen „Tagespflegeheim", „Altentagesheimstätte", „Tagesheim", „Seniorentagesstätte" oder „Tageshospiz" (Uhl, 1992). Da einige der Begriffe leicht mit anderen Formen der Altenbetreuung zu verwechseln sind, wie etwa „Seniorentagesstätte", werde ich im Folgenden die Bezeichnung „Tagespflege" verwenden, bei der der wesentliche Aspekt „pflegerische Betreuung tagsüber" deutlich wird und zugleich eine klare Abgrenzung zum Altenheim erfolgt.

einer Heimeinweisung beschrieben wurden, können in der Tagespflege therapiert werden. Oft können auch Suchtkranke, wie z. B. Alkoholabhängige, aufgenommen werden; dies ist jedoch nicht in allen Einrichtungen möglich und variiert von Fall zu Fall.

Es gibt bei der Aufnahme von Tagesgästen noch einige weitere Einschränkungen. Die Altersspanne reicht in der Regel von 60 Jahren an aufwärts; jüngere Menschen werden in der Tagespflege nicht betreut (Kuratorium Deutsche Altershilfe, 1990). Auch muss ein bestimmter Grad an Hilfsbedürftigkeit gegeben sein; rüstige alte Menschen, die noch ein vollständig eigenständiges Leben führen können und keinerlei Hilfe benötigen, werden ebenfalls nicht aufgenommen. Für sie gibt es andere Angebote der Altenbetreuung wie z. B. die Tagesstätte. Auch schwere Pflegefälle, die fast völlig immobil sind, wie z. B. Bettlägerige, können nicht betreut werden, da eine solche intensive Pflege nur im Alten- oder Pflegeheim geleistet werden kann. Die Betreuung von Menschen mit sehr schweren psychischen Störungen oder extremer, demenzbedingter Desorientierung ist im Rahmen der Tagespflege ebenfalls nicht möglich, nicht zuletzt deshalb, weil in der Tagespflege die Gruppenarbeit einen breiten Raum einnimmt, die durch solche PatientInnen zu leicht gestört werden könnte.

Die Angebote der Tagespflege sind vielfältig und richten sich gezielt nach den individuellen Bedürfnissen der BesucherInnen[5]. Einer der Schwerpunkte liegt auf der sozialen Betreuung, die in Form von Gruppenaktivitäten stattfindet wie z. B. gemeinsame Mahlzeiten, Gymnastik, Spiele- und Leserunden, Malen u. ä. Daneben wird auch Hilfestellung beim Essen oder bei der Körperpflege geleistet, so etwa beim Waschen und Ankleiden, wenn dies dem Tagesgast allein nicht möglich ist. Ein weiterer Schwerpunkt liegt, wie oben bereits angedeutet, auf der Erhaltung und Aktivierung der individuellen Fähigkeiten. So kann jemand angeleitet werden, sich wieder selbstständig zu waschen und anzukleiden; jemand, der unter eingeschränkter Mobilität leidet, kann ein Mobilitätstraining, z. B. Ergotherapie, erhalten oder jemand, der eine Diät einhalten muss, zu deren Durchführung angeleitet werden. Diese Aktivitäten können als Einzel- oder auch als Gruppentraining stattfinden, wo sie oft aufgrund der gegenseitigen Motivation besonders erfolgreich sind (Kuratorium Deutsche Altershilfe, 1990). Bei Menschen mit Orientierungsstörungen wird der Schwerpunkt besonders auf die Tagesstrukturierung gelegt, so dass sie sich insgesamt leichter zurechtfinden können. Wenn nötig, erhält der Tagesgast auch therapeutische Betreuung, etwa wenn er unter Depressionen leidet. Schließlich spielt auch die Angehörigenarbeit eine wichtige Rolle. Gerade die Angehörigen des Tagesgastes sind wichtige Bezugspersonen, mit denen eng

---

[5] Auch dieses Thema wird im Rahmen der empirischen Studie noch ausführlich zur Sprache kommen, so dass ich mich an dieser Stelle auf einige kurze Ausführungen beschränken möchte.

zusammengearbeitet wird. Dadurch wird zum einen sichergestellt, dass der alte Mensch das für ihn individuell passende und nötige Ausmaß an Pflege und Betreuung erhält, zum anderen wird die Beziehung zum Tagesgast und seiner Familie gefördert, was eine wichtige Voraussetzung für eine erfolgreiche Betreuung darstellt. Auf die große Bedeutung gerade der Beziehungsebene werde ich im Rahmen meiner empirischen Studie noch ausführlich eingehen.

2.2 Die Arbeitsbedingungen der PflegerInnen in Altenheim und Altentagespflege

2.2.1 PflegerInnen im Altenheim

Dass sich der Schwerpunkt des Arbeitsfeldes im Altenheim von der Verpflegung alter Menschen und ihrer Betreuung im eigentlichen Sinn immer mehr auf die reine Pflegetätigkeit verlagert, wie oben bereits ausgeführt wurde, wirkt sich auch auf die Rolle der AltenpflegerInnen aus, die dadurch von BetreuerInnen der alten Menschen zu ausgesprochenen PflegerInnen werden. Da gerade die Situation der AltenpflegerInnen im Rahmen der nachfolgenden empirischen Studie noch ausführlich erörtert werden wird, werde ich an dieser Stelle nur kurz darauf eingehen, um Überschneidungen zu vermeiden.

Zum einen bringt die Versorgung pflegebedürftiger alter Menschen eine Vielzahl verschiedener Tätigkeiten mit sich, die weit über die eigentliche Pflege hinausgehen. Koch-Straube (2003) nennt hier für das von ihr untersuchte Pflegeheim neben der eigentlichen elementaren Versorgung der alten Menschen, wie z. B. Körperpflege, Hilfe beim Essen oder bei der Fortbewegung, auch solche Tätigkeiten, die zum hauswirtschaftlichen Bereich gehören, wie die hygienische Reinigung der Bewohnerzimmer, die Zubereitung des Essens oder die Versorgung der Wäsche. Auch die Organisation von Freizeitaktivitäten, wie z. B. gemeinsamen Spielen oder Ausflügen, liegt bei den Pflegekräften; zudem sind sie AnsprechpartnerInnen für die BewohnerInnen. Koch-Straube bezeichnet sie deshalb als „GesellschafterInnen" (S. 117). Diese eigentliche betreuerische Tätigkeit kommt jedoch im Heimalltag aufgrund des Vorrangs der Pflege und der damit direkt zusammenhängenden Tätigkeiten, die einen breiten Raum einnehmen, oft zu kurz.

Die PflegerInnen arbeiten nach einem festen Dienstplan, der oft nur geringe zeitliche Spielräume lässt. In Dienstbesprechungen werden konkrete Pflegemaßnahmen für die einzelnen BewohnerInnen festgelegt. Die Betreuung der alten Menschen erfolgt schichtweise, so dass sie rund um die Uhr versorgt sind, gerade auch in der Nacht, um auf diese Weise bei einem Notfall sofort reagieren zu können. Gerade Nachts ist die Gefahr, dass es zu Krisensituationen kommt, besonders groß (Kuratorium Deutsche Altershilfe, 1990). Der feste Plan führt jedoch häufig dazu, dass die PflegerInnen unter einem enormen Arbeitsdruck stehen und somit für den einzelnen Bewohner nur wenig Zeit bleibt. Zudem ist die Anzahl der PflegerInnen oftmals so gering, dass es dadurch zu weiteren Engpässen kommt.

Die Pflegetätigkeit selbst wird häufig sowohl physisch als auch psychisch als äußerst belastend empfunden. Zum einen ist sie bereits rein körperlich schwer, weil die alten Menschen bei der Pflege aufgrund ihrer Immobilität oft in keiner Weise mithelfen können, sondern völlig passiv bleiben, so dass die PflegerInnen für die Versorgung viel Körperkraft brauchen, mitunter sogar einen Bewohner nur zu zweit versorgen können (Koch-Straube, 2003). Zum anderen werden die Pflegekräfte häufig mit seelisch belastenden Situationen konfrontiert, etwa durch den Umgang mit Demenzerkrankten oder somatisch Schwerkranken und mit Sterbenden, und tragen zudem eine hohe Verantwortung, weil sie z. B. in einer Krisensituation rasch eine Entscheidung treffen müssen, die unter Umständen für den Bewohner lebenswichtig sein kann. Auf diese Aspekte werde ich ebenfalls im Rahmen der empirischen Studie noch näher eingehen. Diese enorme Belastung der Pflegetätigkeit führt dazu, dass viele Pflegekräfte ihren Beruf nur für kurze Zeit ausüben. Koch-Straube (2003) etwa beschreibt für das von ihr untersuchte Heim eine so hohe Fluktuation, dass ein Pfleger, der dort zum Zeitpunkt ihrer Studie seit vier Monaten arbeitete, bereits zu den MitarbeiterInnen gehörte, die dort am längsten tätig waren. Dies kann sich wiederum negativ auf die Beziehung zu den BewohnerInnen auswirken, die dadurch oft relativ oberflächlich bleibt oder, wenn eine engere Beziehung zustande kommt, durch den Weggang des Mitarbeiters abrupt wieder abgebrochen wird. Aber auch die KollegInnen untereinander bekommen so kaum engeren Kontakt. Somit ist die Beziehung der Pflegekräfte zu HeimbewohnerInnen und KollegInnen häufig auch von Distanz geprägt, was zusätzliche Belastungen schaffen kann. Im Vordergrund stehen die reine Pflegetätigkeit und die mit ihr unmittelbar verbundenen Tätigkeiten; die eigentliche Betreuung der alten Menschen hingegen kommt nicht selten zu kurz. Dies wird von den PflegerInnen selbst als unbefriedigend erlebt, doch haben sie kaum Spielraum, um etwas daran zu ändern. Auch an diesem Umstand, der ebenfalls noch ein zentrales Thema meiner Fallstudie bilden wird, zeigt sich der Wandel des Altenheims von einer Stätte, in der alte Menschen Betreuung und Zuwendung erfahren, hin zu einer Einrichtung, in der die reine Versorgung der BewohnerInnen gegenüber dem zwischenmenschlichen Aspekt notgedrungen im Vordergrund stehen muss.

2.2.2 PflegerInnen in der Altentagespflege

Auch diesem Aspekt kommt in der nachfolgenden Studie noch großes Gewicht zu, so dass er an dieser Stelle ebenfalls nur kurz gestreift werden soll.

Ähnlich wie die PflegerInnen im Altenheim haben auch die MitarbeiterInnen einer Tagespflege ein weites Aufgabenfeld, wie in Abschnitt 2.1.2 bereits sichtbar wurde. Allerdings unterscheiden sich die Tätigkeitsbereiche in beiden Einrichtungsformen deutlich voneinander. Der Umfang der reinen Pflegetätigkeit und damit auch die körperliche Belastung der PflegerInnen ist in der Tagespflege geringer als im Heim, dafür kommen jedoch andere Bereiche wie die psychosoziale und ggf. auch therapeutische Betreuung, das Training der kognitiven Fähigkeiten oder die Ergotherapie hinzu, die zusätzliche Kenntnisse auf diesen Gebieten erfordern. Auch die Angehörigenarbeit hat einen höheren Stellenwert als im Heim, weil die Betreuung des Tagesgastes mit der häuslichen Pflege durch die Angehörigen abgestimmt werden muss. Somit erfolgt eine enge Zusammenarbeit mit den Angehörigen oder, wenn der Tagesgast keine Angehörigen mehr hat, mit dem Sozialdienst, der die häusliche Betreuung übernimmt (Limbrock, 1992). Oft können die Angehörigen auch wichtige Hintergrundinformationen liefern, die helfen können, ein bestimmtes Verhalten des Tagesgastes zu verstehen und ihm somit entsprechende Hilfe zu geben, wie etwa biographische Informationen (Kuratorium Deutsche Altershilfe, 1990). Gerade die Biographiearbeit stellt aus diesem Grund ebenfalls eine wichtige Form der psychosozialen Betreuung in der Tagespflege dar.

Dort, wo pflegerische Hilfe geleistet wird, steht der Aspekt von Aktivierung, Rehabilitation und Rückgewinnung der Eigenständigkeit im Vordergrund, der im Altenheim oft aus Zeitgründen zu kurz kommt. Das bedeutet jedoch zugleich, dass die BetreuerInnen insgesamt für den Einzelnen weitaus mehr Zeit zur Verfügung haben müssen als im Heim, wo ein strikter Zeitplan eingehalten werden muss, der oft eine intensive Betreuung des Einzelnen verhindert. Ermöglicht wird dies dadurch, dass neben der Einzelbetreuung auch die Gruppenarbeit einen breiten Raum einnimmt, so dass der Tagesablauf insgesamt zeitlich entzerrt wird. Die Gruppenarbeit hat zugleich den Vorteil, dass die alten Menschen nicht nur Kontakt mit den BetreuerInnen, sondern auch mit AltersgenossInnen haben. Zusätzlich werden jeweils Tages- und Wochenpläne aufgestellt, um die zeitliche Gestaltung zu regulieren (Terres, 1992).

Diese Pflegeplanung ist gerade deshalb so wichtig, weil neben dem allgemeinen Tagesablauf auch den individuellen Bedürfnissen des einzelnen Tagesgastes Rechnung getragen werden muss und zudem jeweils alle drei Tätigkeitsfelder, d. h. die pflegerische Versorgung, die Aktivierung und Rehabilitation und die psychosoziale Betreuung, ausreichend Raum erhalten müssen, um die ganzheitliche Betreuung leisten zu können, die das eigentliche Ziel der Tagespflege ist (Terres, 1992; Kuratorium Deutsche Altershilfe, 1990). Dabei muss einerseits ein konkreter Plan für den einzelnen Tagesgast entwickelt werden, der genau auf die Betreuung abgestimmt ist, die er braucht, andererseits muss aber auch die Gruppenarbeit geplant und vorbereitet werden (Terres, 1992). Dies geschieht in der Regel mit Hilfe eines Wochenplans, der sich aus den drei Bereichen „Ganzgruppenaktivitäten", „Interessengruppe" und „Einzelförderung" zusammensetzt (Terres, 1992, S. 10). Es muss also zum einen entschieden werden, welche Betreuungsangebote der Einzelne oder die Gruppe braucht, zum anderen, in welcher Form sie durchgeführt werden. So können einige der angebotenen Aktivitäten besonders gut mit allen Tagesgästen gemeinsam durchgeführt werden, wie etwa Gymnastik, Spaziergänge oder Ausflüge. Andere müssen sich an Interessengruppen wenden, wie z. B. Gedächtnistraining oder Spielerunden, die sich an die kognitiven Möglichkeiten des Einzelnen anpassen müssen und deshalb in der Regel kleinere Gruppen erfordern, die zur Vermeidung von Über- oder Unterforderung jeweils Aufgaben mit unterschiedlichen Schwierigkeitsgraden erhalten. Einige der Aktivitäten schließlich müssen in Einzelarbeit durchgeführt werden, wie etwa Ergotherapie oder therapeutische Gespräche. Diese Betreuungsangebote werden dann in einem Wochenplan so angeordnet, dass insgesamt alle Bereiche abgedeckt sind und an einem Tag Aktivitäten aus mehreren verschiedenen Bereichen angeboten werden sowie Einzel- und Gruppenbetreuung sich abwechseln. Der Wochenplan muss jedoch zugleich flexibel genug sein, um plötzlich eintretende Veränderungen, wie z. B. einen verschlechterten Gesundheitszustand eines Tagesgastes oder das Hinzukommen neuer BesucherInnen, und ggf. auch die dadurch veränderte Gruppenkonstellation auffangen zu können. Anders als im Altenheim wird er also nicht starr eingehalten, sondern passt sich der jeweiligen Situation an.

Dies führt zunächst einmal dazu, dass der Arbeits- und Zeitdruck, unter dem die PflegerInnen im Altenheim oft leiden, in der Tagespflege aufgrund der größeren Flexibilität in dieser Form nicht gegeben ist. Auch steht hier der individuelle Aspekt stärker im Vordergrund, und die Beziehung und Kommunikation zwischen Tagesgästen und BetreuerInnen nimmt – allein schon durch die therapeutischen Gespräche - einen breiteren Raum ein. Andererseits sind die Anforderungen auch hier durch das breite Tätigkeitsfeld sehr hoch; es müssen eine ganze Reihe verschiedenster Aspekte berücksichtigt werden, und gerade der Umgang mit gerontopsychiatrisch erkrankten Menschen und ihren Angehörigen kann seelisch belastend sein. Dies ist ein weiterer Themenbereich meiner empirischen Studie, auf den ich später noch zurückkomme. Zugleich erfordert die flexible Vorgehensweise ein besonders hohes Maß an Aufmerksamkeit, um immer wieder von neuem die Bedürfnisse des Einzelnen, aber auch die Gruppendynamik zu erkennen und sich daran anzupassen. Von der Arbeitsintensität her ist also die Pflegetätigkeit in der Tagespflege vergleichbar mit derjenigen im Altenheim. Der wesentliche Unterschied liegt in der Ausprägung beider Formen der Altenbetreuung. Während im Heim oft notgedrungen der pflegerische Aspekt im Vordergrund steht, ist die Tagespflege von vornherein ganzheitlich orientiert und arbeitet auch enger mit dem Einzelnen zusammen. Auch deshalb ist eine gute, vertrauensvolle Beziehung zwischen Tagesgast und BetreuerIn sehr wichtig und damit auch die Kommunikation, denn sie macht einerseits einen wesentlichen Teil der Betreuung aus und kann zudem viel dazu beitragen, eine solche Beziehung zu fördern.

2.3 Die Situation der Angehörigen von HeimbewohnerInnen bzw. Tagesgästen

Neben den alten Menschen selbst und den PflegerInnen kommt bei der Altenarbeit oft auch den Angehörigen eine wichtige Rolle als Bezugspersonen und oft auch als Pflegende zu. Auch ihre Situation wird im Rahmen meiner Fallstudie noch ausführlich betrachtet. Grundsätzlich muss unterschieden werden zwischen Angehörigen von AltenheimbewohnerInnen und Angehörigen von Tagesgästen, denn ihre Situation und zum Teil auch ihre Rollen unterscheiden sich deutlich voneinander.

Angehörige von HeimbewohnerInnen

Wenn es sich aus einem der oben beschriebenen Gründe als nötig erweist, einen alten Menschen im Altenheim unterzubringen, ist dies oft auch für die Angehörigen eine belastende Situation. Nicht selten haben sie Schuldgefühle, weil es ihnen nicht bzw. nicht mehr möglich ist, selbst für ihren alten Angehörigen zu sorgen (Wertheimer, 1990; Kuratorium Deutsche Altershilfe, 1990), der ihnen oft als Elternteil, EhepartnerIn, Großelternteil oder anderer enger Verwandter sehr nahe steht. So haben sie sich oft bei der häuslichen Pflege sehr engagiert, um schließlich feststellen zu müssen, dass die Pflege allmählich über ihre Kräfte geht oder nicht mehr ausreicht, weil sich der Zustand des Kranken verschlechtert und eine Steigerung der

Pflege ihnen nicht mehr möglich ist. Ein anschauliches Beispiel dafür gibt Klessmann (1999), die jahrelang ihre alzheimerkranke Mutter pflegte und dabei kaum Ruhe oder Zeit für sich selbst fand, weil die Mutter aufgrund ihrer starken Desorientierung praktisch rund um die Uhr betreut werden musste. Die Angehörigen haben dann unter Umständen das Gefühl, unfähig zur eigenständigen Bewältigung der Situation zu sein (Wertheimer, 1990), persönlich versagt zu haben und den alten Menschen ins Heim „abzuschieben". Auch die Beziehung zum alten Angehörigen selbst kann darunter leiden, da dies mitunter auch von ihm so empfunden wird. Gerade dann, wenn der Heimeinzug für den alten Menschen sehr plötzlich und unvorbereitet erfolgt, kann er sich regelrecht „ausgetrickst" und verraten fühlen (Knobling, 1993). Diese Gefahr könnte m. E. insbesondere auch dann bestehen, wenn der alte Mensch aufgrund einer Demenz seine Situation nicht mehr vollständig erfassen kann. Sie käme dann also gar nicht so selten vor, wenn man sich die hohe Zahl gerade Demenzkranker in Altenheimen vor Augen führt, wie sie oben bereits dargelegt wurde. Diese Situation ist dann für beide Seiten besonders schwer zu bewältigen: Der alte Mensch verliert unter Umständen – aus seiner Perspektive gesehen – eine wichtige Bezugsperson, und bei den Angehörigen verstärken sich möglicherweise die Schuldgefühle noch mehr. Hinzu kommt weiterhin, dass der Kontakt allein schon aufgrund der räumlichen Trennung nicht mehr so eng sein kann wie früher, was wiederum besonders bei einer guten Beziehung als belastend erlebt werden kann. Auch der Rollenwechsel, der durch die Pflegebedürftigkeit des alten Menschen eintritt, kann als problematisch empfunden werden, ein weiterer Aspekt, der im empirischen Teil dieser Arbeit noch deutlich werden wird, ebenso wie die große seelische Belastung der Angehörigen beim Umgang mit der schweren Erkrankung und schließlich dem Sterben des alten Familienmitglieds.

Auch Konflikte zwischen Angehörigen und Pflegepersonal können vorkommen, wenn z. B. die Angehörigen bei der Pflege mithelfen möchten und die Pflegekraft dies abblockt. So berichtet Koch-Straube (2003) von einer Ehefrau, die ihrem im Pflegeheim untergebrachten Mann beim Essen helfen möchte und von der Pflegekraft mit den Worten, das brauche sie nicht, das sei Aufgabe der PflegerInnen, daran gehindert wird. Die Hilfe der Ehefrau wird hier also als unnötig dargestellt; wenn man aber den oben beschriebenen Arbeitsdruck der PflegerInnen bedenkt, für die die Mithilfe der Angehörigen ja im Grunde eine Entlastung darstellen würde, könnte auch dahinter stehen, dass sie von der Pflegekraft als unwillkommene Einmischung in ihren Kompetenzbereich empfunden wird. In diesem Fall würden also Pflegekraft und Angehörige gegeneinander statt miteinander agieren, wodurch sich die Situation weiter zuspitzen kann. Wenn die Angehörigen, die ja für die

HeimbewohnerInnen oft sehr wichtig sind, von den PflegerInnen quasi als „Störenfriede" empfunden werden, kann sich dies unter Umständen negativ auf die gesamte Atmosphäre im Heim auswirken.

Weitaus günstiger ist es, wenn eine konstruktive Zusammenarbeit von Angehörigen und Pflegepersonal erreicht werden kann. Wie oben ebenfalls bereits deutlich wurde, können die Angehörigen nicht nur für den Heimbewohner, sondern auch für das Pflegepersonal wichtige Bezugspersonen sein, indem sie z. B. Hintergrundinformationen geben, die die Perspektive des alten Menschen deutlicher machen. Das Kuratorium Deutsche Altershilfe (1990) schlägt vor, dass Angehörige von HeimbewohnerInnen, insbesondere von psychisch Kranken, ausdrücklich in die Betreuung mit einbezogen werden und sich aktiv an der Pflege beteiligen können, wenn sie dies möchten. Für diese Lösung spricht m. E., dass auf diese Weise zum einen mögliche Schuldgefühle der Angehörigen verringert werden können und sich zum anderen so auch die Beziehung aller Beteiligten untereinander verbessern lässt. Schließlich könnte sich durch die aktive Mithilfe der Angehörigen auch eine Entlastung des Pflegepersonals ergeben, da diesem ein Teil der Betreuung durch die Angehörigen abgenommen wird.

Angehörige von BesucherInnen einer Altentagespflege

Für die Betreuung alter Menschen in einer Tagespflege hingegen ist die Zusammenarbeit von Angehörigen und Pflegekräften besonders wichtig, wie oben bereits angedeutet wurde. Hier übernehmen die Angehörigen oft die gesamte häusliche Betreuung des alten Menschen, was sie häufig ebenfalls vor eine schwierige Situation stellt.

Zunächst einmal kann es ein Problem darstellen, dass viele pflegende Angehörige keine oder kaum pflegerische bzw. medizinische Vorkenntnisse haben und sich deshalb bei der häuslichen Pflege unsicher fühlen können (Kuratorium Deutsche Altershilfe, 1990). Gerade der Umgang mit psychisch Verwirrten kann für sie sehr schwierig sein, wenn sie nur wenig über das Krankheitsbild wissen, deshalb das veränderte Verhalten ihres Angehörigen nicht richtig einschätzen können und nicht wissen, wie sie damit umgehen sollen. So kann z. B. eine demenzbedingte Aggressivität des Kranken für sie besonders belastend sein und sich auch auf die Beziehung auswirken (Leinders, 1992). Diese Situation kann deshalb unter Umständen weitaus schwieriger sein als der Umgang mit einer rein somatischen Krankheit des Familienmitglieds (Kuratorium Deutsche Altershilfe, 1990), die zwar möglicherweise intensive Pflege erfordert, bei der aber das Verhalten des Kranken „normal" und für die Angehörigen nachvollziehbar bleibt.

Hinzu kommt, dass die Angehörigen von der Krankheit auch persönlich betroffen sind, denn sie sind ja keine Außenstehenden wie professionelle Pflegekräfte. Sie können deshalb oft auch keinen oder kaum inneren Abstand zu der Situation aufbauen, der sie unter Umständen vor allzu großer seelischer Belastung schützen könnte. Die Pflegetätigkeit ist für sie unmittelbarer Teil ihres Lebens, mit dem sie ständig von neuem konfrontiert werden. Auch die Beziehung zu dem Kranken spielt in diesem Zusammenhang eine wichtige Rolle; so kann eine gute Beziehung die Situation erleichtern, eine eher angespannte sie aber erschweren. Problematisch kann auch der Rollenwechsel sein, der mit der häuslichen Pflege verbunden ist: Waren es bisher die Eltern, die Zuwendung und Hilfe gaben, so sind es nun die Kinder, die sich um einen mehr oder weniger hilflosen Elternteil kümmern und unter Umständen mit einer demenzbedingten Veränderung von Wesen und Verhalten umgehen müssen. Auch dies kann unter Umständen schwer zu bewältigen sein, ein Aspekt, der in der nachfolgenden Studie ebenfalls wieder aufgegriffen wird.

Hinzu kommt der Umstand, dass der gesundheitliche Zustand des zu Pflegenden sich in der Regel nicht mehr oder kaum noch verbessert, sich hingegen häufig weiter verschlechtert. Die Angehörigen klammern sich in dieser Situation oft an jede noch so geringe Hoffnung; selbst dann, wenn die Lage aussichtslos ist und sie dies auch wissen, verdrängen sie es oft (Terres, 1992). Auch versuchen sie oft, eine stationäre Versorgung des Kranken so lange wie möglich hinauszuschieben oder ganz zu verhindern, ein Anliegen, bei dem ihnen die Tagespflege von ihrer Ausrichtung her entgegen kommt. Dennoch lässt sich eine Verschlechterung der Situation nicht immer verhindern. Die empfundene eigene Hilflosigkeit trotz größten Engagements kann schließlich bei den pflegenden Angehörigen zu Erschöpfungszuständen und Depressionen führen (Wertheimer, 1990).

Dieser Zustand kann sich wiederum dadurch noch weiter verschärfen, dass das Privatleben der Angehörigen sich oft fast ausschließlich auf die Pflege konzentriert; für eigene Aktivitäten, aus denen sie neue Kraft schöpfen könnten, bleibt häufig keine Zeit mehr, und das Leben bleibt mehr oder weniger auf den häuslichen Bereich beschränkt (Leinders, 1992). So müssen etwa Demenzerkrankte im Grunde rund um die Uhr überwacht werden (Wertheimer, 1990), um sie z. B. vor Weglauftendenzen und anderem gefährdendem Verhalten zu schützen. Gerade auch nächtliche Unruhe der Kranken kann somit für die Angehörigen sehr belastend sein, da sie sich in diesem Fall auch Nachts kaum von den hohen Anforderungen der Pflege erholen können. Die ausschließliche Konzentration auf die Pflege kann auch dazu führen, dass der Freundes- und Bekanntenkreis der pflegenden Angehörigen abnimmt (Leinders, 1992), weil Kontakte nicht mehr regelmäßig gepflegt werden können oder die Freunde sich zurückziehen (Wertheimer, 1990). Somit erfährt das Leben der Betroffenen oft eine weitere Reduzierung, so dass ihre Situation immer schwieriger wird: Die Pflege des kranken Familienmitglieds steht im Mittelpunkt; sie stellt aber hohe Anforderungen, die eigentlich durch regenerierende Aktivitäten aufgefangen werden müssten. Da dies oft nicht möglich ist, nimmt die Belastungsfähigkeit der Angehörigen allmählich ab, wodurch sich die Situation verschlechtert. Wenn sie zudem nicht mehr die Möglichkeit haben, sich mit Freunden auszusprechen, und sich allein gelassen fühlen, kann dies ihre seelische Belastung weiter erhöhen.

Die Tagespflege kann somit bereits durch die Betreuung selbst viel dazu beitragen, die Angehörigen zu entlasten. Darüber hinaus wird aber auch Angehörigenarbeit durchgeführt, um ihnen auch praktische Hilfe bei der Bewältigung ihrer Situation zu geben (Kuratorium Deutsche Altershilfe, 1990). So erhalten sie z. B., oft in Form von Angehörigenabenden, Hintergrundinformationen über die Krankheit ihres Familienmitglieds und darüber, welche Pflege- und Behandlungsmöglichkeiten es gibt, wie sie aktivierende Pflege durchführen können oder wie sie mit einem Verwirrten am besten umgehen. Es werden auch beratende Gespräche darüber angeboten, wie die emotionale Belastung verringert werden kann, so dass der Umgang mit der Situation den Angehörigen leichter fällt. Auch Notdienste und Hilfe in kritischen Situationen sowie Hilfe bei der Suche nach entlastenden Angeboten, wie z. B. ambulanter Pflege oder Sozialdiensten, werden angeboten. Manche Tagespflegeeinrichtungen bieten zudem Kurzzeitpflegeplätze an, in denen die Kranken für einige Tage oder Wochen untergebracht werden können, so dass die pflegenden Angehörigen sich vorübergehend eine Auszeit nehmen können, um sich zu regenerieren. Die enge Zusammenarbeit von Tagespflege und Angehörigen ist somit für beide Seiten vorteilhaft und kann viel dazu beitragen, die Pflege des alten Menschen optimal zu gestalten.

3. Das Kommunikationstraining als Hilfestellung bei der Bewältigung von Problemsituationen

Bevor ich im zweiten Teil der vorliegenden Arbeit meine Fallstudie über die Rolle der Kommunikation in der Altenpflege vorstelle und schließlich im letzten Teil auf dieser Basis ein Konzept für ein Kommunikationstraining für AltenpflegerInnen entwerfe, erscheint es mir notwendig, die unterschiedlichen Formen von Kommunikationstrainings und ihre jeweiligen Möglichkeiten und Zielsetzungen, aber auch ihre Grenzen näher zu betrachten, um zunächst einmal einen Gesamtüberblick über die Thematik zu erhalten. Anhand dieses Überblicks lassen sich dann bereits in diesem Teil der Arbeit Überlegungen darüber anstellen, welche der untersuchten Formen einem eigenen Konzept zugrunde gelegt werden könnte, so dass sich ein erster Rahmen für ein solches Konzept ergibt. Dieser lässt sich anschließend durch die Ergebnisse der empirischen Untersuchung weiter ausfüllen, bevor schließlich das konkrete Konzept entwickelt wird. Auf diese Weise entsteht ein Konzept mit einem unmittelbaren Praxisbezug, das gezielt von der Situation in der Altenpflege ausgeht und somit auf die spezifischen Bedürfnisse von AltenpflegerInnen zugeschnitten ist.

3.1 Formen des Kommunikationstrainings

Kommunikationstrainings werden von einer großen Klientel genutzt und arbeiten mit höchst unterschiedlichen Gesprächsformen und Gesprächssituationen, wobei sie ihren TeilnehmerInnen den Umgang mit diesen Kontexten erleichtern wollen. Das Hauptziel eines Kommunikationstrainings ist es deshalb, das Gesprächsverhalten der TeilnehmerInnen optimal an den jeweiligen Gesprächskontext anzupassen und dadurch einen möglichst effektiven Gesprächsverlauf zu bewirken, der dazu beiträgt, die jeweiligen kommunikativen Ziele zu erreichen, also z. B. Informationen auszutauschen, die konkreten Intentionen der GesprächsteilnehmerInnen umzusetzen, Probleme zu lösen oder Konflikte zu bereinigen. Da es eine Vielzahl unterschiedlicher Gesprächskontexte gibt, gibt es auch eine Fülle von Kommunikationstrainings für unterschiedlichste Themen- und Problembereiche, viele davon auch als Ratgeberliteratur zum Selbststudium, das ggf. durch den Besuch eines Seminars ergänzt werden kann[6]. So gibt es z. B. Kommunikationstrainings für Gespräche im Berufskontext,

---

[6] Im Folgenden wird ausschließlich Ratgeberliteratur zum Selbststudium herangezogen, da sie am direktesten zugänglich ist. Eine angemessene Untersuchung von Trainingsseminaren hätte hingegen eine weitere empirische Studie erfordert, allein schon, um das Datenmaterial erfassen und auswerten zu können. Dies wäre jedoch im

wie etwa Kundenberatungs- oder Verkaufsgespräche (z. B. Heitsch, 1985) oder die telefonische Kommunikation (z. B. Koch & Kühn, 2001), die Moderation von Meetings, Vorstandssitzungen oder Dienstbesprechungen (z. B. Klebert, Schrader & Straub, 2003), die Kommunikation mit Vorgesetzten (z. B. Stöger, 2000), oder für Verhandlungsgespräche (z. B. Günther & Sperber, 2000; Mc Cormack, 2001). Einige Konzepte konzentrieren sich dabei auf einen ganz bestimmten Gesprächskontext wie z. B. auf die Kommunikation zwischen Arzt und PatientIn (Helmich & Richter, 2003). Schließlich gibt es auch Kommunikationstrainings für Alltagsgespräche im privaten Rahmen, etwa um Konflikte innerhalb der Familie zu lösen (z. B. Gordon, 1972 und 1978), oder auch solche, die weniger eine konkrete Gesprächssituation als vielmehr eine bestimmte Kommunikationsform im Auge haben. Dies ist oft in der Rhetorik der Fall, wo etwa das Argumentieren oder Diskutieren oder das Verfassen und Halten einer Rede vermittelt wird und die erworbenen Kenntnisse dann in unterschiedlichen Kontexten eingesetzt werden können. So kann eine Rede sowohl für den beruflichen als auch für den privaten Bereich verfasst werden, wobei die Vorgehensweise, die in dem jeweiligen Ratgeber vermittelt wird, an sich in beiden Fällen dieselbe ist, wenn sich auch Inhalt der Rede und Publikum jeweils grundlegend unterscheiden (z. B. Kratz, 1989); ähnliches trifft auch auf Argumentations- und Diskussionstrainings zu (z. B. Greif, 1976; Mc Cormack, 1998; Kessels, 2001). Auch Kommunikationstrainings, die eine psychologische Grundlage haben, sind oft nicht auf einen bestimmten Gesprächskontext ausgerichtet, sondern eher allgemeingültig konzipiert (z. B. Weisbach, 1997; Birkenbihl, 2005); ihre Strategien sollen also grundsätzlich in jeder Art von Gespräch anwendbar sein.

Aber nicht nur die Anwendungsbereiche und konkreten Methoden, mit denen die Kommunikation im Einzelnen verbessert werden soll, unterscheiden sich z. T. deutlich voneinander, sondern auch die Auffassungen von Kommunikation, die diesen Trainings jeweils zugrunde liegen (Fiehler & Sucharowski, 1992; Vorwort). So fassen einige Konzepte, insbesondere die linguistisch geprägte Angewandte Diskursforschung, Kommunikation als Interaktion der GesprächspartnerInnen auf. Andere Konzepte, so z. B. viele psychologisch oder betriebswirtschaftlich orientierte Kommunikationstrainings, aber auch Rhetoriktrainings, verstehen Kommunikation als Technik oder Fertigkeit, die man erlernen könne wie andere Fertigkeiten auch (z. B. Weisbach, 1997; Günther & Sperber, 2000), und einige, auch hier

---

Rahmen der vorliegenden Arbeit nicht zu leisten gewesen, da der Schwerpunkt hier auf der Kommunikation in der Altenpflege liegt, die auch Thema meiner empirischen Studie ist. Im Folgenden sollen diese Ratgeber als „Kommunikationstrainings" bezeichnet werden, um einen einheitlichen Oberbegriff zu verwenden, unter dem sich Ratgeberliteratur mit so unterschiedlichen Grundlagen wie z. B. rhetorischer, kommunikationswissenschaftlicher, psychologischer, pädagogischer, sozialwissenschaftlicher oder betriebswirtschaftlicher Basis (Bergmann, 1999) zusammenfassen lässt.

z. B. Rhetoriktrainings, als Wettstreit, bei dem es darauf ankomme, den „Gegner" zu besiegen. Einige Kommunikationstrainings arbeiten vor allem mit produktiven Gesprächsstrategien, wie z. B. Verkaufs-, Verhandlungs- oder Argumentationstrainings; andere Konzepte, wie das Aktive Zuhören (Gordon, 1972 und 1978; Bay, 1988), stellen eher die Rolle des Rezipienten in den Vordergrund. Bei einigen Konzepten, insbesondere bei der Angewandten Diskursforschung, stehen Prinzipien und Aspekte der Kommunikation im Mittelpunkt; manche Trainings, vor allem rhetorisch geprägte, betrachten vor allem formale Aspekte wie z. B. stilistische, wieder andere eher psychologische Aspekte wie z. B. die Frage, was im Produzenten vorgeht, wenn er in einer konkreten Situation eine bestimmte Äußerung macht, oder in welchem seelischen Zustand sich der Rezipient gerade befindet und wie er die Äußerung deshalb voraussichtlich aufnehmen wird (z. B. Weisbach, 1997; Birkenbihl, 2005).

So unterschiedlich all diese Formen von Kommunikationstrainings von Ausprägung, Methodik und Anwendungsbereich her auch sind, lassen sie sich doch insgesamt drei Kategorien zuordnen, nämlich zum einen der linguistisch geprägten Angewandten Diskursforschung, ferner solchen Kommunikationstrainings, die psychologisch, betriebswirtschaftlich oder an weiteren Wissenschaften wie etwa der Pädagogik orientiert sind und ebenfalls vor allem das Gespräch im Auge haben, und schließlich der Rhetorik.

Die beiden letzteren Kategorien werden mitunter zusammengefasst, was bereits daran deutlich wird, dass Konzepte, die neben rhetorischen Elementen auch Elemente aus der Psychologie, der Betriebswirtschaft oder anderen Wissenschaften enthalten, oft als Praktische Rhetorik bezeichnet werden (Brons-Albert, 1995; Bremerich-Vos, 1995). Meiner Ansicht nach unterscheiden sie sich jedoch durch ihren jeweiligen theoretischen Hintergrund teilweise deutlich voneinander. So steht die Rhetorik in enger Verbindung mit der Sprecherziehung (Geißner, 1999), bei der eher formale Aspekte wie z. B. die Stilistik oder eine korrekte Aussprache im Vordergrund stehen. Im Gegensatz zu psychologisch oder an anderen Wissenschaften orientierten Kommunikationstrainings liegt der Schwerpunkt in der Rhetorik oft auf solchen Kommunikationsformen, die entweder monologisch sind wie das Halten von Reden, oder bei denen die Perspektive des Anwenders selbst im Vordergrund steht, wie etwa bei Argumentations- oder Diskussionstrainings, während die Interaktion mit dem Gesprächspartner eine eher untergeordnete Rolle spielt. Bergmann (1999) etwa stellt fest, dass bei ausgesprochenen Rhetorikratgebern der Schwerpunkt meist auf der Rede liegt, während das Gespräch hier kaum vorkommt. Deshalb gehört die reine Rhetorik meiner Ansicht nach zu einer anderen Kategorie als Kommunikationstrainings mit einer anderen wissenschaftlichen Grundlage, auch wenn diese durchaus auch rhetorische Komponenten enthalten können.

Kommunikationstrainings mit überwiegend psychologischer Ausprägung untersuchen oft neben dem äußerlich wahrnehmbaren Gesprächsverlauf auch innere Vorgänge, die bei den GesprächsteilnehmerInnen ablaufen und dadurch den Gesprächsverlauf beeinflussen (z. B. Weisbach, 1997; Birkenbihl, 2005). Wie Menz &Nowak (1992) anmerken, gibt es in dieser Kategorie auch Konzepte, die sich ausschließlich auf eine tiefenpsychologische Deutung der Kommunikation konzentrieren und äußere Aspekte, wie z. B. gesprächsstrukturelle, völlig außer Acht lassen. Bei diesen Formen kann dann m. E. jedoch kaum noch von Rhetorik die Rede sein, auch nicht mehr von Praktischer Rhetorik. Auch dies spricht dafür, solche Konzepte einer anderen Kategorie zuzuordnen als die Rhetorik. Im Folgenden werde ich diese Kategorie zusammenfassend als „Kommunikationstrainings mit weiterer Ausprägung" bezeichnen, um sie von den linguistischen oder rein rhetorischen Ansätzen abzugrenzen. Die jeweiligen theoretischen Grundlagen der Kommunikationstrainings dieser Kategorie können dabei, wie oben bereits angemerkt, insgesamt aus einer relativ großen Bandbreite von Fachbereichen stammen. Gerade bei der Durchführung von Trainingsseminaren wird jedoch häufig der theoretische Hintergrund auf ein Mindestmaß reduziert oder ganz gestrichen; statt dessen steht der Aspekt der Praxisorientierung im Vordergrund, und viele KommunikationstrainerInnen berufen sich bevorzugt auf eigene Erfahrungen anstatt auf wissenschaftliche Theorien (Bergmann, 1999; Brünner & Fiehler, 1999). Im Folgenden sollen die drei Kategorien von Kommunikationsschulungen, also die Angewandte Diskursforschung, die Rhetorik und die Kommunikationstrainings mit weiterer Ausprägung, näher betrachtet werden.

3.1.1 Angewandte Diskursforschung

Bei der Angewandten Diskursforschung handelt es sich um eine Methode, die in den letzten 30 Jahren als Teilgebiet der Linguistik entwickelt wurde und sich grundlegend von anderen Konzeptionen von Kommunikationstrainings unterscheidet (Fiehler & Sucharowski, 1992; Fiehler, 2002). Sie lässt sich auf mindestens vier unterschiedliche Ansätze zurückführen (Becker-Mrotzek, 1999). Zum einen liegt ihr der Ansatz der *Gesprochenen Sprache* zugrunde, die in den 60er Jahren entstand und unterschiedliche Gesprächstypen und Redekonstellationen untersucht, wobei sie besonders die Unterschiede zwischen der Schriftebene und der mündlichen Ebene herausarbeitet. Die Redekonstellation ergibt sich dabei aus denjenigen Faktoren, die den jeweiligen Gesprächskontext ausmachen, also z. B. der Gesprächssituation, der Anzahl der GesprächsteilnehmerInnen oder dem Gesprächsthema. Ein weiterer Schwerpunkt der *Gesprochenen Sprache* liegt auf der Untersuchung der Handlungen, die durch das jeweilige Gespräch ausgeführt werden. Die zweite Quelle, auf die die Angewandte Diskursforschung zurückgeht, ist die *Conversational Analysis*, die in Amerika entstand und erforscht, wie Gespräche organisiert sind und wodurch sie Bedeutung erhalten. Sie untersucht z. B. die Kriterien, nach denen die einzelnen GesprächsteilnehmerInnen ihre *Turns* anordnen und wann und warum sie jeweils einen Sprecherwechsel vornehmen. Drittens stützt sich die Angewandte Diskursforschung auf die Sprechakttheorie, die aus der Analytischen Philosophie stammt und von Austin (1962) und Searle (1969) begründet wurde. Auch sie fasst sprachliche Äußerungen als Handlungen auf. Demnach besteht eine Äußerung aus insgesamt drei Sprechakten, die mit ihr vollzogen werden (Austin, 1962): Mit dem lokutionären Akt vermittelt der Produzent dem Rezipienten eine Sachinformation, der illokutionäre Akt drückt eine konkrete Intention des Produzenten aus, also z. B. eine Anweisung oder eine Warnung, und der perlokutionäre Akt schließlich bezieht sich auf die Wirkung der Äußerung auf den Rezipienten, also z. B. darauf, wie er auf die Anweisung oder Warnung reagiert. Viertens schließlich geht die Angewandte Diskursforschung auf die Tätigkeitstheorie zurück, die in Russland und der ehemaligen DDR entwickelt wurde (Becker-Mrotzek, 1999). Dieser Ansatz untersucht die Beziehung sprachlicher Äußerungen zu nichtsprachlichen Tätigkeiten. Er wurde nach dem Ende der DDR nicht weiter verfolgt, während die *Gesprochene Sprache* sich in heutiger Zeit in der Diskursanalyse wiederfindet, die sprachliche Handlungsmuster daraufhin untersucht, wie sich der Gesprächsverlauf durch die Intentionen der GesprächsteilnehmerInnen erklären lässt, die *Conversational Analysis* in der Konversations- oder Gesprächsanalyse, die in der mündlichen Kommunikation nach Handlungsschemata sucht, anhand derer sich dann Verallgemeinerungen über bestimmte Gesprächstypen treffen lassen, und die Sprechakttheorie in der Dialoganalyse, die anders als diese nicht einzelne Äußerungen untersucht, sondern die gesamte Interaktion der GesprächsteilnehmerInnen miteinander.

Bei der Angewandten Diskursforschung selbst steht die Analyse des realen Gesprächs im Vordergrund (z. B. Fiehler & Sucharowski, 1992; Becker-Mrotzek & Meier, 1999; Fiehler, 2002), nicht ein idealisierter Gesprächsverlauf wie bei der Rhetorik oder den durch andere Fachrichtungen geprägten Kommunikationsschulungen. Sie arbeitet deshalb auch nicht mit bestimmten Stilmitteln, konstruierten Beispielen oder sogar der Vorgabe konkreter

Formulierungen, was bei vielen dieser Kommunikationstrainings der Fall ist, wie Brons-Albert (1992 und 1995) und Bergmann (1999) feststellen. Statt dessen zieht sie authentisches Gesprächsmaterial heran, das in einem realen Umfeld, also nicht in einer Trainingssituation, aufgezeichnet wurde. Dabei untersucht sie Gespräche aus einem weit gefassten beruflichen oder institutionellen Kontext, wie z. B. Unterrichtsgespräche, Verkaufs- und Beratungsgespräche, Verhandlungsgespräche, die Kommunikation zwischen Arzt bzw. TherapeutIn und PatientIn oder Gespräche im juristischen Bereich (Becker-Mrotzek & Brünner, 1992). Dadurch wird es möglich, einen umfassenden Überblick über die unterschiedlichen Gesprächstypen in den untersuchten Berufsfeldern und Institutionen zu erhalten. Die aufgezeichneten Gespräche werden anschließend mit Hilfe eines linguistisch begründeten Transkriptionsverfahrens in Partiturschreibweise detailliert erfasst und sind in der Lage, alle Details der einzelnen sprachlichen Äußerungen festzuhalten (z. B. Becker-Mrotzek & Brünner, 1992; Becker-Mrotzek & Meier, 1999; Fiehler, 2002). Oft wird zu diesem Zweck die Halbinterpretative Arbeitstranskription (HIAT) von Ehlich & Rehbein (1976) verwendet, die z. B. den Transkriptionen in den Sammelbänden von Fiehler & Sucharowski (1992) und Brünner & Fiehler (1999) zugrunde liegt. Soll z. B. die Kommunikation in einem bestimmten Berufsumfeld oder einer konkreten Institution untersucht werden, etwa zwischen Amtspersonen und BürgerInnen, zwischen LehrerInnen und SchülerInnen oder zwischen VerkäuferInnen und ihren KundInnen, so werden reale Gespräche aus diesem Kontext aufgezeichnet, transkribiert und schließlich der Gesprächsverlauf detailliert analysiert. Auf diese Weise entsteht ein umfassender Überblick über die konkrete Gesprächsstruktur, über das genaue Ausmaß eines bestehenden Kommunikationsproblems sowie über Passagen, die einen Hinweis auf dessen Ursachen oder Entwicklung geben können. Auch Mikrostrukturen und ihre Wirkung auf die aktuelle Gesprächsphase, etwa die Wirkung einer verwendeten Füllpartikel in einer konkreten Äußerung, können auf diese Weise gezielt untersucht werden. Darin liegt zugleich ein wichtiger Unterschied zu anderen Formen von Kommunikationstrainings (Flieger, Wist & Fiehler, 1992), bei denen derartige Feinheiten oft nicht erfasst werden können, weil der Bezug zu authentischem Material hier nicht in dieser Form vorhanden ist. Zudem wird eine derart intensive Analyse des Gesprächsverlaufs durch die Erstellung eines Transkripts, durch das er sich in allen Details fixieren lässt und somit einer Betrachtung auch von Mikrostrukturen zugänglich wird, wesentlich erleichtert. Bei einer Video- oder Tonbandaufzeichnung etwa, wie sie in anderen Trainingsformen oft als Grundlage der Analyse verwendet wird, besteht eher die Gefahr, dass solche Mikrostrukturen übersehen werden, während bei Verwendung eines Transkripts die Aufmerksamkeit leichter darauf fällt. Dadurch, dass Transkripte zu unterschiedlichsten Gesprächskontexten gesammelt und ausgewertet werden, entsteht im Laufe der Zeit ein großes Korpus an Material, das dann auch für eine weiter gehende, allgemeinere Analyse herangezogen werden kann (Flieger, Wist & Fiehler, 1992; Fiehler, 2002). Zum einen wird es durch den Vergleich der einzelnen Gespräche eines bestimmten Typs möglich, charakteristische Aspekte und Kommunikationsmuster des jeweiligen Gesprächstyps, z. B. von Verkaufsgesprächen, Beratungsgesprächen oder Unterrichtsgesprächen, leichter zu erkennen, weil sie dort immer wieder vorkommen werden. Dies erleichtert im Fall eines Kommunikationsproblems die Suche nach einem günstigeren Kommunikationsverhalten, das dann auch auf vergleichbare Situationen angewendet werden kann. Zum anderen bildet das Datenmaterial die Basis für das Erkennen grundlegender Prinzipien und Muster, nach denen Kommunikation allgemein organisiert ist, so dass darauf aufbauend schließlich eine übergeordnete Theorie der Kommunikation entwickelt werden kann (Flieger, Wist & Fiehler, 1992). Durch eine solche Theorie wird es dann möglich, generell alle beobachteten kommunikativen Phänomene einzuordnen und somit grundlegende Lösungen für Kommunikationsprobleme zu finden.

Die Angewandte Diskursforschung beschränkt sich jedoch nicht nur darauf, solche grundlegenden Daten zum Feld der Kommunikation zu sammeln, auszuwerten und für die Entwicklung einer übergeordneten Theorie zu nutzen, sondern vermittelt die Erkenntnisse, die aus diesen Analysen gewonnen werden, durch Kommunikationsberatungen und -schulungen auch in praktischer Form weiter (Fiehler & Sucharowski, 1992). Bei diesen Schulungen spielt ebenfalls die Arbeit mit Transkripten eine zentrale Rolle (z. B. Flieger, Wist & Fiehler, 1992; Becker-Mrotzek & Meier, 1999; Fiehler, 2002), so dass die Ratsuchenden bzw. TeilnehmerInnen die Möglichkeit haben, die Entwicklung eines konkreten Gesprächsverlaufs nachzuvollziehen, vorhandene Kommunikationsprobleme und ihre Ursachen zu erkennen und ggf. nach Alternativen zu suchen. Daneben werden jedoch auch andere Übungsformen eingesetzt, wie z. B. Rollenspiele, um auf diese Weise alternative kommunikative Verhaltensweisen zu erproben (Menz & Nowak, 1992).

Das Anfertigen der Transkripte ist relativ zeitaufwändig. So benötigt man für ein Transkript von mittlerer Genauigkeit etwa 30 Minuten pro aufgezeichneter Gesprächsminute, für ein sehr genaues Transkript etwa 60 Minuten pro aufgezeichneter Gesprächsminute (Ehlich & Rehbein, 1976). Deshalb erfolgen das Aufzeichnen der Gespräche und das Erstellen der Transkripte jeweils bereits vor der eigentlichen Veranstaltung (Fiehler, 2002).

Dies hat den Vorteil, dass die TeilnehmerInnen immer die Möglichkeit haben, mit eigenem Material zu arbeiten, so dass das Training bzw. die Beratung tatsächlich genau auf ihren speziellen Fall zugeschnitten ist und dadurch wesentlich intensiver wirken kann als ein allgemeiner gehaltenes Angebot.

Ein Kommunikationstraining nach dem Verfahren der Angewandten Gesprächsforschung sollte idealerweise keine einmalige Veranstaltung sein, sondern in Intervallen erfolgen (Fiehler & Sucharowski, 1992 (Vorwort); Fiehler, 2002). So stellt z. B. Brons-Albert (1995) fest, dass es häufig einige Zeit braucht, bis die TeilnehmerInnen sich daran gewöhnt haben, die in der ersten Trainingsphase gefundenen Alternativen anschließend in ihrer realen Kommunikation tatsächlich umzusetzen und ihre Wirkungsweise auf den Gesprächsverlauf zu erfahren. Bei einem zyklischen Vorgehen (Fiehler & Sucharowski, 1992; Fiehler, 2002) können dann im Anschluss an eine solche Anwendungsphase für eine zweite Trainingsphase neue Gespräche aufgezeichnet und Transkripte erstellt werden, die dann wieder mit den TeilnehmerInnen gemeinsam analysiert werden, um zu untersuchen, ob und inwieweit sich die Kommunikation in dem betreffenden Kontext tatsächlich verbessert hat. Diese Abfolge kann bei Bedarf mehrmals wiederholt werden, z. B., um noch weitere Verfeinerungen vorzunehmen. Das Kommunikationsverhalten wird somit über einen längeren Zeitraum hinweg allmählich verändert, wodurch die Wirkung besonders nachhaltig ist. Zudem kann die Wirkung der Schulung durch den Vergleich von früheren Gesprächsverläufen mit solchen, die dem aktuellen Stand entsprechen, kontinuierlich überprüft werden, was ebenfalls zu einem effektiven Verlauf beiträgt.

Trotz ihrer zahlreichen Vorteile, wie der Chance, einen authentischen Gesprächsverlauf detailliert zu untersuchen, auf dieser Basis Verhaltensalternativen zu entwickeln und dadurch eine mögliche Diskrepanz zwischen Kommunikationssstrategien, die zum natürlichen Gesprächsverhalten der TeilnehmerInnen passen, und „antrainierten" Strategien zu vermeiden, wird die Methode der Diskursanalyse bei Kommunikationstrainings insgesamt bislang noch kaum eingesetzt (Brünner & Fiehler, 1999). So stellten die Autoren in Interviews mit KommunikationstrainerInnen fest, dass diese nur selten über linguistische Wissenshintergründe verfügen und statt dessen eher auf andere theoretische Grundlagen zurückgreifen, die oben bereits genannt wurden. Gerade die Linguistik ist jedoch aufgrund ihres breiten Fachwissens über Kommunikation und Gespräche prädestiniert für Kommunikationsberatung und -training (Fiehler, 2002). Hier liegt deshalb noch ein großes Potential, das dazu beitragen kann, dieses Wissen in Form von Kommunikationstrainings und –schulungen in praktischer Form weiterzugeben und Kommunikationsabläufe zu optimieren.

3.1.2 Rhetorik

Rhetoriktrainings bilden die zweite große Kategorie von Kommunikationsschulungen; die Rhetorik stellt daneben aber auch eine eigenständige Kommunikationsform dar. Sie besteht deshalb aus zwei unterschiedlichen Komponenten. Zum einen beinhaltet sie konkrete Regeln, nach denen kommuniziert werden soll, zum anderen vermittelt sie diese Regeln auch in praktischer Form (Genzmer, 2003). Der Begriff „Rhetorik" lässt sich deshalb gewissermaßen als ein Sammelbegriff verstehen, der zum einen die Anwendung der vorgegebenen Regeln meint, zum anderen die Weitergabe dieser Regeln. Diese doppelte Ausprägung wird auch an Genzmers Definition deutlich:

> „Rhetorik ist Beredsamkeit oder die Kunst des Redens, gleichzeitig ist sie die *Lehre* von der kunstmäßig einstudierten Rede, von ihren Regeln, ihrem Aufbau, ihren Ausdrucks- und Stilmitteln, die *Lehre* von der Redekunst also." (S. 7, Hervorhebung im Text)

Das Hauptziel der Rhetorik ist es, das Publikum von der Meinung des Redners oder der Rednerin zu einem konkreten Thema zu überzeugen, wobei neben konkreten stilistischen Mitteln auch nonverbale Kommunikation in Form von Gestik und Mimik gezielt eingesetzt wird, um den Kontakt zum Publikum zu intensivieren. Die Rhetorik ist also, anders als z. B. das freie Gespräch im Rahmen einer Unterhaltung, eine gebundene Kommunikationsform, die besonders stark von Normen und Regeln geprägt ist. Sie ist zugleich die älteste Form von öffentlicher Kommunikation, denn sie war bereits in der Antike verbreitet, wo sie vor allem in Form der beeinflussenden Rede praktiziert wurde.

Entstanden ist sie um 467 v. Chr. in Sizilien (Genzmer, 2003), wobei sie zunächst von den Sophisten eingesetzt wurde und philosophisch geprägt war. Auch im antiken Griechenland spielte sie eine große Rolle für das öffentliche Leben sowie für die Bildung der jungen Leute. Hier finden sich auch bereits einige der Auffassungen über die Rede, die z. T. noch in heutigen Rhetorikratgebern zugrunde gelegt werden, so z. B. die Auffassung von der Rede als „Kampfart" (Genzmer, 2003; S. 22; ähnlich z. B. auch Kratz, 1989). Platon betrachtet sie als bloße Technik oder Fertigkeit, die lediglich dazu dienen solle, dem Publikum zu gefallen, und nichts mit Wissenschaft zu tun habe. Aristoteles dagegen sieht sie als eigenständiges Fachgebiet an, das bei der Gewinnung von Erkenntnissen helfen kann, und ergänzt sie um die Komponente der Logik und Wahrscheinlichkeit. Auch die Logik findet sich noch in heutigen Ratgebern als Grundlage wieder, z. B. in Günther & Sperber (2000). Die Rhetorik erhielt also bereits recht früh eine grundlegende Ausprägung, die sich bis in die heutige Zeit hinein erhalten hat.

Im antiken Rom spielte sie ebenfalls eine große Rolle. Die erste römische Rhetorikschule wurde um 93 v. Chr. gegründet (Genzmer, 2003), aber die Rhetorik wurde in Rom auch vorher schon gezielt eingesetzt. Ihren Höhepunkt erreichte die römische Rhetorik mit Cicero, der den Redner besonders in den Vordergrund stellte und die Rhetorik gezielt nutzte, um eine enge Verbindung der Politik mit der Philosophie und der Ethik herzustellen.

Seit der Antike wurden die Methoden der Rhetorik bis in die heutige Zeit hinein durchgängig angewendet. In der christlichen Antike und im Mittelalter etwa wurde sie besonders in Predigten verwendet. In der Zeit von Humanismus und Aufklärung spielte sie eine wichtige Rolle in der gesamten Wissenschaft, so galt z. B. im Humanismus die Beredsamkeit, die Eloquenz, als höchstes Bildungsziel (Geißner, 1978; Genzmer, 2003). Bis ins 18. Jahrhundert hinein spielte die nach rhetorischem Muster gestaltete Rede auch in der Lehre eine große Rolle, z. B. an Gymnasien und Universitäten. Nach dieser Zeit gewann jedoch die individuelle Rede, die sich nicht mehr so streng an die vorgegebenen Normen hielt oder diese ganz außer Acht ließ, mehr und mehr an Bedeutung und verdrängte die Rhetorik allmählich.

In der heutigen Zeit nimmt die Bedeutung der Rhetorik jedoch wieder zu (Genzmer, 2003), und zwar besonders in Form von Ratgeberliteratur, die oft konkrete Kommunikationssituationen bzw. Gesprächstypen behandelt, so z. B. Verkaufs-, Verhandlungs- oder Bewerbungsgespräche und andere, vor allem beruflich relevante Gespräche, die häufig nach einem bestimmten Schema ablaufen, wie dies z. B. auch auf Gespräche zwischen Arzt und PatientIn zutrifft. Bei diesem Bereich handelt es sich somit um die oben bereits angesprochene Praktische Rhetorik, die weniger an der Beredsamkeit an sich als vielmehr an der praktischen Anwendung der Rhetorik in konkreten Situationen orientiert ist. Geißner (1999) spricht hier von Wirtschaftsrhetorik, weil diese Form der Rhetorik besonders im wirtschaftlichen Bereich Anwendung findet, wie eben z. B. bei Verkaufs- oder Verhandlungsgesprächen. Hier zeigt sich die starke Normierung der Rhetorik mitunter darin, dass bestimmte Aspekte oder sogar konkrete Formulierungen vorgegeben werden, die entweder gezielt genannt oder eingesetzt werden sollen (Brons-Albert, 1992 und 1995), weil sie einen günstigen Einfluss auf den Rezipienten ausüben sollen, z. B. auf den Kunden in einem Verkaufsgespräch, oder die wegen eines negativen Einflusses auf den Rezipienten vermieden werden sollen. Aber auch in den Medien spielt die Rhetorik eine große Rolle, z. B. in der Werbung oder im Pressewesen, etwa bei der Entwicklung von Werbeslogans oder Schlagzeilen (Genzmer, 2003). Daneben behandeln Rhetorikratgeber jedoch nach wie vor auch die klassischen Gebiete der Rhetorik wie z. B. Argumentations- und Diskussionstraining und insbesondere auch das Verfassen und Halten von Reden, das einen Schwerpunkt dieser Literatur bildet (Bergmann, 1999). Auch die Redeangst wird in der Rhetorikliteratur mitunter thematisiert (z. B. Greif, 1976; Kratz, 1989).

Kratz (1989) unterscheidet insgesamt zwei Bereiche der Rhetorik. Zum einen nennt er den monologischen Bereich, zu dem Vorträge vor Publikum wie z. B. Lesungen, Rezitationen, Fachvorträge und Reden zählen. Die Rede unterteilt er wiederum in drei Arten, je nachdem, ob sie nach einer Vorlage gehalten wird und wie stark diese ausgearbeitet ist. Demnach gibt es die Manuskriptrede, die mehr oder weniger abgelesen wird, die freie Rede, die nach einem Stichwortzettel gehalten wird, und die Stegreifrede, die völlig frei und unvorbereitet gehalten wird. Zum dialogischen Bereich der Rhetorik zählen z. B. Gespräche, Verhandlungen, Debatten oder Podiums- und andere Diskussionen.

Bei der Rhetorik der heutigen Zeit kommt jedoch im Gegensatz zu den früheren Formen noch eine weitere Komponente hinzu, nämlich die der Sprecherziehung (Krause, 1971; Geißner, 1986 und 1999). Sie setzt sich zum Ziel, die Sprechfähigkeit zu trainieren (Geißner, 1999), d. h. die artikulatorische Ebene der Sprachproduktion. Dabei muss unterschieden werden zwischen solchen Komponenten der Sprechfähigkeit, die bewusst kontrolliert werden können, wie z. B. Atmung oder Produktion von Sprachlauten, und solchen, die nicht steuerbar sind (Geißner, 1999). Dies sind vor allem nonverbale Reaktionen, und zwar solche, die über das vegetative Nervensystem ablaufen wie z. B. bestimmte Bereiche der Mimik, etwa Erröten oder ein bestimmter Gesichtsausdruck, und die deshalb auch nicht bewusst trainiert oder abgewöhnt werden können. Einige nonverbale Kommunikationsmittel können dagegen durchaus bewusst eingesetzt werden, z. B. die Gestik oder die Proxemik oder auch bestimmte Komponenten der Mimik wie z. B. Lächeln. Die Sprecherziehung konzentriert sich jedoch auf die verbale Ebene. Sie schult mit der Artikulation gezielt die „trainierbaren Sprechfähigkeiten" (Geißner, 1999; S. 203), und zwar besonders eine „rhythmische Atmung, klangvolle Stimme, lautreine Aussprache" (ebd.). Dies soll neben einer besseren Verständlichkeit der Sprache auch dazu beitragen, die Stimme des oder der Vortragenden vor Überlastung zu schützen (Krause, 1971). Auch ungenaue oder fehlerhafte Artikulation wie z. B. Lispeln sollen auf diese Weise behandelt werden. Die Sprecherziehung wurde in den 20er Jahren des vergangenen Jahrhunderts als Unterrichtsprinzip eingeführt (Geißner, 1999) und findet sich in heutiger Zeit in der Berufsbildung wieder, so z. B. in der Ausbildung von SchauspielerInnen, NachrichtensprecherInnen oder Angehörigen anderer sprechintensiver Berufe, bei denen eine klare, deutliche Artikulation besonders wichtig ist. So hebt z. B. Krause (1971) besonders den Lehrerberuf hervor, für den die Sprecherziehung in doppelter

Hinsicht relevant sein kann, weil die Kommunikation zum einen ein wichtiges Unterrichtsmittel darstellt und andererseits der Lehrer oder die Lehrerin durch gezielte Sprecherziehung auch die Sprechfähigkeit der SchülerInnen fördern kann.

Gegenstand der Sprecherziehung sind auch gewohnheitsmäßige nonverbale Verhaltensweisen wie etwa der häufige Gebrauch von Füllpartikeln, z. B. „äh", Räuspern oder Hüsteln, aber auch andere artikulatorische Besonderheiten wie etwa ein starker Dialekt (Kratz, 1989). Kratz bezeichnet sie als Sprechunarten, die seiner Ansicht nach auf die RezipientInnen störend wirken und sie negativ beeinflussen. Damit zeigt sich ein deutlicher Gegensatz der Rhetorik zur Angewandten Gesprächsforschung, die solche Verhaltensweisen und Eigenschaften als individuellen Kommunikationsstil und Merkmal eines authentischen Gesprächs einschätzt und zunächst ihre Hintergründe untersucht, ehe sie entscheidet, ob und in welcher Form sie tatsächlich „abtrainiert" werden können und sollten. Durch ihre enge Verbindung mit der Sprecherziehung lässt die Rhetorik sich zugleich auch klar von anderen Konzepten abgrenzen, etwa solchen mit kommunikationswissenschaftlicher, psychologischer oder betriebswirtschaftlicher Ausprägung, die zwar ebenfalls oft rhetorische Strategien vermitteln (z. B. Günther & Sperber, 2000), bei denen aber der sprecherzieherische Aspekt fehlt.

Abschließend ist noch anzumerken, dass es sich bei Trainingsseminaren zur Rhetorik um einmalig stattfindende, also nicht um zyklisch wiederkehrende Veranstaltungen handelt wie bei der Angewandten Diskursforschung. Aus diesem Grund sind ihre Ergebnisse nur schwer nachprüfbar, so dass z. B. Lernfortschritte der TeilnehmerInnen i. d. R. nicht überprüft werden können. Anders ist dies bei der Ratgeberliteratur. Sie kann immer wieder von Neuem herangezogen werden, so dass die LeserInnen ihre Fähigkeiten hier kontinuierlich weiterentwickeln können.

Zusammenfassend lässt sich festhalten, dass die Rhetorik besonders stark an normierter, idealisierter Kommunikation orientiert ist und großen Wert auf den formalen, stilistischen sowie auf den artikulatorischen Aspekt legt, also gewissermaßen auf den „äußeren" Bereich der Sprachproduktion, der für den Rezipienten deutlich wahrnehmbar ist. Den „inneren" Bereich der Kommunikation, also z. B. solche Hintergründe einer Gesprächssituation, die nicht sofort offensichtlich sind, sondern erst im Gespräch herausgearbeitet werden müssen, die Sichtweise der einzelnen GesprächspartnerInnen oder ihre Beziehung zueinander, lässt sie hingegen in der Regel außer Acht. Dieser Bereich wird dagegen von Kommunikationstrainings mit anderer Ausprägung mit einbezogen, bei denen der

Beziehungsaspekt gegenüber dem stilistischen Aspekt im Vordergrund steht. Solche Konzepte sollen im nächsten Abschnitt betrachtet werden.

3.1.3 Kommunikationstrainings mit weiterer Ausprägung

Die dritte Kategorie von Kommunikationstrainings stellen schließlich solche dar, die weder auf der Angewandten Diskursforschung noch unmittelbar auf der Rhetorik aufbauen, sondern vollständig oder überwiegend auf andere Grundlagen zurückgreifen. Zu denken ist hier an die Kommunikationstrainings mit z. B. kommunikationswissenschaftlicher, psychologischer, sozialwissenschaftlicher, betriebswirtschaftlicher oder sonstiger Ausprägung, die oben bereits angesprochen wurden. Wie Rhetoriktrainings werden auch sie nicht in zyklischer Form durchgeführt.

Ein grundlegender Unterschied zu Rhetoriktrainings liegt bei diesen Konzepten darin, dass sie statt gebundener Kommunikationsformen, wie eben z. b. der Rede oder auch einem Verhandlungs- oder anderen Gespräch, das nach festen Regeln abläuft, das freie Gespräch thematisieren und sich dabei eher selten auf den Umgang mit einem ganz konkreten Gesprächskontext beziehen, der den TeilnehmerInnen am Seminar oder den LeserInnen der Ratgeber vermittelt werden soll. Statt dessen erheben sie oft den Anspruch, allgemeingültig zu sein, so dass die TeilnehmerInnen nach dem Seminar oder der Lektüre in der Lage sein sollen, sich im Prinzip in jeder denkbaren Gesprächssituation in optimaler Weise zu verhalten. Dies zeigt sich bereits rein äußerlich darin, dass in der Ratgeberliteratur häufig sehr allgemeine Formulierungen verwendet werden, die die gesamte Bandbreite der Gesprächskontexte einschließen, ohne nach verschiedenen Kontexten zu differenzieren, z. B. „Professionelle Gesprächsführung" (im Titel des Ratgebers von Weisbach, 1997), wodurch der Eindruck erweckt wird, der Ratgeber eigne sich grundsätzlich für alle Arten von Gesprächen. Auch der Anspruch, die Hintergründe einer zwar konkreten, dabei insgesamt aber beliebig wählbaren Gesprächssituation nachvollziehen und deshalb auch in passender Weise reagieren zu können (Birkenbihl, 2005), „eine Kommunikation zu „retten"" (ebd., S. 8) oder auch der Terminus „Aktives Zuhören" (Gordon, 1972 und 1978; Bay, 1988), der ebenfalls nicht auf einen bestimmten Kontext begrenzt ist, betonen diesen allgemeingültigen Charakter. Ebenso erweckt die Gliederung der Ratgeber selbst, die oft nicht nach Gesprächskontexten, sondern nach eher psychologischen Aspekten wie z. B. Motivation und Selbstwertgefühl (Birkenbihl 2005) oder den Ursachen und Hintergründen für bestimmte

Einstellungen und den daraus resultierenden Verhaltensweisen des Gesprächspartners (Weisbach, 1997) erfolgt, den Eindruck, dass diese im Prinzip auf jede denkbare Gesprächssituation übertragen werden können. Wenn in einer solchen Gliederung Bereiche der Kommunikation, z. B. bestimmte Strategien, thematisiert werden, so wird ebenfalls nicht nach unterschiedlichen Gesprächskontexten differenziert, sondern der jeweilige Aspekt allgemein aufgeführt, z. B. „Gesprächsstörer" und „Gesprächsförderer" (im Inhaltsverzeichnis von Weisbach, 1997; S. IX).

Ein weiterer Aspekt, der bei den Kommunikationstrainings dieser Kategorie hervorzuheben ist, liegt darin, dass sie i. d. R. partnerorientiert sind. Der Schwerpunkt liegt hier also nicht darin, den eigenen Standpunkt explizit hervorzuheben und den Gesprächspartner unbedingt davon zu überzeugen, wie bei Kommunikationstrainings mit rhetorischer Prägung, sondern eher in der Interaktion der GesprächsteilnehmerInnen, was ggf. auch einen Kompromiss bedeuten kann. Diesen Aspekt teilen sie also mit der Angewandten Diskursforschung, die Kommunikation ebenfalls als Interaktion auffasst. So wird neben der Position des Produzenten bewusst auch die des Rezipienten mit einbezogen. Durch diese Betonung des Zusammenwirkens, durch das ein harmonischer Gesprächsverlauf erreicht werden soll, soll zugleich das Selbstwertgefühl der TeilnehmerInnen gestärkt werden, die auf diese Weise erfahren, wie Konflikte auf Gesprächsebene gelöst werden können. Mitunter stellt das Selbstwertgefühl selbst einen Aspekt dar, der ausführlich behandelt wird, z. B. in Birkenbihl (2005).

Gerade der Aspekt der Problemlösung bildet einen Schwerpunkt solcher Ratgeberliteratur oder Trainingsseminare. So sollen sie z. B. dazu befähigen, Konflikte mit ArbeitskollegInnen, Vorgesetzten, mit Familienmitgliedern oder Freunden oder mit anderen Personen zu entschärfen, nach Lösungen zu suchen, oft mit dem Gesprächspartner gemeinsam, oder Betroffenen in solchen Situationen als Außenstehender Hilfe zu leisten. Hier ist insbesondere auch der Ansatz des Aktiven Zuhörens zu nennen (Gordon, 1972 und 1978; Bay, 1988), bei dem der Anwender aus der Rolle des Rezipienten heraus agiert und dem Gesprächspartner durch gezieltes Nachfragen hilft, seine Situation zu reflektieren, sich über die für ihn wesentlichen Aspekte klar zu werden und auf dieser Basis schließlich ggf. nach einer Lösung für ein bestehendes Problem zu suchen. Auch die Möglichkeiten des Rezipienten werden also bei den Konzepten dieser dritten Kategorie bewusst mit einbezogen; sie beschränken sich nicht, wie die Rhetorik, auf die Handlungsmöglichkeiten aus der Produzentenrolle heraus.

Konzepte mit überwiegend kommunikationswissenschaftlicher Ausprägung orientieren sich häufig an Modellen, die mehrere Ebenen einer Äußerung unterscheiden, auf denen der

Inhalt vermittelt werden kann. Zu denken ist hier vor allem an das Modell von Schulz von Thun (1981), der in diesem Zusammenhang eine Sachebene, eine Beziehungsebene, eine Selbstoffenbarungsebene und eine Appellebene unterscheidet, wobei eine Äußerung je nach der betrachteten Ebene vom Rezipienten jeweils unterschiedlich interpretiert werden kann. In diesem Fall wird also der jeweilige Gesprächskontext mit berücksichtigt.

Konzepte, bei denen die psychologische Ausprägung überwiegt, berufen sich oft auf die Transaktionsanalyse, die z. B. von Berne (1974 und 1991) oder im Überblick auch von Bremerich-Vos (1992) dargestellt wird. Die Transaktionsanalyse geht von unterschiedlichen mentalen Zuständen, den Ich-Zuständen, als Hintergründen für eine bestimmte Verhaltensweise aus. Demnach gibt es ein Erwachsenen-Ich, das sach- und problembezogen denkt und handelt, ein Eltern-Ich, das aus der wertenden Position eines Elternteils dem Kind gegenüber denkt und handelt, also z. B. lobt oder tadelt oder Ratschläge aus eigener Erfahrung erteilt, und ein Kind-Ich, das aus der Position eines Kindes dem Elternteil gegenüber denkt und handelt. In diesen Konzepten wird eine bestimmte Äußerung nach dem jeweiligen mentalen Zustand analysiert, in dem Produzent und Rezipient sich in der aktuellen Gesprächsphase gerade befinden, um den genauen Anlass und die Wirkung der jeweiligen Äußerung herauszufinden. Wie Bremerich-Vos (1992) feststellt, lässt sich die Transaktionsanalyse entweder als klinisch-therapeutische Methode, als Persönlichkeitstheorie oder als Kommunikationstheorie auffassen, wird jedoch meist nur als Kommunikationstheorie herangezogen. Manche Konzepte beziehen sich auch ausschließlich auf psychologische Hintergründe eines Gesprächsverlaufs, wie Menz & Nowak (1992) darlegen. Die Linguistik wird hingegen insgesamt kaum als wissenschaftliche Grundlage herangezogen, wie oben bereits ausgeführt wurde; die verwendeten Fachtermini stammen vielmehr in der Regel aus anderen Wissenschaften, oder es werden von vornherein umgangssprachliche Begriffe gebraucht, um die Lerninhalte allgemeinverständlicher zu formulieren. So ist z. B. nicht von Produzent und Rezipient, sondern statt dessen von Sender und Empfänger – wobei dieses Modell von den KommunikationstrainerInnen mitunter bereits als „abgegriffen" empfunden wird (Brünner & Fiehler, 1999; S. 222) - oder von Sprecher und Hörer die Rede.

Ausdrücklich wissenschaftliche Darstellungen werden von den Konzepten, die weder an der Angewandten Diskursforschung noch überwiegend an der Rhetorik orientiert sind, sogar oft vermieden (Brünner & Fiehler, 1999), weil sie als zu abstrakt empfunden werden. Statt dessen legen sie besonders großen Wert auf die praktische Anwendbarkeit ihrer Lerninhalte sowie auf Anschaulichkeit. Theorie und Praxis werden demnach häufig als Gegensätze gesehen, nicht als einander ergänzende Komponenten eines Konzepts. Diese Sichtweise führt häufig dazu, dass wissenschaftliche Grundlagen von den TrainerInnen oder AutorInnen abgelehnt werden und, wenn überhaupt, dann eher populärwissenschaftliche Grundlagen herangezogen werden.

Aufgrund der starken Praxisorientierung und des damit verbundenen Ziels, eine möglichst einfache Vorgehensweise zu wählen, wird demnach auch nicht das authentische Gespräch als Grundlage für die Vermittlung der jeweiligen Strategien herangezogen, weil die Transkription und die genaue Analyse ein relativ aufwändiges Verfahren darstellt, wie oben bereits ausgeführt wurde. Statt dessen wird mit konstruierten Beispielen oder auch mit Erzählungen aus eigener Erfahrung gearbeitet, die den Wirkungsbereich der vorgeschlagenen Strategien und Techniken möglichst anschaulich illustrieren und zugleich verdeutlichen sollen, dass diese sich in der Praxis bereits gut bewährt haben (Brünner & Fiehler, 1999). Dies soll zugleich die Motivation der TeilnehmerInnen oder LeserInnen erhöhen. Aber auch Ratgeberliteratur anderer Autoren wird nicht selten als Grundlage des eigenen Konzeptes verwendet.

Auch in den praktischen Übungen, mit denen die Lerninhalte in Trainingsseminaren vermittelt werden sollen, wird keine Analyse authentischen Gesprächsmaterials vorgenommen. Statt dessen werden Rollenspiele durchgeführt, die oft auch auf Video aufgezeichnet werden (Brons-Albert, 1992 und 1995; Schmitt, 1999). Der dahinter stehende Gedanke ist, dass die TeilnehmerInnen auf diese Weise die Wirkung der jeweiligen Strategien und Taktiken unmittelbar in der Handlung erfahren sollen, nicht in der Position als Außenstehender durch Analysen oder Erläuterungen, und zwar je nach ihrer Rolle entweder als Produzent oder als Rezipient, auf den sie wirkt.

Rollenspiele bilden dabei gewissermaßen eine Mischform zwischen der Vorlage authentischen Materials und konstruierten Beispielen: einerseits wird die Übungssituation als solche künstlich herbeigeführt, andererseits stellt das Rollenspiel aber, wenn auch in eingeschränkter Form, ein tatsächlich stattfindendes Gespräch dar und unterscheidet sich damit z. B. von konstruierten Beispielen. Brons-Albert (1992 und 1995) sieht dabei den Aspekt des Künstlichen im Vordergrund, der einen klaren Gegensatz zu einer authentischen Gesprächssituation bildet, so dass der Verlauf eines Rollenspiels sich ihrer Ansicht nach nicht ohne weiteres auf eine Realsituation übertragen lässt. Schmitt (1999) betrachtet Rollenspiele hingegen durchaus als authentisch, da sie reale sprachliche Handlungen und Interaktionen der TeilnehmerInnen darstellen, wenn diese auch in einer vorgegebenen Situation stattfinden. Auf diese Problematik komme ich im nächsten Abschnitt noch zurück.

In der Ratgeberliteratur werden den LeserInnen oft zur Übung konkrete Aufgaben gestellt, die der praktischen Umsetzung oder der Reflexion über die Lerninhalte dienen sollen. So sollen sie z. B. die Hintergründe einer vorgegebenen Problemsituation analysieren oder eine konkrete Strategie auf vorgegebene Äußerungen anwenden, indem sie diese entsprechend umformulieren (Weisbach, 1997), oder sie sollen sich an eigene Gespräche erinnern, die zu der aktuell diskutierten Situation passen, und diese unter bestimmten Aspekten reflektieren (Birkenbihl, 2005). Auf diese Weise soll auch hier ein direkter Praxisbezug hergestellt werden, da eine bloße Lektüre nicht ausreichen würde, um sprachliche Strategien zu erwerben (ebd.). Dieses Vorgehen ist in gewisser Weise mit den Rollenspielen zu vergleichen, da die LeserInnen auch hier eine vorgegebene Situation oder einen konkreten Aspekt differenziert betrachten sollen. Sie arbeiten also auch hier mit den Ergebnissen eigener Überlegungen, die auf einer Übungssituation beruhen.

Ein solches, stark praxisorientiertes Konzept, das sich, wenn überhaupt, dann nur am Rande auf theoretische Hintergründe beruft, ist zwar eher unwissenschaftlich, kommt jedoch den Bedürfnissen vieler LeserInnen oder TeilnehmerInnen entgegen, die keine differenzierte, theorieorientierte Erörterung von Kommunikationsproblemen anstreben, sondern sich statt dessen möglichst klare, einfache Anweisungen und Strategien wünschen, die sie unmittelbar anwenden können (Fiehler & Brünner, 1999; Bergmann, 1999). Aus diesem Grund werden auch häufig konkrete Strategien vorgegeben, die in jedem vergleichbaren Gesprächskontext anwendbar sein sollen. Zu denken ist hier etwa an den Ratschlag, Kritik oder andere Äußerungen mit negativem Inhalt grundsätzlich „positiv" zu formulieren und negativ geprägte Äußerungen, die z. B. einen ausdrücklichen Tadel enthalten, zu vermeiden (z. B. Weisbach, 1997), weil diese einen negativen Einfluss auf den Rezipienten ausüben sollen. Auch dies ist ein Grund dafür, weshalb viele solcher Konzepte sehr allgemein gehalten sind. Wenn nämlich die AnwenderInnen die vorgeschlagenen Strategien und Taktiken grundsätzlich in nahezu jedem Gesprächskontext einsetzen können, wie dies von den AutorInnen oder TrainerInnen nahe gelegt wird, ist der Lernaufwand für sie erheblich geringer, als wenn sie nach unterschiedlichen Anwendungsbereichen differenzieren müssen.

Insgesamt betrachtet, steht bei den Kommunikationstrainings dieser dritten Kategorie somit die praktische Anwendung gegenüber der theoretischen Grundlage stark im Vordergrund. Das Hauptziel liegt darin, ein Konzept zu vermitteln, das einen möglichst großen Anwendungsbereich hat und den Lernaufwand für die SeminarteilnehmerInnen oder die LeserInnen der Ratgeberliteratur so gering wie möglich hält. Wissenschaftliche Grundlagen treten dabei in der Regel hinter der Praxisorientierung zurück. Wenn sie aber einbezogen werden, dann werden vor allem Ansätze aus der Kommunikationswissenschaft, der Psychologie oder der Sozialwissenschaft herangezogen, die versuchen, Kommunikation aus der Position der Beteiligten heraus zu erfassen. Linguistische Ansätze hingegen werden von diesen Konzepten praktisch nicht genutzt. Es wurde erst ansatzweise erkannt, dass gerade die Linguistik, deren Fachgebiet ja gerade die Sprache und ihre praktische Umsetzung in der Kommunikation ist, sich besonders gut als Grundlage für die gezielte Kommunikationsoptimierung und –schulung eignet. In diesem Anwendungsbereich liegt also noch ein großes Potential für die Linguistik.

3.2 Möglichkeiten und Grenzen der einzelnen Formen von Kommunikationstrainings

Die unterschiedlichen Formen der Kommunikationstrainings, die im vorangegangenen Abschnitt vorgestellt wurden, beziehen sich auf eine große Bandbreite von Kommunikationsformen, die von monologischer Kommunikation über das gebundene Gespräch bis hin zum freien Gespräch reicht. Sie haben dabei z. T. sehr unterschiedliche Hintergründe und verwenden auch verschiedene Methoden, um ihr grundlegendes Ziel zu erreichen. Dieses gemeinsame Ziel aller Kommunikationstrainings liegt darin, eine optimale Kommunikation ihrer TeilnehmerInnen oder LeserInnen in dem jeweiligen Gesprächstyp und –kontext zu erreichen, so dass sie z. B. in die Lage versetzt werden, ihre GesprächspartnerInnen von ihrer Perspektive zu überzeugen, mit ihnen gemeinsam Kommunikations- und andere Probleme zu lösen oder ihre Beziehung zu ihnen gezielt zu fördern. Vor ihrem vielfältigen Hintergrund bieten die drei Formen von Kommunikationstrainings jeweils auch unterschiedliche Möglichkeiten, um dieses Basisziel zu erreichen. Im folgenden Abschnitt soll deshalb noch einmal gezielt herausgearbeitet werden, welches die besonderen Möglichkeiten der einzelnen Formen sind, aber auch, wo ihre jeweiligen Grenzen liegen.

Angewandte Diskursforschung

Die besonderen Möglichkeiten der Angewandten Diskursforschung liegen, wie oben bereits dargestellt, darin, gezielt die Struktur und den Verlauf authentischer Gespräche zu untersuchen und dabei zu grundlegenden Erkenntnissen über den Verlauf eines konkreten

Gesprächs bzw. eines bestimmten Gesprächstyps sowie der Kommunikation im Allgemeinen zu gelangen. Die TeilnehmerInnen an einer Kommunikationsschulung, die mit den Methoden der Angewandten Diskursforschung arbeitet, analysieren Transkripte von Gesprächen, die im Idealfall aus ihrem eigenen kommunikativen Umfeld stammen oder doch zumindest zum gleichen Gesprächstyp gehören. Damit ist ein sehr enger Praxisbezug gewährleistet, der sich an den Bedürfnissen der TeilnehmerInnen orientiert. Sie können dadurch die Hintergründe ihres eigenen Verhaltens in dem analysierten Gespräch und das Verhalten ihres Gesprächspartners – oder aber das Verhalten anderer GesprächsteilnehmerInnen, sofern nicht ihre eigenen Gespräche analysiert werden - sowie den Einfluss des jeweiligen Verhaltens auf den weiteren Gesprächsverlauf besonders gut nachvollziehen. So können sie z. B. erkennen, an welcher Stelle des Gesprächs genau ein Kommunikationsproblem entstand und warum, oder warum die Suche nach einer Problemlösung, eine Einigung der GesprächspartnerInnen oder eine andere Gesprächsintention erfolgreich war oder scheiterte. Insgesamt werden sie sich dadurch der Grundlagen von Kommunikation stärker bewusst. Zu denken ist hierbei insbesondere daran, dass Kommunikation immer auf der Verarbeitung und dem Austausch von Information beruht, dass sie eine Interaktion der GesprächsteilnehmerInnen darstellt und dass sie immer in einer konkreten Situation und deren besonderen Umständen stattfindet (Strohner, 2001 und 2002; Strohner & Brose, 2002). Der Informationsaustausch wird z. B. oft in Frage-Antwort-Sequenzen besonders deutlich sichtbar, die Interaktion im Wechsel der einzelnen *Turns*, aber auch in konkreten Äußerungen, die sich unmittelbar darauf beziehen, wie z. B. bei einem genauen Eingehen auf eine vorangegangene Äußerung des Gesprächspartners, die konkrete Situation und ihre Auswirkungen, der Gesprächskontext also, besonders im Gesprächsthema. Gerade die Analyse eines Transkripts, das auch kleinste Details wie Interjektionen und andere Mikrostrukturen erfasst und damit die Erscheinungsformen dieser drei Aspekte besonders gut verdeutlichen kann, kann hierbei eine große Hilfe sein. Vor diesem Hintergrund fällt es dann oft wesentlich leichter, Kommunikationsprobleme aufzudecken und nach Lösungen und ggf. alternativen kommunikativen Verhaltensweisen zu suchen, als wenn ein Gespräch eher aus einer „übergeordneten", allgemeineren Position heraus als Ganzes betrachtet wird. Daraufhin kann dann das neue Verhalten gezielt eingeübt und aufgrund des zyklischen Verfahrens immer wieder überprüft und bei Bedarf weiter angepasst oder verändert werden.

Die Grenzen der Angewandten Diskursforschung sind zum einen darin zu sehen, dass mit dieser Methode ausschließlich Kommunikationsprobleme gelöst werden können. Wenn sich also herausstellt, dass ein konkretes Problem, das in einem analysierten Gespräch auftaucht, eine andere Ursache hat, weil es z. B. auf die Arbeitsorganisation oder auf grundlegende Aspekte der Beziehung zwischen den GesprächsteilnehmerInnen zurückzuführen ist, kann die Angewandte Diskursforschung keine direkte Hilfestellung geben. Allerdings kann sie mitunter über die Kommunikation indirekt Hilfe anbieten. Dies könnte z. B. der Fall sein, wenn die TeilnehmerInnen lernen, Probleme in der Arbeitsorganisation durch gezielte und effektive Absprachen zu lösen oder von vornherein zu vermeiden. Dabei ist jedoch immer der jeweilige Gesprächskontext mit zu berücksichtigen, z. B. die besondere Struktur der jeweiligen Institution, aus der die analysierten Gespräche stammen bzw. mit der die TeilnehmerInnen zu tun haben, oder andere Faktoren, die in der konkreten Situation relevant sind. Ein Vorteil der Beschränkung ausschließlich auf Kommunikationsprobleme ist wiederum darin zu sehen, dass dadurch insgesamt die Effektivität erhöht wird, weil ein ganz bestimmter Problemtyp gezielt behandelt wird.

Weiterhin lässt sich die Methode der Angewandten Diskursforschung am besten in der kommunikativen Interaktion einsetzen, d. h. in der gemeinsamen Analyse des sprachlichen Materials. Zum Selbststudium eignet sie sich dagegen weniger gut. Auch das Verfassen von Ratgeberliteratur ist eher schwierig. Solche Ratgeber müssten konkrete Transkripte enthalten, die von den LeserInnen analysiert werden könnten, wobei es dann jedoch fraglich wäre, inwieweit sie die konkreten Hintergründe der Kommunikationsprobleme allein erkennen könnten, gerade deshalb, weil sie oft Laien sind, die wenig über diese Hintergründe wissen. Es müssten dann also z. B. Analysen oder genaue Anleitungen von den AutorInnen mitgeliefert werden, an denen sich die LeserInnen orientieren könnten. Dabei bestände jedoch die Gefahr, dass die LeserInnen, die sich ja oft eine möglichst einfache, anschauliche Vorgehensweise wünschen, die mit praktischen Übungen einher geht, ein solches Verfahren als zu theoretisch und abstrakt empfinden würden. Zudem würde der Umfang solcher Ratgeber durch die beigefügten Transkripte sehr groß werden. Die Angewandte Diskursforschung eignet sich damit in erster Linie für Trainingsseminare.

Eine dritte Besonderheit liegt darin, dass in Schulungen nach dieser Methode die Lösung für ein gefundenes Kommunikationsproblem gemeinsam mit den TeilnehmerInnen entwickelt wird, und zwar individuell für den jeweiligen konkreten Fall. Dabei orientieren sie sich am realen Gesprächsverhalten, so wie es in den Transkripten vorliegt bzw. dem Kommunikationsstil der TeilnehmerInnen entspricht, nicht an stilistischen, idealisierten Aspekten. Es werden also z. B. keine Vorschläge für konkrete Formulierungen oder deren Vermeidung gemacht und den TeilnehmerInnen keine fertigen „Rezepte" geliefert, die sie nur noch auswendig lernen und dann einsetzen müssen. Damit ist jedoch der Lernaufwand erheblich höher als bei Konzepten, die sich vor allem auf gesprächsformale und stilistische Aspekte konzentrieren. Allerdings bedeutet dies zugleich auch, dass der individuelle Kommunikationsstil erhalten bleibt und somit kein „gekünsteltes" Kommunikationsverhalten entsteht. Auch dies macht die Effektivität der Angewandten Diskursforschung aus, da sie das individuelle Kommunikationsverhalten nicht im Ganzen zu ändern versucht, sondern nur gezielt dort einige Aspekte verändert, wo dies günstig ist. Dadurch wird der insgesamt höhere Lernaufwand dann wieder relativiert.

Insgesamt betrachtet, ist die Angewandte Diskursforschung somit eine sehr effektive Methode, um Gesprächsverläufe gezielt nachzuvollziehen und dadurch Kommunikationsprobleme aufzudecken und zu lösen. Durch ihre Orientierung an Realgesprächen fällt sie gegenüber anderen Formen von Kommunikationstrainings aus dem Rahmen. Sie eignet sich allerdings vor allem für Trainingsseminare; ein Selbststudium hingegen wäre nur unter großen Schwierigkeiten möglich. Die Angewandte Diskursforschung lebt somit besonders stark von der kommunikativen Interaktion, in der die TeilnehmerInnen gemeinsam die Gesprächsanalysen durchführen und nach Lösungen für die gefundenen Kommunikationsprobleme suchen. Durch ihre besondere Ausprägung vermeidet sie zudem einige der Nachteile, die sich aus den beiden anderen Formen von Kommunikationstrainings ergeben können, wie in den beiden folgenden Abschnitten noch deutlich werden wird.

Rhetorik

Der Vorzug reiner Rhetoriktrainings liegt darin, dass sie einem grundlegenden Bedürfnis ihrer TeilnehmerInnen oder LeserInnen entgegen kommen, indem sie ihnen klare Anweisungen und Regeln vorgeben, nach denen sie kommunizieren sollen. Die TeilnehmerInnen lernen, ihre Redebeiträge gezielt und effektiv zu strukturieren, z. B. überzeugend zu argumentieren oder Vorträge klar zu gliedern, so dass die RezipientInnen ihnen gut folgen können, alle relevanten Informationen erhalten und die Wirkung optimal ist, so dass z. B. das Wichtigste besonders hervorgehoben wird, indem es entweder an den Anfang gestellt wird, wo es besonders gut aufgenommen wird, und die übrigen Informationen ihm nachgeordnet werden, oder aber gerade erst am Schluss genannt wird, wo es besonders gut im Gedächtnis bleibt. Durch diese stark formalisierte Vorgehensweise, die sich relativ leicht umsetzen lässt, wenn die TeilnehmerInnen die Methodik und Strategien der Rhetorik einmal beherrschen, gewinnen sie somit mehr Sicherheit in Situationen, in denen professionellem Sprechen eine besondere

Bedeutung zukommt. Diese Sicherheit wird durch die Komponente der Sprecherziehung, durch die nicht nur der inhaltliche, sondern auch der artikulatorische Aspekt optimiert wird, zusätzlich erhöht. Aber auch Redeangst, z. B. die Angst davor, vor einem großen oder auch fachlich besonders versierten Publikum einen Vortrag zu halten, kann so verringert werden; sie kann auch selbst ein Thema von Rhetoriktrainings oder -ratgebern darstellen. Durch die Eingrenzung der behandelten Thematik, die sich oft auf ein relativ kleines Feld beschränkt, z. B. auf die Rede, die Argumentation oder das Verhandlungs- oder Verkaufsgespräch, besitzt auch die Rhetorik eine hohe Effektivität. Zudem ist die Methodik durch ihre klare Strukturierung für die TeilnehmerInnen oder LeserInnen besonders übersichtlich.

Allerdings hat auch die Rhetorik ihre Probleme und Grenzen. Die wichtigste Problematik ist darin zu sehen, dass ihr eine instrumentelle Auffassung von Kommunikation zugrunde liegt, diese also als Technik oder „Werkzeug" betrachtet wird. Dadurch kommt die Interaktion mit dem Gesprächspartner oft zu kurz. Dies ist häufig schon rein äußerlich durch die Konzentration auf die monologische Kommunikationsform gegeben, bei der der Anwender der Rhetorik fast ausschließlich die Produzentenrolle einnimmt; Ausnahmen stellen hier z. B. die Reaktion auf Zwischenrufe oder eine Diskussion nach einem Vortrag dar. Aber auch bei der dialogischen Form, etwa der Argumentation oder dem Verkaufsgespräch, stehen oft die Interessen des Anwenders im Vordergrund, der seinen Gesprächspartner von seiner eigenen Sichtweise überzeugen oder zum Kauf seiner Ware bringen möchte. Auch der Informationsaustausch verläuft oft eher einseitig von der Seite des Anwenders her. Hinzu kommt, dass solche Gespräche oft nach einem bestimmten Schema ablaufen; gerade bei der Rhetorik steht ja der formale Aspekt stark im Vordergrund, wie oben bereits ausgeführt wurde. Wenn aber der Anwender in solchen Gesprächen zu wenig auf seinen Gesprächspartner eingeht und vor allem aus seiner eigenen Sichtweise heraus kommuniziert, besteht die Gefahr, dass der Gesprächspartner den Eindruck gewinnt, er solle nur überredet und nicht mit fundierten Argumenten überzeugt werden. Dies könnte ein Grund dafür sein, dass die Methode der Rhetorik mitunter abgelehnt wird, weil sie mit bloßem Überreden statt Überzeugen in Verbindung gebracht wird (Günther & Sperber, 2000). Bei einer solchen Haltung des Gesprächspartners wird es dann allerdings noch schwieriger, diesen tatsächlich zu überzeugen.

Eng damit verbunden ist ein weiteres Problem. Eine instrumentelle Auffassung von Kommunikation geht davon aus, dass Gesprächsverläufe weitgehend vorhersehbar und planbar sind, dass sie durch die eigenen Gesprächsstrategien in die gewünschte Richtung gelenkt werden können. Dabei wird jedoch übersehen, dass ja auch der Gesprächspartner sowohl eine bestimmte Perspektive als auch Emotionen hat und kommunikatives Verhalten zeigt, das sich auf den weiteren Gesprächsverlauf auswirkt. Wenn dieses Verhalten nun nicht in das vorgegebene Schema passt, wenn z. B. in einem Verkaufsgespräch ein bestimmter Gesprächseinstieg vorgegeben wird, der Kunde aber nicht darauf eingeht, sondern einen anderen Aspekt einbringt oder das Gespräch von sich aus in völlig anderer Weise beginnt, besteht die Gefahr, dass die Gesprächsplanung teilweise oder sogar ganz scheitert und das Gespräch einen anderen Verlauf nimmt als beabsichtigt. Dies kann jedoch den Anwender der rhetorischen Strategien verunsichern, so dass dann das Ziel, eine größere Sicherheit im Umgang mit einer bestimmten Kommunikationssituation zu geben, nicht erreicht wird. Durch eine stärkere Berücksichtigung der kommunikativen Interaktion könnte dieses Risiko vermieden werden. Allerdings müsste dazu die Vorstellung vom vollständig planbaren Gespräch aufgegeben und eine flexiblere Anpassung an den individuellen Gesprächspartner und die konkrete Situation vorgenommen werden.

Problematisch an der stark formellen und stilistischen Ausprägung kann auch die Einstellung werden, bestimmte individuelle Eigenarten des Gesprächsstils, wie z. B. dialektale Ausdrücke bzw. Redewendungen oder häufiges Räuspern, als „Sprechunarten" (Kratz, 1989) aufzufassen, die der Anwender sich abgewöhnen müsse. Oft erfolgen diese Verhaltensweisen unbewusst, oder ein Ausdruck gehört eng zum individuellen Wortschatz des Anwenders, so dass ein Abgewöhnen gar nicht oder nur unter sehr großen Schwierigkeiten möglich wäre. Nicht selten werden solche individuellen Eigenarten des Kommunikationsstils sogar durch die Anweisung, sie zu vermeiden, erst recht verstärkt, was insbesondere auch für die Anweisung gilt, konkrete Formulierungen zu vermeiden (Brons-Albert, 1992 und 1995). Besonders deutlich tritt das Problem, individuelles Gesprächsverhalten zu steuern, bei der nonverbalen Kommunikation zu Tage, wo unbewusste Reaktionen eine große Rolle spielen. Deshalb muss hier besonders deutlich zwischen solchen Verhaltensweisen, die bewusst eingesetzt werden können, und unbewusst erfolgenden unterschieden werden (Geißner, 1999). Und schließlich besteht bei einer gezielten Veränderung des individuellen Gesprächsstils immer die Gefahr, dass dieser zwar anschließend formell korrekt ist, aber unnatürlich und „gekünstelt" wirkt. Zu denken ist hier insbesondere auch an die Vorgabe, in bestimmten Gesprächskontexten ganz konkrete Formulierungen zu verwenden, die häufig in Rhetoriktrainings oder -ratgebern erfolgt (Brons-Albert, 1992 und 1995). Diese Gefahr könnte dadurch vermieden werden, dass das authentische Gesprächsverhalten stärker als bisher in den Vordergrund gestellt wird und die jeweiligen Strategien daran angepasst werden, so dass sie eine Art „Gerüst" bilden, das dann vom individuellen Gesprächsstil sowie dem konkreten Kontext, also der Gesprächssituation und gerade auch dem Verhalten des Gesprächspartners, mit dem ja immer eine kommunikative Interaktion stattfindet, aufgefüllt werden kann.

Kommunikationstrainings mit weiterer Ausprägung

Weil diese Form von Kommunikationstrainings sich mitunter ebenfalls auf die Rhetorik stützt, treffen die Ausführungen des vorangegangenen Abschnitts z. T. auch hier zu. Darüber hinaus gibt es aber noch einige andere Möglichkeiten bzw. Grenzen, die an dieser Stelle kurz dargestellt werden sollen.

Weil diese Konzepte sich vor allem auf das freie Gespräch konzentrieren, bei dem die kommunikative Interaktion ohnehin eine viel größere Rolle spielt als bei gebundenen Formen, die oft monologisch sind, sind sie weitaus stärker partnerorientiert als die Rhetorik. Aus diesem Grund wird hier sowohl die Perspektive des Gesprächspartners als auch die Beziehungsebene bewusst in die Kommunikation einbezogen. Grundsätzlich wird ein harmonischer Gesprächsverlauf angestrebt, bei dem die Interessen der einzelnen Beteiligten in Einklang gebracht werden sollen. Deshalb bilden oft gerade Problemlösegespräche einen Schwerpunkt dieser Kommunikationstrainings; die TeilnehmerInnen bzw. LeserInnen sollen lernen, Konflikte in der konstruktiven Interaktion zu lösen. Alle relevanten Aspekte, sowohl aus der eigenen Sichtweise als auch aus der der GesprächspartnerInnen, werden gezielt ermittelt und in die anschließende Lösungssuche integriert. Dabei kann es sich sowohl um situative Aspekte handeln als auch um emotionale. Auch die Gefühlsebene, die im Gespräch ebenfalls immer eine entscheidende Rolle spielt, wobei sie entweder bewusst sein kann oder auch nicht, wird so mit einbezogen. Wenn die Emotionen unbewusst sind, werden sie häufig explizit herausgearbeitet. Dadurch wird es erheblich erleichtert, eine Lösung zu finden, die die unterschiedlichen Interessen der Beteiligten in optimaler Weise verbindet, wobei es sich auch um einen Kompromiss handeln kann. Ein Gesprächsverlauf, in dem die Beteiligten mit- und nicht gegeneinander handeln, wirkt sich darüber hinaus auch positiv auf ihre Beziehung aus.

Durch die große Problembezogenheit und Anpassung an die Bedürfnisse der TeilnehmerInnen oder LeserInnen ist auch hier ein enger Praxisbezug gegeben, der zudem durch eine anschauliche Darstellung der Lerninhalte gefördert wird. Die allgemeine Ausrichtung auf unterschiedliche Arten von Gesprächen wiederum führt dazu, dass auch hier der Lernaufwand möglichst gering gehalten werden kann. Zugleich führt sie zu einer hohen

Flexibilität; der Ratgeber muss sich nicht auf einen bestimmten Gesprächstyp beschränken, sondern kann unterschiedliche Gesprächstypen behandeln und dadurch eine große Bandbreite von Kommunikationsproblemen abdecken.

Doch auch diese Konzepte können unter Umständen problematisch werden. Durch die sehr allgemeine Ausrichtung besteht grundsätzlich die Gefahr, dass beim individuellen Gesprächskontext wichtige Aspekte übersehen werden. So könnte sich z. B. eine konkrete Strategie, die als allgemeingültig betrachtet wird, in einer bestimmten Gesprächssituation doch als ungünstig erweisen, weil hier noch weitere Faktoren hinzukommen, die nicht erkannt wurden. Weisbach (1997) empfiehlt z. B. im Problemlösegespräch, die Gefühle des Gesprächspartners direkt anzusprechen. Diese Strategie erweist sich sicherlich oft als günstig, weil gerade die emotionale Ebene bei der Kommunikation eine nicht zu unterschätzende Rolle spielt, doch besteht bei einer eher negativ geprägten Beziehung die Gefahr, dass der Gesprächspartner sich ausgefragt fühlt und auf Distanz geht. Deshalb muss immer auch die konkrete Situation mit ihren jeweils relevanten Aspekten betrachtet werden, um zu entscheiden, ob eine bestimmte Strategie hier tatsächlich angebracht ist. Eine starke Verallgemeinerung vereinfacht zwar insgesamt die Anwendung der Strategie, kann aber unter Umständen zu negativen Auswirkungen führen. Dies wiederum kann dann den Anwender der Strategie verunsichern, so dass vorhandene Unsicherheit oder sogar Ängste verstärkt werden.

Ein weiteres Problem liegt darin, dass oft nicht klar zwischen Kommunikations- und anderen Problemen differenziert wird, z. B. solchen, die auf äußere Umstände zurückzuführen sind, auf die der Betroffene wenig oder gar keinen Einfluss hat. Diese Tendenz könnte noch dadurch verstärkt werden, dass viele der Kommunikationstrainings dieser Kategorie mehrere unterschiedliche Grundlagen haben, z. B. sowohl kommunikationswissenschaftliche als auch psychologische. Sie vermischen dann unter Umständen diese Grundlagen miteinander und sind sich der unterschiedlichen Hintergründe nicht mehr ausreichend bewusst. Wenn jedoch ein Problem als Kommunikationsproblem betrachtet wird, das eine ganz andere Ursache hat, besteht die Gefahr, dass die Lösungssuche scheitert, weil eben diese andere Ursache nicht erkannt und berücksichtigt wurde. Die gefundene Lösung bezieht sich dann auf einen Aspekt des Problems, der zwar ebenfalls eine Rolle spielen kann, aber nicht den eigentlichen Kern darstellt. Auch dies kann die Unsicherheit der Betroffenen insgesamt vergrößern.

Bei Ratgeberliteratur kommt ein weiteres Problem hinzu. Da gerade beim freien Gespräch die Interaktion mit dem Gesprächspartner eine entscheidende Rolle spielt, ist es fraglich, ob die vermittelten Strategien allein durch Lektüre und die vorgeschlagenen Einzelübungen erworben werden können. Sie können erst in der kommunikativen Interaktion ihre volle

Wirkung entfalten, d. h., wer sie anwendet, braucht, zumindest solange sie ihm noch fremd sind, die Reaktion eines Gesprächspartners, um ihre tatsächliche Wirkung zu erfahren und diese schließlich in verschiedenen Kontexten einschätzen zu lernen. Selbstreflexion kann hier nur bis zu einem gewissen Grad helfen, eben weil jeder Gesprächspartner eine individuelle Persönlichkeit ist, die auf ihre ganz besondere Weise kommuniziert. Dies gilt zumindest für solche kommunikativen Strategien, die dem Leser oder der Leserin völlig neu sind. Sind sie ihm oder ihr dagegen grundsätzlich bereits bekannt und sollen in erster Linie auf einen konkreten Kontext bezogen werden, z. B. auf ein Gespräch mit jemandem, der dem Anwender gut vertraut ist und dessen Kommunikationsverhalten in einer konkreten Situation er deshalb relativ gut einschätzen kann, kann unter Umständen auch eine Selbstreflexion ausreichen.

Aber auch die Übungssituation in einem Trainingsseminar ist nicht unproblematisch, wie oben im Zusammenhang mit Rollenspielen, die eine weit verbreitete Übungsform darstellen, bereits angedeutet wurde. Hier stellt sich die Frage, inwieweit der Verlauf eines Rollenspiels, das ja eine künstlich herbeigeführte Situation darstellt, auf eine Realsituation übertragen werden kann. Einerseits kann ein Rollenspiel ein reales Gespräch sicherlich nicht ersetzen, da es unter genau vorgegebenen und kontrollierten Rahmenbedingungen stattfindet. Zudem besteht die Gefahr, dass sich die TeilnehmerInnen in einer solchen Trainingssituation anders verhalten als in der Realität, gerade weil sie sich in einer solchen Situation unsicher fühlen; auch die Aufzeichnung des Rollenspiels auf Video oder Tonband kann ihr Verhalten beeinflussen (Brons-Albert, 1992 und 1995). Andererseits bieten Rollenspiele eine gute Möglichkeit, eine konkrete Strategie zunächst einmal in einem gewissermaßen neutralen Kontext anzuwenden, ohne dass die Gefahr eines ungünstigen Gesprächsverlaufs und einer Verschärfung eines realen Konflikts besteht, wie es der Fall sein könnte, wenn die Strategie sofort in einem authentischen Gespräch eingesetzt würde. Ein nach einiger Zeit durchgeführter Rollenwechsel bietet zudem die Chance, auch die Situation des Gesprächspartners kennen zu lernen und die jeweilige Strategie aus seiner Sicht zu erleben. Da Rollenspiele eine konkrete Gesprächssituation nachbilden, eignen sie sich m. E. meist besser zur Vermittlung kommunikativer Strategien als eine bloße Erläuterung oder auch Diskussion in der Gruppe, die Angabe von Beispielen oder die Aneignung in Einzelübungen. Zudem lassen sie sich durchaus als authentische Gespräche auffassen (Schmitt, 1999), da sie eine echte kommunikative Interaktion darstellen und den Prinzipien eines realen Gesprächsverlaufs folgen. Sie stellen m. E. gewissermaßen eine gebundene Gesprächsform dar, die nach bestimmten Vorgaben abläuft, ähnlich wie dies auch in der Rhetorik der Fall ist. Demnach eignen sie sich besonders gut dafür, Gesprächstypen nachzuempfinden, die nach festen Regeln ablaufen. Doch auch freiere Gesprächsformen können sie nachbilden, wenn sie genügend Raum für Spontaneität lassen. Um das Gefühl einer künstlichen Situation zu verringern, sollte darauf geachtet werden, dass die TeilnehmerInnen ihren individuellen Kommunikationsstil beibehalten und die neue Strategie lediglich eine Ergänzung dazu darstellt, wo diese hilfreich ist, aber bisherige Verhaltensweisen nicht völlig überlagert. Auch sollte niemand gedrängt werden, eine Strategie oder sogar eine konkrete Formulierung zu gebrauchen, die ihm innerlich widerstrebt, denn dies würde einerseits zu Unsicherheit und Ablehnung und andererseits zu einem „unechten" Kommunikationsstil führen. Insgesamt sollte die Vorgabe eher offen sein, so dass sich das Rollenspiel einem authentischen Gespräch so weit wie möglich annähert. So sollten z. B. die TeilnehmerInnen ihre jeweilige Rolle frei wählen können und eigene Vorstellungen in die Spielsituation einbringen können, die deshalb vom Trainer oder der Trainerin nicht zu detailliert festgesetzt werden sollte. Günstig erscheint es mir auch, wenn die TeilnehmerInnen sich vor der Durchführung des Rollenspiels über grundlegende Aspekte kurz austauschen können, um zu verhindern, dass sie „aneinander vorbeispielen"; dies wäre gerade bei offener gehaltenen Rollenspielen von Vorteil.

Die Gefahr schließlich, dass die TeilnehmerInnen in der Spielsituation aus Unsicherheit ein Kommunikationsverhalten zeigen, das nicht ihrem normalen Verhalten entspricht, wird möglicherweise allmählich geringer, wenn das Training insgesamt über einen längeren Zeitraum hinweg angelegt ist. Die TeilnehmerInnen können sich dann im Laufe der Zeit besser kennen lernen und so vorhandene Unsicherheit allmählich abbauen. Dies gilt auch für Aufzeichnungen des Rollenspiels, die unter Umständen die TeilnehmerInnen zunächst verunsichern können, wenn sie bei sich selbst ein Verhalten beobachten, das ihnen eigentlich fremd ist. Möglicherweise tritt auch hier allmählich ein Gewöhnungseffekt ein, so dass das Verhalten sich dem in einem realen Gespräch stärker annähert. Eine vollständige Entsprechung von Rollenspiel und Realgespräch ist m. E. jedoch nicht möglich, schon allein deshalb, weil Kommunikation eben nicht vollständig planbar ist und beim Realgespräch immer unvorhergesehene Faktoren hinzukommen können. Doch ein möglichst flexibles Vorgehen ermöglicht es meiner Ansicht nach, Rollenspiel und Realgespräch einander so weit anzunähern, dass zumindest grundlegende Aspekte der Anwendungsbereiche und Wirkungsweisen einer kommunikativen Strategie vermittelt werden können. Durch die Erfahrung in Realgesprächen wird es anschließend möglich, diese Erkenntnisse weiter zu vertiefen, so dass der Anwender im Laufe der Zeit schließlich ein immer differenzierteres Bild über die Strategie und ihre Vor- und Nachteile erhält.

3.3 Erste Schlussfolgerungen für ein eigenes Konzept eines Kommunikationstrainings für AltenpflegerInnen

Aus den bisherigen Ausführungen über die unterschiedlichen Formen von Kommunikationstrainings und ihre jeweiligen Möglichkeiten und Grenzen lassen sich bereits erste Schlussfolgerungen für die Entwicklung eines eigenen Kommunikationstrainings ziehen. Dies soll im letzten Abschnitt des vorliegenden Kapitels geschehen.

Zunächst einmal müssen die Grundlagen des Konzeptes bestimmt werden, um einen ersten Rahmen für dessen spätere Entwicklung zu erhalten. Zu diesem Zweck muss zuerst festgelegt werden, auf welcher der drei oben beschriebenen Formen von Kommunikationstrainings es beruhen soll. Da es sich aufgrund der gesamten Ausprägung der vorliegenden Arbeit um ein linguistisches Konzept handelt, Kommunikation somit als Interaktion aufgefasst und deshalb die instrumentelle Auffassung von Kommunikation als Technik oder Fertigkeit oder gar als „Kampfsportart" verworfen wird, und da das Konzept sich zudem auf das freie Gespräch konzentrieren soll, das in der Altenpflege die übliche Kommunikationsform ist, kommen rhetorische Konzepte nicht in Frage. Auch solche Konzepte, die feste Formulierungen vorgeben, erscheinen mir aufgrund der damit verbundenen Einschränkungen und Risiken, auf die oben bereits eingegangen wurde, ungünstig. Damit kommen zwei mögliche Ansätze in Frage, nämlich die Angewandte Diskursforschung oder die Konzepte der dritten Kategorie, allerdings mit ausdrücklich linguistischem Hintergrund.

Die Angewandte Diskursforschung bietet den Vorteil, mit authentischem Material zu arbeiten, wodurch eine Reihe der oben dargestellten Schwierigkeiten vermieden werden können. Für die Entwicklung eines Konzepts im Rahmen der vorliegenden Arbeit erscheint mir dieses Verfahren jedoch zu zeitaufwändig, nicht zuletzt deshalb, weil es erst über einen längeren Zeitraum hinweg und in Form eines Intervalltrainings seine volle Wirksamkeit entfaltet, wie oben bereits dargelegt wurde. Aus diesem Grund habe ich mich trotz aller Vorteile der Angewandten Diskursforschung für ein „herkömmliches" Konzept entschieden, bei dem konkrete Strategien vorgeschlagen und vermittelt werden. Um jedoch den realen Gesprächskontext stärker einzubeziehen, als es derartige Kommunikationstrainings in der Regel tun, werde ich bei der Entwicklung des Konzepts von authentischem Material ausgehen. Zu diesem Zweck habe ich in der nachfolgend beschriebenen Fallstudie dreizehn Interviews mit AltenpflegerInnen geführt und anschließend transkribiert, wobei die Transkription allerdings in Normalschrift erfolgte, da es sich beim Interview um eine gebundene Gesprächsform handelt, deren Struktur von Anfang an feststeht, so dass eine

Partiturschreibweise hier kaum zusätzliche Erkenntnisse gebracht hätte. Auf die genauen Hintergründe und die Durchführung der empirischen Untersuchung werde ich im nächsten Kapitel noch ausführlich eingehen. Die Ergebnisse dieser Untersuchung sollen dann direkt in die Entwicklung des Kommunikationstrainings einbezogen werden, so dass auch hier Realsituationen die Basis bilden, wenn dies auch aufgrund der Interviews eher indirekt geschieht. Mein Konzept stellt also gewissermaßen eine Mischung aus Angewandter Diskursforschung und herkömmlichen Konzepten dar. Von der Angewandten Diskursforschung übernimmt es die Ausrichtung an realen Gesprächssituationen und das – wenn auch stark vereinfachte – Verfahren der Transkription bei der Durchführung der empirischen Studie. Von den Konzepten der dritten Kategorie wiederum übernimmt es die Entwicklung konkreter kommunikativer Strategien, um den Lernaufwand für die späteren TeilnehmerInnen möglichst gering zu halten. Allerdings wird dabei eine starre Auslegung vermieden, so dass der individuelle Gesprächskontext und die ihn prägenden kommunikativen Aspekte, nicht zuletzt auch die Perspektive und die Gefühle der GesprächsteilnehmerInnen sowie ihre Beziehung zueinander, in ausreichendem Maß berücksichtigt werden können.

Um ein solches Konzept zu erreichen, wird zunächst nach kommunikativen Strategien gesucht, die grundsätzlich für die in den Interviews geschilderten Situationen und Problembereiche, mit denen AltenpflegerInnen häufig konfrontiert werden, in Frage kommen könnten. Dabei liegt der Schwerpunkt auf problematischen und seelisch belastenden Situationen, weil das Kommunikationstraining gerade hier Hilfe anbieten möchte. Bei der Suche nach solchen Strategien werde ich mich zum einen an den Ergebnissen der empirischen Studie orientieren, aus der sich eine ganze Reihe von Strategien direkt ableiten lässt, und mich zum anderen an verschiedene Ratgeber anlehnen, die konkrete Kommunikationsstrategien vorschlagen und ihre jeweiligen Auswirkungen im Gespräch beschreiben. Die Strategien komplett selbst zu entwickeln, würde den Rahmen der vorliegenden Arbeit sprengen, da sie dann idealerweise zunächst in einer weiteren empirischen Studie auf ihre Wirksamkeit hin überprüft werden sollten. Trotzdem entstammen einige Strategien ergänzenden eigenen Überlegungen; dies ist insbesondere dann der Fall, wenn für einen konkreten Problembereich in dem vorhandenen Material keine optimal passende Strategie gefunden werden konnte. Um einen direkten Bezug zu der speziellen Situation in der Altenpflege, insbesondere zu den von meinen InterviewteilnehmerInnen geschilderten Gesprächssituationen, herzustellen und zu vertiefen, werde ich den möglichen Anwendungsbereich dieser Strategien daraufhin detailliert untersuchen. Zu diesem Zweck werde ich eine Matrix aus insgesamt zehn Kriterien erstellen, die sich auf unterschiedliche Aspekte beziehen, die in einer Gesprächssituation eine Rolle spielen können, und nach denen die Strategien anschließend klassifiziert werden. So wird z. B. untersucht, welche Intentionen jemand grundsätzlich haben könnte, der die jeweilige Strategie anwendet, wie sie jeweils auf einen Gesprächspartner wirken könnte, welche Nachteile oder Risiken sie bergen könnte oder welche emotionale Valenz der Gesprächskontext besitzt, für den die Strategie in Frage kommt, d. h., ob z. B. die Umstände oder das Thema des Gesprächs von den Beteiligten eher als angenehm oder eher als belastend und problematisch empfunden werden. Als Hintergrund für diese Klassifikation dienen die Ergebnisse der empirischen Untersuchung, die darüber hinaus auch in einem eigenen Kriterium direkt in Beziehung zu der jeweiligen Strategie gesetzt werden. Auf diese Weise soll sichergestellt werden, dass einerseits die einzelnen Strategien einen unmittelbaren Praxisbezug erhalten und andererseits alle in den Interviews genannten Problembereiche berücksichtigt werden.

Auf dieser Basis werde ich schließlich praktische Übungen entwickeln, die der Vermittlung der jeweiligen Strategien dienen sollen. Dabei werden im Wesentlichen Rollenspiele eingesetzt, daneben gelegentlich auch Einzelübungen oder die Diskussion im Plenum. Wie oben bereits ausgeführt, eignet sich meiner Ansicht nach das Rollenspiel trotz der eher „künstlichen" Übungssituation besonders gut, um den Gesprächsverlauf nachzubilden und neue Strategien auszuprobieren. Um den individuellen Kommunikationsstil der TeilnehmerInnen zu erhalten, wird darauf geachtet, möglichst geringe und weit gefasste Vorgaben für das Rollenspiel zu machen, die ihnen genügend Raum für individuelles Verhalten lassen. Als Hintergrund für die jeweilige Spielsituation dienen auch hier die Ergebnisse der Fallstudie. Sie werden also insgesamt in doppelter Form einbezogen, wodurch der Bezug zur realen Situation in der Altenpflege besonders eng wird. Die empirische Untersuchung ist zwar aufgrund der geringen Teilnehmerzahl nicht repräsentativ, kann aber doch wichtige Anhaltspunkte für eine Verbesserung der Kommunikation in der Altenpflege liefern. Zudem ist das Konzept von seiner Struktur her so flexibel angelegt, dass es jederzeit abgewandelt, weiter spezifiziert oder ggf. auch erweitert werden kann, wenn die Arbeit mit AltenpflegerInnen bei einer späteren praktischen Anwendung zu weiteren Erkenntnissen führt.

Teil II: Empirische Untersuchung

4. Fallstudie: Dreizehn Interviews mit AltenpflegerInnen über die Rolle der Kommunikation in der Altenbetreuung

4.1 Vorüberlegungen

Um ein Kommunikationstraining entwickeln zu können, das speziell an der Situation und den Bedürfnissen von AltenpflegerInnen orientiert ist, erscheint es mir notwendig, zunächst einmal diejenigen Aspekte herauszuarbeiten, die für die Kommunikation in der Altenbetreuung generell von Bedeutung sind. So spielt es z. B. eine entscheidende Rolle, mit welchen Personengruppen AltenpflegerInnen im Rahmen ihrer Tätigkeit grundsätzlich zu tun haben – die alten Menschen selbst, an die man dabei zu allererst denkt, bilden nur einen Teil dieser Gruppe -, in welchen Situationen sie jeweils mit ihnen kommunizieren, welche Gesprächsthemen, kommunikativen Verhaltensweisen und ggf. auch Konfliktsituationen dabei häufig oder auch seltener vorkommen und ob es möglicherweise noch weitere wichtige Aspekte gibt, die bislang noch gar nicht berücksichtigt wurden. Insbesondere problematische bzw. belastende Kommunikationssituationen und die mit ihnen zusammenhängenden Umstände spielen hier eine Rolle, denn das Ziel des geplanten Kommunikationstrainings liegt ja gerade darin, den Pflegekräften in solchen Situationen gezielt Hilfestellung zu geben. Diese Gesprächskontexte und weiteren Aspekte müssen dann gezielt in das Konzept des geplanten Kommunikationstrainings integriert werden, so dass es einen unmittelbaren Bezug zur Praxis erhält, denn nur ein Konzept, das die reale Situation in der Altenpflege erfasst und direkt darauf eingeht, wird in der Lage sein, dem Pflegepersonal eine echte Hilfestellung zu bieten. Dieser direkte Praxisbezug lässt sich am besten dadurch herstellen, dass man die PflegerInnen selbst zu Wort kommen lässt, so dass die Situation in der Altenpflege unmittelbar aus der Perspektive der Personengruppe betrachtet werden kann, für die das Kommunikationstraining gedacht ist. Aus diesem Grund entschied ich mich dafür, vor der eigentlichen Entwicklung eines Kommunikationstrainings eine empirische Untersuchung im Umfeld der Altenpflege durchzuführen, bei der ich PflegerInnen in Alteneinrichtungen zum Thema „Kommunikation in der Altenbetreuung" interviewte.

Wie in Kapitel 2 bereits dargestellt, gibt es zwei bedeutende Formen der Altenbetreuung mit unterschiedlicher Ausprägung, nämlich das Altenheim und die Altentagespflege. Aufgrund der teilweise großen Unterschiede in Umfang und Art der Pflegetätigkeit und weiteren Betreuung der alten Menschen ist zu vermuten, dass sich auch die Personengruppen und die Situationen, mit und in denen die PflegerInnen jeweils kommunizieren, deutlich voneinander unterscheiden. Aus diesem Grund wurden sowohl PflegerInnen interviewt, die in einem Altenheim tätig sind, als auch solche, die in einer Tagespflege arbeiten. Auch die dabei zu Tage tretenden Unterschiede im Hinblick auf die Kommunikation und ihre Kontexte sollen dann im Konzept des Kommunikationstrainings Berücksichtigung finden. Auf diese Weise lässt sich das Kommunikationstraining später von PflegerInnen beider Einrichtungsformen nutzen.

Für die empirische Untersuchung selbst gab es grundsätzlich verschiedene Möglichkeiten. So wäre es z. B. auch denkbar gewesen, einen Fragebogen zu konzipieren, der entscheidende Kommunikationssituationen in der Altenpflege gezielt ermittelt, oder Gespräche, die im Rahmen der Altenbetreuung stattfinden, direkt aufzuzeichen. Gegen Letzteres spricht meiner Ansicht nach jedoch, dass die Aufzeichnung von Gesprächen direkt in den Arbeitsablauf eingreifen würde und diesen dadurch verändern oder behindern könnte. Zudem kann eine solche Vorgehensweise ggf. auch das Verhalten der GesprächsteilnehmerInnen beeinflussen, indem sie sich z. B. beobachtet oder „belauscht" fühlen und sich dementsprechend zurückhaltend und vorsichtig verhalten oder auf andere Weise ihr Gesprächsverhalten an die Untersuchungssituation anpassen, so dass es nicht mehr authentisch ist. Unter Umständen kann ein solches Gefühl der Beobachtung und damit verbundener Hemmung sogar den Arbeitsablauf negativ beeinflussen. Zudem besteht die Gefahr, dass bei solchen Gesprächsaufzeichnungen sehr persönliche Bereiche berührt werden, so dass die Beteiligten – nicht nur die PflegerInnen, sondern auch und möglicherweise gerade die alten Menschen - sich in ihrer Intimsphäre verletzt fühlen könnten. Und schließlich würde auf diese Weise vor allem eine ganz bestimmte Form von Gesprächen erhoben werden, nämlich Gespräche zwischen der Pflegekraft und den betreuten alten Menschen, während andere Kontexte, wie etwa Gespräche der Pflegekraft mit Angehörigen von HeimbewohnerInnen oder Tagesgästen, die ebenfalls einen hohen Stellenwert haben und deshalb in dem Konzept eines Kommunikationstrainings ebenfalls berücksichtigt werden sollten, durch solche Aufzeichnungen nicht erfasst werden könnten.

Bei einem Fragebogen dagegen sind die Antworten meist schon aus Platzgründen begrenzt, so dass die Antworten sich hauptsächlich auf die von den Fragen vorgegebenen Aspekte beziehen und weitere Aspekte, die möglicherweise ebenfalls mit dem Untersuchungsfeld zusammenhängen, aber über die eigentliche Frage hinausgehen, unter Umständen schon rein äußerlich ausgeschlossen werden. Ein Fragebogen eignet sich meiner Ansicht nach eher für ein verhältnismäßig enges, fest umrissenes Untersuchungsfeld; für ein komplexeres Feld wie die Kommunikation in der Altenpflege, die von einer Vielzahl von Faktoren beeinflusst werden kann, erscheint er mir dagegen weniger geeignet. Zudem besteht meiner Ansicht nach bei einem Fragebogen grundsätzlich immer die Gefahr, dass es zu Fehlern kommt, weil der Teilnehmer z. B. eine bestimmte Frage missversteht oder wenig damit anfangen kann, weil er keinen Bezug zu seiner konkreten Situation darin sieht oder die in der Frage ausgedrückte Sichtweise nicht nachvollziehen kann, denn jede Frage stellt ja zugleich auch eine sprachliche Äußerung dar, die durch ihre konkrete Formulierung ganz bestimmte Vorgaben macht. In einer direkteren Methode, bei der UntersucherIn und TeilnehmerIn während der Untersuchung unmittelbaren Kontakt miteinander haben, lassen sich solche Fehler durch zusätzliche Erläuterungen wesentlich leichter vermeiden.

Aus diesen Gründen habe ich mich für das Interview als Untersuchungsmethode entschieden. Gerade das Interview, also ein Verfahren, das selbst die Interaktion im direkten Gespräch nutzt, eignet sich meiner Ansicht nach aus diesem Grund auch besonders gut, um Informationen zu erhalten, die sich auf die Gesprächsebene beziehen. Zudem hat es den Vorteil, für die TeilnehmerInnen relativ einfach und ohne größeren Aufwand durchführbar zu sein. Ein weiterer Vorteil liegt darin, dass das Interview neben den konkret erfragten Aspekten auch Raum für individuelle Ansichten und Ergänzungen der TeilnehmerInnen lässt. Gerade bei der Kommunikation spielt immer auch die individuelle Perspektive der Beteiligten eine Rolle, die sich direkt im Gesprächsverhalten äußern kann, so dass auch die konkrete Sichtweise der befragten Pflegekräfte für die empirische Untersuchung von Bedeutung ist. Zudem lassen sich in einem Interview die gestellten Fragen ggf. modifizieren oder durch Zusatzfragen ergänzen, so dass der Teilnehmer leichter Zugang zu ihnen findet. Trotz der grundsätzlich jeweils gleichen Fragen hat somit jedes Interview seinen eigenen Charakter und unterscheidet sich durch den konkreten Verlauf, die eingebrachten Themen, die Perspektive und den individuellen Gesprächsstil des jeweiligen Teilnehmers von den anderen Interviews. Dadurch sagt es zugleich etwas über den Teilnehmer und seine individuelle Situation und Sichtweise aus. Auf diese Weise wird es dann möglich, alle Aspekte zu erfassen, die dem einzelnen Teilnehmer wichtig sind, so dass sich letztlich ein differenzierteres, vielfältigeres und auch umfangreicheres Datenmaterial ergibt als bei einer stärker standardisierten Methode wie etwa einem Fragebogen. Auch die Dauer des Interviews lässt sich individuell gestalten, so dass jeder Teilnehmer die Zeitspanne zur Verfügung hat, die er benötigt. Auf diese Weise wird es dann möglich, zu differenzierten Ergebnissen und auf dieser Basis schließlich zu einem Konzept für ein Kommunikationstraining zu gelangen, das neben grundlegenden

Aspekten der Kommunikation in der Altenpflege auch der individuellen Sichtweise der PflegerInnen Rechnung trägt und so dazu beiträgt, ihnen in ihrer ganz konkreten Situation Hilfestellung zu geben.

4.2 Das Interview als Untersuchungsmethode

Grundsätzlich gibt es sehr unterschiedliche Möglichkeiten, ein Interview durchzuführen, wobei vor allem drei zentrale Formen, nämlich das standardisierte Interview, das verstehende Interview und das Leitfadeninterview, hervorzuheben sind. So kann man z. B. einen festen, standardisierten Fragenkatalog entwerfen, der dann gewissermaßen als mündlicher Fragebogen eingesetzt wird. Ein solches standardisiertes Interview besitzt durch den klar vorherbestimmten Ablauf eine hohe Validität[7], so dass sich die einzelnen Interviews besonders gut miteinander vergleichen lassen. Allerdings lässt es wenig Raum für Individualität; die Aufmerksamkeit des Befragten wird ausschließlich auf die gestellten Fragen gelenkt, deren Wortlaut exakt vorgegeben ist, und er hat kaum die Möglichkeit, weitere Aspekte einzubringen, die ihm vielleicht ebenfalls noch wichtig wären. Auch die Möglichkeiten des Interviewers, von dem vorgegebenen Schema abzuweichen und etwa näher auf eine Äußerung des Interviewten einzugehen oder nachzufragen, sind begrenzt. Die Ergebnisse sind deshalb in der Regel strikt auf den untersuchten Themenbereich beschränkt und gehen nicht oder nur geringfügig darüber hinaus. Wie der Fragebogen eignet sich diese Methode deshalb am besten für die Untersuchung einer konkreten, fest umrissenen Fragestellung.

Auf der anderen Seite kann sich ein Interviewer auch sehr intensiv auf den Interviewpartner einstellen, wie dies beim verstehenden oder Tiefeninterview der Fall ist (Kaufmann, 1999). Hier steht die Sichtweise des Interviewten zu der jeweiligen Fragestellung im Vordergrund und wird so detailliert wie möglich erfragt. Diese Interviewform macht deshalb außer der Fragestellung selbst kaum Vorgaben, und der Interviewer kann sehr flexibel

---

[7] Für das Interview ist von den drei Gütekriterien Validität, Reliabilität und Objektivität die Validität das bedeutendste. Reliabilität ist meist schon dadurch nicht gegeben, dass es kaum möglich ist, ein konkretes Interview in genau dieser Form mit genau dem gleichen Interviewten zu wiederholen, da sich die frühere Interviewsituation immer auf die nachfolgende auswirken würde (Möhring & Schlütz, 2003). Objektivität hingegen ließe sich allenfalls durch ein sehr striktes, eng gefasstes Auswertungsschema erreichen, da sprachliche Daten nicht in dem Sinne „messbar" sind wie etwa Zahlenmaterial. Die Art der Auswertung hängt jedoch eng mit der jeweiligen Interviewform zusammen; so ließe sich z. B. ein standardisiertes Interview mit strengen strukturellen Vorgaben durch ein festes Schema noch relativ objektiv auswerten, während bei einer freieren Interviewform auch die Betrachtungsweise des Auswertenden – in der Regel des Interviewers selbst - eine Rolle spielt, so dass Objektivität hier nur schwer zu erreichen ist.

vorgehen. Er kann vorab als Hilfestellung einen Interviewleitfaden entwickeln, muss diesen jedoch nicht Frage für Frage abarbeiten, sondern passt sich jeweils an die konkrete Situation an. Das verstehende Interview kommt somit einem Gespräch, das ja in der Regel ebenfalls nicht konkret geplant wird, relativ nahe. Der Interviewer geht unmittelbar auf die Äußerungen des Interviewten ein und versucht durch gezieltes Nachfragen dessen Perspektive so genau wie möglich zu erfassen. Bei dieser Vorgehensweise erhält man dann oft sehr umfassende, differenzierte Ergebnisse, die zugleich viel über die Persönlichkeit des Interviewten aussagen. Allerdings ist die Validität hier im Vergleich zum standardisierten Interview weitaus geringer, da die einzelnen Interviews sich oft sehr voneinander unterscheiden. Wie Kaufmann (1999) es formuliert, handelt es sich somit um eine relativ „weiche" Untersuchungsmethode. Dies macht es wesentlich schwieriger, die einzelnen Interviews zu einem bestimmten Thema im Detail miteinander zu vergleichen, da bereits die gestellten Fragen durch die gezielte Anpassung an die individuelle Interviewsituation deutlich voneinander abweichen können. Sie können z. B. unterschiedlich formuliert sein oder eine verschiedene Abfolge haben; ggf. können sogar Fragen ausgelassen oder völlig neue gestellt werden, die besonders gut in den gerade aktuellen Kontext passen. Die Fragestellung wird hier somit oft aus unterschiedlichen Blickwinkeln betrachtet oder der Schwerpunkt jeweils auf unterschiedliche Aspekte gelegt. Diese Form des Interviews ist dann besonders günstig, wenn es darum geht, neben der konkreten Fragestellung auch viel über den Interviewten selbst zu erfahren.

Das Leitfadeninterview schließlich verbindet Merkmale dieser beiden gegensätzlichen Interviewformen miteinander und steht gewissermaßen in der Mitte. Bei dieser Methode wird ebenfalls, wie beim standardisierten Interview, vorab ein konkreter Fragenkatalog entwickelt, der jedoch flexibler gehandhabt werden kann. So muss der Wortlaut der Fragen nicht so streng eingehalten werden, und auch ihre Reihenfolge kann der konkreten Interviewsituation angepasst werden. Der Leitfaden dient hier wie beim verstehenden Interview eher als Hilfsmittel, an dem sich der Interviewer orientiert, um alle wichtigen Aspekte zu erfragen; ansonsten kann er sich aber relativ frei und flexibel bewegen und z. B. auch Zusatzfragen stellen, um mehr über die geäußerte Sichtweise des Interviewten zu erfahren. Die Fragen des Leitfadens bilden hier jedoch im Gegensatz zum verstehenden Interview einen festen Kern, der auf jeden Fall eingesetzt wird, wenn auch in variabler Form. Diese Interviewform ist somit halb-strukturiert (Möhring & Schlütz, 2003). Durch die jeweils im Kern gleichen Fragen ermöglicht sie einerseits eine gute Vergleichbarkeit einzelner Interviews miteinander, trägt zugleich aber durch den flexibleren Verlauf auch dem Aspekt der Individualität Rechnung und liefert in der Regel umfassendere Ergebnisse als eine Vorgehensweise, die sich streng nach einer vorgegebenen Struktur richtet. Sie verbindet also die Vorteile von standardisiertem und verstehendem Interview und schwächt zugleich deren jeweilige Nachteile ab. Diese Methode eignet sich also besonders gut, um eine differenziertere, komplexere Fragestellung zu untersuchen und aus den Äußerungen des Interviewpartners auch allgemeinere Schlüsse zu ziehen, die über seine spezielle Situation hinausgehen. Aus diesem Grund habe ich mich dafür entschieden, meine empirische Untersuchung in Form von Leitfadeninterviews durchzuführen. Bei dieser Untersuchung handelt es sich um eine Fallstudie; die Ergebnisse sind somit nicht repräsentativ. Eine repräsentative Studie hätte ein wesentlich umfangreicheres Design und eine sehr hohe Teilnehmerzahl erfordert und damit den Rahmen der vorliegenden Arbeit bei weitem gesprengt.

4.3 Die Entwicklung des Interviewleitfadens

Zunächst entwickelte ich einen Interviewleitfaden, dessen Fragen sich auf Situationen und Gesprächskontexte, besondere Umstände und weitere Aspekte beziehen, die für die Kommunikation in der Altenpflege bedeutsam sein können. So wurden die InterviewteilnehmerInnen z. B. gefragt, in welchen Situationen Gespräche ihrer Ansicht nach in ihrem Beruf besonders wichtig sind, wann sie besonders häufig mit den alten Menschen sprechen, aber auch, ob es schwierige oder belastende Situationen gibt, wobei auch Fragen nach möglichen Ursachen solcher Situationen gestellt wurden, z. B., ob es bestimmte Gesprächsthemen gebe, die der Interviewte als belastend empfindet. Da auch bestimmte Persönlichkeitsmerkmale eines Gesprächsteilnehmers sich über das allgemeine Verhalten auf die Gesprächssituation auswirken können, wurden auch drei Fragen zum grundlegenden Gesprächsverhalten gestellt, etwa ob der Interviewte sich eher als kontaktfreudig oder zurückhaltend einschätzt oder ob er in einem Gespräch eher spontan reagiert oder eher dazu neigt, vor einer Äußerung zuerst zu überlegen. Diese Fragen beziehen sich jedoch ausschließlich auf solche eher allgemeinen Verhaltensweisen, die in der Kommunikation eine Rolle spielen können, um zu vermeiden, dass sie vom Interviewpartner als zu persönlich empfunden wurden.

Der Leitfaden besteht insgesamt aus vier Teilen, nämlich einer Vorbereitungsphase, einer Einleitungsphase, dem Hauptteil des Interviews und einer Abschlussphase. Die Vorbereitungsphase war noch nicht Bestandteil des eigentlichen Interviews und wurde auch noch nicht festgehalten. Sie diente vielmehr dazu, dem Interviewpartner zunächst meine

Person, mein Vorhaben und die geplante Vorgehensweise vorzustellen und ihm Gelegenheit zu geben, eigene Fragen zu stellen. Zugleich wurde er auch auf die Notwendigkeit einer Tonbandaufnahme zu Auswertungszwecken hingewiesen, ihm dabei zugleich Anonymität zugesichert und die Frage gestellt, ob er unter diesen Umständen mit der Tonbandaufnahme einverstanden sei. Die Einleitungsphase, die zugleich den Beginn des aufgezeichneten Interviews darstellte, diente dazu, zunächst einmal eine entspannte Gesprächsatmosphäre zu schaffen und mehr über den Interviewpartner selbst zu erfahren, um ein Bild von ihm zu bekommen. Sie beinhaltete deshalb eine Selbstvorstellung sowie Fragen zu der Einrichtung, in der der Interviewte tätig war, also zwei Themenbereiche, die ihm vertraut waren (z. T. mit Ausnahme derjenigen PflegerInnen, die erst seit kurzer Zeit in einer bestimmten Einrichtung arbeiteten). Solche Fragen sind meiner Ansicht nach besonders gut geeignet, um die Distanz zwischen Interviewer und Interviewtem zu verringern und dadurch eine offene Gesprächsatmosphäre zu schaffen, da sie Interesse nicht nur an der Fragestellung des Interviews, sondern auch am Interviewten selbst ausdrücken. Zudem erscheinen sie mir durch ihre relative Einfachheit besonders günstig für den Einstieg in ein Interview.

Der Hauptteil umfasste 12 Kernfragen, die sich auf Faktoren und Umstände bezogen, die für die Kommunikation in der Altenpflege von Bedeutung sein können, und die das eigentliche Grundgerüst des Interviews bildeten. Zudem entwickelte ich zu jeder Kernfrage mehrere Zusatzfragen, die anschließend fakultativ gestellt werden konnten, um die Ausführungen des Interviewten weiter zu vertiefen. Ob und ggf. wann sie gestellt wurden, hing dabei vom individuellen Gesprächsverlauf und den geäußerten Aspekten und Themen selbst ab und wurde deshalb nicht vorab festgelegt. Einige dieser Zusatzfragen passen grundsätzlich zu mehreren Kernfragen; im Interviewleitfaden, der sich im Anhang findet, sind sie deshalb bei allen Kernfragen aufgeführt, für die sie generell in Frage kommen, und jeweils mit einem Sternchen gekennzeichnet. Wie alle anderen Fragen im Interview wurden sie jedoch höchstens einmal gestellt, um Monotonie zu vermeiden. Darüber hinaus stellte ich mitunter auch vertiefende Fragen, die nicht im Leitfaden erfasst waren, sondern sich aus der konkreten Interviewsituation heraus ergaben.

Die Kernfragen wurden dagegen auf jeden Fall gestellt; die Reihenfolge war jedoch variabel und richtete sich nach dem individuellen Verlauf des Interviews. Wenn z. B. ein konkreter Aspekt, der dem Leitfaden zufolge in einem bestimmten Gesprächsabschnitt angesprochen werden sollte, vom Interviewpartner von sich aus bereits früher genannt wurde, so wurde er auch bereits zu diesem früheren Zeitpunkt durch Zusatzfragen weiter vertieft. Die für einen späteren Zeitpunkt geplante Kernfrage wurde in diesem Fall gestrichen. Auf diese

Weise konnte es vorkommen, dass die Reihenfolge der Kernfragen verändert oder auch verkürzt wurde.

In der Abschlussphase schließlich erhielt der Interviewte Gelegenheit, seinerseits noch Ergänzungen zu dem bereits Gesagten vorzunehmen, sowie noch einmal eigene Fragen zu stellen, die sich möglicherweise im Verlauf des Interviews noch ergeben hatten. Dadurch sollte sichergestellt werden, dass alles Wesentliche zur Sprache gekommen war und alle eventuell noch bestehenden Fragen geklärt waren, so dass das Interview in einer für alle Beteiligten positiven Atmosphäre abgeschlossen werden konnte.

4.4 Die Durchführung der empirischen Untersuchung

4.4.1 Vorbereitungen zur Durchführung

Um interessierte PflegerInnen zu finden, die in Alteneinrichtungen tätig waren und bereit waren, an dem geplanten Interview teilzunehmen, nahm ich zunächst telefonisch Kontakt mit den Pflegedienstleitungen verschiedener Alteneinrichtungen auf, und zwar von Altenheimen und von Altentagespflegeeinrichtungen, und erläuterte mein Vorhaben. Wie in Kapitel 2 bereits deutlich wurde, ist in diesen beiden Formen der Altenbetreuung der Kontakt zwischen Pflegekräften und alten Menschen besonders eng und zugleich besonders konfliktgefährdet, so dass eine mögliche Klientel für ein Kommunikationstraining für AltenpflegerInnen voraussichtlich vor allem in diesen beiden Bereichen tätig wäre. Zwischen beiden Formen bestehen z. T. grundlegende Unterschiede, etwa in der grundlegenden Art der Betreuung alter Menschen, im Tagesablauf oder den grundlegenden Arbeitsbedingungen der Pflegekräfte, während es in anderen Bereichen, etwa der Pflegetätigkeit als solcher, auch viele Gemeinsamkeiten gibt. Diese Unterschiede und Gemeinsamkeiten müssen in einem Konzept für ein Kommunikationstraining mit berücksichtigt werden, insbesondere auch unter dem Aspekt der Kommunikation. Aus diesem Grund wurden Interviews in je drei Einrichtungen der beiden Formen geführt, so dass diese sich unter den erfragten Aspekten direkt miteinander vergleichen lassen.

Sofern ein grundsätzliches Interesse und die Bereitschaft bestand, an den Interviews mitzuwirken, leitete die jeweilige Pflegedienstleitung die Anfrage an ihre MitarbeiterInnen weiter und teilte mir dann in einem zweiten Telefongespräch mit, ob sich PflegerInnen bereit gefunden hatten, sich an der Untersuchung zu beteiligen. In sechs Einrichtungen, drei

Altenheimen und drei Altentagespflegeeinrichtungen, fanden sich jeweils interessierte MitarbeiterInnen. Die PflegedienstleiterInnen waren es auch, die jeweils den genauen Termin für meinen Besuch in der jeweiligen Einrichtung und die Interviews bestimmten, so dass dieser sich reibungslos in den Arbeitsablauf einfügte und diesen nicht behinderte. Dieser Aspekt war sehr wichtig, da der Arbeitsablauf in den einzelnen Einrichtungen ohnehin sehr eng gesteckt war, wie auch in der Auswertung der Interviews noch deutlich werden wird. Die Interviews fanden deshalb mit einer Ausnahme auch direkt in der jeweiligen Einrichtung statt, um den Aufwand für die TeilnehmerInnen so gering wie möglich zu halten. Aus dem gleichen Grund wurde in der Regel nur ein einziger Termin vereinbart, an dem auch direkt die Interviews geführt wurden, nachdem ich meine Person und mein Vorhaben den späteren InterviewteilnehmerInnen noch einmal konkret vorgestellt hatte und auch selbst Gelegenheit erhielt, die jeweilige Einrichtung näher kennen zu lernen. In Einrichtung 3 wurden zwei Termine vereinbart. Bei dem ersten Termin erhielt ich Gelegenheit, die Einrichtung, die Bewohnerinnen und die Mitarbeiterinnen – hier waren ausschließlich Frauen untergebracht bzw. beschäftigt – näher kennen zu lernen, bei dem zweiten Termin wurden schließlich die Interviews geführt.

Eine Ausnahme stellt das Interview mit T1 dar, das mir durch eine Bekannte vermittelt wurde und in der Wohnung von T1 stattfand. T1 hatte großes Interesse an meinem Vorhaben gezeigt, von dem eine gemeinsame Bekannte ihr erzählt hatte, und sich spontan bereit erklärt, an einem Interview teilzunehmen. Dieses Interview wurde somit unmittelbar auf privater Ebene geführt. In Einrichtung 6 schließlich konnte aus Zeitgründen nur ein sehr kurzer Termin vereinbart werden, bei dem nur eine einzige Stunde für die Interviews zur Verfügung stand, so dass hier lediglich Kurzinterviews geführt werden konnten. Insgesamt führte ich 16 Interviews, davon sechs in Altenheimen und zehn in Tagespflegeeinrichtungen. Die Bereitschaft von PflegerInnen in einer Tagespflege, sich an den Interviews zu beteiligen, lag also insgesamt etwas höher als die von PflegerInnen in Altenheimen. Dies lässt sich möglicherweise darauf zurückführen, dass PflegerInnen in Heimen in der Regel einen besonders engen Arbeitsplan haben und häufig unter Zeitdruck stehen, so dass sie möglicherweise die Durchführung eines Interviews als eine Art „Zusatzaufgabe" empfanden, die mit weiterem Arbeitsaufwand verbunden sei. Auf die unterschiedlichen Arbeitsbedingungen in Altenheim und Altentagespflege werde ich im Rahmen der Auswertung noch näher eingehen.

4.4.2 Vorstellung der Einrichtungen, in denen meine InterviewpartnerInnen tätig sind

Im Folgenden sollen die sechs Einrichtungen, in denen ich die Interviews durchführte, kurz vorgestellt werden. Die Angaben beziehen sich jeweils auf die Gegebenheiten zum Zeitpunkt der empirischen Untersuchung. Insbesondere die Zahl der HeimbewohnerInnen bzw. Tagesgäste, aber ggf. auch der MitarbeiterInnen, kann also immer wieder schwanken und stellt somit keine feste, unveränderliche Größe dar.

Einrichtung 1: Altenheim

Einrichtung 1, das Altenheim, in dem meine erste Interviewpartnerin arbeitet, wurde 1984 gegründet und hat zum Zeitpunkt des Interviews insgesamt 106 BewohnerInnen, die auf 5 Stationen untergebracht sind. Es gibt eine besondere Station für Demenzerkrankte, wobei das Pflegepersonal entsprechend für den Umgang mit ihnen ausgebildet ist. Heimträger ist eine GmbH. In Einrichtung 1 arbeiten insgesamt 45 Pflegekräfte, jeweils 9 pro Station, in zwei Schichten. Die Pflegekräfte sind ausschließlich weiblich.

Die BewohnerInnen sind im Durchschnitt 90 Jahre alt, also bereits hochbetagt, und alle mehr oder weniger stark auf Pflege oder kleinere Hilfestellungen angewiesen, so dass sie sich nicht mehr selbst versorgen können. Ein Großteil von ihnen sind nach wie vor Frauen; die Anzahl der Männer nimmt nach Auskunft von T1 nur langsam zu. Die BewohnerInnen sind in Einzel- oder Doppelzimmern untergebracht, wobei die Doppelzimmer in erster Linie für Ehepaare gedacht sind, die gemeinsam in das Heim einziehen, während Alleinstehende in der Regel im Einzelzimmer untergebracht sind. Durch diese Aufteilung bleibt somit die Privatsphäre der HeimbewohnerInnen gewahrt; sie müssen ihr Zimmer nicht mit Fremden teilen.

Einrichtung 2: Altenheim

Einrichtung 2, die 1973 erbaut wurde, war ursprünglich ein Stift, das einen Wohnbereich einschloss, in dem sich die BewohnerInnen selbst versorgen konnten. In dieser Zeit war es noch weniger als ausgesprochenes Pflegeheim gedacht, sondern vor allem als Wohnform für rüstigere BewohnerInnen, die auf diese Weise der sozialen Isolation entgehen wollten. Im

Laufe der Zeit nahm jedoch die Anzahl pflegebedürftiger BewohnerInnen immer mehr zu. Als das Haus 1994 von einem kirchlichen Träger übernommen wurde, wurde es deshalb komplett umgebaut und dabei in ein reines Pflegeheim umgewandelt.

Das Haus, das über 37 Einzelzimmer und 27 Doppelapartments verfügt, die ebenfalls für Ehepaare vorgesehen sind, hat zum Zeitpunkt der Interviews 80 BewohnerInnen, deren Durchschnittsalter ebenfalls bei 90 Jahren liegt – auch hier handelt es sich überwiegend um Frauen - und 60 PflegerInnen und verfügt ebenfalls über eine reine Pflegestation mit speziell ausgebildetem Personal. Die PflegerInnen arbeiten hier in drei Schichten. Zudem sind der Einrichtung eine Tagespflege sowie in einem getrennten Gebäude 35 Altenwohnungen angegliedert, deren BewohnerInnen sich selbst versorgen, auf Wunsch aber auch an den gemeinsamen Mahlzeiten in der Einrichtung teilnehmen können.

In Einrichtung 2 führte ich Interviews mit einem männlichen Altenpfleger, T2, und mit der Pflegedienstleiterin, T3. Bis auf T2 und zwei Kollegen handelt es sich hier ebenfalls um Pflegerinnen, woran wiederum deutlich wird, dass Männer im Altenpflegeberuf noch deutlich unterrepräsentiert sind.

Einrichtung 3: Altenheim

Einrichtung 3, in der ich drei Pflegerinnen interviewte, nämlich T4, T5 und T6, stellt insofern einen Sonderfall dar, als es sich um einen Ruhesitz für Diakonissen handelt. Die Bewohnerinnen, deren Durchschnittsalter bei 75 Jahren liegt, befinden sich deshalb in sehr unterschiedlichem gesundheitlichem Zustand, so dass Einrichtung 3 kein ausgesprochenes Pflegeheim ist. Einige der Bewohnerinnen sind noch rüstig und haben kaum oder keine gesundheitlichen Einschränkungen, während andere, besonders die Hochaltrigen – die älteste Bewohnerin ist zum Zeitpunkt des Interviews 101 Jahre alt - pflegebedürftig sind. Auch hier nimmt jedoch der Anteil der Pflegebedürftigen, speziell der Demenzerkrankten, insgesamt allmählich zu. Auch in Einrichtung 3 gibt es eine reine Pflegestation, die zur Zeit der Untersuchung 25 Bewohnerinnen hat und auf der auch die von mir interviewten Pflegerinnen tätig sind. In Einrichtung 3 sind die Bewohnerinnen jeweils in Einzelzimmern untergebracht. Für die noch rüstigen Bewohnerinnen gibt es einen reinen Wohnbereich, in dem sie sich selbst versorgen können. Das Pflegepersonal ist ausschließlich weiblich; zum Zeitpunkt der Untersuchung gibt es insgesamt 40 Pflegerinnen, die in zwei Schichten arbeiten. Dass die Zahl der Pflegerinnen im Verhältnis zu den Bewohnerinnen geringer ist als in den beiden anderen Häusern, erklärt sich dadurch, dass es in Einrichtung 3 insgesamt weniger Pflegefälle gibt. Da es sich um einen Ruhesitz handelt, ist hier der Eintritt in das Rentenalter der Anlass für den Einzug ins Heim, nicht wie in den anderen Einrichtungen der Verlust der Fähigkeit, sich selbst zu versorgen. Deshalb gibt es hier auch viele Bewohnerinnen, die dazu noch in der Lage sind und daher keine Pflege im eigentlichen Sinn, sondern allenfalls geringfügige Hilfestellung benötigen.

Das Haus besteht zum Zeitpunkt der Untersuchung seit 80 Jahren und gehört zu einer Gruppe von insgesamt vier Altenheimen. Die BewohnerInnen der drei anderen Häuser, unter denen sich auch eine Kurzzeitpflegestelle befindet, sind jedoch keine Mitglieder des Ordens, der als Heimträger fungiert. Das Pflegepersonal nennt diese HeimbewohnerInnen „Zivilleute", um sie von den Diakonissen, die auch weiterhin ihre Ordenstracht tragen, zu unterscheiden. Die Pflegerinnen selbst sind ebenfalls keine Diakonissen.

Eine weitere Besonderheit speziell von Einrichtung 3 ergibt sich dadurch, dass viele Bewohnerinnen als Ordensmitglieder sich untereinander gut kennen und oft einen Großteil ihres Lebens miteinander verbracht haben. Deshalb sind unter ihnen oft enge Freundschaften entstanden, die auch während des Ruhestands weiter bestehen bleiben. Für die Bewohnerinnen ist deshalb die soziale Struktur besonders günstig und hat einen engen Bezug zu ihrem früheren Leben. Das Gefühl, aus dem bisherigen Leben und der vertrauten Umgebung abrupt herausgerissen zu werden, das den Heimeintritt für die BewohnerInnen von Heimen, die jedermann offen stehen, oft schwer macht, ist hier also wesentlich gemildert.

Einrichtung 4: Altentagespflege

Bei Einrichtung 4, in der meine siebte Interviewpartnerin tätig ist, handelt es sich um eine Tagespflege, die 1999 eingerichtet wurde und ebenfalls einen kirchlichen Träger hat. Es gibt offiziell insgesamt 12 Plätze für Tagesgäste. Zum Zeitpunkt des Interviews werden jedoch 24 Menschen auf 16 Plätzen ganztags betreut, was dadurch zu erklären ist, dass nicht alle alten Menschen täglich kommen, sondern je nach ihren individuellen Lebensumständen und Bedürfnissen die Tagespflege zwischen zwei bis fünf Tagen pro Woche besuchen. Es gibt insgesamt sechs BetreuerInnen, wobei die Teamleiterin und eine weitere Kraft eine halbe Stelle inne haben und eine weitere Kraft eine ganze Stelle. Weiterhin gibt es noch einen Zivildienstleistenden, der für den Fahrdienst zuständig ist, einen Praktikanten, der zur Zeit des Interviews ein soziales Jahr absolviert, sowie eine Honorarkraft, die einmal wöchentlich tätig ist. Das Alter der Tagesgäste reicht von 66 bis 94 Jahren, umfasst also eine relativ große Bandbreite. Auffällig ist, dass in Einrichtung 4 die Anzahl der Männer und Frauen nahezu gleich ist; in den übrigen Einrichtungen überwiegt hingegen die Zahl der Frauen bzw. es sind sogar ausschließlich Frauen untergebracht.

Bei Einrichtung 4 handelt es sich um eine gerontopsychiatrische Einrichtung, in der vor allem Demenzerkrankte betreut werden, aber auch Menschen mit psychischen Problemen wie etwa Depressionen oder auch Alkoholproblemen oder Psychosen. In Einrichtung 4 steht also der Aspekt der gerontopsychiatrischen Betreuung stark im Vordergrund, während sie von psychisch gesunden Menschen weniger genutzt wird.

Die von mir interviewten PflegerInnen in Tagespflegeeinrichtungen, so auch T7, äußerten sich z. T. sehr ausführlich darüber, wie die Betreuung der Tagesgäste und der konkrete Tagesablauf in der Tagespflege im einzelnen abläuft. Auf diesen Aspekt werde ich deshalb im Rahmen der Interviewauswertung jeweils noch näher eingehen.

Einrichtung 5: Altentagespflege

Einrichtung 5, die einen gemeinnützigen Träger hat, wurde 1986 als Teil eines seit 1952 bestehenden und 1979-1981 modernisierten Seniorenzentrums zunächst als Tagespflege, die grundsätzlich jedermann offen steht, mit elf Plätzen gegründet. 1993 wurde der Schwerpunkt auf die Gerontopsychiatrie verlagert; daneben werden jedoch auch Menschen mit organischen Erkrankungen betreut. Einrichtung 5 ist eng an ein Altenheim angebunden, mit dem sie sich im gleichen Gebäude befindet, und stellt inzwischen Pflegeplätze für 12 bis 14 Personen bereit, die ähnlich wie in Einrichtung 4 ebenfalls bis zu fünf Tagen pro Woche ganztags betreut werden. Zum Zeitpunkt der Interviews wird sie von 25 Tagesgästen regelmäßig besucht; auch hier ist der Umfang der Betreuung an die individuellen Bedürfnisse der Gäste angepasst. In Einrichtung 5 gibt es vier Betreuerinnen, darunter zwei Teilzeitkräfte, eine Praktikantin und eine Ergotherapeutin, ferner ebenfalls einen Zivildienstleistenden, der für den Fahrdienst zuständig ist. Zum Zeitpunkt meiner Fallstudie arbeitet in Einrichtung 5 außerdem noch eine weibliche ABM-Kraft im hauswirtschaftlichen Bereich, deren Stelle auf acht Monate befristet ist. Außer dem Zivildienstleistenden wurden hier alle Mitarbeiterinnen von mir interviewt; es handelt sich dabei um die Teilnehmerinnen T8 bis T12.

Bei den beiden unterschiedlichen Gruppen von Tagesgästen ist es nach den Erfahrungen von T8 in der Regel so, dass bei Menschen mit organischen Erkrankungen die mentalen

Fähigkeiten gut erhalten sind, während Demenzerkrankte körperlich kräftiger sind, so dass bezüglich der Schwere der gesundheitlichen Einschränkungen ein gewisser Ausgleich herrscht: es ist in der Regel entweder die körperliche oder die geistige Ebene betroffen, aber nicht beide zugleich. Dabei muss man jedoch im Auge behalten, dass eine gewisse Mobilität zugleich die Voraussetzung für die Aufnahme in einer Tagespflege ist, während schwere Pflegefälle hier nicht betreut werden könnten. Auch die Betreuung von Menschen mit Weglauftendenzen ist aufgrund der begrenzten Kapazität der Einrichtung nicht zu leisten, weshalb diese Menschen in Einrichtung 5 nicht aufgenommen werden.

Die Altersspanne der Tagesgäste reicht hier von 60 bis 93 Jahren, ist also vergleichbar der in Einrichtung 4. Bis 1999 waren die Tagesgäste ausschließlich weiblich; seitdem nimmt die Zahl der männlichen Tagesgäste jedoch kontinuierlich zu und übersteigt mittlerweile nach den Angaben von T8 an bestimmten Tagen sogar die Zahl der Frauen. Die Zahlen können dabei aufgrund des unterschiedlichen Betreuungszeitraums der einzelnen Gäste zeitweilig schwanken. Im Durchschnitt werden jedoch noch immer mehr Frauen als Männer betreut.

Einrichtung 6: Altentagespflege

Einrichtung 6, die den gleichen Träger hat wie Einrichtung 5, sich jedoch in einem anderen Stadtteil befindet, wurde 1995 gegründet. Sie ist ebenfalls Teil eines Seniorenzentrums, das seit 1975 besteht. Im Gegensatz zu Einrichtung 5 ist sie jedoch bereits baulich vom übrigen Seniorenzentrum abgegrenzt und stellt einen wirtschaftlich eigenständigen Bereich dar.

In Einrichtung 6 sind insgesamt vier BetreuerInnen tätig, drei weibliche Kräfte und ein männlicher Pfleger, die jeweils eine Teilzeitbeschäftigung ausüben, wobei die Arbeitszeiten individuell verschieden sind und von 15 bis zu 32 Stunden reichen. Dabei wird jedoch gezielt darauf geachtet, dass zu Stoßzeiten, die besonders arbeitsintensiv sind wie z. B. die gemeinsamen Mahlzeiten, immer mehrere BetreuerInnen anwesend sind, so dass es nicht zu Engpässen kommt.

Einrichtung 6 ist von der Ausprägung her mit Einrichtung 5 vergleichbar. Zum Zeitpunkt des Interviews werden 27 Tagesgäste zwischen 60 und 96 Jahren betreut, wobei es sich bei den Jüngeren häufig um Menschen handelt, die bereits zu einem sehr frühen Zeitpunkt an Demenz erkrankt sind oder unter schweren somatischen Krankheiten wie etwa den Folgen eines Schlaganfalls leiden. Hochaltrige dagegen sind oft multifunktional erkrankt, leiden also unter mehreren Krankheitsbildern zugleich wie z. B. unter den Folgen eines Schlaganfalls und zusätzlich unter Diabetes oder degenerativen Erkrankungen wie z. B. Arthrose. Im Gegensatz zu Einrichtung 5 werden hier jedoch verstärkt auch Menschen betreut, die unter Depressionen leiden. Auch hier überwiegt die Zahl der Frauen.

In Einrichtung 6 nahm ebenfalls das gesamte Pflegeteam an dem Interview teil (T13 bis T16). Wie oben bereits angedeutet, wurden hier aus Zeitgründen lediglich Kurzinterviews geführt, die als ein einziges Interview gezählt wurden, weil alle Beteiligten die ganze Zeit über anwesend waren und sich gelegentlich auch KollegInnen des Interviewten in das Gespräch einschalteten, so dass die einzelnen Interviews eng miteinander zusammenhängen. Um den Arbeitsablauf nicht zu beeinträchtigen, war das Interview auf Wunsch der Teamleiterin in die Mittagszeit gelegt worden, als die Tagesgäste eine Ruhepause hielten. Deshalb stand hier lediglich eine einzige Stunde zur Verfügung, so dass die einzelnen Interviews jeweils kürzer ausfielen als in den übrigen Einrichtungen.

4.4.3 Die InterviewteilnehmerInnen

Da die Selbstvorstellung der TeilnehmerInnen jeweils ein Teil des Interviews war und somit bei den erhobenen Daten mit erfasst wurde, werde ich darauf im Rahmen der Auswertung noch detailliert eingehen und mich an dieser Stelle auf einen kurzen Gesamtüberblick beschränken. Die von mir interviewten PflegerInnen hatten insgesamt recht unterschiedliche berufliche Werdegänge, wie an der unten aufgeführten Übersicht bereits deutlich wird. So fanden sich darunter neben gelernten AltenpflegerInnen auch eine Ergotherapeutin, mehrere ungelernte Kräfte, zwei Praktikantinnen, eine ABM-Kraft sowie auch drei Leiterinnen des Pflegedienstes bzw. des Teams in der Tagespflege. Die Altersspanne reichte von 19 bis 57 Jahren. In einigen Fällen wurde das Alter auf Wunsch des Interviewten nicht erfasst. Eine Unausgewogenheit liegt in dem Umstand, dass fast alle meine InterviewpartnerInnen weiblich waren; es befinden sich darunter lediglich zwei männliche Altenpfleger. Dieser Umstand resultiert aus der Tatsache, dass Männer im Beruf des Altenpflegers immer noch sehr unterdurchschnittlich repräsentiert sind, so dass es sich als äußerst schwierig erwies, überhaupt männliche Pfleger für die Interviews zu gewinnen. Der Anteil von Frauen und Männern unter den InterviewteilnehmerInnen spiegelt damit in etwa die Situation in der Altenpflege wider.

Die einzelnen InterviewteilnehmerInnen waren:

T1: Altenpflegerin in Einrichtung 1; Alter auf ihren Wunsch hin nicht erfasst

T2: Altenpfleger in Einrichtung 2, Alter 26 Jahre

T3: Pflegedienstleiterin von Einrichtung 2; Alter 46 Jahre

T4: Altenpflegerin in Einrichtung 3, Alter 42 Jahre

T5: Altenpflegehelferin; z. Zt. Praktikantin in Einrichtung 3, Alter auf ihren Wunsch hin nicht erfasst

T6: Altenpflegerin in Einrichtung 3; Alter 27 Jahre

T7: Pflegerin in Einrichtung 4, Alter 57 Jahre

T8: Pflegeteamleiterin von Einrichtung 5, Alter 41 Jahre

T9: Praktikantin in Einrichtung 5, Alter 41 Jahre

T 10: Ergotherapeutin in Einrichtung 5; Alter 40 Jahre

T11: weibliche ABM-Kraft für Hauswirtschaft in Einrichtung 5; Alter 19 Jahre

T12: Pflegerin in Einrichtung 5; Alter 57 Jahre

T13: Pflegeteamleiterin von Einrichtung 6; Alter auf ihren Wunsch hin nicht erfasst

T14: Pflegerin in Einrichtung 6; Alter auf ihren Wunsch hin nicht erfasst

T15: Pflegerin in Einrichtung 6; Alter auf ihren Wunsch hin nicht erfasst

T 16: Pfleger in Einrichtung 6; Alter 31 Jahre (nennt sein Alter von sich aus)

4.4.4 Die Durchführung der Interviews

Die Interviews wurden mit dem Einverständnis der TeilnehmerInnen auf Tonband aufgezeichnet, um sie anschließend transkribieren zu können. Dabei wurde den Interviewten völlige Anonymität zugesichert. Namen von Personen und Einrichtungen wurden nicht erfasst und in der vorliegenden Arbeit nur verschlüsselt wiedergegeben, so dass eine Identifikation nicht möglich ist.

Die Interviews fanden entweder im Besprechungszimmer der Einrichtung oder auch in einem zum Zeitpunkt des Interviews leeren Raum statt. In der Regel war dabei nur mein Interviewpartner selbst anwesend. Interview 1 fand wie bereits erwähnt in privatem Umfeld statt. Eine weitere Ausnahme bildet Interview 13. Während der Kurzinterviews in Einrichtung 6 blieben während der gesamten Interviewdauer alle TeilnehmerInnen anwesend, die ich jeweils nacheinander interviewte. Auf diese Weise wurde sichergestellt, dass jeder von ihnen jede Frage gestellt bekam, was bei einem Gruppengespräch nicht mit Sicherheit gegeben gewesen wäre, da sich daran möglicherweise bestimmte TeilnehmerInnen sehr intensiv und andere kaum beteiligt hätten, was einen Vergleich der Äußerungen einzelner TeilnehmerInnen untereinander sowie auch des gesamten Interviews mit den übrigen Interviews erschwert hätte.

Meine eigene Rolle als Interviewerin war relativ zurückhaltend und beschränkte sich im wesentlichen auf das Stellen der Fragen und das Vertiefen der genannten Aspekte durch Zusatzfragen. Dabei kam es mir auf eine objektive Sichtweise an; Kommentare und insbesondere Wertungen wurden deshalb vermieden, um den Interviewten nicht zu beeinflussen. Der Schwerpunkt lag grundsätzlich immer auf seiner Perspektive, die stets so stehen blieb, wie sie geäußert worden war. Lediglich kurzes, den Gesprächspartner anregendes Feedback, etwa in Form von Partikeln, wurde eingesetzt, um ihm Verständnis des Gesagten zu signalisieren, ihn zum Fortfahren zu ermutigen und so den Gesprächsfluss in Gang zu halten. Auf diese Weise lag der wesentliche Anteil der kommunikativen Interaktion beim Interviewten, während meine eigene Rolle sich vor allem darauf konzentrierte, den Gesamtverlauf des Interviews zu steuern und dafür Sorge zu tragen, dass alle im Leitfaden vorgesehenen Aspekte angesprochen wurden.

4.4.5 Die Dauer der Interviews

Die Dauer der Interviews war individuell verschieden und reichte bei den Einzelinterviews (Interview 1 – 12) von ca. 11 Minuten bis hin zu 39 Minuten. Bei Interview Nr. 13, das durch die Form der vier Kurzinterviews einen Sonderfall darstellt, kamen auch noch kürzere Zeitspannen von 9 Minuten vor. Da hier alle TeilnehmerInnen während des gesamten Verlaufs anwesend blieben und sich auch mitunter bereits interviewte Mitarbeiter in das Gespräch einschalteten, so dass sich für alle vier Interviews der gleiche situative Kontext ergab, wurde es als ein einziges Interview gezählt, das aus vier Abschnitten A-D besteht. Die Länge der einzelnen Interviews betrug:

Interview 1: 23 Minuten	Interview 5: 11 Minuten	Interview 9: 34 Minuten
Interview 2: 18 Minuten	Interview 6: 20 Minuten	Interview 10: 17 Minuten
Interview 3: 39 Minuten	Interview 7: 34 Minuten	Interview 11: 10 Minuten
Interview 4: 20 Minuten	Interview 8: 19 Minuten	Interview 12: 18 Minuten

Interview 13: Gesamtdauer 50 Minuten, davon betrug die Länge der Kurzinterviews:

Interview A: 17 Minuten	Interview B: 9 Minuten
Interview C: 10 Minuten	Interview D: 14 Minuten

4.5 Zur Darstellung der Ergebnisse

Im folgenden Abschnitt sollen die Ergebnisse der Untersuchung vorgestellt werden. Da es sich um eine Fallstudie mit geringer Teilnehmerzahl handelt und die Ergebnisse somit nicht repräsentativ sind, sich also auch nicht statistisch auswerten lassen, entschied ich mich statt dessen für die Form einer beschreibenden Darstellung. Die Auswertung der Interviews erfolgt dabei anhand eines weiteren Leitfadens, der sich ebenfalls im Anhang findet. Wie der Interviewleitfaden dient auch der Auswertungsleitfaden in erster Linie als Hilfsmittel und wird flexibel gehandhabt, um dem individuellen Charakter der einzelnen Interviews Rechnung zu tragen.

4.5.1 Zur Transkription der Interviews

Um zunächst einmal den genauen Wortlaut der Interviews zu erfassen und so die Grundlage für die Auswertung zu schaffen, habe ich sie zuerst transkribiert. Auf ein linguistisches Transkriptionsverfahren habe ich dabei jedoch verzichtet, da die Auswertung der Interviews unter inhaltlichen statt unter diskursanalytischen Aspekten erfolgte. Wie in Abschnitt 3.3 bereits angedeutet, wäre eine Untersuchung der Diskursstruktur meiner Ansicht nach wenig ergiebig gewesen, da es sich ja um eine gebundene Interaktionsform handelte, deren Struktur von vornherein feststand. Zudem gab es in der Regel nur zwei GesprächsteilnehmerInnen (mit Ausnahme von Interview 13), wobei meine GesprächspartnerInnen jeweils den wesentlichen Part des Diskurses inne hatten und die kommunikative Interaktion immer wechselweise erfolgte, es also jeweils nur einen Sprecher gab. Deshalb erschien mir eine Partiturschreibweise, wie sie in linguistischen Transkriptionsverfahren verwendet wird, unnötig. Die Transkription erfolgte somit in Normalschrift, was zugleich den Vorteil hatte, dass die Transkripte dadurch leichter zu lesen sind. Der Wortlaut wurde exakt wiedergegeben, um alle Details und damit auch die Hintergründe, die sich ggf. hinter einer konkreten

Formulierung verbergen, erfassen zu können. Bei einer Umsetzung in reine Schriftsprache hätte grundsätzlich immer die Gefahr einer Vergröberung oder sogar Verfälschung der ursprünglichen Äußerung bestanden. Auch nonverbale Äußerungen wie z. B. Lachen wurden festgehalten, da sie ebenfalls wichtige Hinweise auf den Hintergrund einer Äußerung geben können. Füllpartikel wie etwa „äh", „hm" o. ä. wurden dagegen nicht erfasst, da sie den Textfluss des Transkripts beeinträchtigt hätten.

An einigen Stellen war es mir auch nach bis zu 20-maligem Abhören nicht möglich, die Äußerungen meines Interviewpartners genau zu verstehen. Die Gründe dafür lagen entweder darin, dass der Interviewte hier sehr leise sprach, oder dass ein bestimmter Teil der Tonbandaufnahme so stark von Nebengeräuschen gestört war, dass er unverständlich wurde, wie z. B. beim Öffnen der Tür, wenn jemand den Raum betrat oder verließ, z. B. ein Kollege des Interviewten. Diese Stellen sind im Transkript durch das Zeichen „(...)" gekennzeichnet. An anderen Stellen fügte ich kurze Anmerkungen in das Transkript ein, um eine bestimmte Passage stärker zu verdeutlichen, z. B. um eine Ambiguität zu beheben, die auf Schriftebene dadurch entstand, dass die Intonation nicht festgehalten wurde, oder um das Gemeinte näher zu erläutern. Diese Anmerkungen sind jeweils durch eckige Klammern gekennzeichnet.

4.5.2 Zur Auswertung der Interviews

Die Auswertung der Interviews, die im folgenden ausführlich dargestellt werden soll, erfolgt auf zwei Ebenen. Zunächst wird jedes Interview für sich allein ausgewertet und dabei untersucht, welche Themenbereiche insgesamt genannt werden, welche Perspektive der oder die Interviewte dabei einnimmt und wo genau der Schwerpunkt des jeweiligen Interviews liegt. Zwischen den einzelnen Interviews bestehen oft schon aufgrund der unterschiedlichen Werdegänge und Positionen der TeilnehmerInnen und der damit verbundenen verschiedenen Betrachtungsweisen große individuelle Unterschiede, was sich daran zeigt, dass bei einer konkreten Fragestellung z. T. sehr unterschiedliche Themenbereiche oder Aspekte angesprochen wurden. So sah z. B. eine Pflegedienstleiterin bei der gleichen Frage mitunter einen völlig anderen Aspekt im Vordergrund als eine Pflegekraft, weil sie den angesprochenen Sachverhalt aus einem anderen Blickwinkel heraus wahrnahm. Deshalb erscheint mir zunächst eine detaillierte Einzelanalyse der Interviews sinnvoll, um die jeweilige besondere Sichtweise der einzelnen Interviews herauszuarbeiten. Dabei werde ich häufig Zitate aus den Interviews einarbeiten, um auf diese Weise möglichst viel

Originalmaterial einzubringen, denn die Transkripte der Interviews selbst sind zu umfangreich, um sie der Arbeit als Anhang anzufügen.[8] Nach der Einzelanalyse eines konkreten Interviews werde ich jeweils untersuchen, welche Schlussfolgerungen sich an dieser Stelle bereits für eine Konzeption des Kommunikationstrainings ziehen lassen. In einem zweiten Schritt werde ich die Interviews dann in einer Queranalyse miteinander vergleichen, um Gemeinsamkeiten und Unterschiede herauszuarbeiten und die angesprochenen Themen- und Problembereiche noch einmal zusammenzutragen. Auch nach diesem Arbeitsschritt werde ich untersuchen, welche Schlussfolgerungen sich für das zu entwickelnde Konzept ergeben. Durch die unmittelbare Integration der Ergebnisse in das Konzept ist somit – im Rahmen der Möglichkeiten der vorliegenden Untersuchung - ein direkter Praxisbezug gewährleistet, der den tatsächlichen Gegebenheiten im Bereich der Altenbetreuung Rechnung trägt.

4.6 Analyse der Interviews

4.6.1 Einzelanalyse der Interviews

Auswertung von Interview 1

1.) Vorstellung meiner Interviewpartnerin

Meine Gesprächspartnerin aus Interview 1, deren genaues Alter aus Gründen der Anonymität nicht erfasst wurde, ist erst nachträglich in den Beruf der Altenpflegerin gewechselt, nachdem sie zuerst einen ganz anderen Beruf erlernt hatte; sie war zuvor Bäckereiverkäuferin und führte eine Filiale. Für den Wechsel in den Beruf der Altenpflegerin entschied sie sich spontan nach einem Gespräch mit der Leiterin eines Altenheims, die bei ihr Kundin war und zu der sie einen guten Kontakt hatte. Als sie äußerte, sie könne sich gut vorstellen, selbst in einem Altenheim zu arbeiten, schlug ihr die Heimleiterin vor, sich die Tätigkeiten in ihrem Heim doch einmal näher anzusehen. Nach diesem Besuch entschied T1 sich tatsächlich dafür, ihren Beruf zu wechseln, und begann in dem Altenheim zu arbeiten. Anschließend absolvierte

---

[8] Hierbei werden mitunter Auslassungen vorgenommen, um das Zitat auf das für den jeweiligen Aspekt Wesentliche zu beschränken. Um diese Auslassungen von den unverständlichen Passagen abzugrenzen, werden sie durch das Zeichen [...] gekennzeichnet.

sie verschiedene Fortbildungen, um sich die nötigen Fachkenntnisse anzueignen, und übt den Beruf der Altenpflegerin mittlerweile seit fast fünfzehn Jahren aus.

Sie ist sehr zufrieden in ihrem jetzigen Beruf, was sie im Verlauf des Interviews auch mehrmals betont:

„Ich könnte mir gar nichts anderes mehr vorstellen. Ich mache das sehr, sehr gerne."

Sie verfügt über eine große Sicherheit im Umgang mit den alten Menschen; es gibt für sie keine Situationen, die sie als schwierig empfindet, in denen sie sich etwa unsicher fühlt, wie sie damit umgehen soll. Dies ist einerseits auf ihre langjährige Erfahrung zurück zu führen, andererseits aber sicherlich auch auf eine große Empathie und ihr Engagement. So betont sie ausdrücklich, dass die Arbeit zwar anstrengend sei, ihr aber dennoch viel Spaß mache. Sie bedauert es sogar, dass sie demnächst in Rente gehen wird. Dies macht die sehr enge Beziehung zu ihrem Beruf besonders deutlich; sie fühlt sich davon vollkommen ausgefüllt.

2.) Aspekte, die für das Kommunikationstraining relevant sind

T1 nennt im Verlauf des Interviews verschiedene Umstände und Situationen, in denen Kommunikation für sie eine Rolle spielt, wobei sie spontan an Gespräche mit den HeimbewohnerInnen denkt. Insbesondere während des Pflegevorgangs nehmen diese einen breiten Raum ein, was viel dazu beiträgt, eine Beziehung zu den alten Menschen aufzubauen und zu fördern. Gesprächsthema ist dabei häufig die Vergangenheit, vor allem die frühere berufliche Tätigkeit oder die Familie der HeimbewohnerInnen; insbesondere Gespräche über deren Enkelkinder sind sehr häufig. Wie in Kapitel 1 bereits ausgeführt wurde, handelt es sich dabei um Aspekte, die häufig zentral für das Selbstbild alter Menschen sind; gerade die Erfahrungen und Ereignisse der Vergangenheit sind es, die für das Leben der alten Menschen prägend waren und auch ihre Persönlichkeit mitgeformt haben. Dass sie darüber besonders gern sprechen, ist meiner Ansicht nach zugleich auch als aktive Förderung einer guten Beziehung zur Pflegekraft zu verstehen; sie möchten mit T1 das teilen, was ihnen selbst am wichtigsten ist, und indem T1 in diesen Gesprächen mehr über sie erfährt, kann sie auch die Hintergründe der Situation besser einschätzen, in der sich der alte Mensch gegenwärtig befindet, und sich ggf. leichter in seine Lage versetzen. In diesem Zusammenhang sind gerade Erzählungen von besonderer Bedeutung, da sie auch die Elaboration von Gesprächsthemen in einem größeren Rahmen erlauben. Von dem großen Komplex vergangenheitsorientierter

Gesprächsthemen abgesehen, gibt es darüber hinaus jedoch keine ausgesprochen „typischen" Themen, über die T1 sich mit den HeimbewohnerInnen unterhält. Sie hat Gespräche mit den alten Menschen sehr gern; so antwortet sie auf die Frage nach besonders angenehmen Gesprächssituationen:

> „Alles, was uns die älteren Leute erzählen, das finde ich eigentlich alles angenehm. Ich höre gern zu, wenn sie mir was erzählen."

Dazu nutzt sie auch jede Gelegenheit. Dies trägt viel dazu bei, die Beziehung zu den HeimbewohnerInnen zu fördern und zu stärken.

Diese gute Beziehung wird auch daran sichtbar, dass T1 keine ausgesprochenen Konfliktsituationen nennt, die mit Unsicherheit verbunden sind, wie sie sich verhalten soll. Es klingt jedoch an, dass sie sich oft mehr Zeit wünschen würde, um sich mehr mit den alten Menschen zu beschäftigen und zu unterhalten. Aber die sehr zeitintensive Pflegetätigkeit lässt ihr oft nur wenig Raum dafür:

> „Man möchte noch mehr Zeit haben für die älteren Menschen, um noch mehr zu erzählen, oder dies oder jenes, aber die Zeit fehlt ja auch oft. Morgens sind wir zu zweit, und sie müssen ja alle gewaschen werden und gebadet werden und geduscht werden, dann hat man schon seine Arbeit. Aber ich meine, in der Pflege, wenn man die alten Leute wäscht, dann erzählt man sich auch was."

Hier wird noch ein weiterer Aspekt deutlich, dass nämlich alle HeimbewohnerInnen – es handelt sich überwiegend um Frauen - mehr oder weniger stark auf Hilfe angewiesen sind. Ihr Durchschnittsalter liegt bei 90 Jahren, ist also sehr hoch. Daran zeigt sich deutlich, dass viele Menschen sich erst dann zum Umzug ins Heim entschließen, wenn sie nicht mehr in der Lage sind, sich selbst zu versorgen, wie dies auch in Kapitel 2 bereits anklang. T1 betrachtet das Heim denn auch in erster Linie als Pflegeheim:

> „Obwohl wir ein Alten- und Pflegeheim sind, sind wir doch mehr ein Pflegeheim. Vereinzelt sind einige Bewohner dazwischen, die noch „fit" sind, obwohl man das eigentlich auch nicht so sagen kann. Sie brauchen alle Hilfe."

T1 unterscheidet also explizit zwischen Alten- und Pflegeheim, was ebenfalls betont, dass der Schwerpunkt ihrer Tätigkeit tatsächlich auf der Pflege liegt. Weiter gehende Betreuung der alten Menschen kommt zwar hinzu – so gibt es eine Sozialarbeiterin, die täglich ein Programm anbietet, etwa Gymnastik oder eine Zeitungsrunde -, aber die Aufgabe von T1 selbst liegt überwiegend in einer reinen Pflegetätigkeit.

Wenn sie insgesamt auch sehr zufrieden in ihrem Beruf ist, so gibt es jedoch durchaus auch Situationen, die sie belasten. Hier nennt T1 zunächst einmal sehr schwere Erkrankungen von HeimbewohnerInnen, bei denen keine Aussicht auf Besserung mehr besteht. Dies geht ihr sehr nahe, woran sich besonders deutlich ihr großes Engagement und ihre Empathie für die alten Menschen zeigt. Die Belastung liegt für sie darin, dass sie sich in einer solchen Situation hilflos fühlt, da sie dem Schwerkranken gern helfen würde und doch weiß, dass ihre Möglichkeiten sehr begrenzt sind. Aus diesem Grund belastet sie gerade auch der Umgang mit Sterbenden ganz besonders:

> „[...] belastend sind viele Situationen, wenn ein Mensch Dekubitus hat, den man versorgen muss. Das sind für mich schon Situationen, die mich sehr belasten. Wenn einer tüchtig krank ist. Das belastet schon. Oder wenn einer im Sterben liegt und kommt nicht zum Sterben."

Gerade in solchen extremen Situationen zeigt sich jedoch auch ein einfühlsamer, respektvoller Umgang mit den alten Menschen, deren eigener Wille immer respektiert wird, wie bei der Schilderung eines besonders schweren Falles deutlich wird:

> „Zum Beispiel haben wir jetzt eine Bewohnerin, die hat sehr schwere Durchblutungsstörungen, der ganze Fuß ist pechschwarz, sowas kann man sich gar nicht vorstellen. Und sie kann sich nicht dazu entschließen, dass er abgenommen wird, die Ärzte raten ihr zu, und sie hat fürchterliche Schmerzen, also sowas tut einem schon weh. Das belastet schon. Das muss ich ganz ehrlich sagen."

T1 nimmt sehr großen Anteil an der Situation dieser Frau, respektiert aber ihre Entscheidung und versucht sie nicht umzustimmen.

Eine weitere Situation, die T1 als belastend erlebt, stellt Aggressivität von Heimbewohnern dar, die sich auch in Angriffen wie z. B. Schlagen zeigen kann. Dies kommt besonders häufig bei der Körperpflege vor:

> „Es gibt Bewohner, die lassen nicht gerne jemand an ihren Körper ran. Sobald man ihnen das Nachthemd auszieht und sagt: „So, wir müssen waschen", dann wehren die sich."

Als Ursache dieses Verhaltens vermutet T1 negative Erfahrungen, die der alte Mensch möglicherweise im Krieg gemacht hat; es könnte sein, dass er sich durch einen engen Körperkontakt bedroht fühlt. Eine weitere Erklärung könnte es sein, dass es ihm unangenehm ist, wenn er eine so persönliche Handlung wie die Körperpflege nicht mehr selbst ausführen kann, und er sich deshalb dagegen wehrt, sie von jemand anderem durchführen zu lassen. T1 betont mehrmals, dass gerade die Körperpflege oft auf Widerstand stößt, so dass dies für sie ein zentraler Aspekt ist.

Sie weiß jedoch genau, wie sie in solchen Fällen, gerade auch bei Aggressivität, reagieren muss. Sie wirkt dann beruhigend auf den aggressiven Menschen ein, wobei sein Wille immer im Vordergrund steht. Dies ist ein Aspekt, den sie mehrmals im Interview betont. Auch hier zeigt sich wieder die Grundhaltung, die HeimbewohnerInnen auf jeden Fall immer selbst über ihre Belange entscheiden zu lassen und ihnen nichts aufzuzwingen. Sie werden immer mit Respekt behandelt und ernst genommen. So wird z. B. zunächst das Gespräch mit jemandem gesucht, der sich aus der Gemeinschaft im Heim zurückzieht. Stellt sich dabei jedoch heraus, dass er tatsächlich nicht an der Gemeinschaft teilnehmen möchte, so wird dies respektiert.

Einen weiteren Aspekt, der von T1 angesprochen wird, stellen schließlich noch Demenzerkrankungen dar, die insgesamt sehr häufig vorkommen. So gibt es eine spezielle Station für Demenzkranke, in der das Personal auch entsprechend ausgebildet wird. T1 selbst arbeitet jedoch nicht auf dieser Station, hat also keinen direkten Kontakt mit dementen HeimbewohnerInnen. Dass es in ihrem Heim jedoch eine eigene Station für Demenzerkrankte gibt, die optimal an deren Bedürfnisse angepasst ist, deutet darauf hin, dass der Demenz insgesamt betrachtet im Bereich der Altenpflege eine größere Bedeutung zukommt. Dies bestätigt den bereits in Kapitel 1 dargestellten Befund von Helmchen et al. (1996), die feststellten, dass gerade Demenzerkrankte besonders oft ins Heim eingewiesen werden.

Insgesamt lässt sich sagen, dass T1 ihre Arbeitsatmosphäre trotz der Belastungen als sehr positiv empfindet und auch über eine große Erfahrung und Sicherheit im Umgang mit den HeimbewohnerInnen verfügt. Die betreuten alten Menschen werden akzeptiert und respektiert. Die Beziehung zwischen ihnen und dem Pflegepersonal ist insgesamt gut und wird durch Gespräche und Aktivitäten ausdrücklich gefördert.

3.) Schlussfolgerungen für das Kommunikationstraining

In den Schilderungen von T1 werden eine Reihe von Verhaltensweisen deutlich, die sich gut als Komponenten des von mir zu entwickelnden Kommunikationstrainings eignen. So steht die Akzeptanz der alten Menschen mit ihrer individuellen Persönlichkeit und Situation immer im Vordergrund, und sie werden mit ihrer besonderen Perspektive und ihrem Willen stets ernst genommen, auch dann, wenn diese scheinbar „unvernünftig" ist wie z. B. die Weigerung eines Demenzkranken, sich waschen zu lassen. Auf diese Weise wird möglichen Konflikten von vornherein der Boden entzogen, und oft wird eine Kooperation, die zunächst nicht erreichbar scheint, zu einem späteren Zeitpunkt doch noch möglich. Gerade eine solche respektvolle Einstellung gegenüber dem Gesprächspartner erscheint mir von grundlegender Bedeutung für die kommunikative Interaktion und soll deshalb auf jeden Fall in das Konzept aufgenommen werden.

Um die Perspektive des Gesprächspartners, z. B. des alten Menschen, leichter nachvollziehen zu können, kann es weiterhin hilfreich sein, sich in seine Lage zu versetzen. Auf diese Weise können dann auch die Hintergründe seines Verhaltens deutlicher werden. Auch dieser Aspekt soll deshalb in das Konzept einfließen und den möglichen TeilnehmerInnen vermittelt werden. Dabei könnte es grundsätzlich von Vorteil sein, neben ausgesprochenen Kommunikationsstrategien auch solche aufzunehmen, die sich allgemeiner auf die mentale Ebene beziehen und sich auf die Sichtweise des Anwenders auswirken, statt ausschließlich das unmittelbare Gesprächsverhalten zu betrachten. Gerade die Perspektive der einzelnen Diskursteilnehmer, die neben dem Wissen auch durch Emotionen geprägt wird, kann sich auch auf deren Gesprächsverhalten auswirken, denn gerade Wissen, Emotionen und Verhalten sind als Komponenten der kognitiven Informationsverarbeitung wichtige Grundlagen der Kommunikation (Strohner & Brose, 2002; Strohner, 2002). Das Hineinversetzen in die Situation des Gesprächspartners, das eine solche eher allgemein mental ausgerichtete Strategie darstellen würde, könnte demnach dazu beitragen, gerade die Gefühle des Gesprächspartners, die ansonsten als Hintergrund des Verhaltens eher indirekt sichtbar werden, besser zu verstehen und ggf. das eigene Gesprächsverhalten daran anzupassen. Solche Strategien könnten auch unabhängig von einer Gesprächssituation eingesetzt werden, so dass die Pflegekraft sie für sich allein anwendet, um sich mit einer bestimmten, immer wiederkehrende Situation auseinanderzusetzen.

Weiterhin erwähnt T1, dass Erzählungen, besonders über vergangenheitsbezogene Themen, eine besondere Rolle spielen. Wie in Kapitel 2 bereits dargelegt wurde, ist gerade diese Vergangenheitsorientierung unter alten Menschen weit verbreitet und zudem oft von großer Bedeutung für ihr Selbstbild. Deshalb könnte ihre gezielte Unterstützung im Gespräch mit alten Menschen es den PflegerInnen möglicherweise erleichtern, Zugang zu ihnen zu finden, um so mehr, als dies für die alten Menschen nicht mit zusätzlichem kognitivem Aufwand verbunden wäre. Auch die Thematisierung der Vergangenheit im Gespräch soll deshalb in das zu entwickelnde Konzept aufgenommen werden.

Als belastend erlebt T1 dagegen vor allem solche Situationen, in denen sie keine wirkliche Hilfe mehr geben kann, wie etwa bei sehr schweren Erkrankungen von Heimbewohnern. Hier könnte es ihr möglicherweise helfen, sich ihre Handlungsmöglichkeiten, aber auch deren Grenzen, bewusst vor Augen zu führen, um solche Situationen, die ihr sehr nahe gehen, leichter zu bewältigen. Auch dies wäre, wie das Hineinversetzen, eher eine mentale als eine ausgesprochen kommunikative Strategie.

Von besonderer Bedeutung ist schließlich der Aspekt der Demenz. Hierbei handelt es sich um einen recht komplexen Sachverhalt, da das Auftreten von Demenzen sehr vielfältige Ursachen und Erscheinungsformen haben kann, wie in Kapitel 1 dargelegt wurde. Die Demenz nimmt insofern eine Sonderstellung ein, als sie die kognitiven Fähigkeiten, und hierbei oft auch die sprachlichen Fähigkeiten, beeinträchtigt. Dies müsste im Rahmen eines Kommunikationstrainings für Altenpfleger besonders berücksichtigt werden, indem konkrete Strategien entwickelt werden, die sich an das kognitive Leistungsniveau der Betroffenen anpassen und es ihnen dadurch so leicht wie möglich machen, dem Gesprächsverlauf zu folgen. So könnten z. B. konkrete Strategien für den Umgang mit Wortfindungsstörungen entwickelt werden, wie sie etwa bei der Alzheimer-Demenz, aber auch bei Aphasie, bei der ausschließlich die sprachliche Ebene betroffen ist, auftreten. Auch die bevorzugte Verwendung kurzer Sätze mit möglichst einfacher syntaktischer Struktur könnte es den Betroffenen wesentlich erleichtern, die Äußerungen der Pflegekraft zu verarbeiten. Insgesamt erscheint es mir deshalb sinnvoll, im Rahmen der Kommunikationsstrategien auch gezielt eine Gruppe von Strategien speziell für die Kommunikation mit alten Menschen zu entwickeln, deren kognitive Fähigkeiten beeinträchtigt sind, um diese Kommunikation für beide Seiten einfacher zu machen.

Auswertung von Interview 2

1.) Vorstellung meines Interviewpartners

Mein Gesprächspartner aus Interview 2 ist 26 Jahre alt und hat erst vor kurzem seine Berufsausbildung zum Altenpfleger abgeschlossen. Bereits in der 10. Klasse absolvierte er ein Praktikum in einem Altenheim und entschied sich anschließend dafür, im Rahmen seines Zivildienstes im Bereich der Behindertenarbeit tätig zu werden. Hier wurde er der Behindertenpflege zugeteilt, wobei die von ihm betreuten Menschen einen relativ hohen Altersdurchschnitt von siebzig Jahren hatten. Aufgrund der dort gemachten Erfahrungen entschloss er sich, im Pflegebereich zu bleiben. Zunächst absolvierte er eine Krankenpflegerausbildung, arbeitete daneben mehrere Monate als Pflegehelfer und begann schließlich vor drei Jahren eine Ausbildung zum staatlich anerkannten Altenpfleger, die er erst vor wenigen Monaten abschloss und dann in dem Altenheim eingestellt wurde, in dem er jetzt arbeitet. Während seiner Ausbildungszeit lernte er mehrere höchst unterschiedliche Pflegebereiche kennen; so arbeitete er neben den bereits genannten Bereichen während seiner Altenpflegerausbildung auch eine Zeitlang in einer Tagespflege im gerontopsychiatrischen Bereich. Er betont dabei, dass er diese Vielseitigkeit der Ausbildung als sehr vorteilhaft empfindet.

T2 ist im großen und ganzen in seinem Beruf zufrieden und betont, dass ihm die Arbeit Spaß macht. Gleichzeitig äußert er aber auch, dass er die Arbeit als anstrengend empfindet und oft unter dem entstehenden Zeitdruck leidet, ein Aspekt, der im Laufe des Interviews immer wieder anklingt.

2.) Aspekte, die für das Kommunikationstraining relevant sind

Für T2 nimmt die Kommunikation mit den HeimbewohnerInnen in allen Bereichen seiner Arbeit einen breiten Raum ein. Insbesondere während der Pflege ist sie für ihn sehr wichtig, um eine Beziehung zum alten Menschen herzustellen und zu fördern:

> „Es ist ganz wichtig, dass man während der Pflege auch verbal kommuniziert. Das fängt damit an, dass man vorher sagt, was man macht, dass man guckt, dass man nicht still vor sich hinarbeitet, sondern halt versucht, auch verbal zu kommunizieren."

Gerade das genaue Erklären der jeweiligen Pflegetätigkeit kann dazu beitragen, Distanz zwischen dem Pfleger und dem alten Menschen zu verringern und eine Vertrauensbasis zu schaffen; der alte Mensch kann dann nachvollziehen, was mit ihm geschieht, und fühlt sich nicht hilflos ausgeliefert. Gerade auch bei Dementen, die der reinen Pflegetätigkeit möglicherweise nicht mehr folgen und ihren Sinn und Zweck nicht erfassen können, kann dies helfen, die Situation zu entspannen. Auf diese Weise kann dann auch ein eventuell bestehender Widerstand des alten Menschen verringert oder vermieden werden, was sich ebenfalls günstig auf die gesamte Atmosphäre auswirkt.

Bei Tätigkeiten, die er als schwierig empfindet und die deshalb erhöhte Konzentration erfordern, fällt es T2 jedoch schwer, sich daneben noch mit den betreuten Menschen zu unterhalten. Dies ist z. B. dann der Fall, wenn ein pflegebedürftiger, bettlägeriger Heimbewohner unter einer besonders schweren Erkrankung leidet, die oft eine direkte Folge der mit der Bettlägerigkeit verbundenen Immobilität ist. T2 nennt hier insbesondere

Dekubitus, Kontrakturen[9] oder Lungenentzündung. Bei bettlägerigen HeimbewohnerInnen hat die Prophylaxe solcher Erkrankungen einen sehr hohen Stellenwert und erfordert somit auch große Aufmerksamkeit und Konzentration. Obwohl T2 dies nicht ausdrücklich sagt, besteht hier sicherlich auch Druck aufgrund der hohen Verantwortung, die dabei auf dem Pfleger lastet. In solchen Situationen muss dann oft die Kommunikation hinter der reinen Pflegetätigkeit zurücktreten.

Als besonders belastend empfindet T2 es jedoch, wenn er unter Zeitdruck arbeiten muss. Diese Problematik greift er im Verlauf des Interviews immer wieder auf. Die Ursache für den bestehenden Zeitdruck sieht er in Personalmangel; auch diesen Aspekt betont er mehrere Male. So antwortet er auf die Frage, wie viele Pflegekräfte es im Heim gebe, zunächst scherzhaft:

"Das weiß ich nicht. Zuwenig." *(lacht)*,

kommt jedoch bei der Frage nach seiner Berufszufriedenheit auf diesen Aspekt zurück. Es handelt sich hierbei um ein weitverbreitetes Problem, das sich keinesfalls nur auf das Altenheim beschränkt, in dem T2 arbeitet:

"Die Besetzung ist nicht gut, ich sage mal, das ist kein Einzelfall, ich sage mal, dass das in fast allen Altenheimen so ist."

Der Personalmangel stellt somit ein grundlegendes, tiefgreifendes strukturelles Problem dar, das sich äußerst ungünstig auf die Situation von HeimbewohnerInnen und PflegerInnen auswirkt. So führt der dadurch hervorgerufene Zeitmangel gerade in Stoßzeiten, wenn sehr viele Dinge auf einmal zu tun sind, zu erhöhtem Stress, was die gesamte Situation hektisch und anstrengend macht. Unter diesen Umständen ist es dann nicht mehr möglich, auf den einzelnen Heimbewohner einzugehen, sondern dessen Bedürfnisse müssen zunächst zurückgestellt werden. T2 antwortet auf die Frage nach schwierigen und belastenden Situationen:

"Ja, wenn so Stoßzeiten, wenn da jetzt Sachen kommen. Bei der Essensausgabe, Essen verteilen am Abend jetzt oder so, wenn dann jemand klingelt und noch ein Bedürfnis hat, wo er dann drüber reden möchte, das geht dann nicht so gut. Dass man auch schon mal sagt: "Ich kann jetzt im Moment nicht, ich versuch' gleich, wenn ich mehr Zeit hab', mir die Zeit zu nehmen". Also, das ist dann teilweise schon ein bisschen belastend."

---

[9] Unter einer Kontraktur versteht man eine „Zwangshaltung (fixierte Beugestellung) eines Gelenks durch Formveränderung der Gelenkenden und / oder durch Schrumpfung des umliegenden Gewebes" (Schadé, (2003), S. 1141.)

T2 verschiebt dann also die Klärung des akuten Problems auf einen späteren Zeitpunkt, wobei er jedoch nicht sicher ist, ob er dann dazu kommen wird oder erneut von anderen Aufgaben gehindert wird, die Vorrang haben („Ich *versuch'* gleich, wenn ich mehr Zeit hab', mir die Zeit zu nehmen.").

Somit leidet insbesondere die Kommunikation mit den HeimbewohnerInnen und das Eingehen auf ihre individuelle Situation und Bedürfnisse unter dem Zeitdruck, was T2 sehr bedauert; er ist oft gezwungen, sich auf eine reine, routinemäßige Pflegetätigkeit zu beschränken. Er würde sich mehr Zeit für den Einzelnen wünschen:

> „Betreuung in dem Sinne ist eigentlich fast nicht möglich, im Sinne von intensiver Einzelbetreuung, ja? Das ist eher Pflege, Grundpflege, und dann vom Arzt angeordnete Pflege, Behandlungspflege."

In dieser Situation hat er dann kaum Gelegenheit, auf sein Gegenüber näher einzugehen. Dadurch bleiben auch viele der Möglichkeiten, die er theoretisch hätte, um eine intensivere Beziehung zu den alten Menschen herzustellen und zu fördern, ungenutzt:

> „Man könnte viel mehr machen, auch gerade im Bereich Kommunikation, und sich Zeit nehmen und Sachen machen. Schön wäre es, gerade im Spätdienst ein bisschen Raum zu haben. Man muss ja gucken, dass man alles gut strukturiert kriegt, sonst schwimmen einem die Felle davon."

Neben solchen generellen, grundlegenden Beeinträchtigungen können sich Stresssituationen und die damit verbundene innere Anspannung aber auch direkt auf eine konkrete Kommunikationssituation auswirken. So betrachtet T2 bei der Frage nach schwierigen Situationen, die durch ein bestimmtes Gesprächsverhalten ausgelöst werden, vor allem ein gereiztes Verhalten in Stresssituationen als problematisch. Dabei handelt es sich zum einen um sein eigenes Verhalten, wenn er unter großem Druck steht; zum anderen überträgt sich die angespannte Atmosphäre durch ein ungeduldiges, gereiztes Verhalten seinerseits auf den Heimbewohner und verschärft so die Situation noch mehr:

> „Wenn ich genervt spreche, wenn ich jetzt z. B. genervt bin, dann kommt das natürlich auch rüber, wie meine Ausdrucksweise oder so ist. Wie man in den Wald hineinruft, so schallt es heraus, nicht? Dann kommt natürlich auch eine unfreundliche Antwort zurück. Genauso ist es, wenn mich jemand genervt anspricht."

Besonders beim Umgang mit Demenzerkrankten, die sich aufgrund von Gedächtnisproblemen sehr häufig wiederholen, weil sie vorangegangene Äußerungen oder kurz zuvor gestellte und beantwortete Fragen bereits wieder vergessen haben, kann dies zu Spannungen führen:

„Hier sind also auch demente Bewohner, und wenn man immer wieder das gleiche hört, dann muss man
schon gucken, dass man ruhig bleibt, dass man nicht zu schnell genervt wird, wenn man immer wieder das
gleiche gefragt wird."

T2 versucht in einem solchen Fall, den Gesprächspartner so zu akzeptieren, wie er ist, und
auf ihn und seine noch vorhandenen Fähigkeiten einzugehen. Dies ist ein Aspekt, der gerade
auch bei eingeschränkter Kommunikationsfähigkeit von HeimbewohnerInnen, wie sie bei
fortschreitender Demenz schließlich auftreten, von großer Bedeutung ist. In einem solchen
Fall weicht T2 verstärkt auf die Körpersprache aus, die auch in einem solchen Stadium vom
Patienten häufig noch eingesetzt oder nachvollzogen werden kann:

„Ja, dann versuche ich halt, auf die Körpersprache zu achten, versuche, demjenigen auch durch meine
Körpersprache zu zeigen, was ich gerade ausdrücken will. Dass ich mich ihm eventuell zuwende, dass ich ihn
verstehen will, ja, dass ich eigentlich halt dann versuche, Augenkontakt jedenfalls zu halten, Blickkontakt
halten, ich bleibe in seinem Blickfeld, sowas."

Daneben kennt er auch noch eine Technik, die mit Ersatzwörtern arbeitet, um in einem
solchen Fall eine für ihn unverständliche Äußerung eines Heimbewohners besser
nachvollziehen zu können:

„Wenn man Wörter nicht versteht, dass man dann einfach Ersatzwörter wie „sie", oder wenn jetzt eine
Fabulation gebildet wurde, wenn man das dann zm Beispiel nicht verstanden hat, dann fragt man nach und
setzt dann „sie" oder „er" dafür ein, sowas kann man machen. Das habe ich jetzt aber auch in der Praxis noch
nicht angewandt."

Dass er diese Technik, die er im Rahmen seiner Ausbildung gelernt hat, selbst noch nicht
eingesetzt hat, ist möglicherweise wiederum auf den bestehenden Zeitdruck zurückzuführen.
An früherer Stelle klang bereits an, dass viele Möglichkeiten, intensiver auf den einzelnen
Heimbewohner einzugehen, aus Zeitgründen ungenutzt bleiben müssen. Dabei besteht aber
zugleich die Gefahr, dass viele dieser Möglichkeiten, die im Rahmen der Ausbildung
erworben wurden, im Laufe der Zeit wieder vergessen werden, weil sie nur geringen oder gar
keinen direkten Bezug zu realen Situationen erhalten haben.

Neben dem Zeitmangel stellt für T2 auch Aggressivität von Heimbewohnern einen
Problembereich dar, der ihn zudem oft verunsichert:

„Wenn jemand aggressiv ist, kann es also vorkommen, dass ich im ersten Moment jetzt nicht weiß, wie ich
mich jetzt verhalten soll, ob man ihm jetzt lieber aus dem Weg geht oder lieber versucht, auf ihn einzugehen,
muss man gucken, das ist situationsbedingt."

Hier hängt es also stark vom gesamten Kontext ab, wie er mit der jeweiligen Situation
umgeht; eine Verallgemeinerung lässt sich nicht treffen. Je nach der individuellen Lage

versucht T2, die Situation durch Eingehen auf den aggressiven Heimbewohner zu entschärfen, um so dessen Widerstand zu verringern und ihn zu beruhigen, oder er meidet ihn vorübergehend. Dies kann gerade beim Umgang mit einem Demenzerkrankten hilfreich sein, der möglicherweise bei der nächsten Begegnung die frühere Situation und seine Aggressivität bereits wieder vergessen hat.

Ist die Arbeitsatmosphäre dagegen entspannt, so empfindet T2 seine Tätigkeit als angenehm. So nennt er auf die Frage nach angenehmen Gesprächssituationen solche, in denen er Zeit und Ruhe hat, sich mit einem Bewohner ausführlicher zu unterhalten und in denen sich im Verlauf des Gesprächs ein Thema ergibt, das beide interessiert. Solche Themen kreisen vor allem um die Vergangenheit, doch daneben unterhält er sich mit den HeimbewohnerInnen auch über gemeinsame Interessengebiete wie z. B. Musik. Hier klingt an, dass T2 auch stark an der Persönlichkeit seines Gesprächspartners interessiert ist; er möchte mehr über dessen früheres Leben erfahren, um ihn besser kennen zu lernen. Dies kann ihm dann möglicherweise auch dabei helfen, ein bestimmtes Verhalten seines Gesprächspartners vor dem Hintergrund von dessen individuellen Erfahrungen leichter nachvollziehen zu können. Zugleich fördert er durch diese Suche nach Gemeinsamkeiten die Beziehung zu seinem Gesprächspartner.

Auf der anderen Seite gibt es auch kein Gesprächsthema, das T2 als schwierig empfindet und deshalb zu vermeiden versucht. Er hat also gegenüber den alten Menschen eine sehr offene, aufgeschlossene Haltung, die ebenfalls viel dazu beitragen kann, bestehende Distanz abzubauen und die Beziehung zu den alten Menschen zu fördern.

Zusammenfassend lässt sich sagen, dass T2 vor allem solche Situationen als problematisch empfindet, die auf äußere Einflüsse zurückzuführen sind, wie z. B. Personalmangel und damit verbundener Zeitdruck, und sich dann auch auf der zwischenmenschlichen Ebene auswirken. Hingegen bereitet ihm der Umgang mit den Heimbewohnern selbst und die Konfrontation mit ihren Problemen keine größeren Schwierigkeiten. Lediglich Aggressivität von HeimbewohnerInnen verunsichert ihn mitunter; je nach Situation versucht er dann entweder, auf sein Gegenüber einzugehen, um die Situation zu entspannen, oder er geht ihm vorübergehend aus dem Weg, um eine Verschärfung der Situation zu verhindern.

3.) Schlussfolgerungen für das Kommunikationstraining

Ein großer Teil der von T2 geschilderten Problemsituationen ist auf äußere Umstände zurückzuführen, deren unmittelbare Änderung schwierig sein dürfte und im Rahmen eines Kommunikationstrainings nicht geleistet werden kann, wie insbesondere Personalmangel und damit verbundener Zeitdruck und Stress. Möglicherweise könnte jedoch auch hier das gezielte Bewusstmachen eigener Möglichkeiten und Grenzen helfen, die negativen Folgen solcher Situationen und ihre Auswirkungen auf die Arbeitsatmosphäre und die Beziehung zwischen dem Pflegepersonal und den alten Menschen zu mildern, denn diese Strategie könnte die Pflegekraft davor schützen, sich durch zu hohe Erwartungen an sich selbst noch zusätzlich unter Druck zu setzen.

Gerade dann, wenn den Pflegekräften für den einzelnen Heimbewohner nur wenig Zeit zur Verfügung steht, scheint es mir darüber hinaus hilfreich zu sein, bei der Kommunikation gezielt solche Strategien einzusetzen, die die Beziehungsebene fördern können. Hier wäre zunächst einmal wieder an das Hineinversetzen in die Situation des Gesprächspartners zu denken, um die Perspektive des Heimbewohners im Blickfeld zu behalten. Besteht bereits eine gute Beziehung zu einem Heimbewohner, und ergibt sich dann eine Gelegenheit zu einem ausführlicheren Gespräch, so könnte ggf. auch eine Strategie eingesetzt werden, die von Weisbach (1997) beschrieben wird und geeignet sein könnte, auf Anliegen und Interessen des alten Menschen gezielter einzugehen, nämlich das gezielte Herausarbeiten von Aspekten, die dem Gesprächspartner wichtig sind. Dabei kann es sich z. B. um konkrete Intentionen oder Wünsche handeln, aber auch um Gefühle, die mit der konkreten Situation verbunden sind. Dieses Herausarbeiten kann besonders gut in Form gezielter Fragen erfolgen, die die bedeutsamen Aspekte ermitteln. Weisbach (1997) unterscheidet zwischen dem Herausarbeiten von Wünschen und dem Ansprechen von Gefühlen; da aber beide Aspekte eng zusammenhängen können und auch auf ähnliche Weise angesprochen werden können, lassen sie sich meiner Ansicht nach auch zusammenfassen. Diese Strategie erlaubt es somit, in der konkreten Gesprächssituation mit der emotionalen Ebene wichtige Faktoren zu berücksichtigen und bewusst herauszustellen, die das Verhalten des Gesprächspartners prägen können, aber diesem selbst nicht immer bewusst sind. Sind die Möglichkeiten, die Interessen des alten Menschen umzusetzen, hingegen durch äußere Faktoren eingeschränkt, so kann unter Umständen auch die Suche nach einem Kompromiss hilfreich sein, die von Allhoff & Allhoff (1989) vorgeschlagen wird. Ganz allgemein könnte es den Pflegekräften auch helfen, mit problematischen Situationen leichter umzugehen, wenn sie sich mit KollegInnen darüber austauschen würden; sie könnten dann wechselseitig von ihren jeweiligen Erfahrungen profitieren.

In dem Interview mit T2 klang schließlich noch an, dass er einige spezifische Taktiken kennt, um schwierige Situationen zu meistern, z. B. eine bestimmte Taktik für den Umgang mit Menschen, deren Kommunikationsfähigkeit eingeschränkt ist. Dass er diese jedoch bislang noch nicht praktisch angewendet hat, könnte darauf hindeuten, dass sie relativ komplex ist, so dass er sie bislang noch nicht genügend verinnerlichen konnte, um im Bedarfsfall tatsächlich auf sie zurückzugreifen. Strategien zur Bewältigung der oben geschilderten Situationen müssten also m. E. leicht zugänglich und umsetzbar sein, so dass sie jederzeit zur Verfügung stehen. Sie sollten also entweder bereits fester Bestandteil „allgemeiner" Kommunikation sein oder aber relativ leicht erworben werden können. Auch sollten sie dazu beitragen können, eine angespannte Situation, wie etwa die geschilderten Stresssituationen, zu entzerren. Dies könnte möglicherweise auch in den von T2 geschilderten Fällen von Aggressivität helfen, beruhigend auf den Heimbewohner einzuwirken.

Auswertung von Interview 3

1.) Vorstellung meiner Interviewpartnerin

Meine Gesprächspartnerin aus Interview 3 ist 46 Jahre alt und Pflegedienstleiterin in dem Heim, in dem auch T2 arbeitet. Zunächst hat sie einen völlig anderen Beruf erlernt, nämlich Bauzeichnerin, und war dort selbstständig. Jedoch hatte sie nach einiger Zeit das Gefühl, ihre Berufswahl sei für sie noch nicht optimal, da sie den direkten Kontakt mit Menschen sehr vermisste. Da ihr zudem der Bereich der Altenpflege bereits aus ihrem Privatleben vertraut war – sie hatte zuvor ihre Großeltern zu Hause gepflegt –, entschied sie sich 1994 dafür, den Beruf der Altenpflegerin zu ergreifen.

Zunächst absolvierte sie ein einjähriges Praktikum im begleitenden Dienst, um ihre Entscheidung genau zu überprüfen. Daran schloss sie die Ausbildung zur Altenpflegerin an. Während dieser Ausbildung wandelten sich durch die gewonnenen Erfahrungen ihre Vorstellungen von Pflege, und sie entschied sich deshalb, ein Studium in Pflegemanagement zu absolvieren, das acht Semester in Vollzeit umfasste. Während dieser Zeit verbrachte sie ein Auslandssemester in Österreich. Da sie ihr eher theoriegeleitetes Studium durch eine begleitende Tätigkeit als Altenpflegerin am Wochenende selbst finanzierte, verfügte sie von

Anfang an über eine direkte Verbindung von Theorie und Praxis. Vor einem Jahr schloss sie das Studium ab und ist seitdem als Pflegedienstleiterin tätig.

T3 verfügt über große Empathie und ist in ihrem Beruf sehr engagiert. Dies zeigt sich bereits an ihrer vielfältigen, umfassenden Ausbildung zur Altenpflegerin und schließlich zur Pflegedienstleiterin, nachdem sie zuvor einen völlig anderen Beruf erlernt hatte. Aber auch im weiteren Verlauf des Interviews wird ihre Einstellung, sich sehr intensiv für die Menschen in ihrem Arbeitsfeld einzusetzen, immer wieder deutlich.

2.) Aspekte, die für das Kommunikationstraining relevant sind

Da T3 als Pflegedienstleiterin tätig ist und somit auf einer anderen Hierarchieebene steht als ihre KollegInnen, hat für sie auch die Kommunikation einen anderen Stellenwert. Der Schwerpunkt liegt für sie weniger in der Betreuung der HeimbewohnerInnen als vielmehr bei der Motivation ihrer MitarbeiterInnen, der Lösung von Problemen und dem Austausch zwischen den einzelnen Bereichen des Heims, etwa zwischen der Küche und dem Pflegebereich. Auch Gespräche mit Angehörigen, die sich um Rat an sie wenden, nehmen einen breiten Raum ein. Auch für T3 ist Kommunikation somit ein wesentlicher Bestandteil ihrer Tätigkeit, der es ihr erst ermöglicht, ihre Führungsaufgabe wahrzunehmen.

T3 äußert sich zunächst einmal sehr ausführlich über die Situation ihrer MitarbeiterInnen, die mit großen Belastungen behaftet ist. Ähnlich wie T2 betrachtet auch sie den Personalmangel und den daraus resultierenden Druck auf das verbleibende Personal als ein Hauptproblem und geht sehr ausführlich auf die Hintergründe ein, die sie vor allem in den gesetzlichen Anforderungen sieht, die heute wesentlich höher als noch vor einigen Jahren sind:

> „Die Anforderungen des Gesetzgebers, sei es nun MDK[10], sei es Heimgesetz, und und und, es gibt reichlich, haben sich innerhalb der letzten, ich möchte sagen, zehn Jahre verändert, dass die Pflegekräfte kaum hinterherkönnen, um das erfüllen zu können, was sie müssen. Zudem ist der Markt explodiert, explodiert mit jeglichen Standards, die es gibt. Es geht kaum noch ohne Weiterbildung, also, es muss vierteljährlich, halbjährlich weitergebildet werden. Es ist so vieles, was auf dem Markt ist. [...] Die Pflegekräfte vor Ort haben mitbekommen, dass sie viel dokumentieren müssen, dass der Arbeitsaufwand viel extremer geworden ist, dass sie Qualitätssicherung haben müssen, dass das alles von ihnen gefordert wird, [...]. Das ist wirklich so, dass das praktisch von den Trägern her gar nicht so gesehen wird, nicht so extrem gesehen wird. Vorwiegend ist Weiterbildung und das alles sehr wichtig. Auf der anderen Seite stehen ja auch die Pflegeblocksberechnungen sehr im Vordergrund, das hat es alles vorher nicht gegeben. Vor sechs, sieben, acht Jahren gab es einfach die Kostendeckung, da wurde hinterher Ende des Jahres geguckt: „Wieviel hast du mehr ausgegeben, weniger ausgegeben und bezahlt?" Gut. Jetzt geht es nach dem Pflegesatz. Ich habe

---

[10] MDK ist die Abkürzung für „Medizinischer Dienst der Krankenkassen".

> soundsoviel Prozent für mein Budget, Personalbudget, das darf nicht überschritten werden, dann komme ich in die roten Zahlen. Das wird auch monatlich geschickt, also, jetzt stehen Sie da und da. Sobald die roten Zahlen da sind, wird versucht, zu streichen. Wo? Natürlich Personal, klar. Das ist der große Punkt. Also auch das macht es, das sind auch Strukturen, die einen unzufrieden machen, weil ich sehe: Auf der einen Seite müssen Überstunden geleistet werden, der Mitarbeiter ist ja nun sehr viel wert, das ist das Humankapital, da ist es sehr kritisch, so. Formal ist es aber so, und es wird damit viel zu lasch umgegangen, die machen schon ihre Überstunden, sie ziehen ihre zwölf Stunden, die ziehen auch noch länger [...]. Es geht ja nicht, ich kann nicht hier an meinem Schreibtischjob sagen: „So, heute mache ich Feierabend, und das bleibt da liegen." Ich weiß, wenn mein Kollege nicht kommt, muss ein anderer da sein. Also, das ist eine extreme Sache, wo man sich da befindet, und es tut mir auch für die Mitarbeiter sehr leid."

Diese verschärften gesetzlichen Vorgaben haben somit indirekt zur Folge, dass immer weniger PflegerInnen immer höhere Leistung erbringen müssen – so muss die einzelne Pflegekraft bis zu zwanzig HeimbewohnerInnen betreuen -, wodurch sie unter großen Druck geraten und kaum noch Zeit haben, sich um den Einzelnen zu kümmern. T3 nimmt großen Anteil an dieser belastenden Situation, sieht aber keine Möglichkeit, sie zu ändern. Zusätzlich verschärft wird die Lage noch dadurch, dass die PflegerInnen sehr große Verantwortung zu tragen haben, da sie in Notsituationen zunächst selbst entscheiden müssen, was zu tun ist:

> „[Der Altenpfleger] hat nicht - keinen Arzt vor Ort. Er hat niemanden. Das ist wie zu Hause. Wenn, dann rufe ich einen Hausarzt. [...] Und wenn er [der Altenpfleger] falsch entschieden hat, kann es passieren, dass der MDK sagt: „Was ist da gelaufen?" Er muss es dann auch verantworten und muss dann auch das Risiko in Kauf nehmen, dass er seine Arbeit verliert."

Hinzu kommt weiterhin das geringe Ansehen, das der Altenpflegeberuf in der Gesellschaft erfährt:

> „Die Krankenschwestern werden schon schlecht anerkannt, das sind die Hilfskräfte des Arztes. Der Altenpfleger wird überhaupt nicht anerkannt. Und der Altenpfleger hat eigentlich viel mehr Verantwortung zu tragen, [...]"

Gerade zwischen ÄrztInnen und Pflegepersonal kommt es häufig zu Konflikten, deren Ursache in der hierarchischen Struktur liegt. So verfügen die PflegerInnen oft aufgrund ihrer spezifischen Berufserfahrung über gute praktische Kenntnisse, die jedoch vom Arzt nicht anerkannt werden, weil dieser hierarchisch auf einer höheren Ebene steht und von den PflegerInnen erwartet, dass sie seine Anweisungen befolgen. Ihre eigenen Erfahrungen können jedoch unter Umständen von denen des Arztes abweichen, weil beide Seiten die Situation aufgrund ihrer verschiedenen spezifischen Fachkenntnisse und Perspektiven unterschiedlich beurteilen. In dieser unterschiedlichen Betrachtungsweise sieht T3 grundsätzlich eine Chance, die zu einer konstruktiven Zusammenarbeit führen könnte, indem sich beide Perspektiven ergänzen. Aufgrund der bestehenden Hierarchie – der Arzt empfindet die Vorschläge der Pflegekraft häufig als Kompetenzüberschreitung, nicht als Erweiterung seiner Perspektive - geht sie aber in der Regel zu Lasten der Zusammenarbeit zwischen Arzt und PflegerIn, was mitunter auch zum Nachteil des Patienten sein kann:

> „Ich finde das immer schade, wenn diese Hierarchieebenen, auch Arzt und Pflegekraft, wenn die Pflegekraft davor steht und sagt: „Jawohl, Herr Doktor, mach ich, Herr Doktor", obwohl sie innerlich weiß, da ist jetzt was ganz Falsches, was da passiert. Bei der Kompressen-Wundversorgung ist der Arzt dann so sehr involviert wie eine Pflegekraft. Sie informiert sich und geht zur Fortbildung und macht und tut, und der Arzt hat dann nicht die Zeit. So, und dann kommt sie mit all ihrem Wissen da an, und der Arzt sagt: „Hören Sie mal (...) [*unverständliche Passage*]" Und sie hat aus ihren Fortbildungen gelernt, dass das so nicht sein darf. Sie wird sagen, weil sie es nicht gelernt hat: „Jawohl, Herr Doktor." Wenn sie sich dann noch traut, zu sagen: „Nein, das hab ich doch anders gelernt", je nachdem, sagt dann auch der Arzt: „Wieso, ich mach das jetzt hier. Wollen Sie der Arzt sein?" Und dann ist sie still."

Nach Ansicht von T3 könnte es in solchen Situationen helfen, wenn die Pflegekraft lernen könnte, in der Diskussion eine stärkere Position einzunehmen, um somit eine konstruktivere Zusammenarbeit mit dem Arzt zu erreichen.

Ein weiteres Problem, das von der Allgemeinheit oft nicht bewusst wahrgenommen wird und ebenfalls zu dem geringen gesellschaftlichen Ansehen des Altenpflegeberufs beiträgt, stellt der Kostenfaktor im Altenheim dar. T3 vergleicht die Situation mit der in einem Hotel:

> „Man bekommt ja auch häufig mit, wie [Leute sagen]: „50 Euro für ein Einzelzimmer." Wieviel ist das? Das lässt sich keiner durchrechnen. Ich zahle durchaus für ein Hotelzimmer 50 Euro als Einzelperson. Aber was habe ich dann? Weder meine Wäsche wird gewaschen, noch habe ich Pflegestufe null. Da habe ich jetzt mindestens fünfundvierzig Minuten. Pflege steht mir zu erst, dann komme ich ja in eine Pflegestufe. Also wenn ich mal einen Kompressionsstrumpf angezogen haben muss oder mal ein paar Knöpfe zugemacht haben muss, das wird auch geleistet. Es wird mir meine Wäsche gewaschen, ich kriege mein Essen, und ich muss eine kurzfristige Erkrankung wie eine Grippe oder so, das wird alles mit versorgt. Und dann muss man bedenken, rund um die Uhr ist einer da, ist eine Fachkraft da, das kann ein Hotel nicht bieten. Und da zahle ich auch meine 50 Euro."

Eine Hauptursache für die geringe gesellschaftliche Anerkennung liegt somit darin, dass viele Hintergründe für die hohen Kosten, wie z. B. eine Betreuung rund um die Uhr und eine zeitintensive Pflege, Außenstehenden häufig gar nicht bewusst sind. Eine mögliche Ursache dafür könnte sein, dass viele Menschen den Tagesablauf in einem Altenheim entweder gar nicht oder nur indirekt, etwa als BesucherInnen von Angehörigen, erleben und mit diesen Aspekten deshalb auch nur indirekt konfrontiert werden und sie sich deshalb kaum vergegenwärtigen.

Diese insgesamt äußerst belastende Situation wird von vielen PflegerInnen als entmutigend empfunden oder ruft Unzufriedenheit hervor, so dass T3 immer wieder versucht, ihre MitarbeiterInnen im Gespräch zu motivieren und ihnen Unterstützung und Rückhalt zu geben. Als schwierig empfindet sie es jedoch, wenn sich bei Konfliktgesprächen mit MitarbeiterInnen eine starke Emotionalisierung aufbaut, wenn z. B. MitarbeiterInnen zu weinen beginnen oder unvermittelt wütend werden. Mit einem solchen Verhalten umzugehen, fällt ihr schwer; ihr Problem besteht dabei darin, dass ihr eine emotionale Reaktion eines Mitarbeiters sehr nahe geht, sie dies aber als seine Vorgesetzte nicht zu direkt zeigen darf, sondern immer in einer übergeordneten Position bleiben muss, in der es ihr möglich ist, die Situation zu klären. Hinzu kommt noch, dass es in derartigen Situationen oft kaum noch möglich ist, ein sachliches Gespräch zu führen und somit konstruktiv mit dem Problem umzugehen. Sie versucht dann, die Klärung der Situation auf einen späteren Zeitpunkt zu verschieben, zu dem die erste, starke Reaktion bereits etwas abgeklungen ist und eine Rückkehr zur sachlichen Ebene einfacher erscheint:

> „[...] wenn ein Mitarbeiter vor mir steht und dann entweder explodiert oder mit Tränen reagiert, dann ist das Sachliche raus, und dann sage ich: „Komm, reden Sie nicht, das müssen wir jetzt erst in zwanzig Minuten noch mal besprechen". Entweder heule ich sonst mit, und das kann ich auch nicht (*lacht*), das geht als Vorgesetzte nicht unbedingt, und mit explodieren kann ich nicht (*lacht*)."

Auch dann, wenn das Kommunikationsproblem darin besteht, dass einer ihrer MitarbeiterInnen ihre Äußerungen falsch versteht und es ihr nicht gelingt, das Gemeinte klar zu machen, bricht sie das Gespräch zunächst ab. In diesem Fall erstellt sie ein Gesprächsprotokoll, das sie dann an den jeweiligen Mitarbeiter weiterleitet, so dass er die Möglichkeit hat, das Gespräch noch einmal nachzuvollziehen und seine eigene Sichtweise einzubringen, sich z. B. eigene Anmerkungen oder Fragen zu überlegen, die er an T3 hat. Erst danach wird das Gespräch fortgesetzt. Auf diese Weise werden bestehende Missverständnisse ausgeschlossen, die Perspektiven aller Beteiligten einbezogen und so die Basis für eine anschließende Klärung des Problems geschaffen.

Eine weitere Strategie von T3 besteht darin, sich beim Umgang mit problematischen Kommunikationssituationen selbst zu reflektieren und sich zu fragen, ob die Ursache eher in ihrem eigenen Verhalten liegt, eher in der Situation selbst oder eher bei ihrem Kommunikationspartner. Situationen, in denen sie diese Selbstreflexion anwendet, liegen immer dann vor, wenn jemand versucht, sie zu manipulieren und seine eigenen Interessen um jeden Preis durchzusetzen. Dabei kann es sich um MitarbeiterInnen, aber auch um HeimbewohnerInnen oder deren Angehörige handeln. In solchen Situationen nimmt sie ggf. auch professionelle Hilfe in Anspruch und versucht, über Supervision das Kommunikationsproblem im Team, mit allen Betroffenen gemeinsam, zu lösen. Es ist ihr sehr wichtig, die Ursachen herauszufinden, nicht zuletzt, um die Beziehung zu ihren KommunikationspartnerInnen nicht zu belasten. Ein Aspekt, den sie mehrmals betont, ist dabei auch die Sorge, jemand anderem Unrecht zu tun, weil sie seine Äußerung falsch verstanden hat. Eine offene, unvoreingenommene Haltung ihrem Gesprächspartner gegenüber steht für sie immer im Vordergrund.

Nehmen die Gespräche mit MitarbeiterInnen für T3 einen breiten Raum ein, so hat sie mit den HeimbewohnerInnen selbst eher indirekt zu tun, da sie nicht im Pflegebereich tätig ist. Trotzdem hat sie sehr häufig Kontakt mit den alten Menschen, die sie oft spontan auf dem Flur ansprechen, und nimmt sich bei solchen Gelegenheiten stets Zeit für ihre Anliegen. Sie versucht dann nach Möglichkeit, das Problem sofort zu lösen, und hilft den alten Menschen auch direkt, ohne sie erst an KollegInnen zu verweisen:

> „Also, wenn er [*der Heimbewohner*] mich anspricht, bin ich da. Und sei es nur, dass es heißt: „Ich muss zur Toilette." Ich werde es niemals übers Herz bringen, dann zu sagen: „Ja, ich rufe meinen Kollegen", oder nehme dann meinetwegen das Telefon und sage: „Hören Sie mal, der Bewohner von Etage 3, für die Sie zuständig sind, ist unten im Flur und sagt, er muss zur Toilette", weil ich denke, das sind solche Nöte, das hilft auch nichts. Normalerweise werde ich auf dem Flur angesprochen. Die orientierteren Damen und Herren sagen schon mal: „Haben Sie jetzt Zeit?" oder: „Wann können Sie mich sprechen?" Bei allen anderen heißt es eher so: „Das lastet *jetzt* auf meiner Seele, und jetzt will ich mit Ihnen reden.""

Sie versucht nach Möglichkeit, selbst unmittelbar direkte Hilfestellung zu geben bzw. bestehende, dringliche Probleme sofort zu lösen, um die BewohnerInnen davon zu entlasten, auch wenn dies nicht zu ihrem eigentlichen Aufgabenbereich gehört. Das Wohlbefinden der HeimbewohnerInnen steht für sie immer im Vordergrund und hat Vorrang vor allen anderen Aufgaben.

Bei den HeimbewohnerInnen selbst handelt es sich zum größten Teil um Frauen; jedoch hat die Zahl der Männer seit einiger Zeit zugenommen. T3 führt dies darauf zurück, dass es sich häufig um alleinstehende Männer handelt, die z. B. verwitwet sind, während verheiratete Männer häufig von ihren Ehefrauen zu Hause gepflegt werden. Die HeimbewohnerInnen sind in der Regel auf Hilfe angewiesen; ihr Durchschnittsalter liegt mit 90 Jahren sehr hoch. Auch in diesem Umstand zeichnet sich allmählich ein Wandel ab. So ist das Heim noch wie bei seiner Gründung mit einem Wohnbereich und Wohnküchen ausgestattet, die früher von den damals oft relativ rüstigen BewohnerInnen auch noch genutzt wurden. Gegenwärtig ist dies jedoch nicht mehr der Fall; die alten Menschen kommen in der Regel erst dann ins Heim, wenn sie nicht mehr in der Lage sind, sich selbst zu versorgen. Oft erfolgt der Einzug nach einer schweren Erkrankung, die eine Pflegebedürftigkeit zur Folge hat, so dass der alte Mensch abrupt aus seinem früheren Leben herausgerissen wird:

> „Es zieht keiner mehr auf Pflegestufe null ein, oder kaum noch einer; es erkundigt sich vorher kaum einer: „Wo möchte ich hin?" Oder man zieht dann ein, wenn es akut wird, frisch aus dem Krankenhaus, ohne Abschiednahme von zu Hause, das ist ein ganz wichtiger Punkt. Das hat sich also einfach so entwickelt, so als Pflegeheim, was man früher unter Pflegeheim verstand. Früher war es Altenheim, Pflegeheim, Alten- und

Krankenpflege, das ist jetzt alles mit dem Regulären - diese Grenzen sind verwischt. Und ein Altenheim in dem Sinne gibt es nicht mehr."

Der alte Mensch hat also in der Regel nicht mehr wie früher die Möglichkeit, sich bewusst für einen Einzug ins Heim zu entscheiden und sich darauf vorzubereiten, sondern dieser wird durch äußere Umstände unausweichlich, was oft sehr plötzlich geschieht. Dadurch ändert sich dann auch die Perspektive des alten Menschen; er sieht den Heimaufenthalt nicht mehr als eine Möglichkeit zu einem Neuanfang und einer Gemeinschaft mit den anderen HeimbewohnerInnen, wie diese z. B. durch die gemeinsamen Wohnküchen gefördert werden sollte, sondern als radikalen Bruch mit seinem bisherigen Leben, den er dann unter Umständen als Bedrohung erlebt, wie dies in Kapitel 2 bereits geschildert wurde. Rüstige Menschen bleiben dagegen so lange wie möglich in ihrem vertrauten Umfeld; sie sehen das Altenheim nicht mehr wie früher als eine Alternative an. Auch die Rolle des Altenheims selbst hat sich somit gewandelt; es ist zu einem reinen Pflegeheim geworden.

Schließlich weist T3 im Zusammenhang mit der Kommunikation noch auf einen weiteren Aspekt hin, der ihr im Gespräch mit den HeimbewohnerInnen sehr wichtig ist, und zwar auf den Aspekt des Kommunikationsstils. Je nach seinem früheren Umfeld hat jeder Heimbewohner einen individuellen Kommunikationsstil, der sich jeweils auf einem bestimmten Niveau befindet. Für T3 ist es von sehr großer Bedeutung, dass der Heimbewohner seinen individuellen Gesprächsstil beibehalten kann, weshalb sie immer darauf achtet, ihren eigenen Stil daran anzupassen. Dies gilt für sie auch dann, wenn der alte Mensch dement und damit häufig auch in seinen sprachlichen Fähigkeiten eingeschränkt ist:

„Der eine kann sehr demenzerkrankt sein, aber es war für ihn immer wichtig, eine adäquate Sprache zu sprechen, weil er Rechtsanwalt war, Richter war oder sonst etwas. Und da ist es tödlich, wenn Sie sagen: „Kommen Sie mal eben mit zur Toilette." Es muss ein ganz anderer Umgang, eine ganz andere Kommunikation stattfinden. Wenn ich aber jemanden habe, der – das habe ich auch schon mal erst in meiner früheren Praxis erlebt – in irgendeinem Restaurant Bedienung war, und ich habe diese Dame gesiezt, da sagt sie: „Du spinnst ja wohl. Ich wurde immer geduzt." Also auch von der Kommunikation her sich auf diese unterschiedlichen Ebenen einzustellen. Wie möchte er angesprochen werden? Und das bleibt."

Diese Anpassung an das jeweilige kommunikative Niveau, die den Heimbewohner in seinem persönlichen Stil akzeptiert und respektiert, erscheint T3 um so wichtiger, als sie sich oft auch nachhaltig auf die Beziehung zwischen den GesprächspartnerInnen auswirkt. Wenn beide sich auf unterschiedlichen Stilebenen bewegen – dabei kann es sich z. B. auch um unterschiedliche Dialekte handeln - kann dies unter Umständen den Aufbau einer Vertrauensbeziehung verhindern. So erzählt T3 von einer alten Dame, die sie während ihres Aufenthalts in Österreich betreute und von der sie aufgrund ihrer hochdeutschen Sprache nicht akzeptiert wurde, so dass es ihr nicht gelang, eine vertrauensvolle Beziehung aufzubauen. Für diese Dame gehörte T3 aufgrund ihrer Redeweise zu einer anderen, ihr fremden Personengruppe, die von ihr abgelehnt wurde. Nach Erfahrung von T3 kann es sogar vorkommen, dass ein Heimbewohner, dessen Gesprächsstil auf einem sehr hohen Niveau liegt, einer Pflegekraft mit einem Gesprächsstil auf niedrigerem Niveau die Kompetenz abspricht und sie nicht ernst nimmt, ähnlich wie dies auch in Kapitel 1 im Zusammenhang mit der Studie von Ryan et al. (1991) über die Wirkung von Elderspeak bereits geschildert wurde.

Auch ein allgemein verständlicher Sprachstil ist in diesem Zusammenhang von großer Bedeutung, da Unverständlichkeit Differenzen fördern und zudem bewirken kann, dass der Gesprächspartner sich in einer unterlegenen Position sieht. Diese Situation ergibt sich mitunter in einem fachlichen Gespräch mit MitarbeiterInnen:

> „Ich weiß, dass Sprache und Reden, Kommunikation, auch den anderen sehr klein machen kann. Wer da steht und sagt... Wenn ich zu viele Fachwörter wähle, zu vieles, was ich gelernt habe innerhalb meines Studiums, dann mache ich meine Mitarbeiter platt."

Stimmt jedoch die Kommunikationsebene der GesprächspartnerInnen überein, so ergibt sich eine harmonische Situation, in der ein vertrauensvoller Umgang möglich wird. Solche Gesprächskontexte sind es auch, die T3 als besonders angenehm empfindet. Die Wahl des passenden Kommunikationsstils hat für sie somit eine grundsätzliche Bedeutung; sie ist nicht auf eine bestimmte Gruppe von GesprächspartnerInnen beschränkt, sondern bildet die Basis für jedes Gespräch. Auch daran zeigt sich wieder die Grundhaltung von T3, auf den Gesprächspartner einzugehen, sich an sein individuelles Verhalten anzupassen und ihm Respekt zu bezeigen.

Einen breiten Raum nehmen für T3 schließlich noch die Gespräche mit Angehörigen der HeimbewohnerInnen ein. Auch hier gibt es eine Reihe von bedeutsamen Aspekten, die sie sehr ausführlich schildert.

Zunächst einmal betrachtet sie die Hintergründe der Situation, in der sich die Angehörigen pflegebedürftiger alter Menschen, meist deren Söhne oder Töchter, grundsätzlich befinden, und vergleicht sie mit der Situation professioneller Pflegekräfte im Heim. Wie bereits in Kapitel 2 deutlich wurde, stehen pflegende Angehörige unter ähnlichem Stress wie PflegerInnen im Heim, der bei ihnen jedoch oft permanent anhält, ohne dass sie die Möglichkeit haben, sich zu regenerieren. Besonders bei der Betreuung von Demenzerkrankten kann dies zu einer extrem belastenden Situation führen:

> „Also, gerade bei Demenzerkrankungen, und der Mensch, den ich versorgen möchte, läuft immer hinter mir her, oder dann schläft er mal für eine Stunde und weckt mich dann wieder in der Nacht - es entstehen Aggressionen. Es entstehen Aggressionen. Hier können wir nach sechseinhalb Stunden nach Hause. Es ist ein ganz schwerer Beruf, eine ganz schwere Aufgabe, aber wir gehen nach 6,5 Stunden. Ich als Angehöriger bin vierundzwanzig Stunden da. Und ich habe auch schon mal Angehörige gesprochen, die dann gesagt haben: „Ich kann nicht mehr." Man sieht es auch komplett einem an, die auch sagen: „Ich entwickle mich zu einem Versandkäufer. Ich kann das Haus nicht mehr verlassen. Ich kann nichts mehr für mich selber tun." Wie soll der dann auftanken, um eine Pflege zu leisten? Das kostet selber Kraft."

Die Angehörigen fühlen sich in einer solchen Situation häufig ausgebrannt und erschöpft. Sie befinden sich ständig an der Grenze ihrer Belastbarkeit, ohne dass Hoffnung auf eine Verbesserung oder auch nur eine kurze Pause besteht, um neue Kraft schöpfen zu können. Hinzu kommt noch, dass der Angehörige von schlechtem Gewissen geplagt wird, wenn er den Kranken doch einmal für kurze Zeit allein lässt oder in andere Hände gibt, um etwas für sich selbst zu tun. Er kann sich nicht mehr von seinem hilfsbedürftigen Elternteil lösen, auch nicht für kurze Zeit, um eigene Interessen wahrzunehmen. In dieser aussichtslosen Lage werden dann häufig Aggressionen gegen den Kranken ausgelöst, was die Situation zusätzlich verschärft. Die Situation belastet also beide Seiten extrem, sowohl den Pflegenden als auch den Kranken selbst.

Aus diesen Gründen hält T3 es für sinnvoller, die Pflege von Angehörigen in professionelle Hände zu geben, gerade dann, wenn deren Kinder daneben noch eine eigene Familie haben und somit noch zusätzlich gefordert sind:

> „Kinder sollten die Pflege nicht übernehmen, dafür bin ich nicht, weil ich denke, jede Generation hat die eigene Aufgabe. Ich habe als Erwachsene für die nachfolgende Generation zu sorgen, also für meine Kinder, und meine Kinder wieder für ihre Kinder. Es ist nicht gut, wenn ich für die ältere Generation sorge, denn dann befinde ich mich in einer Sandwich-Position: Ich habe die jüngere Generation, und ich habe die Älteren, und irgendwann... Es ist viel besser, ich bringe denjenigen dann wirklich in einem Pflegeheim unter, kann dann zu Besuch kommen, das heißt, nur zu (...) [unverständliches Wort] Zeiten, kann dann auch ganz für ihn da sein, als 24 Stunden, und er rechnet vielleicht noch alle zwei, drei Stunden, es entstehen Aggressionen, und ich bin, wie man schon sagt dann, ich bin es fast leid, ich kann nicht mehr, ich bin an meine Grenzen gekommen, habe dann aber vielleicht auch noch meine eigenen Kinder, auch wenn sie schon aus der Schule sind. Das ist dann auch egal. Also ich denke, dann lieber die schönen Zeiten miteinander verbringen und nicht noch das Pflegegeschäft."

Auf diese Weise kann dann der belastende Aspekt der Pflege ganz ausgeklammert und die Beziehung zu dem betroffenen Elternteil auf einen positiven Schwerpunkt gelegt werden, wodurch sie zugleich entspannter wird.

Doch auch dann, wenn ein pflegebedürftiger alter Mensch in einem Pflegeheim untergebracht wird, haben die Angehörigen häufig Probleme, mit dieser Situation umzugehen. Von besonderer Bedeutung ist dabei der Rollenwechsel, der in der Beziehung zwischen Eltern und Kindern stattfindet: Plötzlich ist es der Elternteil, der Hilfe und Fürsorglichkeit braucht, während die Kinder gewissermaßen die „Elternrolle" übernehmen müssen. Gerade wenn ein

Elternteil an Demenz erkrankt ist, fällt es den Kindern häufig schwer, sein verändertes Verhalten als Folge der Krankheit zu sehen und zu akzeptieren. In solchen Situationen kommt es häufig zu Streitigkeiten, weil die Angehörigen z. B. eine krankheitsbedingte Aggressivität als „Absicht" betrachten. T3 versucht diesem Problem zu begegnen, indem sie regelmäßig Abendveranstaltungen für Angehörige anbietet, in denen sie Gelegenheit haben, über ihre Situation zu reden, Informationen zu bekommen und sich mit anderen Betroffenen auszutauschen.

Ein weiterer wichtiger Aspekt, der bereits kurz gestreift wurde, ist, dass es erwachsenen Kindern oft sehr schwer fällt, sich von einem pflegebedürftigen Elternteil zu lösen. Dies kann gerade im Umgang mit Sterbenden problematisch werden. Der Angehörige kann dann mitunter die Aussichtslosigkeit der Lage nicht akzeptieren und baut auf jede noch so geringe Hoffnung, um vielleicht doch noch eine Verbesserung zu erreichen oder den Tod hinauszuzögern. Dies ist oft auch dann der Fall, wenn er vom Arzt bereits darauf hingewiesen wurde, dass keine Aussicht auf Besserung mehr besteht. Dadurch jedoch wird unter Umständen für alle Beteiligten, auch für den Sterbenden selbst, eine sehr belastende Situation geschaffen. Auf die Frage nach besonders schwierigen oder belastenden Situationen antwortet T3:

> „Belastende Situationen sind immer dann, wenn es um Tod geht, um Sterben geht, um Loslösen, und dann, wenn ich merke, dass Problemsituationen entstehen zwischen dem, was ich meine, dass das als Profi wichtig und notwendig ist, und der Angehörige das nicht akzeptieren kann oder möchte, oder auch der Bewohner mir da nicht mehr folgen kann, aus welchen Gründen auch immer. Sei es nun, dass es – das ist auch alles schon da gewesen – dass wirklich noch irgend jemand in eine Klinik soll, und der Arzt sagt vorher schon: „Nicht mehr", und es sind schwierige Untersuchungen, um zum Beispiel nur noch abzuklären, ob derjenige da jetzt wirklich einen Hirntumor hat oder nicht. Und der Arzt sagt schon vorher: „Nicht mehr machen", das sind aufwändige Untersuchungen, das sind schmerzhafte Untersuchungen, und man versucht dann auch noch einmal, mit dem Angehörigen so etwas durchzugehen. Er möchte einfach wissen, woran er ist. Vielleicht braucht er es, um loslassen zu können, das kann gut sein. Das sind dann schon ganz schwere Probleme."

Eine große Schwierigkeit liegt dabei auch darin, dass Sterben und Tod nach wie vor ein Tabuthema darstellen, über das offen zu sprechen vielen Menschen sehr schwer fällt. Dies trägt ebenfalls dazu bei, dass viele Angehörige Sterbender sich nicht lösen und mit dem Unvermeidlichen abfinden können:

> „Wie sage ich das, wenn der Mensch sterben wird, aber es ist gleichzeitig so, dass die Tochter, der Sohn nicht loslassen kann und eigentlich noch wer weiß was machen möchte, und der Arzt sagt: „Was soll ich denn noch machen?""

Gerade solche Gespräche sind es, die T3 besonders schwer fallen und ihr sehr nahe gehen, sicherlich auch deshalb, weil sie hier kaum Möglichkeiten sieht, wirkliche Hilfe zu geben. Sie kann dem betroffenen Angehörigen lediglich dabei helfen, sich mit der Situation abzufinden. Schließlich spielt auch bei Gesprächen mit Angehörigen die Kommunikationsebene eine Rolle. Hier sehen sich die PflegerInnen häufig als Vermittler zwischen Arzt und Angehörigen, deren Aufgabe es ist, den Angehörigen die oft sehr fachsprachlichen Ausführungen des Arztes in Allgemeinsprache zu übersetzen:

> „Wenn der Arzt ins Haus kommt, und der sagt was, dann stehe ich [als Angehöriger] vielleicht noch da und es wird auch gar nicht so verstanden, was er mir jetzt sagen will, dann werden natürlich die Pflegekräfte gefragt: „Was hat er mir gesagt?", inoffiziell. Ich [als Pflegekraft] bin auch immer dazwischen; ich muss auf der einen Seite das übertragen, was der Arzt in seinen Fachbegriffen erzählt hat, um es verständlich zu machen. Und ich fühle mich auch manchmal als Dolmetscher; es werden sich vielleicht auch alle Pflegekräfte als Dolmetscher fühlen."

Auch hier zeigt sich wieder, dass eine sehr fachspezifische Redeweise oft dazu beiträgt, Unklarheit und Distanz zu schaffen, ähnlich wie dies oben beim Aspekt des Kommunikationsstils bereits anklang.

Zusammenfassend lässt sich sagen, dass T3 mit drei sehr unterschiedlichen Personengruppen – ihren MitarbeiterInnen, den HeimbewohnerInnen und deren Angehörigen – und deren spezieller Situation zu tun hat, was insgesamt ein sehr offenes, flexibles Gesprächsverhalten erfordert, um die oft sehr unterschiedlichen Perspektiven miteinander in Einklang zu bringen. Aufgrund ihrer emphatischen, aufgeschlossenen Einstellung gegenüber ihren GesprächspartnerInnen gelingt ihr dies jedoch gut, und spezielle Strategien wie etwa die Selbstreflexion helfen ihr zusätzlich dabei, konstruktiv mit Problemen umzugehen. Diese Probleme sind jedoch oft sehr schwerwiegend, wie etwa die Situation von Angehörigen Sterbender, und in solchen Situationen fallen Gespräche T3 nicht leicht, zumal sie selbst großen Anteil daran nimmt. Auf der anderen Seite ermöglicht es ihr gerade dieses Einfühlungsvermögen besonders gut, sich in ihren Gesprächspartner hineinzuversetzen und die Situation aus seiner Sicht zu sehen. Gerade bei Gesprächen über ein Tabuthema wie Sterben und Tod kann eine solche Einstellung sehr hilfreich sein, da sie dazu beiträgt, Distanz zwischen den GesprächspartnerInnen abzubauen und so die Basis für ein offenes Gespräch zu schaffen, das dem Betroffenen hilft, die Situation zu meistern.

3.) Schlussfolgerungen für das Kommunikationstraining

T3 nennt eine große Zahl sehr unterschiedlicher Situationen, in denen Kommunikation in der Altenpflege von Bedeutung ist, wobei sie diese nicht nur aus ihrer eigenen Position heraus betrachtet, sondern auch die Position anderer Betroffener mit einbezieht, wie etwa die ihrer MitarbeiterInnen oder die von Angehörigen der HeimbewohnerInnen. Aus ihren Ausführungen lässt sich eine ganze Reihe von Schlussfolgerungen für das Kommunikationstraining ziehen.

Ähnlich wie bereits in den vorangegangenen Interviews spielt auch hier das Problem des Zeitdrucks und der großen Belastung der Pflegekräfte eine gravierende Rolle, das jedoch im Rahmen eines Kommunikationstrainings, das keinen Einfluss auf äußere Umstände nehmen kann, nur indirekt behandelt werden kann. Hier gelten demnach ebenfalls die in der Auswertung von Interview 2 bereits gezogenen Schlussfolgerungen.

Ein weiterer Aspekt, der von T3 genannt wird, ist der Umgang mit starker Emotionalisierung im Gespräch, der ihr häufig schwer fällt. Ihre Strategie besteht dann darin, das Gespräch auf einen späteren Zeitpunkt zu verschieben, an dem eine Rückkehr zur Sachebene leichter erscheint. Grundsätzlich könnte es in Situationen, in denen die Gefahr einer allzu starken Emotionalisierung besteht, möglicherweise helfen, von vornherein die Sachebene stärker zu fokussieren, so dass es erst gar nicht zu einer derartigen Situation kommt. Dabei könnte es hilfreich sein, wenn der Betroffene ein solches Gespräch, von dem er weiß, dass es geführt werden muss, aber möglicherweise zu einer starken Emotionalisierung führen könnte, bereits vorher gedanklich plant und vorstrukturiert. So könnte er in einem solchen Fall gezielt eine Fokussierung der Sachebene beschließen, um eine zu starke Emotionalisierung von vorn herein zu verhindern. Zu diesem Zweck könnte er sich z. B. auch konkrete Formulierungen für den Gesprächseinstieg überlegen, etwa wenn T3 mit ihren MitarbeiterInnen eine Problemsituation klären muss, oder sich eigene Reaktionsmöglichkeiten auf mögliche Äußerungen des Gesprächspartners überlegen. Auch konkrete Strategien, wie z. B. das Herausarbeiten von Aspekten, die dem Gesprächspartner wichtig sind, oder das Bewusstmachen eigener Möglichkeiten und Grenzen, könnten in eine solche Vorstrukturierung gezielt integriert werden.

Ein weiterer wichtiger Aspekt, den T3 nennt, ist die Gesprächshierarchie, wie sie sich z. B. im Gespräch zwischen Arzt und PflegerIn zeigen kann, wo sie oft eine harmonische Zusammenarbeit hemmt. Nach Ansicht von T3 könnte es hier helfen, wenn die Diskussionsfähigkeit der PflegerInnen verbessert würde, so dass es ihnen leichter fiele, ihre

Sichtweise in das Gespräch einzubringen. Mir scheint das Problem jedoch grundlegender zu sein und eher in der Gesprächshierarchie selbst zu liegen: der Arzt fühlt sich in seiner Kompetenz eingeengt, wenn die Pflegekraft selbst Anregungen zur Behandlung des Patienten gibt. In diesem Fall handelt es sich also um ein asymmetrisches Gespräch, da der Arzt sich in einer stärkeren Position befindet als die Pflegekraft. Für diese wird es damit relativ schwierig, aus ihrer schwächeren Position heraus ihre eigenen Intentionen umzusetzen, was demnach auch auf den Kontext einer Diskussion zuträfe. Günstiger wäre es möglicherweise auch hier, wenn das Gespräch insgesamt zunächst auf eine sachlichere, objektivere Ebene verlagert werden könnte, um den Aspekt der Hierarchie dadurch abzuschwächen. In diesem Rahmen fiele dann ein Zusammenwirken beider Seiten sowie auch eine mögliche Diskussion wesentlich leichter.

Auch Missverständnisse, wie T3 sie etwa bei Gesprächen mit ihren MitarbeiterInnen schildert, sind oft von großer Bedeutung. T3 verfügt in diesem Zusammenhang über eine wirkungsvolle Strategie, um zur Klärung beizutragen: Sie fertigt in einem solchen Fall ein Gesprächsprotokoll an, das sie ihrem Mitarbeiter dann zustellt, so dass er die Möglichkeit hat, das Gespräch noch einmal nachzuvollziehen und sich seine eigene Position zu vergegenwärtigen. Ein solches Vorgehen, das in ihrer übergeordneten Position sehr hilfreich sein kann, ist jedoch recht aufwändig und in vielen Gesprächskontexten nicht praktikabel. Oft ist es daher vorteilhafter, die Gefahr von Missverständnissen nach Möglichkeit sofort, direkt im Gespräch, auszuschließen. Auch hierbei könnte es wieder helfen, gezielt diejenigen Aspekte herauszuarbeiten, die dem Gesprächspartner wichtig sind, wie dies bereits im Zusammenhang mit Interview 2 vorgeschlagen wurde.

Eine weitere Strategie von T3 bei auftretenden Kommunikationsproblemen ist die Selbstreflexion. T3 stellt sich dann die Frage, ob die Ursache des Problems in ihrem eigenen Verhalten, im Verhalten ihres Gesprächspartners oder möglicherweise in der Situation selbst liegt. Dies stellt ein sehr wirkungsvolles Mittel dar, um anschließend in einer Fortsetzung des Gesprächs, möglicherweise zu einem späteren Zeitpunkt, zu einer Lösung zu gelangen, weshalb die Selbstreflexion ebenfalls in mein Konzept mit aufgenommen werden soll. Da sie nach dem Gespräch zum Einsatz kommt, bildet sie gewissermaßen ein Gegenstück zur Vorstrukturierung des Gesprächs.

Bei Kommunikationsproblemen, die sich nicht unmittelbar im Gesprächskontext selbst beheben lassen, wendet T3 darüber hinaus auch das Verfahren der Supervision an, das sie als sehr hilfreich empfindet. Da es sich hierbei jedoch um ein sehr komplexes, umfassendes Verfahren handelt, das zudem psychologische Kenntnisse voraussetzt, erscheint mir eine

Vermittlung im Rahmen eines linguistisch geprägten Kommunikationstrainings kaum möglich.

Ein weiterer wichtiger Aspekt, der immer wieder anklingt, ist der individuelle Kommunikationsstil, wie er sich z. B. in einer bestimmten Anredeform, der Wortwahl, aber ggf. auch in einem Dialekt zeigen kann. Auch einer allgemeinverständlichen Redeweise, bei der möglichst wenige Fachtermini eingesetzt werden, kommt in diesem Zusammenhang eine große Bedeutung zu, da sie dazu beitragen kann, bestehende Unsicherheit und Distanz zwischen den GesprächspartnerInnen abzubauen. Gerade auch auf ein asymmetrisches Gespräch kann sie sich deshalb positiv auswirken. Aus diesem Grund bietet es sich an, auch den Aspekt des Kommunikationsstils in das Konzept zu integrieren.

Auch für T3 ist ein respektvoller Umgang mit dem Gesprächspartner sehr wichtig, was wiederum dessen grundlegende Bedeutung für die Kommunikation betont. Daraus lässt sich weiterhin schließen, dass etwa die *Elderspeak*, die häufig im Umgang mit pflegebedürftigen alten Menschen Anwendung findet, in der Mehrzahl der Fälle kein geeignetes Mittel darstellt, um eine positive Gesprächsatmosphäre zu schaffen. Aus diesem Grund, und weil sie darüber hinaus negative Altersstereotype verstärken kann, wie in Kapitel 1 bereits deutlich wurde, soll sie trotz ihrer weiten Verbreitung nicht in mein Konzept aufgenommen werden.

Einen weiteren gravierenden Problembereich stellt die Situation vieler Angehöriger von HeimbewohnerInnen dar, denen es schwer fällt, sich von einem schwer kranken oder sterbenden Elternteil zu lösen. Dabei kommt oft noch ein schlechtes Gewissen hinzu, weil jemand sich nicht mehr in der Lage fühlt, selbst für den Angehörigen zu sorgen und ihn zu pflegen. Auch hier könnte es den Angehörigen helfen, sich ihre Handlungsmöglichkeiten und Grenzen bewusst zu machen. Diese Strategie könnte aber auch von den PflegerInnen im Gespräch eingesetzt werden, um den Angehörigen klar zu machen, dass diese alles in ihren Kräften Stehende getan haben und deshalb kein schlechtes Gewissen zu haben brauchen, weil sie den Pflegebedürftigen in andere Hände gegeben haben.

Von besonderer Bedeutung ist schließlich auch der Umgang mit dem Tod. Dieser ist gerade deshalb oft problematisch, weil Sterben und Tod noch immer ein Tabuthema darstellen, über das zu sprechen vielen Menschen extrem schwer fällt. Wenn aber die Möglichkeit besteht, offen darüber zu reden, könnten viele Betroffene dies möglicherweise als Erleichterung empfinden, schon allein deshalb, weil sie sich in einer so schweren Situation nicht mehr allein fühlen. Dieser Aspekt sollte deshalb ebenfalls noch neu in das Konzept mit aufgenommen werden, indem gezielt nach kommunikativen Strategien gesucht wird, die den Betroffenen den Umgang mit derartigen Situationen erleichtern können.

Auswertung von Interview 4

1.) Vorstellung meiner Interviewpartnerin

Meine Gesprächspartnerin aus Interview 4 ist 42 Jahre alt und arbeitet in einem Altenheim, das einer kirchlichen Einrichtung angegliedert ist und in dem ausschließlich Diakonissen leben, die hier ihren Ruhestand verbringen. Das Haus gehört zu einer Gruppe von mehreren Altenheimen, wobei in einigen davon auch alte Menschen leben, die mit der kirchlichen Einrichtung nichts zu tun haben. Die Pflegerinnen sind ebenfalls keine Diakonissen.

Zunächst absolvierte T4 eine Ausbildung als Krankenpflegehelferin in einem Krankenhaus. Bereits während dieser Zeit stellte sie fest, dass sie gerade mit alten Menschen besonders gut umgehen konnte, und wechselte deshalb nach der Ausbildung in ein Altenheim. Auf einen Vorschlag ihres Vorgesetzten hin absolvierte sie schließlich noch eine dreijährige Ausbildung zur Altenpflegerin. Mittlerweile ist sie seit 10 Jahren in der Altenpflege tätig; zu Einrichtung 3 kam sie vor drei Jahren, nachdem sie zuvor in einem Altenheim in einer anderen Stadt gearbeitet hatte.

Auch in dem Altenheim, in dem T4 arbeitet, gibt es sehr viele hochbetagte Bewohnerinnen von 90 und mehr Jahren; so ist die älteste Bewohnerin bereits 101 Jahre alt. Das Durchschnittsalter beträgt 75 Jahre. Eine Besonderheit in Einrichtung 3, die sie von den übrigen Einrichtungen unterscheidet, liegt darin, dass es sich bei den Heimbewohnerinnen ausschließlich um Diakonissen handelt, die hier ihren Lebensabend verbringen. Dies bedeutet neben einem gemeinsamen Erfahrungshorizont und einer engen Beziehung der Heimbewohnerinnen untereinander auch, dass die Bewohnerinnen sich in sehr unterschiedlichem gesundheitlichem Zustand befinden. So gibt es einerseits pflegebedürftige Bewohnerinnen, die von den Pflegerinnen auf eigenen Stationen betreut werden, daneben aber auch einen reinen Wohnbereich, in dem solche Bewohnerinnen leben, die noch in der Lage sind, sich selbst zu versorgen. Hier handelt es sich also nicht, wie etwa in Einrichtung 1 oder 2, um ein reines Pflegeheim. Auch T4, die auf einer Pflegestation arbeitet, betont jedoch, dass es zunehmend mehr Pflegefälle gibt, wobei viele Bewohnerinnen an Demenz erkrankt sind. Auch hier zeigt sich also wieder, dass Demenzerkrankungen eine zentrale Position in der Altenpflege zukommt.

2.) Aspekte, die für das Kommunikationstraining relevant sind

Viele Aspekte, die in den vorangegangenen Interviews bereits zur Sprache kamen, sind auch für T4 von großer Bedeutung. So klagt auch sie darüber, dass der Altenpflegeberuf häufig nur geringe Anerkennung erfährt, wobei er sich auch in ihrem Fall auf die reine Pflegetätigkeit beschränkt. Für eine weiter gehende, individuelle Betreuung fehlt häufig die Zeit. Besonders gravierend ist dabei, dass die zwischenmenschliche Ebene auch bei übergeordneten Stellen, wie etwa dem Medizinischen Dienst der Krankenkassen, kaum Beachtung findet:

„Die Kommunikation zwischen Mitarbeitern und Bewohnern kommt zu kurz. Die psychosoziale Betreuung, wie man sie nennt, bleibt auf der Strecke und wird auch vom Medizinischen Dienst in keinster Weise berücksichtigt. Der Medizinische Dienst... den interessieren nur die Handlungen am Körper. Wird der Po sauber gemacht, werden die Zähne geputzt, werden die Haare gewaschen? Aber die Gesprächszeit wird in keinster Weise berücksichtigt. Das ist so traurig."

Durch eine solche Perspektive wird auch die Möglichkeit zur Kommunikation mit den Bewohnerinnen stark eingeschränkt. T4 gibt an, dass Gespräche mit den Heimbewohnerinnen für sie zwar sehr wichtig sind, sie aber oft nur wenig Zeit dafür erübrigen kann. Deshalb versucht sie während ihrer Pflegetätigkeit so viel wie möglich zu kommunizieren, um die Beziehung zu der jeweiligen Bewohnerin zu fördern. Ähnlich wie dies auch schon T2 äußerte, bedauert sie es besonders, dass sie aufgrund des bestehenden Zeitdrucks auch viele Möglichkeiten zu einer geistigen Anregung der Heimbewohnerinnen, die sie im Laufe ihrer Ausbildung erworben hat, ungenutzt lassen muss:

„Ich sage mal, der Beruf könnte so schön sein, wenn man ihn so ausführen könnte, wie es sich gehört, sage ich mal. Ich habe viel in der Altenpflegeschule gelernt, was man in der Freizeit des alten Menschen machen könnte, Singen, Lesen, einfach so einen Gesprächskreis, das habe ich alles in der Ausbildung mal gelernt. Das ist leider in der Praxis nicht so. Da muss man zusehen, dass man morgens durchkommt, sage ich mal. Da hat man gar keine Gelegenheit. Es sind ganz wenige Momente, wo man wirklich mal sagen kann: „Mensch, heute habe ich mich mit dem-und-dem aber mal gut unterhalten." Man kriegt dann auch plötzlich ein ganz anderes Bild von jemandem, wenn man wieder etwas erfahren hat."

Der Umstand, dass es sich bei den Heimbewohnerinnen ausschließlich um Diakonissen handelt, schafft, wie bereits angedeutet, zugleich eine besondere zwischenmenschliche Situation. So kennen sich viele der Bewohnerinnen untereinander gut, da sie einen großen Teil ihres Lebens gemeinsam verbracht haben. Sie teilen viele gemeinsame Erfahrungen und Erlebnisse miteinander und sind oft eng untereinander befreundet. Der Kontakt unter den einzelnen Bewohnerinnen ist somit viel enger als in anderen Altenheimen, wo die BewohnerInnen mehr oder weniger zufällig zusammen gekommen sind. Zugleich entsteht jedoch eine Distanz zu Außenstehenden, etwa zu den Pflegerinnen, die selbst keine

Ordensmitglieder sind, aber auch zu den BewohnerInnen der anderen Häuser. Dieser unterschiedliche Hintergrund äußert sich bereits rein sprachlich darin, dass die BewohnerInnen der anderen Häuser, auch von den Pflegerinnen, als Zivilleute bezeichnet, also klar von den Diakonissen abgegrenzt werden.

Der unterschiedliche Erfahrungshorizont der Diakonissen und der Pflegerinnen erschwert oft auch den Aufbau einer engeren Beziehung zwischen ihnen, was vom Pflegepersonal als schwierig empfunden wird. Diese Distanz wird häufig durch eine zurückhaltende Einstellung der Bewohnerinnen, die die Pflegerinnen als Außenstehende ansehen, noch verstärkt. Das gibt auch die folgende Passage des Interviews wieder, die sich auf die Frage nach schwierigen Gesprächsthemen hin ergibt:

- „Ja, ich habe ja vorher in einem, sage ich mal, ganz normalen Altersheim gearbeitet, wir nennen das immer die Zivilen, nicht, Zivilleute. Hier sind ja nur Diakonissen. Da ist es am Anfang schon schwierig gewesen, ein Gespräch aufzubauen. Mit zivilen Leuten, da wurde über Kinder gesprochen, und bei den Diakonissen, die erzählen nicht gleich so freiwillig aus ihrem Leben. Und die haben auch nicht so den Einblick in unser Leben, sie können zum Beispiel nicht verstehen, dass wir eine Familie haben und trotzdem noch berufstätig sind.
- *Das sind dann sozusagen zwei unterschiedliche Welten?*
- Unterschiedliche Welten. Sie sagen natürlich dann auch: „Wir haben zwölf oder sechzehn Stunden am Tag gearbeitet; ihr mit euren sechs, sieben Stunden, was wollt ihr denn?" Und da haben wir nicht dieses Verständnis, dass man ja noch ein eigenes Leben hat, weil sie selber das ja nicht hatten, sie waren ja immer bereit zu arbeiten.
- *Die Arbeit war sozusagen ihr Leben?*
- Das war ihr Leben, ganz genau. Aber so nach und nach habe ich dann halt gelernt, ein bisschen über das Berufsleben zu versuchen, ein Gespräch aufzubauen. Oftmals ist das auch ganz interessant, die sind ja auch mal in Afrika gewesen und haben ihren Dienst absolviert, oder wo sie überall waren. Das ist schon ganz interessant. Oder eben mal zur Kindheit fragen oder so. Es gibt schon Möglichkeiten."

T4 bemüht sich in einer solchen Situation, in der sie keinen direkten Zugang zu ihrer Gesprächspartnerin findet, ein Gesprächsthema zu suchen, durch das das Gespräch auf eine persönlichere Ebene gebracht wird. Der Aufbau eines solchen Gesprächs fällt ihr auch relativ leicht, wie sie an anderer Stelle noch einmal betont.

Als schwierig empfindet T4 es dagegen oft, wenn ihre Gesprächspartnerin in ihrer Kommunikationsfähigkeit eingeschränkt ist. Für sie stellt besonders die Schwerhörigkeit ein Problem dar, da sie die Aufnahme von Information stark behindern kann. Auch der Umgang mit *Verbosity* fällt T4 nicht leicht, da diese einen effektiven Diskurs oft verhindert. So schildert sie auf die Frage nach schwierigen Situationen, die durch ein bestimmtes Gesprächsverhalten ausgelöst werden, den Fall einer Heimbewohnerin, die sehr schwerhörig ist und zugleich unter *Verbosity* leidet, so dass es hier besonders schwer fällt, ihr Informationen zu vermitteln, weil sie diese einerseits schon rein akustisch nur schwer verstehen kann und andererseits selbst permanent spricht. Gerade in Stresssituationen, in denen T4 unter großem Druck steht, gelingt es ihr dann mitunter nicht, die notwendigen Informationen zu vermitteln. Sie spricht in solchen Fällen besonders laut, um sich bemerkbar und verständlich zu machen, und hat damit häufig auch Erfolg. Die laute Redeweise wirkt sich auch nicht negativ auf die Beziehung zu dieser Bewohnerin aus:

> „[...] wo ich dann wirklich auch manchmal in ihr Ohr schreien muss: „Jetzt hören Sie mir bitte mal zu!" Dann guckt sie mich ganz erstaunt an, und plötzlich geht es dann einen Moment, hört sie dann auch mal zu. Da bin ich dann immer ganz verwundert, dass sie dann doch die Information aufnimmt, die ich ihr dann so sage. Aber es ist immer schwierig, sie erst dazu zu bringen. [...] Ja, sie redet und redet und redet, sie weiß natürlich auch, dann bleibe ich nicht lange da, und zumal sie diese Situation natürlich dann auch nützen will. Sie will, will, will, weil sie weiß: die geht gleich wieder."

Auch die Bewohnerin spürt also den bestehenden Zeitdruck und versucht deshalb, in kurzer Zeit möglichst viel zu äußern, was ihr wichtig ist. Hier stellt sich mir die Frage, ob und inwieweit ein bestehender Zeitdruck, wie er in Altenheimen weit verbreitet ist, möglicherweise dazu beiträgt, eine bestehende Neigung zu *Verbosity* weiter zu verstärken.

Generell versucht T4, auch im Umgang mit Bewohnerinnen, deren Kommunikationsfähigkeit stark eingeschränkt ist, ein normales Gesprächsverhalten beizubehalten. So erklärt sie häufig bei der Pflege, was genau sie gerade tut. Auch wenn sie nicht sicher ist, ob ihre Gesprächspartnerin ihre Äußerungen überhaupt verstehen kann, bemüht sie sich, auf diese Weise einen persönlichen Kontakt herzustellen. Gerade wenn die Kommunikationsfähigkeit stark eingeschränkt ist, kommt der nonverbalen Ebene, insbesondere auch dem Körperkontakt, wie er sich allein schon durch die Pflegetätigkeit ergibt, besondere Bedeutung zu:

> „Ja, da haben wir zum Beispiel eine Alzheimerpatientin hier, die also nicht mehr sprechen kann. Sie verlieren ja irgendwann das Sprechen, nicht, sie verlieren das ja. Sie geben dann immer so Töne von sich, aber sie können nicht mehr sprechen. Aber ich spreche mit ihr ganz normal. Für mich ist es zum Beispiel ganz wichtig, bei solchen Leuten auch gerade, dass ich immer wieder sage, was ich jetzt tue an ihrem Körper. Es gibt Leute, die sagen: „Warum sagst du denn das, die merkt das doch sowieso nicht mehr." Sie spüren das schon noch, ob man sie fest anfasst oder nicht. Da braucht man sehr viel Geduld und Einfühlungsvermögen. Aber damit fahre ich eigentlich immer ganz gut, wenn ich den Leuten sage: „So, ich wasche jetzt Ihre Hände", oder: „Ich wasche Ihren Rücken", und man zeigt, was man macht, man zeigt die Windel, nimmt die Seife oder die Creme: „Ich creme Sie jetzt ein", und viele kämpfen. Das ist natürlich auch, man muss immer im Umkreis gucken, das habe ich mir so angewöhnt, mal nach da, und „Hm", und so."

Diese direkte Ansprache wirkt also auch beruhigend bei auftretender Aggression, wenn sich die Bewohnerin gegen die Pflege wehrt, und hilft, die Situation zu entspannen. Sie scheint jedoch keineswegs selbstverständlich zu sein, wie aus den von T4 wiedergegebenen Äußerungen von Kolleginnen hervorgeht. Die Einstellung, eine direkte Ansprache des dementen alten Menschen sei zwecklos, da er ohnehin nichts mehr davon bemerke, scheint weit verbreitet zu sein.

Einen hohen Stellenwert nimmt schließlich auch für T4 das Thema Sterben und Tod ein. So antwortet sie auf die Frage nach schwierigen Situationen:

> „Ja, wenn es zum Beispiel jemand ganz schlecht geht, wenn man spürt, da baut jemand jetzt total ab, und derjenige spürt das auch, dann ist es immer so, da muss man sehr viel Einfühlungsvermögen haben: Kann man das ansprechen, das Thema Tod jetzt, Sterben, oder nicht? Ich habe es eben auch oft erlebt, wo es so war, dass man es nicht ansprechen konnte. Das ist dann sehr schwierig. [...] Nein, also, man muss darüber reden. Ich bin dann immer schon ganz froh, wenn dann derjenige selber das Thema auch mal anspricht. Und da ist es eben ganz wichtig, viele Mitarbeiter oder auch Angehörige haben ja Angst, dieses Thema anzusprechen oder sich an ein Bett zu setzen von einem – ja, fast Sterbenden, sage ich mal. Aber da ist es oft gar nicht so wichtig, viel zu sprechen. Auch nur da zu sitzen und zu hören, was derjenige noch zu sagen hat, sage ich mal, das ist viel wichtiger. [...] Einfach da zu sein, ja. Körpersprache, Hand halten, das ist viel wichtiger."

Gerade im Umgang mit Sterbenden kommt der zwischenmenschlichen Ebene eine besondere Bedeutung zu. Hier ist es besonders wichtig, Nähe zu geben, was oft auf der nonverbalen Ebene weit wirkungsvoller geschehen kann als durch Gespräche. Was gerade den Umgang mit Sterbenden jedoch besonders schwierig macht, scheint die Tatsache zu sein, dass der Tod einerseits nach wie vor ein Tabuthema ist, andererseits aber auch eine große Angst davor weit verbreitet ist. Beide Umstände verstärken sich möglicherweise gegenseitig: Weil über den Tod häufig nicht offen gesprochen werden kann, verstärkt sich die Angst davor; andererseits erschwert wiederum die große Angst ein offenes Gespräch. Dies führt häufig dazu, dass das Thema, auch von dem Betroffenen selbst, verdrängt wird und nicht zur Sprache kommt. Dadurch jedoch verstärkt sich die Unsicherheit im Umgang mit dem Sterbenden noch mehr. T4 gibt auf die Frage nach Situationen, in denen sie sich nicht sicher ist, wie sie sich jemandem gegenüber am besten verhalten soll, folgende Antwort:

> „Ja, das sind zum Beispiel diese Grenzsituationen, wenn ich nicht so ganz einschätzen kann: Möchte derjenige jetzt über seinen Zustand sprechen oder nicht? Wenn jetzt jemand drastisch abbaut. Da hatten wir letztens eine Schwester [*eine Diakonisse, die Heimbewohnerin war*], die hat das so richtig bewusst, von einem Tag auf den anderen, sie hat so stark abgebaut, und sie hat das so gespürt, aber ich hatte immer bei ihr das Gefühl, sie wollte es aber nicht richtig ansprechen, dass sie wirklich bald sterben muss. Das war ganz, ganz schwierig. Dann immer vom Wetter oder von was-weiß-ich zu sprechen, wo man doch sah... Sie hat dann aber auch immer gesagt: „Das wird schon wieder besser", und so, hat das dann auch signalisiert."

Auch der Sterbenden selbst fällt es hier also sehr schwer, über ihren Zustand zu sprechen; sie versucht ihn zu verdrängen. Dadurch jedoch verstärkt sich die belastende Situation noch weiter, auch für T4, die dadurch unsicher wird, wie sie mit einer solchen Situation umgehen soll: Sich über belanglose Themen zu unterhalten, empfindet sie als unbefriedigend, zugleich macht aber die verdrängende Haltung der Sterbenden ein offenes Gespräch nahezu unmöglich.

Auch wenn T4 den Heimbewohnerinnen die Nachricht vom Tod einer Mitschwester bringen muss, fällt ihr dies sehr schwer, und sie überlegt sich vorab genau, wie sie ihnen dies mitteilen soll. Eine Todesnachricht zu überbringen, ist hier gerade auch deshalb so schwer, weil viele der Schwestern untereinander eng befreundet sind.

An früherer Stelle wurde bereits angesprochen, dass zwischen den Heimbewohnerinnen und den Pflegerinnen eine Distanz besteht. Diese Distanz schafft neben den bereits genannten noch eine weitere Problemsituation: Manche Bewohnerinnen, die sich verletzt haben, z. B. bei einem Sturz, verschweigen dies zunächst, weil sie sich nicht recht vorstellen können, was nun mit ihnen geschehen wird, und negative Folgen fürchten. Auch hier ist es somit die Unsicherheit, die Angst erzeugt. Nur in solchen Gesprächskontexten, die von vornherein entspannt sind und in denen es T4 gelingt, eine vertrauensvolle Gesprächsatmosphäre zu schaffen und zu vertiefen, erzählen sie schließlich davon:

> „[...] hier hat man ja oft spontane Gespräche. Man fängt mit dem Wetter an, und irgendwann plötzlich merkt man, dann erzählen sie dann doch ein bisschen mehr von sich. Es ist oft so, dass manche alte Leute hier, Bewohner hier, wenn sie zum Beispiel gestürzt sind im Zimmer, die erzählen das nicht. Das kommt dann irgendwann mal in einem ruhigen Gespräch, kommt das, und dann zeigen sie die blauen Flecken. Viele denken dann: „Ach, die haben sowieso keine Zeit, warum soll ich das erzählen", und haben natürlich auch Angst, ja: „Was passiert, wenn ich das sage, was machen die mit mir?" Und wenn dann so ein Gespräch zustande kommt, wo sie Vertrauen haben, da erzählen sie dann schon mal was."

Somit kann durch die bestehende Distanz unter Umständen für die Bewohnerinnen eine gefährliche Situation geschaffen werden, wenn ihre Verletzungen eher zufällig bei einem Gespräch oder bei der Pflege entdeckt werden und somit eine wirkungsvolle Behandlung verzögert wird. Deshalb ist es um so wichtiger, diese Distanz abzubauen oder zumindest zu verringern, um den Bewohnerinnen die Angst vor negativen Folgen zu nehmen, so dass sie sich mitteilen. Der Aufbau einer engeren persönlichen Beziehung könnte viel dazu beitragen, eine vertrauensvolle Atmosphäre zu schaffen, die dabei hilft, Unsicherheit und Ängste der Bewohnerinnen wie auch der Pflegekräfte zu verringern oder ganz abzubauen. Dies würde sich dann auf die gesamte Atmosphäre im Heim positiv auswirken.

3.) Schlussfolgerungen für das Kommunikationstraining

Das zentrale Thema von Interview 4 ist die Distanz zwischen Heimbewohnerinnen und Pflegekräften, die durch den unterschiedlichen Erfahrungshorizont von Diakonissen und Pflegerinnen weiter verstärkt wird und häufig zu problematischen Situationen führt. So ist es z. B. in einer solchen Situation besonders schwierig, über Tabuthemen wie das Sterben offen zu sprechen. Gerade der Umgang mit sterbenden Bewohnerinnen ist es auch, der T4, aber auch viele ihrer Kolleginnen oder auch Angehörige der Bewohnerinnen, besonders stark verunsichert. Durch diese Unsicherheit wiederum werden häufig Ängste geschürt, mit denen Tod und Sterben ohnehin schon stark behaftet sind, was dann wiederum die Unsicherheit im Umgang mit Sterbenden vergrößert. Diese Entwicklung kann unter Umständen zu einem Teufelskreis führen, indem Unsicherheit und Angst immer mehr zunehmen; ein angemessener Umgang mit Sterbenden wird dann immer schwieriger. Hinzu kommt, dass es auch für die Sterbenden selbst oft sehr schwer ist, über ihren Zustand zu sprechen oder ihn sich selbst einzugestehen. Der Aufbau und die Förderung einer vertrauensvollen Beziehung zwischen den Bewohnerinnen und den Pflegekräften könnte sicherlich viel dazu beitragen, den Umgang mit dieser ohnehin schon sehr schweren Situation für beide Seiten zu erleichtern. Auch dass Bewohnerinnen häufig erlittene Verletzungen verschweigen, aus Angst vor negativen Folgen oder weil sie denken, die Pflegekraft interessiere sich aufgrund ihrer großen zeitlichen Anspannung nicht wirklich dafür und habe keine Zeit, sich darum zu kümmern, ist auf einen Mangel an Vertrauen zurückzuführen. Diese Situation kann sogar äußerst gefährlich werden, wenn verborgen gebliebene Verletzungen zu spät oder gar nicht ärztlich versorgt werden und sich somit der Gesundheitszustand der Bewohnerin wesentlich verschlechtern kann.

Aus diesen Gründen ist es von besonderer Bedeutung, die bestehende Distanz zwischen den Bewohnerinnen und den Pflegekräften zu verringern, um eine vertrauensvolle Atmosphäre zu schaffen, in der auch das Ansprechen von Themen möglich wird, die von den Betroffenen als heikel empfunden werden. Auch hierzu könnten das Hineinversetzen in die Situation des Gesprächspartners oder das Ansprechen von Gefühlen beitragen. Aber auch nonverbale Kommunikation kann zu größerer Nähe führen, wie aus der Schilderung von T4 deutlich wird. Gerade in Situationen, in denen Kommunikation auf verbalem Wege nicht mehr möglich ist, wie z. B. im Umgang mit AlzheimerpatientInnen im Endstadium oder mit Sterbenden, kann sie die verbale Kommunikation nicht nur ersetzen, sondern unter Umständen auch viel wirkungsvoller sein als diese, weil sie unmittelbar die emotionale Ebene anspricht und, nicht zuletzt durch Berührung, Zuwendung und Zuneigung signalisieren kann.

Wie an der Schilderung von T4 deutlich wird, kann die nonverbale Ebene auch von Menschen noch erfasst werden, die ihre Kommunikationsfähigkeit nahezu vollständig eingebüßt haben, denn sie spüren z. B. genau, ob sie bei der Pflege eher behutsam oder eher grob behandelt werden. Demnach sind sie auch noch in der Lage, Zuwendung auf nonverbaler Ebene zu erfassen, etwa wenn ihnen die Hand gehalten wird. Gerade dann, wenn die verbale Kommunikationsebene nicht mehr zugänglich ist, bietet sich also die nonverbale Ebene an, um die Kommunikation trotz der schweren Beeinträchtigungen des Betroffenen aufrecht zu erhalten. Aber auch in schwerwiegenden Konfliktsituationen, in denen die verbale Kommunikation zu einer Situation von Hilflosigkeit führt, wie dies beim Umgang mit Schwerkranken oder Sterbenden der Fall sein kann, kann die nonverbale Kommunikation hilfreich sein, weil sie es in einer solchen Situation möglich macht, dem alten Menschen Nähe und Zuwendung zu zeigen, ohne die problematische Situation direkt ansprechen zu müssen. Auf diese Weise kann bestehende Unsicherheit und Hilflosigkeit der Pflegekraft, aber auch des Betroffenen selbst, verringert werden; beide brauchen sich mit der Situation nicht so unmittelbar auseinanderzusetzen wie in einem Gespräch, wenn sie davor noch zu große Angst haben, und trotzdem kann die Pflegekraft direkt mit dem alten Menschen in Interaktion treten. Dies kann dann beiden Seiten dabei helfen, mit der kritischen Situation umzugehen, und zugleich über die vermittelte Nähe auch ihre Beziehung zueinander vertiefen. Wenn dann dadurch allmählich eine Vertrauensbeziehung entsteht, kann unter Umständen im Laufe der Zeit ein direktes Ansprechen der heiklen Situation, das bei deren Bewältigung helfen kann, doch noch möglich werden.

Einen besonderen Problembereich stellt nach der Schilderung von T4 der Umgang mit Bewohnerinnen dar, die in ihrer Kommunikationsfähigkeit eingeschränkt sind. T4 nennt hier insbesondere die Schwerhörigkeit und die Neigung zu *Verbosity,* die beide die Aufnahme von Informationen nachhaltig behindern können. Auch hier könnte gezielt die nonverbale Ebene eingesetzt werden, um eine Verständigung zu erleichtern, indem z. B. das Gemeinte durch Gesten oder auch Pantomime verdeutlicht wird. Auch das Verhalten von T4, mit den Bewohnerinnen in jedem Fall normal zu sprechen, also z. B. keine *Elderspeak* zu verwenden, erscheint mir sehr positiv. Auf diese Weise wird der Bewohnerin vermittelt, dass sie trotz ihrer Einschränkung als vollwertige Gesprächspartnerin betrachtet und ernst genommen wird, was sich ebenfalls günstig auf die Beziehung zwischen ihr und der Pflegerin auswirkt. Eine „normale" Redeweise, die von einer respektvollen Einstellung getragen wird und sich an bestehende Einschränkungen des Gesprächspartners anpasst, scheint mir ohnehin von zentraler Bedeutung für die Kommunikation zu sein, weshalb auch nur solche Strategien in mein Konzept einfließen sollen, denen eine solche Einstellung zugrunde liegt.

Problematisch erscheint mir dagegen die von T4 wiedergegebene Einstellung mancher Pflegekräfte, es sei sinnlos, etwa einer Bewohnerin, die krankheitsbedingt ihre Sprachfähigkeit teilweise oder ganz verloren hat, die vorgenommenen Handlungen der Pflege zu erklären, da sie eine direkte Ansprache ohnehin nicht mehr wahrnehme. Dieser Einstellung widersprechen allein schon die geschilderten Erfahrungen von T4 selbst. Hier handelt es sich m. E. um ein Stereotyp. Dass diese Einstellung, nach den Äußerungen von T4, durchaus verbreitet zu sein scheint, könnte darauf hindeuten, dass sie unter ArbeitskollegInnen auch direkt weitergegeben wird. Die Bedeutung und Wirkungsweise von Stereotypen, insbesondere Altersstereotypen, sollte daher von einem Konzept für die Kommunikation im Altenheim ebenfalls mitberücksichtigt werden, da Stereotype die Einstellung des Pflegepersonals nachhaltig prägen können und sich dann auch direkt auf die Kommunikation auswirken. Dies könnte ebenfalls dadurch geschehen, dass eine respektvolle Einstellung gegenüber dem alten Menschen, die ihn ernst nimmt und seinen Willen respektiert, die Grundlage des Kommunikationstrainings bildet.

Auch in Interview 4 zeigt sich schließlich wieder, dass es neben diesen Ansätzen auch generell hilfreich wäre, wenn der immer wieder beklagte Zeitdruck verringert werden könnte, unter dem die PflegerInnen im Altenheim leiden, was allerdings im Rahmen eines Kommunikationstrainings nicht zu leisten ist. Neben den bereits früher geschilderten Gründen spricht dafür auch, dass Zeitdruck sich möglicherweise ungünstig auf den Zustand der HeimbewohnerInnen auswirkt; etwa dann, wenn die Zeit fehlt, über bestehende Probleme zu sprechen, so dass die alten Menschen sich damit allein gelassen fühlen. Aber auch die Neigung zu *Verbosity* könnte möglicherweise durch Zeitdruck gefördert werden, denn dieser führt nach den Erfahrungen von T4 manchmal dazu, dass HeimbewohnerInnen versuchen, in möglichst kurzer Zeit möglichst viel zu reden, um die vorhandene Zeit „auszunutzen". Eine bereits vorhandene Neigung zu *Verbosity* könnte sich dadurch unter Umständen weiter verstärken. Dies ist jedoch eine bloße Hypothese, die sich an dieser Stelle nicht belegen lässt.

Auswertung von Interview 5

1.) Vorstellung meiner Interviewpartnerin

Meine Gesprächspartnerin aus Interview 5, deren Alter auf ihren Wunsch hin nicht erfasst wurde, absolvierte von 1994 bis 1995 zunächst eine Ausbildung als Altenpflegehelferin. Anschließend nahm sie Erziehungsurlaub, um sich in dieser Zeit um ihre Tochter kümmern zu können. Im Anschluss daran arbeitete sie für zehn Monate in einer Tagespflege, wurde dann jedoch für lange Zeit arbeitslos. Gegenwärtig absolviert sie ein viermonatiges Praktikum in Einrichtung 3. Sie betont, dass sie in ihrem Beruf sehr zufrieden ist.

2.) Aspekte, die für das Kommunikationstraining relevant sind

Ähnlich wie die in den vorangegangenen Interviews von mir befragten PflegerInnen gibt auch T5 an, viel mit den Heimbewohnerinnen zu sprechen. Ihre Intention ist es dabei vor allem, ihnen Informationen über die Ereignisse in der Welt zu geben und sie so vor Isolation zu bewahren, der sie sonst vor allem bei eingeschränkter oder völlig fehlender Mobilität, etwa bei Bettlägerigkeit, leicht ausgesetzt sein könnten. Sie spricht dabei vor allem selbst, während die jeweilige Bewohnerin im Gespräch eher eine passive Rolle einnimmt. Ihrer Beobachtung nach können die Bewohnerinnen ihren Äußerungen in vielen Fällen auch noch gut folgen, obwohl sie zugleich angibt, dass einige von ihnen die gegebenen Informationen nicht mehr vollständig aufnehmen können. Zugleich äußert auch T5, dass der zeitliche Rahmen ihr oft nur wenig Raum für ausführlichere Gespräche lässt. Auf die Frage nach Situationen, in denen Gespräche für sie in ihrem Beruf besonders wichtig sind, antwortet sie:

> „Ich spreche eigentlich immer mit den alten Menschen. Zum Beispiel, wenn man jetzt reinkommt, so wie halt: „Guten Morgen", und wie das Wetter ist, oder wenn sie sich nicht mitteilen können und ich eher was sage, damit sie überhaupt was hören, was überhaupt noch in der Welt passiert. Das ist so meine Einstellung auch vom Pflegeberuf, also ich habe diese Einstellung so, also wenn ich mal alt bin, das kann ich jetzt nur so sagen, dann möchte ich, dass man mit mir auch so umgeht. Genauso gehe ich auch mit den alten Menschen im Prinzip um. Ich denke, sie kriegen ganz gut noch etwas mit. [...] Ich erzähle, oder es gibt auch welche, die man eigentlich... die gar nicht mehr so viel mitkriegen, wenn man dann auch länger... sie können es nicht mehr aufnehmen. Und es ist auch nicht immer zeitlich gegeben."

T5 verhält sich also den alten Menschen gegenüber so, wie sie es sich an ihrer Stelle für sich selbst wünschen würde. An anderer Stelle gibt sie zudem an, gerade Schwerkranken besonders viel Zuwendung und Zeit zu widmen. Durch diese intensive Betreuung vermittelt sie ihnen viel Nähe. Sie selbst spricht von besonders viel Zuneigung für diese Menschen, was auf eine besondere Empathie für sie schließen lässt.

Als angenehm empfindet sie besonders solche Gespräche, in denen eine zwanglose, entspannte Atmosphäre herrscht, so dass sich auch spontan persönlichere Gesprächsthemen oder auch gemeinsame Aktivitäten in einer Gruppe ergeben können. So schildert sie einen Nachmittag, als sie die Bewohnerinnen des Wohnbereiches bei schönem Wetter im Garten versammelte:

> „Das war jetzt, da war es vor kurzem noch schön draußen, und dann habe ich auch im Wohnbereich (...), und dann habe ich alle so ein bisschen mit raus, alles, was ich meinte, nach draußen, und dann haben wir im Kreis gesessen, und da merkte ich, wie diese Situation total locker wurde. Wir sind einfach angefangen zu singen, ich habe gesagt, irgendwie kamen wir auf dieses Thema Singen, ich bin irgend etwas angefangen zu singen, und so hat sich das dann ergeben, dass jeder ein bisschen... zwar nur eine Strophe, aber... es haben sogar welche erzählt, die sonst gar nicht so viel erzählen. Und das fand ich ganz positiv."

Diese für alle Beteiligten sehr angenehme, zwanglose Atmosphäre trug somit dazu bei, bestehende Distanz und Zurückhaltung abzubauen, wodurch die Beziehung zwischen den Bewohnerinnen und T5 intensiver und die bestehende Gemeinschaft der Bewohnerinnen untereinander gestärkt wurde. Dazu trug gerade auch das gemeinsame Singen bei, das es auch solchen Bewohnerinnen, die gewöhnlich eher zurückhaltend sind, erleichterte, sich am gemeinsamen Kreis zu beteiligen. Zugleich wurden sie dadurch ermutigt, auch am Gespräch teilzunehmen. Generell lässt sich daraus schließen, dass gerade gemeinsame Aktivitäten wie hier das Singen besonders gut geeignet sind, um bestehende Distanz zu verringern.

Bei der Frage nach schwierigen Situationen ergeben sich enge Parallelen zu T4. So äußert auch T5, dass ihr gerade der Umgang mit Sterbenden besonders schwer fällt. Auch sie fühlt sich in dieser Situation sehr unsicher und deutet an, dass sie im Voraus gar nicht genau sagen könne, wie sie sich dann verhält, sondern die Situation auf sich zukommen lassen müsse.

Ähnlich wie T4 empfindet auch T5 weiterhin solche Situationen als schwierig, in denen es ihr nicht gelingt, sich mit einer Heimbewohnerin zu verständigen. Für sie liegt das Problem jedoch weniger darin, selbst Informationen zu vermitteln, als darin, herauszufinden, was die Bewohnerin sagen möchte. Dies kann z. B. bei der Alzheimerkrankheit oder bei Aphasie vorkommen, weil hier neben der Sprachrezeption oft gerade auch die Sprachproduktion stark beeinträchtigt ist, so z. B. bei Wortfindungsstörungen oder bei einer Dysarthrie, die mit einer Aphasie verbunden sein kann. Für T5 tritt das Problem der erschwerten Verständigung vor allem dann auf, wenn keine intensivere Beziehung zu der Betreffenden besteht, sondern sie sie eher flüchtig kennt. Es ist offenbar weit verbreitet; so äußert T5, dass es Kolleginnen ähnlich ergehe.

Auffällig erscheint mir in diesem Zusammenhang ferner eine Äußerung von T5, die auf das Vorhandensein von Altersstereotypen hindeutet:

„Wenn man jetzt immer jeden Tag richtig Kontakt zu ihr hätte, würde man es ja rausfinden im Laufe der Zeit, so wie man es bei einem Kind auch rausfindet."

Diese Formulierung, „so wie man es *bei einem Kind* auch rausfindet", weist m. E. auf das Stereotyp vom Alter als „zweiter Kindheit" hin. An späterer Stelle klingt dieses Stereotyp erneut an, als T5 nämlich im Zusammenhang mit Aggressivität von „Aufmüpfigkeit" spricht, ein Ausdruck, der im allgemeinen ebenfalls eher auf Kinder bezogen wird und ein absichtliches Verhalten aus Trotz impliziert. Hinter einer solchen Sichtweise könnte sich zudem auch das Stereotyp des Altersstarrsinns verbergen.

Der Umgang mit Aggressivität stellt auch für T5 eine besondere Schwierigkeit dar, auf die sie sich bereits vorab vorbereitet. Ihre Strategie besteht darin, für sich selbst einen Rahmen festzusetzen, bis zu dem sie auf das Verhalten des alten Menschen eingeht; was hingegen darüber hinausgeht, toleriert sie nicht mehr. In diesem Fall weist sie den alten Menschen direkt in seine Schranken. Mit der von mehreren PflegerInnen in vorangegangenen Interviews bereits geschilderten Strategie, die aggressive Heimbewohnerin zu beruhigen und ggf. abzulenken, hat sie dagegen oft keinen Erfolg. Auf die Frage hin, ob es ein bestimmtes Verhalten gebe, mit dem sie schwer umgehen könne, ergibt sich folgende Passage:

- *Gibt es ein bestimmtes Verhalten, mit dem Sie schwer umgehen können?*
- Ja, Aufmüpfigkeit. Es gibt hier welche, die sehr aggressiv und aufmüpfig sind, da muss ich mich schon... und die das aber auch wissentlich machen. Und das finde ich schon... ja, da muss man von vornherein versuchen, da durchzukommen. Da muss man sich selber auch Grenzen setzen: Bis hierhin und nicht weiter. Also die das schon vorsätzlich noch machen. Und das finde ich gar nicht so toll.
- *Dann vielleicht auch versuchen, denjenigen zu beruhigen und abzulenken?*
- Ja, das versuche ich, aber manchmal muss man dann auch klipp und klar sagen: „So geht es nicht". Sonst geht es nicht.

Problematisch erscheint mir dabei die Einstellung, die alten Menschen seien „vorsätzlich" und „wissentlich" aggressiv bzw. leisteten Widerstand. Dies ist i. d. R. keineswegs der Fall, sondern eine solche Aggressivität tritt im Zusammenhang mit demenziellen Erkrankungen auf, wie in Kapitel 1 bereits ausgeführt wurde. Möglicherweise vermittelt T5 unbewusst ihre Einstellung, sich verteidigen zu müssen, im Umgang mit den Betroffenen und beeinflusst so indirekt auch deren Verhalten mit, wodurch sich die Situation dann weiter verschärft. Dies könnte unter Umständen eine Ursache für ihren Misserfolg sein, beruhigend auf den alten Menschen einzuwirken.

Schließlich äußert sich T5 noch zum Umgang mit Bewohnerinnen, deren Kommunikationsfähigkeit eingeschränkt ist. Sie versucht dann, auf die betreffende Bewohnerin und ihre noch vorhandenen Fähigkeiten einzugehen:

„Ja, ich meine, es kommt immer auf den Bewohner drauf an. Wenn er noch schreiben, lesen kann, nimmt man halt jetzt einen Zettel und gibt ihm einen Stift, vielleicht so. Ich weiß es nicht, es kommt immer auf die Situation drauf an: Inwieweit ist er eingeschränkt oder ist sie eingeschränkt? [...] Das kann man nicht verallgemeinern, das ist in der Situation, nach Gefühl, was ist da noch, und das kann man nicht verallgemeinern, das geht nicht."

Im Gegensatz zu den bisher interviewten PflegerInnen wendet T5 also eine andere Taktik an, indem sie versucht, auf die Schriftsprache auszuweichen, wenn jemand nicht mehr in der Lage ist, sich verbal mitzuteilen. Hingegen gibt sie nicht an, nonverbales Verhalten einzusetzen, um sich zu verständigen. Auch wenn sie, wie oben bereits dargestellt, herauszufinden versucht, was eine Bewohnerin sagen möchte, versucht sie es durch Nachfragen auf der verbalen Ebene, hat dabei jedoch oft keinen Erfolg, was sie selbst als quälend erlebt. Zugleich gibt sie an, dass viele Kolleginnen vor dem gleichen Problem stehen. Hier könnte m. E. ein verstärkter Einsatz nonverbaler Kommunikation helfen, eine Verständigung herbeizuführen. Weiter unten werde ich auf diesen Aspekt noch näher eingehen.

Zusammenfassend lässt sich sagen, dass T5 engagiert und emphatisch ist; so widmet sie gerade Schwerkranken besonders viel Zeit und Zuwendung, um ihnen ein Gefühl von Nähe zu geben, und versucht auch, die Gemeinschaft unter den Bewohnerinnen, aber auch mit dem Pflegepersonal, durch gemeinsame Aktivitäten, wie etwa gemeinsames Singen, zu fördern. Gleichzeitig ist ihre Einstellung jedoch von Altersstereotypen mitgeprägt, die sich mitunter ungünstig auf die Kommunikation auswirken. Insbesondere im Umgang mit aggressiven Bewohnerinnen kann es hier zu Problemen kommen, die möglicherweise dadurch verstärkt werden, dass sich ihre Einstellung der jeweiligen Bewohnerin mitteilt und sich wiederum auf deren Verhalten auswirkt. Gerade bei Altersstereotypen handelt es sich also um einen Aspekt, dem besondere Bedeutung zukommt, da sie sich mehr oder weniger direkt auf die Kommunikation zwischen HeimbewohnerIn und PflegerIn auswirken können.

3.) Schlussfolgerungen für das Kommunikationstraining

In Interview 5 werden zwei Problembereiche in der Kommunikation deutlich, nämlich der Umgang mit HeimbewohnerInnen, deren Kommunikationsfähigkeit eingeschränkt ist, sowie mit krankheitsbedingter Aggressivität, wie sie im Zusammenhang mit einer Demenz auftreten kann.

Im ersten Fall liegt das Problem von T5 darin, dass es ihr häufig nicht gelingt, herauszufinden, was eine Bewohnerin, die sich sprachlich nur noch schwer mitteilen kann, sagen möchte. Verschärft wird diese Schwierigkeit dadurch, dass T5 erst seit kurzer Zeit in Einrichtung 3 arbeitet und deshalb mit den Bewohnerinnen noch nicht genügend vertraut ist, um z. B. ihre individuellen Vorlieben und Bedürfnisse zu kennen, so dass sie ihre Wünsche auch nicht durch Hintergrundwissen erschließen kann. Diese Situation erlebt sie als sehr quälend und versucht, durch Ausweichen auf eine andere Ebene, nämlich die Schriftsprache, eine Verständigung herbeizuführen, was jedoch oft misslingt.

Der Grund für ihren Misserfolg könnte m. E. darin liegen, dass zwar ein Ausweichen auf eine andere Kommunikationsebene generell sinnvoll ist, die Schriftebene jedoch nicht besonders gut dafür geeignet ist, da bei eingeschränkter Kommunikationsfähigkeit, wie etwa bei einer Aphasie, auch diese Ebene mit betroffen ist. Zudem stellt die Lese- und Schreibfähigkeit gegenüber der mündlichen Ebene gewissermaßen eine übergeordnete, komplexere Fähigkeit dar, die schon vom Kind erst Jahre später erworben wird. Es erscheint mir daher vorstellbar, dass sie auch generell anfälliger für Störungen ist und eher wieder verloren geht als die mündliche Ebene. Aus diesem Grund scheint mir beim Umgang mit Menschen, deren Kommunikationsfähigkeit eingeschränkt ist, der Einsatz nonverbaler Kommunikation, wie sie z. B. von T2 beschrieben wird, wesentlich vorteilhafter zu sein. Die nonverbale Kommunikation erlaubt einerseits, sich dem Gesprächspartner durch Mimik und Gestik verständlich zu machen, wenn sein Sprachverständnis beeinträchtigt ist; andererseits kann auch der alte Mensch selbst das von ihm Gemeinte leichter ausdrücken, wenn er etwa unter Wortfindungsstörungen leidet. Dieser Aspekt soll deshalb in mein Konzept mit aufgenommen und darüber hinaus auch noch konkrete Strategien entwickelt werden, die in einem solchen Fall eingesetzt werden können, um den Betroffenen bei der Sprachproduktion zu unterstützen.

Dass T5 gerade die Schriftebene als Ersatz für die mündliche Sprachebene wählt, also einen Bereich, der eher noch störanfälliger ist, könnte m. E. darauf hindeuten, dass ihr die wahren Hintergründe sprachlicher Beeinträchtigungen, nämlich krankheitsbedingte Veränderungen im Sprachzentrum des Gehirns, nicht bewusst sind. Sie geht möglicherweise davon aus, dass die Kranken lediglich die Artikulationsfähigkeit verloren haben, aber noch in der Lage sind, auf schriftlichem Weg zu kommunizieren. Aus diesem Grund wäre es m. E.

sinnvoll, im Kommunikationstraining im Zusammenhang mit den entsprechenden Strategien auch die Hintergründe sprachlicher Beeinträchtigungen anzusprechen.

Der zweite Problembereich, der in Interview 5 deutlich wird, ist der Umgang mit Heimbewohnerinnen, bei denen krankheitsbedingte Aggressivität auftritt. Die meisten der von mir befragten PflegerInnen gaben an, in einem solchen Fall beruhigend auf den alten Menschen einzuwirken. T5 äußert jedoch, damit oft keinen Erfolg zu haben, sondern diese Situation mitunter nur dadurch bewältigen zu können, dass sie der Betreffenden Grenzen aufzeige. Der Hintergrund für dieses Problem scheint mir in ihrer inneren Einstellung zu liegen, die auf das Vorhandensein von Stereotypen schließen lässt, wie dies bereits oben dargelegt wurde. Diese Einstellung teilt sich möglicherweise den betroffenen Heimbewohnerinnen unbewusst während der Kommunikation mit und verschärft dadurch die Gesamtsituation. Deshalb erscheint es mir sinnvoll, auch den Umgang mit Altersstereotypen in mein Konzept mit aufzunehmen. Auch dieser Aspekt könnte im Kommunikationstraining direkt angesprochen werden, etwa im Zusammenhang mit Aggressionen und anderem krankheitsbedingtem Verhalten alter Menschen, wobei dann explizit verdeutlicht wird, dass es sich nicht um absichtliches, wissentliches Verhalten handelt, sondern der Betroffene keinen Einfluss darauf hat. Aber auch durch eine respektvolle Einstellung gegenüber dem Gesprächspartner, die ihn ernst nimmt und ihn nicht als unmündiges Kind betrachtet, kann solchen Stereotypen m. E. direkt begegnet werden. Auch der Kommunikationsstil kann dazu beitragen, indem z. B. *Elderspeak*, die ebenfalls Altersstereotype fördern kann, ausdrücklich vermieden wird.

Die Einstellung von T5, hinter der Aggressivität von Heimbewohnerinnen stehe Absicht, deutet meiner Meinung nach ferner darauf hin, dass ihr die wahren Hintergründe nicht klar sind. Da andererseits viele meiner anderen InterviewpartnerInnen angaben, durch Beruhigen und Geduld positiv auf den Betroffenen einwirken und die Situation oft entschärfen zu können, scheint mir dies insgesamt ein sehr sinnvoller Umgang mit Aggressivität zu sein, der gezielt durch konkrete kommunikative Strategien unterstützt werden könnte.

Auswertung von Interview 6

1.) Vorstellung meiner Interviewpartnerin

Bei meiner sechsten Interviewpartnerin handelt es sich um eine 27jährige Altenpflegerin, die seit 6 Jahren in Einrichtung 3 tätig ist. Zu ihrer Berufswahl wurde sie durch eine Freundin angeregt, die nach der 10. Klasse eine Ausbildung zur Kinderkrankenschwester absolvieren wollte, jedoch noch nicht das dafür vorgeschriebene Alter von 18 Jahren hatte. Aus diesem Grund entschied sie sich dafür, zunächst zwei Jahre lang eine Pflegevorschule zu besuchen. T6, die sich selbst in ihrer Berufswahl noch unschlüssig war, schloss sich ihr an, um zunächst einmal zu prüfen, ob der Pflegebereich ihr läge. Während dieser Zeit entschied sie sich dafür, im Bereich der Altenpflege tätig zu werden, wozu sicher auch beitrug, dass sie aus ihrem familiären Umfeld den Umgang mit älteren Menschen gewohnt ist und besonders gut mit ihnen zurecht kommt. An anderer Stelle des Interviews gibt sie sogar an, besser mit älteren als mit jüngeren Menschen zurechtzukommen, obwohl sie durchaus auch regelmäßig Kontakt zu jungen Menschen hat.

Nach der Pflegevorschule absolvierte sie ein Praktikum in Einrichtung 3. Ursprünglich hatte sie vorgehabt, direkt im Anschluss daran eine Ausbildung zur Altenpflegerin in einer anderen Einrichtung zu beginnen, die jedoch ein weiteres halbjähriges Praktikum verlangte. T6 entschied sich daraufhin, in Einrichtung 3 zu bleiben, und absolvierte schließlich dort eine berufsbegleitende Ausbildung zur Altenpflegerin, die sie vor einem Jahr abschloss.

Aufgrund ihrer langjährigen Erfahrung verfügt T6 über eine relative Sicherheit im Umgang mit den Heimbewohnerinnen; so gibt sie an, dass es keine Situationen gebe, in denen sie sich nicht sicher sei, wie sie sich jemandem gegenüber am besten verhalten solle. Doch gibt es auch für sie durchaus Situationen, die sie als heikel oder belastend empfindet. Darauf werde ich an späterer Stelle noch näher eingehen.

2.) Aspekte, die für das Kommunikationstraining relevant sind

Ähnlich wie meine GesprächspartnerInnen in den vorangegangenen Interviews gibt auch T6 an, dass Kommunikation für sie einen hohen Stellenwert bei ihrer Tätigkeit hat. Insbesondere bei der Grundpflege der Bewohnerinnen nimmt sie sich immer einige Minuten Zeit, um eine engere Beziehung zu ihnen herzustellen und sie besser kennen zu lernen. Als angenehm schildert sie solche Situationen, in denen sie die Zeit findet, sich zu einer Bewohnerin zu setzen und sich mit ihr zwanglos zu unterhalten, wobei sie das Gespräch besonders oft auf deren früheres Leben lenkt. Neben der Vermittlung von Zuwendung und Nähe verfolgt sie dabei auch die Intention, die Persönlichkeit und individuellen Eigenarten und die früheren Lebensumstände der Bewohnerin, die diese geprägt haben, besser kennen zu lernen, um gezielter auf ihre individuellen Bedürfnisse eingehen zu können. Dies tut sie auch mit dem

Ziel, in dem Fall, dass eine Bewohnerin eines Tages ihre Kommunikationsfähigkeit verliert, deren ganz persönliche Bedürfnisse genau zu kennen und erfüllen zu können. Wenn die Kommunikationsfähigkeit einer Bewohnerin tatsächlich eingeschränkt ist, versucht T6, ihre Äußerungen auf kurze Sätze von einfacher Struktur zu beschränken, so dass die Bewohnerin ihr möglichst gut folgen kann. Sie geht dabei immer auf die Äußerungen der Bewohnerin ein, auch dann, wenn diese mehrmals abrupt das Gesprächsthema wechselt, ohne dass ein Bezug zum vorangegangenen Gesprächsverlauf erkennbar scheint. Ein solches Verhalten tritt vor allem in Verbindung mit einer Demenz auf, was auch mit den Beobachtungen von T6 übereinstimmt.

Neben der Förderung der zwischenmenschlichen Beziehung zu den Bewohnerinnen nutzt T6 die Kommunikation mit ihnen aber auch dazu, sie während des Pflegevorgangs zur aktiven Mithilfe bei der Körperpflege oder der selbstständigen Durchführung anzuleiten, um ihnen auf diese Weise ein Stück Autonomie zu erhalten. So antwortet sie auf die Frage, in welchen Situationen für sie Gespräche in ihrem Beruf besonders wichtig seien:

> „Also, zum Beispiel bei der Grundpflege, wenn ich erreichen will, dass die Bewohnerin noch einige Sachen alleine macht, also zum Beispiel sich von oben bis unten waschen und so, so Anleitung. Gesicht waschen, Arme waschen und das dann auch... Ich versuche, so langsam zu machen, dass es im Kopf ankommt. Bei einigen, wenn ich das so ratzfatz mache, dann kommt das gar nicht an. Dann ist leider das Problem, dass morgens zum Beispiel ich eigentlich nicht so die Zeit hätte oder habe, das zu machen, und dann ist es leider häufig so, dass ich es dann doch selber mache, anstatt sie dazu zu bringen, das selbst zu machen."

Auch hier spielt also wieder der Zeitdruck eine Rolle, unter dem die Pflegekräfte stehen und der eine solche aktive Förderung einer Bewohnerin oft nicht zulässt. Dies ist insbesondere dann der Fall, wenn die Bewohnerin den Erklärungen von T6 aufgrund einer bestehenden Demenz nur langsam und schrittweise folgen kann, für ausführlichere Erklärungen aber keine Zeit bleibt. Somit könnte der bestehende Zeitdruck indirekt auch bewirken, dass noch vorhandene Fähigkeiten der Heimbewohnerinnen, wie etwa die Fähigkeit zur selbstständigen Körperpflege unter Anleitung, allmählich verkümmern, da sie nicht mehr aktiv genutzt werden können, und sich der Zustand der Bewohnerin dadurch im Laufe der Zeit zunehmend verschlechtert.

Neben diesem Problem nennt T6 noch ein weiteres, das sich negativ auf den Allgemeinzustand der Bewohnerinnen auswirken kann, nämlich das ihrer Ansicht nach zu geringe Freizeitangebot, das manchen Bewohnerinnen zu wenig geistige Anregung bietet. So äußert sie auf die Frage nach Freizeitangeboten für die Bewohnerinnen Folgendes:

"Gibt es, nur ich persönlich finde, das ist immer noch zu wenig. Im Moment ist heute zum Beispiel drüben im [*Name eines weiteren Hauses, das zu der Einrichtung gehört*] ein Gebetskreis, einige gehen zur Ergotherapie, aber am Teil so nachmittags ist bisher das Angebot ein bisschen wenig. In der Regel auch... eine Schwester gibt es, die schon ein bisschen Langeweile hat und hinter uns dann herläuft: „Was soll ich denn jetzt machen?""

Dieser Bewohnerin fällt es außerordentlich schwer, sich allein zu beschäftigen. Sie sucht häufig direkten Kontakt zu den Pflegerinnen, besonders zu T6, und bittet um konkrete Anleitung für eine Beschäftigung. Gerade solche Situationen, in denen T6 sich ohnehin schon im Stress befindet, werden dadurch für diese besonders anstrengend; einerseits deshalb, weil ihr momentan die Zeit fehlt, sich mit der Bewohnerin intensiver zu befassen, andererseits aber auch deshalb, weil sie diese Situation, die sich häufig wiederholt, als ermüdend erlebt. Wie sehr sie sich mitunter dadurch unter Druck gesetzt fühlt, wird daran deutlich, dass sie an einer späteren Stelle des Interviews noch einmal darauf zurück kommt, nämlich bei der Frage, ob es für sie schwierige oder belastende Situationen gebe:

- Auf jeden Fall. Wenn ich irgendwas immer wieder sagen muss. Wir haben hier eine Schwester, wie ich eben schon sagte, die immer hinter einem herläuft, weil sie irgendwie Langeweile hat, und wenn sie dann fragt: „Was machen wir denn jetzt?" oder „Was kann ich jetzt tun?" Und da muss ich der dann einfach sagen: „Ich weiß im Moment nichts für Sie." Wenn sie sich dann nicht selber beschäftigen kann, das ist schon schwierig, vor allem, wenn ich selbst im Stress bin. Wenn ich gerade Zeit habe oder so, dann unterhalte ich mich auch mit ihr zum Beispiel, und dann geht es auch wieder, dann ist sie auch voll da.
- *Sie braucht immer ein wenig Anleitung?*
- Ja, genau. Oder ich habe ihr zum Beispiel dann schon mal gesagt: „Schwester [*Name*], im Moment ist nichts, Sie haben Pause." Aber das Wort „Pause" ist in ihrem Wortschatz nicht vorhanden. Sie ist eben eine Ravensberger Schwester, und es ist halt nicht vorhanden, Pause gibt es nicht für sie. Und dann fragt sie eben immer.

Der extreme Tätigkeitsdrang dieser Schwester erklärt sich möglicherweise auch daraus, dass, wie in Interview 4 bereits anklang, für Diakonissen ihre Arbeit immer im Vordergrund steht; sie betrachten sie geradezu als ihren Lebenszweck. Da die Schwester nun keine konkrete Aufgabe mehr hat, fühlt sie sich unzufrieden und langweilt sich. Das Problem wird unter Umständen dadurch verschärft, dass sie ihre jetzige Situation, das Leben im Ruhestand, möglicherweise nur teilweise oder sogar noch gar nicht realisiert hat und deshalb permanent nach einer Beschäftigung sucht, wie sie es früher gewohnt war. Darauf deutet hin, dass sie auf die Äußerung von T6, es sei gerade Pause, nicht reagiert. Sie glaubt, sich immer noch in ihrer früheren Arbeitssituation zu befinden, in der sie den ganzen Tag lang gefordert wurde. Deshalb fällt es ihr auch so schwer, zu verstehen, dass sie nun plötzlich keine regelmäßige Beschäftigung mehr hat. Dass sie gerade T6 immer wieder um eine Beschäftigung bittet, zeigt einerseits, dass sie gerade zu ihr ein besonders enges Verhältnis hat, könnte daneben aber auch darauf hindeuten, dass sie in ihr eine Art Vorgesetzte sieht, die ihr Anweisungen gibt.

Ein weiteres Problem, das von T6 angesprochen wird, stellt der Drang einiger Bewohnerinnen dar, das Gelände der Einrichtung zu verlassen und sich auf die Straße zu begeben, also die so genannte Weglauftendenz. Da gerade auf der Station, auf der T6 arbeitet, viele Demenzerkrankte untergebracht sind, liegt hierin eine große Gefahr. Die Pflegerinnen müssen somit besonders auf die Bewohnerinnen mit dieser Neigung achten und sie ggf. in den sicheren, abgeschlossenen Garten der Einrichtung zurück geleiten. Andererseits besteht wiederum die Notwendigkeit, diejenigen Bewohnerinnen, die noch mobil sind, immer wieder zum Gehen zu motivieren, so dass sie sich ihre Mobilität bewahren. Dies kann unter Umständen zu Schwierigkeiten führen, wenn nämlich etwa eine demente Bewohnerin nicht verstehen kann, weshalb sie einerseits viel umhergehen soll, andererseits aber das Heimgelände nicht verlassen soll, um sich nicht in Gefahr zu begeben. Durch diese Situation wird der auf den Pflegekräften lastende Druck weiter erhöht.

Die bereits von T4 geäußerte Beobachtung, dass Diakonissen zurückhaltender seien als „zivile" BewohnerInnen und es deshalb schwieriger sei, Zugang zu ihnen zu finden, wird auch von T6 bestätigt. Vor allem belastende frühere Erlebnisse einer Heimbewohnerin, etwa Kriegserlebnisse, sind es, die für T6 besonders schwierige Gesprächsthemen darstellen. Sie hat sich jedoch im Rahmen ihrer Ausbildung ein Verfahren angeeignet, das ihr hierbei Hilfestellung geben kann, nämlich die Biographiearbeit, also die Aufarbeitung der Biographie einer Heimbewohnerin mit dieser gemeinsam. Hierbei kann es jedoch durchaus zu heiklen Gesprächssituationen kommen, die ein besonderes Einfühlungsvermögen erfordern. So äußert T6 auf die Frage, ob es Gesprächsthemen gebe, die sie als schwierig empfinde, Folgendes:

> „Also, die Diakonissen hier sind im allgemeinen etwas zugeknöpfter zu meinen Kolleginnen und mir, weil sie an sich (...) Die Zivilen sind schon sehr offen. Gerade... Ja, wenn es so um Kriegserlebnisse geht. [...] Ich habe im Rahmen meiner Ausbildung mal mit einer Schwester Biographiearbeit gemacht, und sie erzählte mir dann auch von sich, aber bei manchen Daten hat sie gesagt: „Ach, das schreiben Sie nicht, das sage ich Ihnen jetzt so, aber das schreiben Sie nicht auf. Das Thema schließen wir aus." Da hatten sie irgendwie einen Arzt, der auch Abtreibungen gemacht hat, und da hat sie gesagt: „Das erzähle ich Ihnen, aber das schreiben Sie bitte nicht in die Biographie rein." Das wollte sie nicht."

Der Grund für die ablehnende Haltung der Schwester könnte in diesem Fall Angst sein, denn Abtreibungen lassen sich nicht mit den Grundsätzen der Kirche vereinbaren. Dass sie T6 trotzdem davon erzählt hat, deutet auf ein sehr vertrauensvolles Verhältnis hin, das möglicherweise durch die enge Zusammenarbeit entstand oder zumindest durch sie gefestigt wurde. Gerade Gespräche über das Leben der HeimbewohnerInnen sind demnach besonders gut geeignet, um Zugang zu ihnen zu finden und eine persönliche Beziehung herzustellen. Auch an früherer Stelle wurde bereits angesprochen, dass T6 viel mit den Bewohnerinnen spricht und sie dabei nach ihrem Leben fragt, um sie besser kennen zu lernen. Die Biographiearbeit stellt eine besondere Variante davon dar, bei der auch belastende Erlebnisse aufgearbeitet werden können, so dass der Betroffene sie leichter bewältigen kann.

Schließlich spricht auch T6 das Problem von Aggressionen an, die bei einigen Bewohnerinnen vorkommen. In den von ihr geschilderten Fällen handelt es sich um verbale Aggressionen wie Beleidigungen oder Hinauswerfen der Pflegerin aus dem Zimmer der Bewohnerin. Auch diese Situationen sind für sie oft schwierig, und zwar insofern, als es ihr mitunter schwer fällt, ruhig und freundlich darauf zu reagieren. Gerade wenn eine solche verbale Aggressivität bei einer bestimmten Bewohnerin immer wieder auftritt oder wenn ein klärendes Gespräch mit ihr erfolglos bleibt, wirkt sich deren Verhalten wiederum auch auf die Reaktionen von T6 aus. Auf die Frage, ob es für sie schwierige Situationen gebe, die durch ein bestimmtes Gesprächsverhalten ausgelöst werden, ergibt sich folgende Passage:

- Ja. Eine Schwester haben wir, die reagiert, im Moment jedenfalls, auch unseren Kolleginnen [gegenüber]... sie schmeißt sie immer raus. Sie ist im Moment ein bisschen... vielleicht auch noch rüstig, sage ich mal, noch flexibel. Und da ist es dann schon schwierig, denn wenn ich es einfach nicht schaffe, sie dann hinterher zu versorgen... [*wenn sie einmal auf Hilfe angewiesen ist und diese dann ablehnt*]. Eine Schwester zum Beispiel, die beleidigt häufig. Und da ist es auch schon schwierig. Darauf einzugehen und dann auch freundlich zu bleiben, wenn man dann noch mit Schimpfwörtern beworfen wird, und dann fängt nie sie an [*aus der Perspektive der Schwester gesehen*], sondern es sind immer die anderen, die schuld sind, das ist schon schwierig.
- *Sind Sie dabei dann manchmal unsicher, wie Sie sich verhalten sollen?*
- Nein, unsicher eigentlich nicht, aber es kommt häufiger vor, dass ich dann einfach falsch reagiere. Eigentlich müßte ich es von mir abblocken, aber zu einem gewissen Teil kann sie was dafür, und zu einem gewissen Teil kann sie nichts dafür. Das ist einfach ihr Charakter oder (...). Und da denke ich manchmal, eigentlich müsste ich drüber stehen, aber wenn ich jemanden so eine Woche bis zwei Wochen lang täglich sehe, und dann ändert sich da halt bei ihr auch nichts, dann reagiere ich schon mal falsch und lasse sie dann stehen oder schreie sie dann auch an. Und wenn ich sie dann direkt anschreie, dann ändert sich mein Ton auch schon mal ein bisschen.
- *Ist es für Sie schwierig, dann damit umzugehen?*
- Ja, ich wollte das lernen, dass sie nicht mehr... So unfreundlich und so. Auch manchmal ist es eigentlich... ich hatte neulich ein Gespräch mit ihr, wo ich ihr dann auch mal gesagt habe, was ich auch empfinde und was auch teilweise Kollegen dann auch so empfinden, und das ist bei ihr dann auch nicht angekommen. Das hat sie dann auch abgeblockt.

T6 weiß somit genau, wie sie sich in einer solchen Situation eigentlich verhalten müsste, doch es gelingt ihr nicht immer, dies auch tatsächlich durchzuführen. Wenn sie mit verbaler Aggressivität konfrontiert wird, fällt es ihr schwer, eine innere Distanz aufzubauen und aus dieser heraus zu reagieren, die Äußerungen der Schwester also nicht persönlich zu nehmen. Besonders problematisch ist es für sie, dass auch Klärungsversuche häufig erfolglos bleiben, weil die betreffende Schwester nicht in der Lage ist, ihr unangemessenes Verhalten zu begreifen, sondern sich vielmehr im Recht wähnt, und sich deshalb in einem Gespräch über die Problemsituation unzugänglich zeigt. T6 weiß, dass die Schwester keine „Schuld" an ihrem Verhalten hat, weil dieses krankheitsbedingt ist, doch in dem Augenblick, in dem sie einer Situation gegenüber steht, in der es tatsächlich zu verbaler Aggression kommt, hilft ihr dieses Wissen nicht mehr. Oft reagiert sie dann ebenfalls verbal aggressiv, indem sie die Schwester z. B. anschreit. Sie ist sich darüber im Klaren, dass dieses Verhalten eher dazu beiträgt, die Situation noch zu verschärfen, doch in dem Augenblick, in dem sie durch die Äußerungen der Schwester aus der Fassung gebracht wird, steht ihr kein anderes Verhalten zur Verfügung, zumal dann, wenn ihr eigener Lösungsversuch – das klärende Gespräch – erfolglos geblieben ist. Gerade die Diskrepanz zwischen ihrem tatsächlichen Verhalten und dem Verhalten, das sie ihrem eigenen Wissen zufolge eigentlich zeigen müsste, ist dabei für sie besonders belastend. Die von ihr im Laufe des Interviews geschilderten Probleme sind nicht auf Unsicherheit zurück zu führen, sondern vielmehr – neben äußeren Gegebenheiten wie dem bestehenden Zeitdruck - auf die Schwierigkeit, die gelernten Verhaltensweisen auch tatsächlich umzusetzen. Hier müsste eine konkrete Hilfestellung ansetzen.

3.) Schlussfolgerungen für das Kommunikationstraining

Auch in diesem Interview wird wieder deutlich, wie wichtig eine vertrauensvolle Atmosphäre ist, um gezielt auf die individuellen Wünsche und Bedürfnisse der HeimbewohnerInnen eingehen zu können. Eine solche Atmosphäre kann einerseits dabei helfen, mit ihnen über heikle oder schwierige Themen offen zu sprechen, andererseits aber auch dazu beitragen, noch vorhandene Fähigkeiten der HeimbewohnerInnen zu fördern und ihnen somit ein Stück Selbstständigkeit zu erhalten. Dies ist z. B. dann der Fall, wenn T6 den Bewohnerinnen Anleitung gibt, die Körperpflege teilweise selbst auszuführen. Um eine solche Vertrauensbeziehung zu fördern, setzt T6 Kommunikation bewusst und gezielt ein, wobei gerade auch Gespräche über das frühere Leben der Bewohnerinnen von großer Bedeutung sind. Sie können einerseits die Beziehung zwischen Heimbewohnerin und Pflegerin vertiefen, da sie den persönlichen Aspekt gegenüber äußeren Umständen in den Vordergrund stellen, und erleichtern es andererseits, sich in die Lage der Bewohnerin zu versetzen und ihre Sichtweise zu verstehen. Hierzu bieten sich wiederum die im Zusammenhang mit den früheren Interviews bereits vorgeschlagenen Strategien an, insbesondere das Herausarbeiten von Aspekten, die dem Gesprächspartner wichtig sind, und das bewusste Hineinversetzen in seine Lage.

Ein weiterer Aspekt, der auch in Interview 6 wieder in den Vordergrund tritt, ist der Umgang mit Aggressivität von Heimbewohnerinnen. Hier ergibt sich ein auffälliger Kontrast zu Interview 5, in dem dieser Aspekt ebenfalls von Bedeutung ist: In Interview 5 hatte es den Anschein, dass T5 sich über die wahren Hintergründe dieser Aggressivität nicht im Klaren ist und dies die Ursache für ihre Probleme im Umgang damit ist. T6 dagegen sind diese Hintergründe sehr wohl bewusst; dennoch fällt es ihr mitunter schwer, angemessen zu reagieren und gelassen zu bleiben. Daraus lässt sich schließen, dass ein bloßes Vermitteln des Hintergrundwissens über diese krankheitsbedingte Aggressivität, wie ich es bei der Auswertung von Interview 5 vorgeschlagen habe, allein nicht ausreicht, sondern darüber hinaus auch gezielte Strategien zum Umgang mit Aggressivität vermittelt werden sollten, wie etwa solche, die beruhigend auf den alten Menschen wirken können oder auch dazu beitragen können, seine Perspektive nachzuvollziehen und dadurch die Hintergründe seiner Aggressivität besser zu verstehen. So wäre es z. B. denkbar, in einem solchen Fall gezielt auf seine Äußerungen oder sein Verhalten einzugehen, um mehr darüber zu erfahren. Dass T6 jedoch äußert, manchmal selbst aggressiv auf ein solches Verhalten zu reagieren – so gibt sie an, eine bestimmte Schwester, die sehr häufig verbal aggressiv reagiert, schon einmal angeschrien zu haben - deutet zugleich darauf hin, dass sie sich mitunter von dieser Situation überfordert fühlt. Dazu trägt sicherlich auch der große zeitliche Druck bei, unter dem sie steht. Hier könnte es ihr möglicherweise helfen, sich ihre Handlungsmöglichkeiten und deren Grenzen klar zu machen, wie dies bereits an früherer Stelle vorgeschlagen wurde. Diese Strategie könnte sie davor schützen, allzu große Erwartungen an sich selbst zu stellen und dadurch den Druck noch weiter zu erhöhen. Sie erlaubt zugleich, innerlich etwas auf Distanz zu der aktuellen Situation zu gehen, was mitunter ebenfalls von Vorteil sein kann, weil dadurch eine objektive Betrachtung leichter fällt. Diese kann dann wiederum dazu beitragen, diejenigen Verhaltensweisen in den Vordergrund zu rücken, die T6 im Rahmen ihrer Ausbildung für den Umgang mit solchen Situationen erworben hat, so dass sie diese wieder leichter umsetzen kann. Zugleich führt eine objektivere Betrachtungsweise zu mehr Neutralität, wodurch eine zu große Emotionalisierung vermieden werden kann. Aber auch die Selbstreflexion könnte in diesem Zusammenhang von T6 eingesetzt werden, um sich z. B. noch einmal bewusst zu machen, an welcher Stelle des Gesprächs genau die Aggressivität der Bewohnerin sich auf ihr eigenes Verhalten auswirkte, warum gerade dort, und welche alternativen Reaktionsmöglichkeiten es gegeben hätte. Daraufhin könnte sie dann versuchen, beim nächsten Gespräch mit dieser Bewohnerin die gefundenen Verhaltensalternativen gezielt einzusetzen, um auf diese Weise eine eigene aggressive Reaktion zu vermeiden. Gerade weil sie ein so großes Hintergrundwissen hat, könnte es ihr gut gelingen, solche Alternativen zu finden und erfolgreich umzusetzen.

Auswertung von Interview 7

1.) Vorstellung meiner Interviewpartnerin

Das siebte Interview führte ich mit einer 57jährigen Pflegekraft in einer Altentagespflege. T7 ist eine gelernte Krankenschwester, die sich nach dem Krankenpflegeexamen auf die Arbeit im Behindertenbereich spezialisierte. Nachdem sie zuvor mit jungen Menschen gearbeitet hatte, arbeitete sie seit 1990 auch mit älteren Behinderten. Vor fünf Jahren stellte sie jedoch fest, dass ihr diese Arbeit, die eine intensive Pflegetätigkeit erfordert, körperlich zu schwer wurde. Deshalb suchte sie nach einem neuen Tätigkeitsfeld und begann schließlich in Einrichtung 4 zu arbeiten, die gerade neu eröffnet worden war. Dabei machte sie die Erfahrung, dass die Arbeit in einer Tagespflege genau das war, was sie sich immer gewünscht hatte, weil sie hier einen besonders direkten, engen Kontakt mit den betreuten Menschen hat und ausreichend Zeit vorhanden ist, sich mit dem Einzelnen intensiv zu beschäftigen, was sie früher vermisst hatte.

T7 äußert eine hohe Zufriedenheit mit ihrer jetzigen Tätigkeit und verfügt zugleich über eine große Sicherheit. So gibt sie z. B. an, dass es keine Situationen gibt, in denen sie sich unsicher ist, wie sie sich verhalten soll; ebenso gibt es keine Gesprächsthemen, die sie als problematisch empfindet. Dies ist sicherlich zum einen auf ihre langjährige, vielfältige Erfahrung im Pflegebereich und der Behindertenarbeit zurückzuführen, zum anderen aber macht ihr die Arbeit in der Tagespflege auch besonders viel Freude, da sie sich durch die enge Beziehung zu den alten Menschen und die Gespräche mit ihnen, die sich oft im Rahmen der Betreuung ergeben, bereichert fühlt.

2.) Aspekte, die für das Kommunikationstraining relevant sind

Die Kernaussage von Interview 7, die sich wie ein roter Faden durch das gesamte Gespräch zieht, liegt darin, dass sich die äußeren Umstände in einer Tagespflege grundlegend von denen in einem Altenheim unterscheiden, wie dies auch bereits in Kapitel 2 ausgeführt wurde. Die Unterschiede zwischen beiden Formen der Altenbetreuung werden im folgenden immer wieder sichtbar.

Zunächst einmal ist festzuhalten, dass auch für T7 Gespräche einen wesentlichen Teil ihrer Tätigkeit ausmachen, ähnlich wie dies auch von den zuvor von mir befragen PflegerInnen in

Altenheimen geäußert wurde. Im Vordergrund steht dabei jedoch, anders als in einem Heim, wo die häufig bettlägerigen BewohnerInnen nacheinander versorgt werden, die intensive Betreuung der alten Menschen in der Gruppe:

> „Also, ich denke, das ist hier etwas anderes als im Altenheim. Wenn man da die Tür hinter sich zugemacht hat, dann ist der Mensch erst mal soweit, dass man ihn alleine lassen kann, und man kümmert sich um den Nächsten. Und hier hat man wirklich immer die Gruppe."

Der Einzelne wird also niemals sich selbst überlassen, sondern erfährt den ganzen Tag lang Zuwendung und Betreuung sowie Kontakt zu den anderen Tagesgästen. Da die Tagesgäste noch mobil und in der Lage sind, grundlegende Tätigkeiten wie etwa die Körperpflege selbst auszuführen, entfällt damit zugleich der Zeitdruck, der im Altenheim dadurch entsteht, dass sehr viele BewohnerInnen, die intensive Pflege benötigen, nacheinander versorgt werden müssen. Steht im Heim die reine Pflegetätigkeit im Vordergrund, so beschränkt sie sich in der Tagespflege auf einige grundlegende Hilfestellungen wie etwa Hilfe beim Essen oder bei Toilettengängen, während die Grundpflege, also z. B. die Ganzkörperwaschung, entfällt. Zudem kann der zeitliche Rahmen im Hinblick auf die ganze Gruppe der Tagesgäste gestaltet werden, so dass es nicht zu Engpässen kommt. Dadurch ist auch ein gezielteres Eingehen auf den Einzelnen und seine ganz speziellen Wünsche und Bedürfnisse möglich, was insbesondere bei der Betreuung von Demenzerkrankten sehr vorteilhaft ist:

> „Also, es ist einfach, diese Art Arbeit hier in der Tagespflege ist einfach eine Arbeit, wo man vieles ermöglichen kann, was man im Alltagsgeschehen in einem Heim nicht ermöglichen kann. Es ist wirklich, wenn mal jemand so ganz unruhig ist, dass man dann wirklich jemandem sagt: „Mensch, komm, nimm ihn an die Hand, geh raus." Das kann man im Arbeitsalltag im Heim nicht machen. Das geht einfach nicht, da fehlen einem die Hände, nicht wahr. Und hier ist das möglich, da kann dann einer wie der andere zusammen fassen und das mit auffangen. Und das sind wirklich einfach Sachen, die man spontan machen kann, wenn das Wetter schön ist, raus, und solche Sachen, was im Heim dann sehr viel mehr Organisation erfordern würde."

Da der Schwerpunkt der Betreuung hier nicht auf der Pflege liegt, kann er gezielt auf die Förderung der noch vorhandenen Fähigkeiten der alten Menschen gelegt werden. Dies geschieht zum einen durch eine konkrete zeitliche Strukturierung des Tages in Form eines feststehenden Programms, das unter anderem auch gemeinsame Mahlzeiten umfasst. Diese Strukturierung kann gerade auch dementen Menschen eine Orientierungshilfe bieten, die ihnen das Zurechtfinden in ihrer Umgebung erleichtert. Zum anderen finden viele gemeinsame Aktivitäten statt, die gezielt individuelle Fähigkeiten sowie auch die Gemeinschaft der Gruppe fördern, wie etwa Gedächtnistraining, Spiele oder Leserunden. T7 schildert in diesem Zusammenhang sehr detailliert einen Tagesablauf, den ich an dieser Stelle wiedergeben möchte, weil er sich zum einen grundlegend von der Situation in einem

Altenheim unterscheidet und andererseits in den anderen von mir besuchten Tagespflegeeinrichtungen in ähnlicher Form geschildert wurde, so dass er – zumindest im Rahmen meiner Studie - als charakteristisch für die zeitliche Strukturierung in einer Tagespflege angesehen werden kann:

> „Ich mache Ihnen mal einfach solch einen Tagesablauf. Also, bis neun Uhr werden die Leute gebracht, und um neun Uhr gibt es ein gemeinsames Frühstück, was sehr gut angenommen wird, wo sehr viel Kommunikation zwischen den alten Herrschaften auch läuft, und was immer wieder betont wird, dass sie doch so gerne kommen, weil es hier doch auch dieses Frühstück in dieser Form gibt. Nach dem Kaffeetrinken machen wir eine Morgenrunde, die beinhaltet, dass wir viel singen, Bewegungsübungen machen und noch mal aus der Zeitung vorlesen. Und das je nach Möglichkeit, da läuft das eine Dreiviertelstunde bis auch schon mal anderthalb Stunden, das kommt immer darauf an, wie sie sich darauf einlassen und wie schnell sie dann mit dem Frühstück fertig sind. Und nach der Morgenrunde gibt es eine Zwischenmahlzeit mit Obst oder Joghurt und Getränken. Danach gibt es ein freies Angebot mit Basteln, Window-Colour im Augenblick am meisten, Spielen und Lesen, also das ist so ein freiwilliges Angebot, wo sie sich aussuchen, was sie machen möchten. So gegen zwölf gibt es Mittagessen, dann machen wir so darauf mal eine Stunde Mittagspause, wo sich eben auch einige Leute hinlegen können, und nach der Mittagspause ist noch mal eine Nachmittagsrunde von einer halben bis einer Stunde, da werden dann so Gedächtnisübungen gemacht, da werden... biographisches Arbeiten gemacht, mit einer Vorlesung und Ähnliches. Und um drei Uhr gibt es noch mal Kaffee, und ab halb vier ist dann wieder Abfahrt. Und die, die abgeholt werden, die werden dann bis vier Uhr abgeholt. Das ist einfach so ein Tagesablauf."

Bei den gemeinsamen Aktivitäten steht die geistige Anregung der Tagesgäste im Vordergrund. So werden Gespräche der alten Menschen untereinander und mit den BetreuerInnen gezielt gefördert. Insbesondere die gemeinsamen Mahlzeiten werden hierfür genutzt, wodurch sich eine für alle Beteiligten sehr angenehme Atmosphäre ergibt. Gespräche sind aber auch bei den Spielerunden von entscheidender Bedeutung. So dienen gemeinsame Spiele oft als Ausgangspunkt für ausführlichere Gespräche, die von allen Beteiligten als positiv empfunden werden. Auf die Frage nach besonders angenehmen Gesprächssituationen antwortet T7:

> - Also, was so an angenehmen Situationen ist, ist wirklich diese Plauderei am Kaffeetisch. Das sind immer hervorragende Sachen, weil es da auch oft sehr lustig zugeht und jeder – ja, man merkt in diesen Situationen wirklich die Zufriedenheit der Gäste. Ja, und dann eben auch diese Nachmittagsrunden, die nun schon auch ein bisschen in die Biographie gehen, wenn sie von ihren Erlebnissen berichten. Wir haben so ein Spiel, wo man Karten mit Tieren hat, und hinten drauf stehen bestimmte Richtungen an Fragen. Unter anderem gibt es dann eins, wo dann gefragt wird: „Waren Sie schon einmal auf einem Riesenrad?" Oder: „Haben Sie schon einmal eine Kirche besichtigt?" und so. Und was sie dann erzählen, was sie da erlebt haben, was dann auf einmal auch kommt, wo sie gar nicht mehr so dran gedacht haben. Und wenn die anderen erzählen, kommt bei ihnen auch wieder: „Ach ja, das habe ich auch gemacht", so dass sie sich auch wirklich gegenseitig fordern, selber ein bisschen nachzudenken.
> - *So dass sie sich gegenseitig anregen?*
> - Ja, und auch erinnern. Sie geben sich da wirklich Impulse, dass sie sich gegenseitig auch erinnern. Oder wir machen es auch schon mal so, wie es früher in der Schule war, dass wir solch einen kurzen Aufsatz vorlesen und dann darüber reden. Ja, das ist es so im Wesentlichen.

Hier gehen also Spielsituation und biographisches Arbeiten nahtlos ineinander über, wodurch sich eine zwanglose, anregende Atmosphäre ergibt. Zugleich wird auch das

Gedächtnis der alten Menschen gefördert, indem sie sich wieder an frühere Erlebnisse erinnern. Diese Wirkung wird in der Gruppenarbeit noch zusätzlich verstärkt, da die erzählten Erinnerungen bei anderen Gruppenmitgliedern ebenfalls weitere Erinnerungen wachrufen können. Das gemeinsame Spiel wirkt sich somit positiv auf die ganze Gruppe aus.

Auch Worträtespiele nehmen einen breiten Raum ein. So werden z. B. bestimmte Buchstaben vorgegeben, aus denen Wörter gebildet werden sollen, oder ein bestimmtes Wort soll durch das Nennen von Buchstaben erraten werden. Diese Spiele regen gezielt die sprachlichen Fähigkeiten an, insbesondere die Wortfindungsfähigkeit. Dies kann z. B. dazu beitragen, Wortfindungsstörungen gezielt entgegenzuwirken. Durch solche Worträtespiele wird insbesondere auch das Langzeitgedächtnis gefördert. Auch bei Demenzerkrankten werden hier oft noch Erfolge erzielt:

> „Da müssen wir auch immer gucken, was ist da, wo kann man was machen. Wenn wir Gruppen haben, wo es nicht so gut ist, dann machen wir häufig Sprichwörter ergänzen. Und da wundert man sich auch, bei Menschen, wie zum Beispiel bei solchen Menschen, was ich Ihnen gerade erzählt habe, nur eine Sache, wie tief das verankert ist, dass wirklich bei Demenz ganz alte Sprichwörter, so wie „Morgenstund hat...", und dann kommt da auch „Gold im Mund." Die sind so tief drin, dass sogar damit noch was gemacht werden kann."

Insbesondere automatisierte Gedächtnisinhalte können also auch bei fortgeschrittener Demenz oft noch abgerufen werden, so dass auch bei diesen Menschen noch geistige Anregung möglich ist.

Bei einer anderen Gruppe von Spielen wird die Sinneswahrnehmung angesprochen. So soll z. B. durch Tasten herausgefunden werden, was sich in einem kleinen Säckchen befindet. Mit dem Tastsinn wird insbesondere auch ein Sinn angesprochen, der im normalen Alltagsgeschehen oft den anderen Sinnen gegenüber, etwa dem Sehen und Hören gegenüber, eine eher untergeordnete Rolle spielt.

Auch Gymnastik wird angeboten, wobei ebenfalls gezielt auf die noch vorhandenen Fähigkeiten geachtet wird; so werden insbesondere Bewegungsübungen und Sitztanz angeboten, die auch bei teilweise eingeschränkter Beweglichkeit noch möglich sind. Hier spielt die häufige Wiederholung der Übungen eine entscheidende Rolle, die den Lernprozess so weit fördern kann, dass der Aufbau eines Repertoires möglich ist. Gerade auch die Gymnastik, die ganz allgemein die Beweglichkeit fördert, kann viel dazu beitragen, die Mobilität und Eigenständigkeit der alten Menschen zu erhalten.

Als besonders angenehm werden jedoch von den alten Menschen die Gespräche empfunden, die sich häufig im Rahmen der Gruppenarbeit ergeben:

"[...] es finden eben sehr, sehr viele Gespräche statt. Und das ist auch so, dass viele Menschen sich so äußern: „Ach, erst habe ich ja geschimpft, dass ich hierher kommen musste, ich wollte ja gar nicht kommen. Aber jetzt merke ich, dass mir das guttut. Ich habe immer jemanden, mit dem ich reden kann, und es gefällt mir hier richtig gut." Das hört man hier immer wieder."

Insbesondere für Menschen, die in ihrer häuslichen Umgebung sehr isoliert sind, ist dies sehr vorteilhaft. Aber auch T7 selbst fühlt sich durch die Gespräche mit den alten Menschen bereichert. So gibt sie an, gerade bei Gesprächen über vergangene Zeiten und das frühere Leben der alten Menschen viel über die Vergangenheit zu erfahren, was ihr bis dahin unbekannt war:

„Und auf der anderen Seite macht es aber auch so viel Spaß, weil man wirklich auch was von den älteren Menschen lernt. Sie erzählen viel aus der Vergangenheit. Diese Tagesstätte ist auch noch insofern besonders, dass wir viele Leute haben, die aus dem Osten kommen, die nach dem Krieg dann hier rüber gekommen sind, und die andere Seite ist die, dass es viele Ostwestfalen sind. Also das sind so die beiden Gruppen, die so sind. Aber auch, was sie dann zu erzählen haben und wie sie sich gegenseitig dann erzählen, wie es war und was sie gemacht haben, und wie die Flucht war und so, das ist immer sehr interessant, und da sind sie auch alle, soweit sie es können, gerne bereit, das mitzumachen und zu erzählen. Also auch wir haben etwas davon, das ist einfach so."

Hier besteht also eine Wechselbeziehung, in der sich die PflegerInnen und die alten Menschen gegenseitig bereichern. Dies trägt viel dazu bei, eine positive Beziehung zwischen ihnen aufzubauen und zu verstärken. Insgesamt ist der Kontakt zwischen den BetreuerInnen und den alten Menschen sowie auch der alten Menschen untereinander durch die Gruppenarbeit weitaus enger als in einem Altenheim.

Die intensive Gruppenarbeit führt jedoch zugleich dazu, dass der Einzelne, sowohl der einzelne Betreuer als auch der Tagesgast, wenig Gelegenheit hat, sich zurückzuziehen. Die Gruppe ist allgegenwärtig, was T7 mitunter als anstrengend erlebt, denn sie befindet sich dabei in einer Situation, die permanente Aufmerksamkeit erfordert. Pausen sind ihr nur in Absprache mit ihren KollegInnen möglich.

Auch von den alten Menschen selbst wird der permanente Gruppenkontakt mitunter als Stresssituation erlebt. Dann kann es zu Streitigkeiten zwischen ihnen kommen, die von den BetreuerInnen geschlichtet werden müssen. Dies geschieht vor allem dann, wenn Tagesgäste unterschiedlicher Meinung zu einem bestimmten Thema sind; T7 nennt als Beispiel das gemeinsame Zeitunglesen am Vormittag. In diesem Fall müssen die BetreuerInnen intervenierend eingreifen und die Situation entschärfen. Dies bereitet T7 und ihren KollegInnen jedoch keine Schwierigkeiten; es gelingt ihnen immer, einen Streit zwischen den Tagesgästen zu schlichten.

Neben den bereits geschilderten Gruppenaktivitäten spielen Gespräche gerade auch bei der Krisenintervention eine entscheidende Rolle. Neben Streitigkeiten der alten Menschen untereinander kann es auch dann zu einer kritischen Situation kommen, wenn sich der gesundheitliche Zustand eines Tagesgastes, besonders sein psychischer Zustand, plötzlich sehr verschlechtert. Hier versuchen T7 und ihre KollegInnen auf der Basis eines Gesprächs sofort helfend einzugreifen. Auf die Frage, in welchen Situationen für sie Gespräche besonders wichtig seien, äußert sie Folgendes:

„Immer, wenn ich merke, dass die Menschen sich auffällig verhalten, dass ich merke, irgend etwas stimmt nicht. Sei es, dass sie traurig sind, dass sie – ja, wieder vermehrt reden, dass es wieder so krankheitsbedingt ist, dass wir uns da mehr einsetzen, oder wenn sie etwas erlebt haben, was sie dringend loswerden müssen. Und das ist unterschiedlich. Häufig kann man es in der Gruppe besprechen, aber oft ist es eben auch nur ein Einzelgespräch, was ganz wichtig ist. Dann haben wir auch so den Auftrag, bei manchen Menschen zu schauen, manche sind eben auch diabeteskrank, und mit denen müssen wir dann natürlich auch über die Ernährung reden, und das muss häufig geschehen, weil manche Menschen ja einfach auch nicht einsichtig sind. Nicht wahr, also so Gesundheitsförderung, persönliche Erlebnisse und solche Sachen, die sind immer ganz wichtig. Und häufiger, wenn einer aus den Reihen auch verstorben ist, dann ist auch das Thema Tod und Sterben dran. Bei dem einen mehr, bei dem anderen weniger, häufig in der Gruppe, aber auch da Einzelgespräche. [...] Dass sie es selber bewältigen können, und es ist ja auch so, sie sind so alt, dass sie sich mit ihrem eigenen Tod ja auch so langsam auseinandersetzen. Und das findet man schon hier. Gut, die Jüngeren noch nicht, die so in den Sechzigern sind, die schieben es noch ein bisschen vor sich her. Aber die anderen, die sind schon sehr interessiert daran."

Das Gespräch dient also in Krisensituationen als Prophylaxe, um eine weitere Verschlechterung des Zustands zu verhindern, wobei die Krise selbst sowohl auf psychischer Ebene stattfinden kann, wie etwa bei einem belastenden Erlebnis, das der Betroffene verarbeiten muss, als auch auf körperlicher Ebene, wie z. B. bei einer Diabeteserkrankung, die eine besondere Diät erfordert. Der eigentliche Auslöser der Krise kann dabei sowohl in solchen Faktoren liegen, die der Betroffene selbst mit beeinflussen kann, wie etwa das Einhalten der Diät, oder in solchen, auf die er wenig Einfluss hat, etwa dann, wenn eine Demenzerkrankung zu *Verbosity* führt. Im ersten Fall versucht T7 Überzeugungsarbeit zu leisten, um den Betroffenen zum notwendigen Mitwirken zu bewegen, im zweiten Fall versucht sie durch eine Auseinandersetzung mit den belastenden Umständen aktive Hilfestellung bei der Bewältigung zu geben.

Auch in diesem Zusammenhang wird wieder die besondere Bedeutung des Themas Sterben und Tod sichtbar, mit dem die Tagesgäste mitunter direkt konfrontiert werden, wenn ein Mitglied ihrer Gruppe verstorben ist. Es berührt besonders stark die älteren Tagesgäste, die sich in einem solchen Fall verstärkt mit ihrem eigenen Tod auseinandersetzen. Jüngere Tagesgäste hingegen neigen eher dazu, das Thema zu verdrängen und sich nicht näher damit auseinanderzusetzen. Dies lässt sich dadurch erklären, dass sie aufgrund ihres im Vergleich zu anderen Tagesgästen noch recht jungen Alters den eigenen Tod als etwas noch weit in der Zukunft Liegendes betrachten.

Gespräche, die der Prophylaxe dienen, sind oft nicht leicht zu führen und erfordern großes Einfühlungsvermögen:

> „Ganz schwierig ist es, wenn es wirklich solch eine psychiatrische Krankheit ist, wenn solch ein Abrutschen in die Psychose kommt, um das wieder aufzufangen. Zu versuchen, dass man wirklich um das Krankenhaus rumkommt, da sind dann sehr viele Gespräche wichtig, und auch viel Austausch mit anderen Gruppen, die begleiten, dass man sich da auch Informationen holt und dann auch wirklich im Gespräch mit diesen Menschen ist. Also, ich denke, das sind die schwierigsten Situationen, nicht belastend, aber die schwierigsten Situationen, um an den Menschen heranzukommen."

T7 differenziert klar zwischen äußerlich schwierigen Situationen und belastenden, also psychisch schwer zu bewältigenden Situationen. Sie empfindet solche Gespräche als nicht einfach zu führen, keineswegs jedoch als belastend. An anderer Stelle des Interviews macht sie deutlich, dass sie bei belastenden Situationen an solche denkt, die für die alten Menschen belastend sind, nicht jedoch für sie selbst. Sie gibt vielmehr an, dass es für sie selbst in ihrem Beruf keine belastenden Situationen gibt und sie sich auch immer sicher ist, wie sie sich in einer Krisensituation zu verhalten hat.

Schließlich nennt T7 im Rahmen der Krisenintervention noch Gespräche mit Angehörigen, die häufig Probleme haben, mit der durch die Krankheit des alten Menschen veränderten Situation umzugehen, wie dies auch schon in Interview 3 anklang. Insbesondere das Erklären von Hintergründen der bestehenden Situation, etwa den Angehörigen klar zu machen, dass ein als unangemessen empfundenes Verhalten des alten Menschen krankheitsbedingt ist und nicht etwa Absicht, ist dabei von großer Bedeutung. Dieser Aspekt kann sowohl in der Beziehung der Angehörigen zum alten Menschen wie auch in der Beziehung der alten Menschen untereinander wichtig sein, wie an folgendem, von T7 geschildertem Fall deutlich wird:

- Eine Frau haben wir, die räumt immer auf, und alles, was rumliegt, muss weggeräumt werden. Dann nimmt sie es in die Hand, weil sie es wegräumen will, und dann weiß sie nicht mehr, was sie damit machen wollte, und steckt es in die Tasche. Und am anderen Morgen bringt der Ehemann sie mitsamt diesen Sachen wieder und dreht das so in die Richtung, als wenn sie was gestohlen hätte. Ich sage: „Nein, das dürfen Sie nicht als so was sehen, das ist kein Stehlen. Sie sieht das von sich aus, sie war eine tüchtige Hausfrau, hat immer alles in Ordnung gehabt, das gehört da nicht hin, nur dann weiß sie nicht mehr, was sie damit machen soll, und darum kommt es in die Tasche erst mal." Aber das auch den Angehörigen zu vermitteln, und genauso gut den anderen Tagesgästen, nicht wahr, dass ich denen sage: „Sie dürfen Ihre Sachen hier nicht einfach so rumstehen lassen. Sie wissen, dass die Frau kommt und aufräumt."
- *Sie hat es dann schon wieder vergessen?*
- Sie hat schon wieder vergessen, dass das da drin ist, ja. Das ist dann wirklich kein böser Wille. Also, das sind die Sachen, die dann auch reizen, dass man das in den Griff kriegt und dass sie trotzdem alle zufrieden sind, und dass dadurch nicht irgendwelche Misstöne aufkommen. Na ja, und so sind wir halt ständig im Gespräch, also, wir sind wirklich den ganzen Tag irgendwo im Gespräch, weil wir auch permanent und immer dazwischen sitzen.

Ein letzter Aspekt, der in Interview 7 von Bedeutung ist, ist schließlich noch der Umgang mit Menschen, deren Kommunikationsfähigkeit insgesamt beeinträchtigt ist. Hier achtet T7 gezielt darauf, nur kurze Sätze mit einfacher Struktur zu verwenden und komplexere Informationen schrittweise nacheinander zu vermitteln, da der Angesprochene eine komplexere, längere Äußerung nicht mehr vollständig verarbeiten könnte, wie in Kapitel 1 bereits deutlich wurde. Wenn sie z. B. jemandem eine Anweisung erteilt, unterteilt sie diese in kürzere Einheiten, die sie nacheinander ausführen lässt:

> „Also, wir haben einige Menschen, die wirklich hochgradig dement sind, sprich diese eine Frau, wo ich gesagt habe, dass sie aufräumen muss. Ein anderer, der überhaupt nicht weiß, was um ihn herum passiert und warum irgendwas gemacht werden muss, wo man ihm wirklich einen Auftrag geben muss, und wenn der ausgeführt ist, darf man erst den zweiten sagen. Ungefähr so: „Bitte stehen Sie auf", und wenn er steht: „Jetzt kommen Sie mit", und dann, wenn er schon fragt: „Wohin?", dann sagen wir das zwar einmal, aber wiederholen dann sofort: „Kommen Sie jetzt mit mir." Nicht wahr, und dann erst wieder das nächste. Wenn man sagt: „Stehen Sie auf, kommen Sie mit, wir wollen in den Garten zum Kaffeetrinken": - „Was soll das denn?" Das ist viel zu viel."

Auf diese Weise stellt sie sicher, dass der Betroffene ihr folgen kann, und vermeidet eine Überforderung. Auch hier wird wieder deutlich, dass das Eingehen auf die individuellen Fähigkeiten des Einzelnen immer im Vordergrund steht. Auf diese Weise wird es möglich, die vorhandenen Fähigkeiten weitgehend zu erhalten und aktiv zu fördern, so dass eine Verschlechterung des Gesamtzustandes häufig vermieden oder zumindest hinausgezögert werden kann.

3.) Schlussfolgerungen für das Kommunikationstraining

Auch in Interview 7 werden zahlreiche Aspekte deutlich, die für das Kommunikationstraining relevant sind. Dabei muss man jedoch immer die grundlegenden Unterschiede zwischen Altenheim und Tagespflege im Auge behalten, wie sie bereits in Kapitel 2 herausgearbeitet wurden und in Interview 7 deutlich werden, insbesondere den Umstand, dass in der Tagespflege eine wesentlich gezieltere Förderung des Einzelnen möglich ist.

Zunächst einmal wird deutlich, dass die geistige Anregung in Form von Gesellschafts- und Wortratespielen sich auf den Zustand der Tagesgäste, gerade auch bei Demenz, sehr positiv auswirkt. Der Grund dafür ist, dass hier gezielt solches Wissen aktiviert wird, das automatisiert im Langzeitgedächtnis gespeichert ist und als vollständige Einheit abgerufen werden kann, wenn ein Teil davon vorgegeben wird. Dieses Wissen ist aufgrund der

Automatisierung so tief verankert, dass es auch bei einer gravierenden mentalen Beeinträchtigung häufig noch abgerufen werden kann, wie sich z. B. beim Ergänzen der Sprichwörter zeigt. Somit sind auch Tagesgäste mit fortgeschrittener Demenz oft noch imstande, ein Sprichwort zu ergänzen, wenn ihnen der Anfang vorgegeben wird. Durch den Abruf solch automatisierten Wissens kann es dann möglich sein, dass der alte Mensch auf diese Weise wieder auf Wörter zugreifen kann, die ihm zuvor nicht mehr zur Verfügung standen, wodurch eine bestehende Wortfindungsstörung verbessert werden kann.

Für mein Konzept lässt sich daraus schließen, dass es möglicherweise sinnvoll wäre, eine ähnliche Strategie auf die Situation im Altenheim zu übertragen, um auch dort die noch vorhandenen sprachlichen Fähigkeiten der BewohnerInnen gezielt zu fördern. Da jedoch im Altenheim in der Regel die Zeit fehlt, gezielt Spielerunden zu veranstalten und auf diese Weise verschüttetes Wissen wieder zu aktivieren, müsste ein solcher Ansatz statt dessen direkt in die Kommunikation integriert werden. Dies könnte z. B. dadurch geschehen, dass generell eine Haltung eingenommen wird, bei der einem Menschen mit Wortfindungsstörungen eine aktive Hilfestellung gegeben wird, so dass er die Möglichkeit erhält, von selbst auf das gesuchte Wort zu kommen, statt dass es ihm quasi „von außen" vorgegeben wird. Dazu könnten gezielt feste sprachliche Einheiten verwendet werden, die stark im Alltagswissen verankert sind und einen hohen Automatisierungsgrad besitzen, wie dies z. B. auf Redewendungen oder Liedertexte zutrifft. Fällt z. B. einem Heimbewohner in einer Unterhaltung das Wort „Mund" nicht ein, so könnte die Pflegekraft als Hilfestellung vorgeben: „Morgenstund hat Gold im...?". Dabei sollte gezielt darauf geachtet werden, dass die Satzlücke wirklich nur das gesuchte Wort umfasst, damit der alte Mensch nicht auf ein falsches Wort zugreift.

Auch das gemeinsame Singen mit den alten Menschen, wie es z. B. in Interview 5 geschildert wurde, erscheint mir gut geeignet, um Wortfindungsstörungen entgegenzuwirken, denn gerade Liedertexte sind besonders oft automatisiert und bleiben deshalb sehr lange im Gedächtnis erhalten. Außerdem wird durch das gemeinsame Singen die Gemeinschaft der alten Menschen untereinander gefördert, aber auch die Beziehung zu den PflegerInnen. Es wäre auch zu untersuchen, welche weiteren Möglichkeiten es noch gibt, bei Wortfindungsstörungen aktive Hilfestellung zu leisten. Generell erscheint mir ein eher anleitendes Kommunikationsverhalten, bei dem der Betroffene die Möglichkeit hat, das gesuchte Wort selbst zu finden, geeigneter als die bloße Vorgabe des Wortes, weil dabei ein direkter Bezug zu vorhandenem Wissen hergestellt wird. Dadurch erhöht sich die Chance, dass das Wort eine Zeitlang im Gedächtnis aktiviert bleibt, also nicht sofort wieder vergessen wird; auch besteht die Möglichkeit, dass der alte Mensch sich noch an weiteres Wissen erinnert, auf das er zuvor keinen Zugriff mehr hatte. In der folgenden Zeit könnte vielleicht auch das gesuchte Wort von der Pflegekraft öfters in die Unterhaltung eingebaut werden, so dass es immer wieder aktiviert und dadurch leichter behalten wird. Dies sollte jedoch vermieden werden, wenn bei einer Aphasie zugleich eine Neigung zur Äußerung von Automatismen besteht, da dann dieses Wort ebenfalls zu einem Automatismus werden könnte.

Ein weiterer Aspekt, der in Interview 7 deutlich wird, ist der große Druck, der durch das permanente Zusammensein der Tagesgruppe entstehen kann, und zwar sowohl für die alten Menschen selbst als auch für die BetreuerInnen. Durch die ständige Nähe werden mitunter Streitigkeiten unter den alten Menschen ausgelöst. Eine Möglichkeit, die Situation zu entschärfen, könnte darin bestehen, mehr Rückzugsmöglichkeiten zu schaffen; doch da es sich bei den Tagesgästen zu einem großen Teil um Demenzerkrankte handelt, die nicht ohne Aufsicht gelassen werden sollten, ist dies äußerst schwierig. Eine andere Möglichkeit bestände darin, zeitweise Einzelbeschäftigung anbieten, falls jemand sich einmal aus der Gruppe zurückziehen möchte. Dadurch würde jedoch andererseits der Druck auf die BetreuerInnen weiter erhöht, da sie sich dann zeitweise statt um eine große Gruppe um mehrere kleinere oder um Einzelpersonen kümmern müssten.

T7 löst Gruppenkonflikte auf Gesprächsebene, indem sie schlichtend auf die Beteiligten einwirkt, was ihr nach eigenen Angaben auch keine Schwierigkeiten bereitet. Da solche Gruppenkonflikte jedoch relativ komplexe Ursachen haben können, könnte ich mir generell vorstellen, dass der Umgang damit nicht immer leicht fällt und manche BetreuerInnen Probleme damit haben könnten. Deshalb müsste das zu entwickelnde Kommunikationstraining auch Gruppenprozesse berücksichtigen und entsprechende Strategien vorschlagen, die ggf. gezielt genutzt werden könnten, um bei Konflikten regulierend einzugreifen.

Ein weiterer wichtiger Aspekt, den T7 im Interview nennt, sind Gespräche als Prophylaxe, um z. B. eine Verschlechterung des psychischen Zustandes aufzufangen oder jemandem die Notwendigkeit einer Diät klar zu machen. Gerade diese Situationen erfordern besonders viel Einfühlungsvermögen, um eine Vertrauensbeziehung zum Betroffenen aufzubauen, die Voraussetzung für ein Gelingen eines solchen prophylaktischen Gesprächs ist. Auch aus diesem Grund ist es somit vorteilhaft, gezielt nach kommunikativen Elementen zu suchen, die geeignet sind, eine solche Vertrauensbeziehung zu schaffen oder zu verstärken, wie dies bereits im Zusammenhang mit früheren Interviews vorgeschlagen wurde.

In diesem Zusammenhang spricht T7 auch die *Verbosity* an, die ebenfalls krankheitsbedingt sein kann und dann möglichst gehemmt werden sollte. Auch hierzu könnten gezielt Strategien entwickelt werden. Wenn z. B. bekannt ist, dass ein bestimmtes Gesprächsthema verstärkt eine *Verbosity* auslöst, könnte dieses gezielt vermieden werden. Auch Fragen können möglicherweise die Tendenz zu *Verbosity* verstärken, indem sie dann besonders weitschweifige Antworten auslösen, und deshalb ebenfalls gezielt vermieden werden; unter Umständen könnten sie auch im Tonfall einer Aussage geäußert werden, um einem erneuten Redefluss vorzubeugen. Zur Unterbrechung des Redeflusses könnte die Pflegekraft gezielt auf Möglichkeiten zum Rollenwechsel im Gespräch achten, so dass sie selbst die Produzentenrolle übernehmen kann. Anzeichen für eine Möglichkeit zum Rollenwechsel können z. B. kurze Pausen, Senkung der Stimme, aber auch die nonverbale Kommunikation in Form von Gestik und Mimik sein. Auch die Pflegekraft selbst könnte sie verstärkt einsetzen, wenn z. B. eine sprachliche Äußerung besonders leicht beim Rezipienten eine *Verbosity* auslöst. Dies hätte zugleich den Vorteil, dass auch Menschen, die Schwierigkeiten haben, einer sprachlichen Äußerung zu folgen, sie leichter verstehen könnten. Im Umgang mit *Verbosity* bieten sich somit, insgesamt betrachtet, besonders Vermeidungsstrategien oder eine Verlagerung auf die nonverbale Kommunikationsebene an.

Schließlich schildert T7 im Zusammenhang mit eingeschränkter Kommunikationsfähigkeit noch eine Strategie, die mir ebenfalls gut geeignet erscheint, um dem Betroffenen Hilfestellung zu geben, nämlich die Unterteilung komplexerer Anweisungen in kleinere, schrittweise erfolgende Anweisungen. Auf diese Weise wird sichergestellt, dass der Angesprochene der Äußerung auch tatsächlich folgen kann, indem er immer nur einen kleinen Teil auf einmal verarbeiten muss. Dieser Aspekt sollte ebenfalls in mein Konzept einfließen; das könnte etwa in Form einer grundsätzlichen Haltung geschehen, die bei eingeschränkter Kommunikationsfähigkeit gezielt auf Verständlichkeit in Form kurzer Sätze mit einfacher Struktur und der Unterteilung komplexerer Äußerungen achtet. Unterstützend könnten auch hier nonverbale Verhaltensweisen herangezogen werden, um die Verständlichkeit der Äußerung zu erhöhen.

Auswertung von Interview 8

1.) Vorstellung meiner Interviewpartnerin

Meine achte Interviewpartnerin ist die Leiterin von Einrichtung 5, ebenfalls einer Altentagespflege. T8 ist 41 Jahre alt. Sie ist ursprünglich eine gelernte Krankenschwester, die direkt an ihre Ausbildung ein Studium in Gesundheitspädagogik anschloss. Danach arbeitete sie im Bereich der Psychiatrie und leitete in diesem Rahmen verschiedene Einrichtungen stellvertretend, darunter auch eine private Begegnungsstätte und einen ambulanten Pflegedienst. Für den Wechsel in den Bereich der Tagespflege, ein für sie völlig neues Gebiet, entschied sie sich vor fünf Jahren spontan, als in Einrichtung 5 die Position der Leiterin frei wurde. Sie ist sehr zufrieden in ihrem Beruf, den sie mit großer Empathie ausübt, wie im Folgenden immer wieder deutlich wird.

2.) Aspekte, die für das Kommunikationstraining relevant sind

Auch T8 stellt die große Bedeutung von Gesprächen als festem Bestandteil ihrer Arbeit heraus, die ohne eine intensive Kommunikation gar nicht möglich wäre. Auch sie schildert einen detaillierten Tagesablauf, der sich von der Struktur und dem angebotenen Programm her ähnlich gestaltet, wie dies bereits T7 beschrieb. So nimmt auch in Einrichtung 5 die körperliche und geistige Anregung der Tagesgäste einen breiten Raum ein, wobei die Angebote individuell an die jeweilige Gruppe und ihre vorhandenen Fähigkeiten angepasst werden. Es gibt z. B. für geistig rüstige Menschen ein breites kreatives Angebot, bei dem gezielt auf Abwechslung geachtet wird und das ebenfalls neben einer Leserunde, Gesellschaftsspielen und Gedächtnistraining auch gemeinsame Spaziergänge umfasst. Befinden sich dagegen in einer Gruppe Demenzerkrankte, so stehen körperliche Aktivitäten im Vordergrund, wie etwa Bewegungsübungen oder Sitztanz. Einrichtung 5 beschäftigt eine Ergotherapeutin, die diesen Gruppen ebenfalls kreative Angebote bietet.

T8 macht die Feststellung, dass Gespräche für sie neben diesen gemeinsamen Aktivitäten insbesondere in Problemsituationen von besonderer Bedeutung sind. Sie unterscheidet in diesem Zusammenhang klar zwischen der Situation selbst und der nachträglichen Selbstreflexion. So gibt sie auf die Frage, in welchen Situationen Gespräche für sie besonders wichtig seien, an, in kritischen Situationen zunächst unmittelbar zu handeln und sich erst hinterher Gedanken darüber zu machen, ob und wie sie sich eventuell anders hätte verhalten können oder sollen. Dies hilft ihr dann, eine ähnliche Situation künftig leichter zu bewältigen. In einer aktuellen Krisensituation selbst jedoch, die eine unmittelbare Reaktion verlangt, bleibt für Überlegungen kein Raum, sondern T8 reagiert dann eher spontan.

Die Erfahrungen von T8 bestätigen die Beobachtung, dass Krisensituationen grundsätzlich auf drei Ebenen auftreten können, die bereits in den vorangegangenen Interviews immer wieder deutlich wurde: Konfliktsituationen können entstehen im Umgang der BetreuerInnen mit den alten Menschen bzw. im Umgang der alten Menschen miteinander, im Umgang der BetreuerInnen mit KollegInnen sowie schließlich im Umgang mit Angehörigen der Tagesgäste.

Zunächst einmal kann, wie dies auch schon in Interview 7 anklang, die Gruppendynamik zu Konflikten führen. In solchen Situationen entstehen häufig Aggressionen unter den alten Menschen, die dann von den BetreuerInnen geschlichtet werden müssen. Aber auch Konflikte zwischen alten Menschen und BetreuerInnen kommen vor, wenn ein bestimmter Mitarbeiter in der Gruppe nicht akzeptiert wird. Dies ist insbesondere bei der Betreuung von Demenzerkrankten der Fall:

„Wir haben auch so einige psychiatrisch Erkrankte, die fahren dann auf Mitarbeiter ab, und dann muss man einfach auch den Strich ziehen und sagen: „Der kann da jetzt nicht rein in die Gruppe, der kann da jetzt nicht hin, der wird ja nicht angenommen", und wenn die Gefahr dann vorbei ist, dann kommt ein anderer Mitarbeiter dann da hin, das ist also auch, davon machen wir das dann abhängig."

Die Anspannung, die durch das permanente Zusammensein der Gruppe entsteht, wirkt sich somit zuweilen auch auf die MitarbeiterInnen aus. T8 zieht hier den Vergleich mit der Situation in einem Altenheim, wo die Pflegekraft sich immer nur um einen einzelnen Menschen kümmert und sich anschließend dem nächsten zuwendet. Kommt es in einer solchen Situation zu einem Konflikt, so hat sie anschließend die Möglichkeit, sich von dem Betreffenden zurückzuziehen, und die zeitliche Distanz hilft ihr dann oft, die Situation zu verarbeiten. In der Gruppe jedoch ist man

„immer [...] zusammen, immer unter Beobachtung, jeder kriegt die Mimik und Gestik des anderen mit, jeder kriegt den Tonfall, das Wort mit, und das ist schon nicht ganz einfach."

Lässt ein Gruppenkonflikt sich nicht unmittelbar lösen, so akzeptiert T8 dies und umgeht das Problem durch den Austausch des betreffenden Mitarbeiters, wodurch sie die Situation direkt entschärft. Dies hat mitunter zur Folge, dass Tagespläne teilweise geändert werden müssen, wenn ein bestimmter Mitarbeiter, der ausgetauscht wird, zuvor für seine Gruppe ein bestimmtes Programm entwickelt hatte.

Konflikte mit einzelnen Tagesgästen kommen nach den Erfahrungen von T8 besonders dann vor, wenn ein Demenzerkrankter sich von einer konkreten Situation bedroht fühlt, weil sie ihn an frühere, schlechte Erfahrungen in einer ähnlichen Situation erinnert. Der Betroffene ist dann nicht in der Lage, zwischen der früheren und der jetzigen Situation zu unterscheiden; seine früheren Erfahrungen beeinflussen seine Wahrnehmung der aktuellen Situation, so dass er Widerstand leistet. In einem solchen Fall versucht T8, die Situation für den Betroffenen so zu verändern, dass er sie nicht mehr als bedrohlich erlebt, wozu sie gezielt die Kommunikation einsetzt. Situationen, die von einem Demenzerkrankten als bedrohlich empfunden werden, sind häufig solche, in denen es zu einem engen Körperkontakt kommt, wie dies etwa bei Toilettengängen der Fall ist:

- Wir haben demente Menschen, die schlechte Erfahrungen gemacht haben. Wir haben zum Beispiel eine Frau, die morgens, wenn sie auf die Toilette gebracht wurde, und die Hose wurde runtergezogen, fing sie immer fürchterlich zu schreien an. Und das einzige, was man machen konnte, ist reden wie ein Wasserfall, damit sie dann aufhört zu schreien, und wir (...), es passiert nichts Schlimmes, sondern die Situation, die sie erlebt hat, da ist das nicht erzählt worden, ist nicht gesagt worden, das wurde alles stumm und still gemacht. Und wenn ich das stumm und still mache, fängt sie zu schreien an; rede ich wie ein Wasserfall, dann beruhigt sie das. Bleibe ich freundlich, dann ist das o.k.
- *Vielleicht empfindet sie die Situation als bedrohlich?*
- Die Situation ist sicherlich bedrohlich. Sie erinnert sich in ihrer Demenz nicht daran, dass heute ist, sondern sie hat nur die Situation, die sie damals erlebt hat. Und wenn eine vergleichbare Situation eintritt, dann geht darum automatisch der Film ab, und den kann man nicht beeinflussen, es sei denn, man verändert die Situation. Und ich verändere die Situation, indem ich anfange zu reden.

Das intensive Sprechen während der gesamten Handlung trägt also dazu bei, die automatisierte Sichtweise der Betroffenen so zu wandeln, dass sie die Situation nicht mehr als bedrohlich erlebt. Dies lässt sich darauf zurückführen, dass bereits das Reden an sich, insbesondere aber auch die Erklärungen, die der alten Frau das Geschehen deutlich machen, eine beruhigende Wirkung auf sie ausüben. Zugleich vermittelt T8 ihr durch intensive Kommunikation Nähe und Zuwendung. Gerade die schweigende Ausführung der Hilfeleistung in der früheren Situation, die die alte Frau nicht nachvollziehen konnte und vermutlich auch als sehr unpersönlich, ohne Bezug zu sich selbst, erlebte, war es, die von ihr als so bedrohlich empfunden wurde und deshalb das Gefühl hervorrief, sich zur Wehr setzen zu müssen. Zugleich bildet der Umstand, dass T8 ihre Handlung durch Worte begleitet, bereits rein äußerlich einen Kontrast zu der früheren Situation, so dass die alte Frau beide aktuell nicht mehr miteinander in Verbindung bringt. In einer künftigen Situation muss T8 sich dann jedoch wieder genauso verhalten, da die alte Frau aufgrund ihrer Demenz das frühere Verhalten von T8 wieder vergessen hat, sich dagegen an die negative Situation, die sie nachhaltig prägte, noch sehr genau erinnert.

Gerade Situationen, die den Intimbereich oder den Gesundheitszustand eines Tagesgastes betreffen, erfordern besonders viel Einfühlungsvermögen und werden von T8 als heikel empfunden. Über solche Themen zu sprechen, fällt ihr nicht leicht, doch sie weicht einer Konfrontation damit, die oftmals notwendig wird aufgrund von Umständen, die für den Betroffenen ungünstig sind, auch nicht aus. So ergibt sich auf die Frage, ob es Themen gebe, über die zu sprechen ihr besonders schwer falle, folgender Gesprächsabschnitt:

- Ja, da hilft ja alles nichts, man muss ja trotzdem drüber sprechen. Da gibt es immer wieder Themen, das ist klar. Wenn man zum Beispiel einen psychiatrisch Erkrankten hat, der in einer Krise ist, dann muss man das beobachten, dass wir ihn beobachten, dass wir uns Sorgen und Gedanken machen, und dass es auch nötig wäre, dass er mal wieder zum Arzt geht. Und dann ihn entsprechend auch dahin zu kriegen, dass er wirklich zum Arzt geht, das ist also, ich denke schon... Oder wenn jemand inkontinent ist und überhaupt keine Einlagen tragen möchte und dann den ganzen Sessel nass macht, also, da haben wir auch mit den Tagesgästen Schwierigkeiten.
- *Wie gehen Sie mit einer solchen Situation um?*
- Wir sprechen alleine mit dem Tagesgast, oder, wenn das nicht mehr machbar ist, auf die Demenz bezogen, auch mit Angehörigen. Dass größere Einlagen notwendig sind, oder überhaupt Einlagen, oder diese Pants notwendig sind. Auch wenn es teuer ist, es nutzt ja alles nichts. Zum Beispiel, wenn die Angehörigen... sie genieren sich dann auch, und sie finden das dann ganz super, wenn man sie wieder auf dieses Thema anspricht, weil eigentlich trauen sie sich das gar nicht mehr. Weil das gehört in den Intimbereich rein und nicht offen besprochen.
- *Das ist ein totales Tabuthema?*
- Ja. Auch so, was Körperpflege angeht. Es ist ganz schrecklich, wenn man sagt: „Die Körperpflege ist nicht ausreichend, der Tagesgast riecht." Eigentlich stinkt er schon, aber ich kann das ja nicht den Angehörigen sagen, dass er stinkt, dann sagt man: „Er riecht ja schon.", nicht wahr? Die Fingernägel müssten dringend geschnitten werden, die Fußnägel müssten dringend geschnitten werden, er kann gar nicht mehr laufen, weil die Nägel so lang sind. Das ist manchmal schon erschreckend, wenn man dann die Schuhe auszieht und sieht, was die für Nägel haben. Das sind so Kleinigkeiten, an die denkt man eigentlich gar nicht.

Zunächst führt T8 in solchen Situationen nach Möglichkeit ein klärendes Gespräch mit dem Tagesgast selbst, um das Problem mit ihm gemeinsam zu erörtern und geeignete Lösungsmaßnahmen zu finden, ihm z. B. klar zu machen, dass ein Arztbesuch sinnvoll wäre, um eine Verschlechterung seines Zustands zu verhindern. Ist ein solches Gespräch aufgrund einer bestehenden Demenz jedoch nicht möglich, nimmt T8 Kontakt mit seinen Angehörigen auf. Gerade der Umgang mit Angehörigen erfordert häufig besonders viel Einfühlungsvermögen, da hier immer die Gefahr besteht, dass sie ein zu direktes Ansprechen der nicht ausreichenden Versorgung als Kritik auffassen und sich verletzt oder angegriffen fühlen. Dies ist um so mehr der Fall, als es sich gerade bei der Körperpflege, insbesondere dem Waschen des zu Pflegenden und der Inkontinenzversorgung, um ein absolutes Tabuthema handelt, über das offen zu sprechen gerade auch den Angehörigen in der Regel sehr peinlich ist. In solchen Situationen trägt eine Umschreibung des Gemeinten durch eine angemessene, behutsame Wortwahl viel dazu bei, dem Hinweis auf eine nicht mehr ausreichende Versorgung die Schärfe zu nehmen.

Auf der anderen Seite sind viele Angehörige T8 sehr dankbar, wenn sie ein solches Tabuthema anspricht, da es sie auch selbst belastet, sie sich aber genieren, von sich aus darüber zu sprechen, und sich häufig statt dessen mit der Situation zu arrangieren versuchen. Dies kann sich unter Umständen jedoch negativ auf den Allgemeinzustand des alten Menschen auswirken. Ein weiteres Problem kann sich durch die hohen Kosten des Pflegematerials ergeben, wie etwa von Inkontinenzvorlagen, was dann für die Angehörigen eine zusätzliche Belastung darstellen kann.

Besonders problematisch ist die Situation jedoch immer dann, wenn Angehörige bei der Versorgung des alten Menschen bereits an die Grenzen ihrer Belastbarkeit und Möglichkeiten stoßen, die Pflege aber trotzdem nicht ausreicht, so dass der zu Pflegende Anzeichen von Vernachlässigung zeigt oder sich gar sein Gesundheitszustand verschlechtert. Gerade dann, wenn die Angehörigen sich bei der Pflege überfordert fühlen, entwickeln sich mitunter auch Aggressionen gegen den alten Menschen, so dass die Lage für alle Seiten unerträglich werden kann. Diese Situationen sind es auch, die T8 als besonders belastend und schwierig empfindet. Auch in diesem Fall führt sie ein offenes, klärendes Gespräch mit den Angehörigen, in dem sie mit ihnen gemeinsam nach einer Lösung sucht:

- *Gibt es Situationen, die Sie als schwierig oder vielleicht sogar belastend empfinden?*
- Da gibt es eine ganze Menge Situationen. Wir haben hier alte Menschen, die zu Hause zum Teil leben, zum Teil bei ihren Kindern leben, und den Angehörigen hier zu entlasten, wenn Angehörige sehr müde sind, weinen, wenn auch Aggressionen da sind gegen den zu Pflegenden, dass man da auch einschreiten muss. Oder wenn Situationen zu Hause nicht mehr tragbar sind für den Tagesgast, was hier von den Angehörigen geleistet werden muss. Dass da mehr passieren muss, als tatsächlich ist, das ist dann schon schwierig.
- *Und wie verhalten Sie sich in einer solchen Situation?*
- Also ich bin jetzt... Man kann den Angehörigen keinen Vorwurf machen, weil sie geben ja schon alles, was sie können, und was sie haben und was sie tun können. Und es ist ganz wichtig, dass man [sagt]: „Ich finde das wirklich toll, was Sie leisten, aber es reicht einfach nicht. Sie braucht mehr." Und das ist schon, ja... es ist schon schwierig, weil sie sind ja sowieso auch schon an den Grenzen, was soll ich noch mehr geben? Und dann eben sagen: „Wir können ja auch gemeinsam gucken: Wo können wir noch mehr dazu holen, wer kann noch von der Familie mit dazu genommen werden, wie kann man die Situation ändern oder Tagespflege noch mal steigern, wenn sie dann zum Beispiel an zwei Tagen kommt, dass man das dann noch mal steigern kann, vielleicht noch einen ambulanten Dienst mit rein nehmen kann?" Also, da muss man einfach gucken: Welche Hilfen kann man noch dazu nehmen? Wie kann man noch mehr leisten, auch ohne dass Angehörige betroffen sind? Aber es ist auch eine finanzielle Frage. Was ist auch finanziell leistbar? Was kann ich leisten, was ist finanziell leistbar?

In einer solchen Situation ist es T8 sehr wichtig, mit den Angehörigen zusammenzuarbeiten, um zu einer konstruktiven Lösung zu gelangen, die an die individuell gegebenen Umstände angepasst ist und insbesondere auch den Bedürfnissen des zu Pflegenden Rechnung trägt. Diese Suche nach einer geeigneten Lösung wird erleichtert durch eine offene, aufgeschlossene Einstellung den Angehörigen gegenüber, die ihr Engagement würdigt und sie nicht für möglicherweise auftretende Mängel in der Versorgung des alten Menschen kritisiert. Dadurch wird eine vertrauensvolle Atmosphäre geschaffen, die den Umgang mit der Krisensituation wesentlich erleichtert. Oft wird in solchen Gesprächen die große Anspannung der Angehörigen deutlich, wenn sie etwa aus innerer Erschöpfung heraus plötzlich zu weinen beginnen. Diese Erschöpfung wird ihnen selbst möglicherweise erst in der konkreten Gesprächssituation bewusst und äußert sich dann spontan in einer sehr emotionalen Reaktion. Auch diese Situation erfordert von T8 sehr viel Empathie, um die Angehörigen bei der Bewältigung zu unterstützen.

Auch in diesem Zusammenhang zeigt sich jedoch wieder, dass die Suche nach einer brauchbaren Lösung unter Umständen durch den finanziellen Aspekt erschwert werden kann, wenn es z. B. sinnvoll scheint, verstärkt Hilfe von außen in Anspruch zu nehmen. Hier ist es wichtig, zwischen den generell in Frage kommenden Möglichkeiten genau abzuwägen, um eine für die jeweilige Familie tragbare Lösung zu finden.

3.) Schlussfolgerungen für das Kommunikationstraining

In Interview 8 werden einige Aspekte weiter vertieft, die in früheren Interviews bereits zur Sprache gekommen sind und die auch für mein Konzept bedeutsam sind. So geht T8 zunächst noch detaillierter auf die Wirkung der Gruppendynamik ein, die in Interview 7 bereits angesprochen wurde, und beleuchtet die Situation der BetreuerInnen näher, die aufgrund des permanenten Zusammenseins der Gruppe und der damit verbundenen Beobachtung jeder Geste oder Äußerung oft unter großem Druck stehen. Auch unter den Tagesgästen kann auf diese Weise Anspannung entstehen, die neben Streitigkeiten auch direkte Aggressivität auslösen kann. T8 schildert also eine Situation, die gegenüber der in Interview 7 dargestellten durch die auftretende Aggressivität noch verschärft ist. Prozesse der Gruppendynamik sind somit - insbesondere in Altentagespflegeeinrichtungen - von großer Bedeutung und sollten deshalb in meinem Konzept mit berücksichtigt werden. Zu diesem Zweck soll gezielt nach kommunikativen Verhaltensweisen gesucht werden, die geeignet sind, um eine angespannte Situation positiv zu beeinflussen, und sich auch für eine Gruppensituation eignen.

Auch der Umgang mit Aggressivität selbst sollte in das Konzept einbezogen werden, wie dies auch schon an früherer Stelle deutlich wurde. Dabei sollten auch die äußeren Umstände mit berücksichtigt werden, etwa, ob es sich um Aggressivität eines Einzelnen handelt oder die Aggressivität durch einen Gruppenprozess ausgelöst wird.

Ein weiterer Aspekt, der in Interview 8 zur Sprache kommt, ist der Umgang mit Demenzerkrankten. T8 schildert den Fall einer alten Frau, die eine konkrete Situation aufgrund früherer, negativer Erfahrungen als bedrohlich erlebt und sich dagegen zur Wehr setzt. Die frühere Situation hat ein automatisiertes Verhalten geprägt – sie beginnt zu schreien -, so dass bereits kleine Details einer ähnlichen, aktuellen Situation ausreichen, um sie die negative Situation erneut durchleben zu lassen und dieses Verhalten auszulösen. Deshalb kommt es nach der Erfahrung von T8 darauf an, einen möglichst großen Kontrast zu der früheren Situation herzustellen, was sie durch intensive Kommunikation erreicht. In dem von ihr geschilderten Fall wurde deutlich, dass es gerade die unpersönliche, distanzierte Ausführung der Pflegetätigkeit war, die von der Betroffenen als bedrohlich erlebt wurde. Deshalb ist es meiner Ansicht nach sehr wichtig, gerade Demenzerkrankten in der Kommunikation gezielt Nähe und Zuwendung zu vermitteln. Dies lässt sich besonders gut mit Hilfe eines freundlichen, beruhigenden Tonfalls erreichen, der auch bei einer Beeinträchtigung der sprachlichen Fähigkeiten, unabhängig von der Wortwahl, von dem Betroffenen noch verstanden wird. Meiner Ansicht nach kommt es dabei weniger auf den konkreten Inhalt der Äußerung an als vielmehr auf das begleitende nonverbale Verhalten, das bereits für sich eine Aussage macht. Auch die Mimik kann hierzu unterstützend eingesetzt werden. Der Einsatz der Gestik jedoch könnte unter Umständen die Gefahr bergen, dass er vom Betroffenen als bedrohlich erlebt wird, wenn ihm z. B. jemand beruhigend die Hand auf den Arm legen möchte, er dies aber als Drohung empfindet. Die Wahl unterstützender Gestik erfordert also besondere Behutsamkeit. Generell erscheinen mir gerade im Umgang mit Demenzerkrankten einfache, von der reinen Wortwahl unabhängige Kommunikationsmittel besonders gut geeignet, um Nähe und Zuwendung zu vermitteln.

Eine besondere Schwierigkeit stellt das offene Sprechen mit Tagesgästen oder ihren Angehörigen über heikle Themen dar, wie etwa über die Inkontinenzversorgung oder eine nicht ausreichende häusliche Pflege. Gerade diese Situationen erfordern ein besonderes Einfühlungsvermögen, um eine vertrauensvolle Atmosphäre zu schaffen. Wichtig ist hier z. B. eine angemessene Wortwahl, um dem Hinweis auf eine nicht ausreichende Versorgung die Schärfe zu nehmen und ihn nicht als Vorwurf erscheinen zu lassen, aber auch, um ein allzu direktes Ansprechen von Tabuthemen zu vermeiden, das leicht als taktlos empfunden werden könnte. Der Grundtenor sollte somit einerseits auf einer zurückhaltenden, nicht zu direkten Gesprächsführung liegen, um zu vermeiden, dass der Betroffene sich verletzt oder angegriffen fühlt. Andererseits sollte aber auch ein Gesprächskontext geschaffen werden, der es ermöglicht, gerade solch heikle, intime Themen wie etwa die Inkontinenzversorgung offen anzusprechen, so dass eine allzu große Zurückhaltung ebensowenig hilfreich wäre wie eine zu große Direktheit. Es muss somit nach einem Mittelweg gesucht werden, der es ermöglicht, eine vertrauensvolle Gesprächsatmosphäre zu schaffen.

In dieser Situation, die besonders im Gespräch mit Angehörigen der Tagesgäste von Bedeutung ist, ist es vorteilhaft, eine allzu direkte Äußerung abzuschwächen, damit sie auf den Rezipienten nicht verletzend wirkt, wie auch T8 dies tut. Dadurch fällt ein offenes Ansprechen des Tabuthemas erheblich leichter, so dass eine vertrauensvolle Atmosphäre und damit auch eine bessere Basis für eine Lösungsfindung geschaffen wird. Eine solche Abschwächung wäre demnach besonders für den Umgang mit problematischen oder heiklen Gesprächsthemen geeignet und soll deshalb in mein Konzept aufgenommen werden. Daneben bieten sich auch noch einige kommunikative Strategien an, die an früherer Stelle bereits vorgeschlagen wurden. Zu denken wäre hier z. B. an das Bewusstmachen von Handlungsmöglichkeiten und Grenzen, das hier eingesetzt werden könnte, um dem Angehörigen klar zu machen, dass die häusliche Pflege nicht ausreicht, ohne dass er dies jedoch als Angriff oder Kritik auffasst. Aber auch das Herausarbeiten von Aspekten, die für den Gesprächspartner wichtig sind, könnte genutzt werden, um gezielt alle Faktoren einbeziehen zu können, die bei diesem Problem eine Rolle spielen. Dies könnten z. B. finanzielle Aspekte sein, aber auch familiäre Umstände. Auch die Suche nach einem Kompromiss könnte gezielt eingesetzt werden.

Auswertung von Interview 9

1.) Vorstellung meiner Interviewpartnerin

Auch meine neunte Interviewpartnerin, die 41 Jahre alt ist und zur Zeit des Interviews ein dreimonatiges Praktikum in Einrichtung 5 absolviert, ist erst auf Umwegen zu ihrem jetzigen Beruf gekommen. Ursprünglich hatte sie im Krankenpflegebereich arbeiten wollen, etwa als Kinderkrankenschwester, doch da ihre Eltern damit nicht einverstanden waren, absolvierte sie statt dessen eine Ausbildung zur Versicherungskauffrau. Diesen Beruf übte sie dann allerdings nur zeitweilig aus, da sie in dieser Zeit drei Kinder bekam. Mit ihrer beruflichen

Situation war sie jedoch noch nicht zufrieden, da sie sich nicht ausgelastet fühlte und sich zudem einen direkteren Kontakt mit Menschen wünschte. Aus diesem Grund entschloss sie sich zu einer dreijährigen Umschulung zur Altenpflegerin und befindet sich nun seit anderthalb Jahren in der Ausbildungsphase. Für die Arbeit mit alten Menschen hat sie sich deshalb entschieden, weil diese einen Kontrast zu ihrer familiären Situation und ihren früheren Berufsvorstellungen bildet, in der die Arbeit mit Kindern im Vordergrund stand:

> „Und da habe ich mir die neue Herausforderung gesucht, und da ich eigentlich früher ohnehin gerne im Krankenbereich tätig geworden wäre, sei es Kinderkrankenschwester, Kindergärtnerin, sowas, das durfte ich nur nicht machen von seiten der Eltern, habe ich dann jetzt gedacht, also, da die Zeit mit Kindern, die hat man so viel dann gemacht, ich möchte gern in die Altenpflege rein [...]"

Ein wesentlicher Aspekt ihrer Ausbildung besteht darin, dass sie mehrere Praktika in unterschiedlichen Pflegebereichen absolviert und dabei alle drei Monate die Einrichtung wechselt. So macht sie zur Zeit ein Praktikum im gerontopsychiatrischen Bereich, nachdem sie bereits Praktika im stationären Bereich, d. h. in einem Altenheim, bei einem ambulanten Pflegedienst und in einem Krankenhaus absolviert hat. Je nach Einsatzort sind dabei auch die Schwerpunkte unterschiedlich; so steht etwa im Altenheim oder bei einem ambulanten Pflegedienst insgesamt der pflegerische Bereich im Vordergrund, im Krankenhaus der medizinische Bereich. In der Tagespflege ist es die Herstellung einer persönlichen Beziehung zu den alten Menschen, die den wesentlichen Bestandteil ihrer Arbeit ausmacht.

Da dieser direkte Kontakt mit den alten Menschen ihren Vorstellungen entspricht, ist T9 in ihrer jetzigen beruflichen Situation zufrieden und übt ihren Beruf mit viel Empathie und Engagement aus. Gerade die Herstellung einer persönlichen Beziehung, die es ihr ermöglicht, den alten Menschen in ihrer oft schwierigen Lebenssituation Halt zu geben, ist ihr sehr wichtig. Sie betont, dass in ihren Augen eine solche Beziehung für beide Seiten eine Bereicherung darstellt.

2.) Aspekte, die für das Kommunikationstraining relevant sind

Auch in Interview 9 werden zahlreiche Aspekte deutlich, die für die Kommunikation im Bereich der Altentagespflege von Bedeutung sind, wobei einige der bereits früher deutlich gewordenen Aspekte wieder aufgegriffen bzw. weiter vertieft werden und andere neu hinzukommen.

Zunächst geht T9 auf ein Problem ein, das sich durch den häufigen Wechsel ihres Arbeitsplatzes aufgrund der verschiedenen Praktika ergibt, nämlich die Schwierigkeit, in der relativ kurzen Zeitspanne, die sie innerhalb einer bestimmten Einrichtung verbringt, eine Beziehung zu den alten, oft dementen Menschen aufzubauen und von ihnen akzeptiert zu werden. Da die Demenz häufig mit Vergesslichkeit einher geht, fällt es vielen Tagesgästen schwer, T9 als Betreuerin und Kontaktperson anzuerkennen; sie bleibt für sie mehr oder weniger eine Außenstehende, der sie mit Skepsis begegnen. Erst im Laufe der Zeit kann sich allmählich eine Beziehung aufbauen. T9, die zur Zeit des Interviews in Einrichtung 5 gerade erst anfängt, selbstständig mit den alten Menschen zu arbeiten, fühlt sich dadurch verunsichert. Auf die Frage, ob es Situationen gebe, in denen sie sich nicht sicher sei, wie sie sich jemandem gegenüber verhalten solle, nennt sie ausdrücklich die Situation zu Beginn eines Praktikums, in der sie die Menschen, mit denen sie zu tun haben wird, noch nicht kennt. Sie versucht, die Herstellung einer engeren Beziehung dadurch zu fördern, dass sie sich den Tagesgästen immer wieder von neuem vorstellt und dadurch auch immer wieder einen neuen Kontakt aufbaut. Auf diese Weise wird sie ihnen im Laufe der Zeit allmählich vertrauter:

> „Die Leute, die Besucher [*die Tagesgäste*], die kennen hier die festen Mitarbeiter. Und dann merkt man halt schon, dass da erst mal eine ganz, ganz große Distanz da ist, und das macht es dann schwierig, da ist dann dieser Effekt erst mal: „Ho! Die da? Jetzt? Uns? Nee! Kann die das?", und dann auch mittendrin. Was dich natürlich in dem Moment auch, gerade bei der ersten Stelle, selber auch ein bisschen aus dem Konzept bringen kann. Und dann muss man immer wieder versuchen, den Kontakt anders aufzubauen, so dass sie mich dann, nachdem die Runde dann absolviert war: „Ho, echt?" *(lacht)*, so darüber, dass man noch mal versucht, in Kontakt zu treten. Das heißt, ich habe mich noch mal vorgestellt. Aufgrund der dementiellen Erkrankung ist es so, dass sie zwar mein Gesicht sehen und wissen: „Ja, die gehört jetzt auch irgendwie hier hin, die müssen wir jeden Tag sehen" *(lacht),* sie wissen ja irgendwann... aber sie können es ja dann nicht mehr umsetzen, so dass ich dann also immer noch probiere, mich da halt öfter zu präsentieren nach dem Motto: Das, was ich wiederhole, bleibt dann auch zumindest bruchstückweise hängen."

In dieser Passage wird zugleich deutlich, dass gerade bei Demenz eine häufige Wiederholung hilfreich zur Vermittlung von Informationen ist, die der Betroffene auf diese Weise im Laufe der Zeit stufenweise aufnehmen kann.

Der häufige Wechsel ihrer Arbeitsstelle wirkt sich aber auch auf die Kontakte zu ihren KollegInnen aus, die dadurch nur wenig gefestigt werden können. So antwortet T9 auf die Frage nach der Beziehung zu ihren KollegInnen Folgendes:

> „Ja, das ist für mich immer ein bisschen schlecht zu sagen, weil ich ja in letzter Zeit wirklich aufgrund der Praktika immer von einem Kollegenteam zum nächsten wandere. Ja, so kann ich das also nicht so festmachen, inwieweit sich die Kollegen da einspielen. Von hier kann ich nur sagen, bisher harmoniert es hier, es ist eine Absprache da, wer was heute machen möchte, wer was wie vorhat, manchmal aufgrund gerade weil das Wetter so bescheiden ist, sind auch Änderungen möglich, so dass da auch viel Absprachen getroffen werden. Also, und auch so in den Teams habe ich bisher gesehen, dass Absprachen da sind, dass man sich versteht. Viele Kontakte sind meistens privat auch noch geknüpft, und das hat natürlich, das bin ich

> jetzt von meiner beruflichen Ebene her nicht so gewohnt, aber so haben die Teams auch viel mehr die
> Möglichkeit, sich dann auch mal sagen zu können: „Nein, heute kann ich nicht. Heute geht es mir nicht gut,
> bist du so lieb und würdest du meine Abteilung machen, weil ich die leichtere Seite heute übernehme,
> obwohl wir anders eingeteilt sind?" Also, mit dem Team steht und fällt eigentlich auch schon alles, gerade in
> der Pflege. Und das Team muss sich aussprechen können, aber ohne dass sich jeder jetzt irgendwie
> unterordnen muss, sondern jeder bringt auch ein bisschen von sich ein, jeder ist für sich kreativ und... ja,
> individuell, und kann auch den Leuten immer wieder was anderes bieten. Und da gehört schon eine gewisse
> Aufmerksamkeit und Vertrautheit auch unter den Kollegen dazu, damit sie sich wirklich auch reflektieren
> können. Weil sonst ist es nicht möglich, sich zu reflektieren oder gar vielleicht Fehler einzugestehen. Nicht
> wahr, gerade wenn es vielleicht so um Fehler geht, wo einer sagt: „Scheiße, ich habe jetzt diese Tabletten
> vertauscht." Da ist Handeln gefragt. Und das Handeln kann nur erfolgen, wenn da jetzt auch jemand auch ist
> oder wenn ein Team da ist, das sich gut versteht [...] Wenn das natürlich nicht mehr möglich ist oder der
> Führungsstil nicht zusammen passt, dann ist es auch schwer, Fehler einzugestehen, und dann, denke ich mir,
> wird es auch gefährlich."

Die KollegInnen von T9 haben also im Laufe der Zeit ein festes Team gebildet, das harmonisch zusammenwirkt und dessen Zusammenarbeit durch privaten Kontakt zusätzlich gefördert wird. In einem solchen Team ist es wesentlich leichter, Absprachen zu treffen und sich untereinander auszutauschen als etwa in einem Team, in dem die Kontakte eher oberflächlich sind oder Differenzen herrschen. Die Kommunikation innerhalb des Teams ist eine wesentliche Voraussetzung, um eine bedarfsgerechte Pflege leisten zu können. Gerade in Krisensituationen kann sie sogar von entscheidender Bedeutung sein. Wenn etwa ein Mitarbeiter einen gravierenden Fehler gemacht hat, durch den jemand gefährdet wird, wie im Fall der vertauschten Tabletten, kann es unter Umständen lebensnotwendig sein, dass die Atmosphäre im Kollegenteam eine offene Aussprache zulässt, um die Gefahr noch rechtzeitig abwenden zu können.

Ganz allgemein haben Gespräche insbesondere bei der Bewältigung problematischer Situationen für T9 eine große Bedeutung, sowohl dann, wenn Tagesgäste, als auch dann, wenn KollegInnen betroffen sind. Sie versucht, Probleme immer direkt anzusprechen, um sie nach Möglichkeit sofort lösen zu können und somit eine Verschärfung der Situation zu vermeiden:

> „Denn ich sage mal, in dem Moment, wo ich das schlucke, und das ist vielleicht irgend etwas, was ich jetzt
> wirklich für mich falsch aufgenommen habe, denn sie [*die KollegInnen von T9*] kennen ja ihre Klientel
> wesentlich länger als ich. Ich kann zwar die Biographie lesen, aber ich kann ja nicht in kurzer Zeit dann
> erfassen: Ist das jetzt wirklich so richtig, dass ich dann direkt darauf anspreche? Und ich habe also die
> Erfahrung gemacht, dass das auch der beste und der schnellste Weg ist, bevor du dann wirklich etwas über
> zehn Tage in dich reinfrisst, [...] das führt zu Spannungen einfach, nicht wahr? Und so kann ich dann auch
> sagen, das stelle ich eigentlich von vornherein immer klar, dass ich dann auch vielleicht, wenn ich mal
> Ängste habe oder so, oder wenn ich mich irgend etwas nicht traue, dass ich für mich dann auch sagen kann:
> „O. k. Da ist jemand, da kann ich hingehen, dem kann ich das sagen."

Um die Tagesgäste, aber auch ihre KollegInnen besser kennen zu lernen und herauszufinden, wie sie in einer konkreten Situation am besten auf sie zugehen kann, nimmt

T9 in der Anfangsphase, wenn sie in einer bestimmten Einrichtung noch neu ist, zunächst eine zurückhaltende, beobachtende Haltung ein:

> „Dann versuche ich mich generell ein bisschen zurückzuhalten und mich, auch bei den Kollegen, auf Beobachtung zu beschränken. Das ist manchmal nicht so nötig, aber es ist mir am liebsten, weil so kann ich die Leute besser kennen lernen. Einmal die Kollegen, und... ich versuche auch die Einstellung von jedem einzelnen so ein bisschen mitzunehmen. Dass man sich, gerade wenn man mal ein bisschen gestresst ist, kann ja auch mal sein, dass auch mal was blöde rüber kommt, dass ich weiß, du kannst mit jedem einzelnen wirklich umgehen. Und bei den Bewohnern oder hier bei den Besuchern finde ich es unheimlich wichtig, dass ich da zuerst... da muss man einfach das Krankheitsbild erfassen und die Biographie kennen, weil vorher in Kontakt treten oder nur aus den Beobachtungen zu schöpfen, also, das ist fatal, das geht überhaupt nicht, nein."

Sie sammelt also zunächst Informationen über die Menschen, mit denen sie zu tun hat. Auf diese Weise fällt es ihr wesentlich leichter, zu entscheiden, wie sie mit einer konkreten Situation am besten umgeht. Zugleich beugt sie so der Entstehung von Missverständnissen vor, die dadurch entstehen könnten, dass sie das Verhalten eines Gesprächspartners, den sie noch kaum kennt, falsch einschätzt, und dazu führen könnten, dass sie in einer kritischen Situation falsch reagiert. Neben der reinen Beobachtung versucht sie auch, durch Bezugspersonen der Tagesgäste mehr über deren Leben zu erfahren. Neben einer bedarfsgerechten Pflege, die sich an den tatsächlichen Bedürfnissen der zu Pflegenden orientiert, ist eine enge Beziehung zu den alten Menschen für sie die Grundvoraussetzung, um ihnen neben der reinen Pflege auch seelischen Halt geben zu können. Aus diesem Grund führt sie auch mit den alten Menschen besonders gern Gespräche, in denen diese von sich selbst erzählen; gerade diese Gesprächskontexte empfindet sie als besonders angenehm. Die individuelle Persönlichkeit und die Lebensgeschichte eines alten Menschen, die ihn geprägt hat, helfen T9 oft, Zugang zu ihm zu finden:

> „Deshalb habe ich mich auch immer um die Biographie ein bisschen gekümmert. So wie manche Leute, die möchten sehr gerne reden, sie möchten auch sehr viel reden und von sich preisgeben, dann wiederum welche nicht, und danach kannst du das dann natürlich jetzt nicht so an der Optik festmachen, da sitzt jetzt einer meinetwegen wirklich stumm und stur für sich in der Ecke, und man denkt: „Och, da darf ich nicht drauf zugehen." Nein, derjenige kann auch wirklich froh sein [es kann sein, dass er sich wirklich darüber freut], wenn sich jemand dazu setzt und ganz langsam versucht, ein Gespräch zu beginnen, und dann sind sie wirklich... dann sprudelt es auch nur so."

Ihr Hintergrundwissen über die Lebensumstände und die Persönlichkeit eines alten Menschen hilft T9 also dabei, eine konkrete Situation richtig einzuschätzen und sich dementsprechend zu verhalten. Auf diese Weise läuft sie auch nicht Gefahr, sich von einem irrigen äußeren Eindruck täuschen zu lassen; etwa dann, wenn jemand rein äußerlich den Eindruck erweckt, sich völlig zurückzuziehen, in Wirklichkeit aber für eine Ansprache und die Gelegenheit zu einem Gespräch sehr dankbar ist. Zugleich kann solches Hintergrundwissen auch helfen, den Gesprächspartner vor belastenden Situationen zu schützen, indem etwa ein Gesprächsthema, das sich auf den ersten Blick anzubieten scheint, das der alte Mensch jedoch aufgrund seiner eigenen Lebensumstände als quälend empfindet, vermieden werden kann:

> „So die Hintergründe... Das ist zum Beispiel so etwas... Da habe ich immer gedacht... die meisten sind immer so erpicht, wenn man dann so erzählt ein bisschen: Wie alt bist du? Hast du Kinder? Oder sonstwie, nicht wahr? Okay, und dann habe ich mal im stationären Bereich neben einer Dame gesessen, und dann habe ich auch von mir so erzählt, und so doof und schusselig, wie man war, ist man so davon ausgegangen: Die Dame muss auch Kinder haben. Nein, sie kam aus dem Selbstständigen-Bereich mit ihrem Mann, und sie war wirklich nur... sie haben auch sehr groß immer gelebt, und sie lebte immer noch ganz prägnant weiter, und sie hat sich gegen Kinder entschlossen. Und das war etwas, was sie sich jetzt... im Alter hätte sie jetzt gerne Kinder gehabt, weil jetzt hat sie keinen mehr, jedenfalls nichts Persönliches mehr, Angehörige, die sich um sie kümmern. Und dafür hatte ich natürlich dann: (...) „Meine Güte, was stockt [?] sie denn so?" [„Warum ist sie so verstockt?"] Und gut, dann habe ich gelesen, o. k., keine Kinder. Aber in dem Moment verstehst du es ja auch noch nicht, ja? Das kann ja aus irgendwelchen Gründen immer passieren, aber dass, wenn man im nachhinein sich dann denkt: „O. k., das war ein Fehler von mir, das hätte ich vielleicht doch gerne haben wollen", dann ist das ein Tabuthema in dem Moment."

Auch der Umgang mit den ganz persönlichen Tabuthemen eines Menschen wird also auf diese Weise erleichtert; das Hintergrundwissen hilft in einem solchen Fall, zu entscheiden, ob das entsprechende Thema angesprochen werden sollte oder nicht, und wenn ja, in welcher Form dies am besten geschehen sollte. Je vertrauter der Gesprächspartner insgesamt ist und je mehr man über ihn weiß, desto leichter fällt auch die Bewältigung von Krisensituationen.

Aber auch die Einschätzung von Prozessen, die innerhalb einer betreuten Gruppe ablaufen, wird erleichtert, wenn eine intensivere Beziehung zu den einzelnen Gruppenmitgliedern besteht. Dies erlaubt es einerseits, die Gemeinschaft zwischen den Gruppenmitgliedern zu fördern, andererseits können die Reaktionen eines bestimmten Menschen in einer konkreten Situation leichter eingeschätzt werden. Gerade diese Gemeinschaft ist für die Gruppenarbeit sehr wichtig:

> „Weil dann gerade auch so bei den Gruppenspielen, bei dem Gedächtnistraining, bei der Gymnastik, da bist du ja immer auf die Gemeinschaft aller angewiesen, und das ist dann meistens immer wie eine Kettenreaktion. Hast du dann nur einen da drin, und dann sind sie ja auch mal alleine, dann geht das immer: „Oh, die hat aber heute morgen... die hat heute keine Lust." Wenn sich dann überhaupt nichts bewegt, und du sitzt dann da und weißt überhaupt nicht, warum."

Für T9 ist demnach auch in dieser Situation Hintergrundwissen hilfreich, weil sich ein bestimmtes Verhalten häufig dadurch erklären lässt, so dass es in einer kritischen Situation leichter fällt, wenn nötig gegenzusteuern.

Wie wichtig für T9 die innere Nähe zu ihrem Gesprächspartner ist, zeigt sich auch daran, dass es sie verunsichert, wenn jemand im Gespräch keinen Blickkontakt mit ihr hält. Sie ist sich dann nicht im Klaren, wie sie die Situation insgesamt einschätzen soll:

„Dann weiß ich nicht: Nimmt derjenige mich für voll? Hört er mir zu? Also, dieser Blickkontakt ist mir immer sehr wichtig. Sicherlich muss ich da Abstriche machen, gerade bei den Bewohnern, weil, wenn er entsprechend nervös wird, wird der Blickkontakt nicht mehr gehalten. Aber das sind dann auch so Situationen, die in dem Moment verwirrend sind, weil ich dann wirklich nicht mehr weiß: Hört derjenige mir zu? Folgt er mir? Weil nur dann kann ich ja auch ein bisschen darauf eingehen."

Hier wird die große Bedeutung des nonverbalen Verhaltens in einem Gespräch deutlich, der Gestik und Mimik, die zum rein verbalen Inhalt einer Äußerung noch zusätzliche Informationen liefert, die unter Umständen entscheidend sein können, die Äußerung als Ganzes richtig zu interpretieren.

Bereits in früheren Interviews wurde deutlich, dass auch das Singen dabei helfen kann, einen Kontakt zum Gesprächspartner herzustellen und die Gemeinschaft der alten Menschen untereinander zu stärken. Dies wird auch in Interview 9 wieder deutlich, als T9 den Fall einer alten Dame in einem Altenheim schildert, die sie mit Hilfe von Gesang aus ihrer Isolation herausholen konnte:

„Und da war eine Patientin beziehungsweise Bewohnerin in dem Heim, und die hat nie gesprochen, die ganze Zeit nicht, und auch die Kollegen haben eigentlich nie erwähnt, dass sie gesprochen hat. Und dann kannst du ja wirklich nur noch auf die Gefühlsebene so ein bisschen eingehen, und da habe ich dann beim Pflegen, damit sie mal ein bisschen lockerer wurde oder auch ein bisschen vertraut, habe ich immer so Melodien, so alte Lieder hergesungen. Ich kenne zwar manchmal die Texte nicht, und dann summe ich Lieder, aber da habe ich dann einfach so mal nachgefragt, ob es ihr gefallen hat, und da hat es mich fast nach hinten geschlagen, wie sie wirklich darauf auch geantwortet hat."

Gerade das Singen, also das Ansprechen einer eher emotionalen, fest im Gedächtnis verankerten Ebene, hat hier also dazu beigetragen, die distanzierte Haltung der alten Frau abzubauen und so den Aufbau eines engeren Kontaktes zu erleichtern, was auf einer reinen Gesprächsebene nicht möglich war.

Ein weiterer Aspekt, der im vorliegenden Interview zur Sprache kommt, ist das Stereotyp, bei einer Einschränkung der kommunikativen Fähigkeiten sei zugleich auch die Intelligenz beeinträchtigt. Diesem Stereotyp, das sich sehr negativ auf die Kommunikation auswirken kann, wird bereits in der Altenpflegeausbildung entgegengewirkt:

„Es sind ja dann so die Sachen, wo andere denken, da ist die Intelligenz auch ein wenig gehindert, die Leute nehmen nicht mehr so viel auf, aber da sollte man sich also nicht täuschen lassen. Gott sei Dank haben wir den theoretischen Feedback dann auch von der Schule, dass wir das also schon im Vorfeld wissen und dann entsprechend darauf reagieren können. Jeder Laie... es ist verständlich, dass er dann das anders einschätzt. Aber ich bemühe mich, egal welche Gebrechen auch immer, langsam bestimmte Sachen dann zu erklären, weil manchmal dauert es etwas länger, oder mal mit leichteren Worten zu erklären, Gestik dann zu benutzen, weil... nur weil jemand sich nicht äußert, heißt das nicht gleich, dass er nicht aufnehmen oder wahrnehmen kann oder die ganze Situation für sich nicht einschätzen kann."

T9 stellt sich also auch auf diese Situation jeweils individuell ein und setzt gezielt die nonverbale Ebene sowie eine vereinfachte Wortwahl und Satzstruktur ein, um die Verständlichkeit ihrer Äußerungen zu erhöhen. Das Stereotyp von der Beeinträchtigung der Intelligenz führt aber nach wie vor häufig dazu, dass mit alten Menschen in der *Elderspeak* gesprochen wird. T9 vermeidet ein solches Verhalten ganz gezielt, um die Aufmerksamkeit nicht noch zusätzlich auf die Beeinträchtigungen zu lenken, zum Beispiel:

„[...] wenn jemand nicht mehr in der Lage ist, gerade zu sitzen. Dann nicht dieses Wort „Gitter" zu benutzen. Das ist so, wie man mit kleinen Kindern spricht. Oder ein Wort wie „füttern" macht das teilweise auch... also, darauf sollte man auch sehr viel Wert legen, dass man das in der Form nicht benutzt, sondern das heißt für mich „anreichen" oder „Hilfestellung geben, wenn gewünscht". Dass man es irgendwie versucht, anders zu formulieren, weil sie sich sonst ihrer Defizite mehr bewusst werden. Oder dieses... Manche benutzen gern das Wort „pampern". Das finde ich... so unterste Schiene, das sind so Sachen, da sollte man schon auf den Sprachgebrauch ein bisschen achten, weil das ist irgendwie ein bisschen erniedrigend, es wird verkindlicht, und es ist keiner hier ein Kind. Das sind auch so Sachen, die man im Kommunikation immer ein bisschen einhalten sollte, dass man in dem Beruf nicht darauf verfällt. Es gibt leider einige, die das machen, die wirklich da so eine Kindersituation draus machen, und das finde ich nicht in Ordnung. Das sind weiterhin erwachsene Leute, die manchmal ein dolles, strenges und hartes Leben hinter sich haben, und das sollte man auch zu würdigen wissen."

Auch hier wird wieder deutlich, dass *Elderspeak* die Persönlichkeit des alten Menschen ignoriert, die im Laufe eines ganzen Lebens geprägt wurde, und ihn wie ein Kind behandelt, das nicht in der Lage ist, seinen Willen zu äußern oder selbst Entscheidungen zu treffen, wie dies auch in Kapitel 1 bereits deutlich wurde. Das führt häufig dazu, dass der alte Mensch sich erniedrigt und nicht ernst genommen fühlt, wodurch die durch die sprachliche Beeinträchtigung ohnehin schon erschwerte Situation noch weiter verschärft wird. Auch hier wird wieder deutlich, wie wichtig eine angemessene Wortwahl für die Kommunikation ist.

Obwohl es T9 insgesamt nicht schwer fällt, Zugang zu den von ihr betreuten Menschen zu finden, gibt es doch Situationen, die sie verunsichern oder ihr sogar Angst machen, und zwar solche Situationen, in denen heikle Themen angesprochen werden müssen. So fühlt sie sich z. B. dann unsicher, wenn jemand von sich aus ein eigenes krankheitsbedingtes Verhalten anspricht, das ihm selbst bewusst wird und das er als quälend empfindet:

„[...] wenn sie sich ihrer Defizite plötzlich dann bewusst werden und sie gemerkt haben: „Mensch, ich habe jetzt vielleicht das zehnte Mal nachgefragt: Wie spät ist es? Welchen Tag haben wir heute?" oder so. Und dann... Ich finde es ja nicht so schlimm. Das gehört einfach zu dem Krankheitsbild ja dazu. Aber dann gehen dir selber nicht mehr nur die Worte oder eine Antwort durch den Kopf, sondern du weißt ja auch oder du merkst, wie der andere sich fühlt in dem Moment, ja? Und das ist genauso dasselbe, wenn jemand da liegt und hat vielleicht in seine Einlage gemacht und sagt: „Bitte, das ist mir so peinlich", dann nicht mit Worten zu kommen: „Ja, ist ja nicht weiter schlimm" oder so. Wenn ich da liegen würde, mir wäre das auch tierisch peinlich. Aber da richtige Worte zu finden in dem Moment. Was macht man dann? Schweigen ist auch nicht gut. Aber dieses Obligatorische oder Routinemäßige, was sich da manchmal einschwingen kann, ist genauso bescheiden in diesem Bereich (lacht)."

In solchen Fällen fühlt T9 sich oft hilflos, weil sie sich nicht sicher ist, welche Reaktion hier angemessen ist. Gängige Reaktionen, wie Floskeln oder Schweigen, empfindet sie als ungeeignet, weiß aber nicht, wie sie sich sonst verhalten soll. Redefloskeln sind meiner Ansicht nach gerade deshalb so problematisch, weil sie die Situation herunterspielen und dadurch dem Betroffenen, der sehr darunter leidet, oft das Gefühl geben, nicht ernst genommen zu werden. Schweigen hingegen bedeutet völliges Ignorieren, was oft noch unangemessener ist, gerade bei solchen belastenden Umständen, die offensichtlich oder besonders gravierend sind. Am hilfreichsten wäre meiner Meinung nach ein einfühlsames Eingehen auf den alten Menschen, das ihm die Möglichkeit gibt, offen über solche Tabuthemen zu sprechen, gegebenenfalls auch Hilfe zu suchen, und seine Lage somit insgesamt leichter zu bewältigen, wie dies in einigen vorangegangenen Interviews bereits geschildert wurde. T9 verfügt bereits über eine wichtige Grundvoraussetzung für solche Gespräche, da es ihr insgesamt nicht schwer fällt, eine persönliche, von Nähe geprägte Beziehung zu den von ihr betreuten Menschen aufzubauen.

Ein weiterer wichtiger Themenbereich, der in den von mir geführten Interviews immer wieder auftaucht, ist das Thema Sterben und Tod. Auch in Interview 9 zeigt sich wieder, wie problematisch insbesondere auch das offene Sprechen über das Sterben ist. Es fällt gerade auch deshalb oft so schwer, weil der Tod von der Gesellschaft als etwas nicht Wünschenswertes betrachtet wird, das so lange wie möglich hinausgeschoben und verdrängt wird. Gerade diese Einstellung kann jedoch zu großen inneren Konflikten führen, wenn ein Schwerkranker den Wunsch äußert, zu sterben. So antwortet T9 auf die Frage nach schwierigen oder belastenden Situationen:

„Ich habe sie so als schwierig noch nicht kennen gelernt, aber da habe ich immer so ein bisschen Angst vor: Umgang mit Sterbenden. Ich habe es auch schon gehabt, dass ich im stationären Bereich... es ist ganz klar, dann sind Situationen da, die Leute sind gebrechlich, sie haben auch ein sehr hohes Alter. Wenn dann der Wunsch geäußert wird: „Ja, ich möchte sterben", dann kannst du das verstehen. Da habe ich im ersten Praktikum dann gedacht: „Darfst du jetzt sagen, das verstehst du?" Weil es ist teilweise wirklich so nachzuempfinden, ja, so in Anführungsstrichen: Manche „vegetieren wirklich noch so vor sich hin", und sie kriegen es geistig noch mit und sie können sich äußern, können sich aber so nicht mehr bewegen. Und das sind dann so Gespräche... ja, unangenehm ist auch nicht das richtige Wort, aber sie sind irgendwie ein bisschen belastend, und man fühlt sich sehr, sehr hilflos. Und vor dem Umgang mit Sterbenden in dem Sinne... den habe ich so noch nicht mitmachen müssen, werde ich aber mit Sicherheit im Laufe der Berufszeit erleben, aber da habe ich dann richtig Angst vor, weil ich noch nicht weiß: Wie werde ich reagieren? Es kommt auch immer darauf an: Wen begleitest du da jetzt? Oder: Wie erfährst [erlebst] du das alles? Aber das sind die Situationen, davor habe ich doch schon ein bisschen Respekt *(lacht)*."

Diese Situation macht T9 regelrecht Angst, was sicher zum Teil auch daran liegt, dass sie bislang noch nicht direkt mit Sterbenden konfrontiert wurde, sondern sich mit dem Thema Tod bislang ausschließlich im Gespräch, also eher indirekt, auseinandersetzen musste. Dadurch wird ihre generelle Unsicherheit im Umgang mit diesem Tabu noch zusätzlich verstärkt, weil sie noch nicht auf frühere Erfahrungen zurückgreifen kann, die ihr den Umgang mit Sterbenden erleichtern könnten. So ist sie sich zum Beispiel nicht sicher, ob sie ihr Verständnis für den Wunsch eines Schwerkranken, zu sterben, offen zeigen darf oder nicht. Dieser Wunsch widerspricht der in unserer Gesellschaft vorherrschenden Einstellung, das Leben müsse so lange wie möglich erhalten werden, wodurch T9 in eine Konfliktsituation gerät: Entweder sie zeigt dem Schwerkranken ihr Verständnis und wird somit in die Lage versetzt, eine offene Beziehung zu ihm aufzubauen, die von Vertrauen geprägt ist, ist dabei aber zugleich gezwungen, der allgemeinen gesellschaftlichen Einstellung zu widersprechen, oder sie hält an dieser Einstellung fest um den Preis, sich von dem alten Menschen distanzieren zu müssen und ihm somit keine echte Hilfestellung geben zu können. Dieser Konflikt ist meiner Meinung nach nur individuell zu lösen, im Hinblick auf die ganz konkrete Situation; eine Verallgemeinerung erscheint mir höchst problematisch. Gerade hier ist ein einfühlsames Eingehen auf den Schwerkranken von besonders großer Bedeutung, um auf diese Weise eine vertrauensvolle Atmosphäre zu schaffen.

Eine andere Situation, die T9 mitunter verunsichert, ist der Umgang mit Wahnvorstellungen und Halluzinationen, wie sie z. B. im Rahmen einer Demenz auftreten können. Auch hier weiß sie in der Situation selbst oft nicht, wie sie darauf reagieren soll:

> „Wo ich dann mehr Routine haben möchte, ist mit Wahn und Halluzinationen umzugehen, weil da gibt es manchmal so simple Antworten, und du kommst nicht darauf. Und von daher, das sind dann auch Situationen, wo ich dann ein bisschen mehr Sicherheit haben möchte. Das kriegt man aber dann immer so mit, da kann man sich teilweise sehr gut an den Kollegen orientieren und da auch noch mal Rat holen, und das finde ich dann auch immer ganz toll. Dass man sich nicht schämen muss, wenn man sagt: „Du, ich weiß damit jetzt nicht umzugehen. Wie kann ich da jetzt am besten drauf reagieren?" Das sind manchmal so ganz banale Sachen, wie, dass jemand sich plötzlich daran erinnert: „Meine Tochter hat mir sechs Gläser Marmelade mitgebracht, wo sind diese sechs Gläser Marmelade, die hat man mir geklaut." Dann zu sagen: „Ja, o. k., die stehen ja noch im Keller, aber ich kann ja gerade eines hoch holen", oder irgendwie so."

In einer solchen Situation ist es demnach besonders hilfreich, auf die jeweilige Vorstellung einzugehen, dem alten Menschen also nicht zu widersprechen, und zugleich beruhigend auf ihn einzuwirken, wie dies in früheren Interviews auch schon im Umgang mit Aggressivität geschildert wurde. T9 orientiert sich hier oft am Verhalten ihrer KollegInnen, die an solche Situationen gewöhnt sind und wissen, wie sie am besten damit umgehen. Hier wird erneut deutlich, wie wichtig eine harmonische Zusammenarbeit der KollegInnen untereinander ist, um sich gegenseitig Hilfestellung geben und somit schwierige Situationen leichter meistern zu können.

Der Erwerb von Routine, die sich z. B. im Umgang mit Wahnvorstellungen als hilfreich erweisen kann, birgt jedoch zugleich eine Gefahr. So befürchtet T9, dass ihr im Laufe der Zeit durch die einsetzende Routine die Fähigkeit verloren gehen könnte, sich immer wieder von neuem auf die jeweilige, individuelle Situation einzustellen, in der sie sich gerade befindet, und eine schwierige Situation durch Selbstreflexion nachträglich noch einmal aufzuarbeiten:

> „Also, es gibt dann schon Situationen, aber da muss man dann... irgendwann kannst du wieder Ordnung rein bringen, und dann noch mal überlegen und so Punkt für Punkt dann nachgehen. Und manchmal... ich finde das immer ganz klasse, wenn man zumindest sagt: „Mensch, was war denn?", und erklärt sich selber natürlich dann auch noch mal, und nimmt sich dazu noch mal Zeit. Das geht allerdings auch nur, wenn man sich selber noch reflektieren kann. Ich habe immer Angst, weil ich das auch gesehen habe, dass Leute, die sehr, sehr lange schon hier drin waren, dass vieles schon in Routine übergegangen ist. Dass sie vieles dann so vergessen haben. Selber als Schüler oder so... du hast dann den Anreiz, hast ihnen noch mal so gezeigt: „Ja, guckt mal, so muss das eigentlich sein." Aber das haben diejenigen dann auch selber bemerkt. Das sind so banale Sachen wie zum Beispiel Anklopfen. Und weil es der Tag dann einfach so mit sich bringt, die meisten gehen dann schon rein, oder haben angeklopft und gleich war die Tür auch auf, und [die Pflegekraft zieht] irgendwie die Decke dann so weg [...] Es soll nicht passieren, das wissen die auch, aber sie haben dann auch gesagt: „Mensch, ja, weißt du? Mir ist da gestern aufgefallen, wie ich mit dir mitgegangen bin, ich habe das jetzt alles schon nicht eingehalten. Ich habe mich richtig geschämt, wie ich zu Hause war." (lacht) Und ich probiere dann wieder, mein Bestes draus zu machen, nicht wahr. Und das ist so eine Phase, da habe ich dann auch Angst, dass mir das eventuell auch passieren könnte. Heute sage ich natürlich: „Nee", aber..."

Nach den Erfahrungen von T9 ist es also die Einstellung auf die individuelle Situation und die Wahrung der Privatsphäre der alten Menschen, die der Routine besonders leicht zum Opfer fällt. Dies zeigt sich z. B. daran, dass eine Pflegekraft das Zimmer eines Heimbewohners unmittelbar betritt, ohne vorher anzuklopfen. Gerade hierbei handelt es sich jedoch um eine Ebene, die die Beziehung zwischen PflegerIn und altem Menschen besonders stark prägt; oft wird sogar die Intimsphäre berührt, wie im Fall der wortlos weggezogenen Decke. Um diesem Prozess vorzubeugen, führt T9 deshalb ihren KollegInnen, deren Verhalten bereits stark von Routine geprägt ist, diejenigen Verhaltensweisen, die besonders schnell an die Routine angepasst werden, noch einmal klar vor Augen. Auf diese Weise steuert sie einerseits dem Prozess bei ihren KollegInnen entgegen, indem diese sich ihr Verhalten und die möglichen Auswirkungen in einer konkreten Situation wieder stärker bewusst machen, andererseits schützt sie sich selbst davor, durch den einsetzenden Routineprozess im Laufe der Zeit ihre Fähigkeit zu verlieren, individuell auf jeden einzelnen alten Menschen zuzugehen und sich auf seine Bedürfnisse einzustellen.

3.) Schlussfolgerungen für das Kommunikationstraining

Auch T9 schildert einige Aspekte, denen eine große Bedeutung für die Entwicklung eines Kommunikationstrainings für AltenpflegerInnen zukommt. In Interview 9 wird insbesondere deutlich, wie wichtig eine gute Beziehung der PflegerInnen untereinander ist, um durch Besprechungen und gegenseitige Hilfestellung konstruktive Lösungen für bestehende Probleme oder Krisensituationen zu finden. Gerade für BerufsanfängerInnen, die bislang noch auf wenig eigene Erfahrung zurückgreifen können, kann dies eine große Erleichterung darstellen. Deshalb erscheint mir eine Förderung der Kommunikation zwischen den ArbeitskollegInnen insgesamt sehr wichtig. Auch hier bieten sich wieder einige der früher bereits genannten Strategien an, die dazu beitragen können, die Hintergründe einer Problemsituation herauszuarbeiten, so z. B. das Hineinversetzen in die Situation des Gesprächspartners oder das Herausarbeiten von Aspekten, die dem Gesprächspartner wichtig sind. Daneben könnte es meiner Ansicht nach auch hilfreich sein, wenn die einzelnen PflegerInnen in Krisensituationen untereinander gezielt ihre Erfahrungen austauschen würden. T9 betont ausdrücklich, wie wichtig es ihr ist, sich in solchen Situationen bei ihren KollegInnen Hilfe holen zu können, etwa im Zusammenhang mit einer angemessenen Reaktion auf Wahnvorstellungen. Gerade BerufsanfängerInnen könnten somit besonders von der Erfahrung ihrer KollegInnen profitieren und somit bestimmte Krisensituationen von vorn herein vermeiden. Die erfahrenen PflegerInnen wiederum könnten in dieser Situation von ihrer Rolle als HelferInnen profitieren, so dass ein solcher Erfahrungsaustausch für beide Seiten vorteilhaft wäre und zugleich dazu beitragen könnte, die Beziehung zwischen den KollegInnen zu stärken. Wie aus der Schilderung von T9 ebenfalls deutlich wird, ist gerade dies im Rahmen der Ausbildung oft ein problematischer Aspekt, weil der Auszubildende seinen Arbeitsplatz so oft wechseln muss, dass ein engerer Kontakt zu den KollegInnen kaum entstehen kann. Ein Erfahrungsaustausch zwischen KollegInnen könnte meiner Ansicht nach viel dazu beitragen, diesen Kontakt und zugleich eine positive Arbeitsatmosphäre zu fördern, und soll deshalb in mein Konzept einfließen.

Ein zweiter Problembereich, der in Interview 9 erneut deutlich wird, ist das offene Sprechen über heikle Themen, wie z. B. Defizite der alten Menschen oder Sterben und Tod. Dabei kommt es sehr stark auf die individuelle Persönlichkeit des Betroffenen und die konkrete Situation selbst an, weshalb es schwierig ist, ein allgemeingültiges Verhalten festzulegen. Hier ist eine besonders einfühlsame Gesprächsführung wichtig, um eine vertrauensvolle Atmosphäre zu schaffen, in der ein offenes Gespräch möglich ist. Auch aus diesem Grund muss eine respektvolle Einstellung gegenüber dem Gesprächspartner, die ihn und seinen Willen ernst nimmt, die Basis des gesamten Konzeptes bilden. Darüber hinaus erscheinen mir vor allem solche Strategien geeignet, die dazu beitragen können, Nähe und Zuwendung zu vermitteln. Wie in Interview 4 bereits deutlich wurde, bietet sich neben den bereits genannten Strategien hier auch die nonverbale Kommunikation besonders an. Aber auch das Aktive Zuhören, bei dem die Perspektive des Gesprächspartners bewusst in den Vordergrund gestellt wird (Gordon, 1972 und 1978; Bay, 1988) könnte gezielt eingesetzt werden, um dem Betroffenen die Möglichkeit zu geben, offen über seine Situation zu sprechen.

Eine ausweichende Haltung, wie sie etwa in Redefloskeln, Schweigen oder auch Bagatellisierung zum Ausdruck kommen kann, ist in einer solchen Situation hingegen oft kontraindiziert, weil sie dem Betroffenen das Gefühl vermitteln kann, nicht ernst genommen zu werden. Dies wird häufig um so mehr der Fall sein, je gravierender die Situation für ihn tatsächlich ist. Aus diesem Grund sollte sich die Pflegekraft nach Möglichkeit der Situation stellen und sie akzeptieren. Eine solche Haltung kann dann die Basis für ein offenes Gespräch bilden, das dem Betroffenen echte Hilfestellung geben kann.

Diese Schlussfolgerung lässt sich jedoch nicht verallgemeinern. Wie sich an dem von T9 geschilderten Fall der kinderlosen Dame zeigt, kann es unter Umständen durchaus günstiger sein, solche Gesprächsthemen, die als quälend empfunden werden, ganz auszuklammern. Deshalb kann ggf. auch eine Vermeidungsstrategie angebracht sein, oder auch eine Abschwächung, wie sie von T8 beschrieben wurde, um das Tabuthema zwar grundsätzlich ansprechen zu können, den Betroffenen zugleich aber vor einer allzu direkten Konfrontation damit zu schützen. Entscheidend ist aber immer die individuelle Situation und insbesondere auch die Persönlichkeit des Betroffenen. Hier zeigt sich wiederum, wie wichtig es ist, eine möglichst enge Beziehung zum alten Menschen aufzubauen und seine Biographie und seine persönlichen Eigenarten kennen zu lernen, um gerade in solch belastenden Situationen das richtige Verhalten zu zeigen.

Ein letzter Aspekt, der von T9 als verunsichernd geschildert wird und deshalb ebenfalls berücksichtigt werden sollte, ist der Umgang mit Wahnvorstellungen und Halluzinationen. Aus dem von T9 geschilderten Verhalten lässt sich schließen, dass hier, ähnlich wie im Fall der Aggressivität, ein Eingehen auf den Betroffenen und ein beruhigendes Einwirken am hilfreichsten ist. Es handelt sich jedoch um einen relativ komplexen Bereich, der deshalb im Konzept mit berücksichtigt werden sollte. Günstig könnte es hier z. B. sein, möglichst genau auf die Äußerungen des Gesprächspartners einzugehen, um bei einer Reaktion diejenigen

Aspekte zu erfassen, die ihm wichtig sind, wie dies auch T9 bei der Vorstellung von den nicht existierenden Marmeladengläsern beschreibt. Der Kern dieser Vorstellung ist die Überzeugung, die Gläser seien gestohlen worden. Einfacher Widerspruch würde hier möglicherweise dazu führen, dass der Betroffene sich noch enger an die Vorstellung klammert und dadurch zugleich sein Misstrauen größer wird. Deshalb wäre es in einer solchen Situation günstiger, auf die Vorstellung einzugehen und den problematisierten Aspekt zu entkräften, indem betont wird, dass die Gläser zwar noch vorhanden, aber im Augenblick nicht zugänglich seien. Dadurch kann dann ein Konflikt von vornherein vermieden und die Situation somit entschärft werden.

Der Umgang mit sprachlichen Beeinträchtigungen, z. B. mit Wortfindungsstörungen, nimmt eine Sonderstellung ein: Defizite auf der sprachlichen Ebene können Begleiterscheinungen einer Demenz sein, wie etwa bei der Alzheimerkrankheit, aber ebenso ein eigenständiges Krankheitsbild darstellen, wie bei der Aphasie, bei der die übrigen kognitiven Fähigkeiten intakt bleiben. Dieser Aspekt müsste deshalb im Konzept einen eigenen Bereich darstellen, für den dann gezielt geeignete Verhaltensweisen zusammengestellt werden können, wie etwa die nonverbalen Verhaltensweisen, die insgesamt helfen können, die Verständlichkeit einer Äußerung zu erhöhen. In diesem Zusammenhang kann dann auch nach Strategien zu einer gezielten Hilfestellung bei Wortfindungsstörungen gesucht werden.

Auswertung von Interview 10

1.) Vorstellung meiner Interviewpartnerin

Das zehnte Interview führte ich mit der Ergotherapeutin von Einrichtung 5. Sie ist 40 Jahre alt und arbeitet seit viereinhalb Jahren in Einrichtung 5. T10 ist insgesamt ein eher zurückhaltender Mensch; so erzählt sie nur wenig über sich selbst und gibt im allgemeinen recht kurze Antworten auf die gestellten Fragen. Auch gibt sie an, häufig eine gewisse Distanz zu ihrer Tätigkeit und zu anderen Menschen zu haben, obwohl sie durchaus auch in der Lage ist, Kontakte zu fördern und Nähe herzustellen und auch individuell auf den Einzelnen einzugehen. So antwortet sie auf die Frage, ob sie sich selbst eher als kontaktfreudig oder als zurückhaltend einschätze:

„Also, da kann ich nur sagen, sowohl als auch. Ich habe eine gewisse Distanz dazu, auch eine gewisse Distanz zu meiner Arbeit, aber ich kann auch auf Nähe gehen und kann auch da von selbst Kontakte fördern."

Wie sie sich in einer konkreten Situation genau verhält, hängt jeweils von den individuellen Umständen ab und lässt sich nicht verallgemeinern. Gerade dieser Aspekt ist ihr sehr wichtig; sie hebt ihn gegen Ende des Interviews noch einmal ausdrücklich hervor:

„Also, wichtig finde ich einfach, dass man offen ist für eine eigene Intuition, dass man auf Situationen eingeht, und das nicht nach Schema F abspult. Das finde ich immer sehr wichtig, auch im Umgang mit den anderen Menschen. [...] Dass man darauf eingeht und ganz offen ist und wirklich nicht nach Schema F abspult: „Das wird jetzt so gemacht, und damit basta." Das muss nicht sein. [...]"

In dieser Äußerung wird eine aufgeschlossene, flexible Einstellung deutlich, die im Gegensatz zu ihrer früheren Schilderung einer inneren Distanz steht. Betrachtet man die nachfolgend dargestellten Ergebnisse von Interview 10 näher, so lässt sich diese innere Distanz so deuten, dass T10 jemanden erst richtig kennen lernen muss, um ihre distanzierte Haltung aufgeben zu können, ein Prozess, der eine gewisse Zeit braucht. Dadurch lässt sich auch ihre eher zurückhaltende Haltung im Interview selbst erklären, das ja ein verhältnismäßig kurzer Vorgang war, der sich zudem nicht wiederholte, so dass T10 kaum Gelegenheit erhielt, einen inneren Bezug dazu herzustellen.

2.) Aspekte, die für das Kommunikationstraining relevant sind

Auch für T10 sind Gespräche von grundlegender Bedeutung für ihre Tätigkeit. So muss sie z. B. den alten Menschen die Übungen erklären, die sie durchführen sollen, wobei ein genaues Verständnis wichtig ist. Auch führt sie oft zu Beginn einer Sitzung ein Gedächtnistraining durch, um die TeilnehmerInnen auf die nachfolgenden Übungen einzustimmen. Aus dieser Situation heraus entwickeln sich dann häufig ausführlichere Unterhaltungen, die neben dem Alltagsgeschehen häufig auch die Vergangenheit zum Thema haben:

„Wenn wir eine Gruppenarbeit machen und über früher sprechen, dann sind die Themen von früher da. Wenn wir ein Gedächtnistraining machen, einfach nur, um uns wieder so ein bisschen in die Bewegung oder die geistige Bewegung zu finden, dann kommt alles mögliche, dann werden Fragen gestellt aus dem Alltagsbereich, aus... was jetzt so ist, was früher so war, oder auch die Unterschiede zwischen heute und früher dargestellt."

Die Gesprächsthemen ergeben sich also zwanglos aus dem Kontext der Übungssituation, sie werden nicht gezielt geplant. Auch für T10 spielt dabei Hintergrundwissen eine große

Rolle, ähnlich wie dies auch von T9 geschildert wird. Ihr dient dieses Wissen jedoch auch dazu, sich allgemein mit den Tagesgästen über Themen unterhalten zu können, die sie nicht aus eigener Erfahrung kennt, wie z. B. bestimmte Epochen der Vergangenheit. Es handelt sich dabei, anders als bei T9, weniger um biographisches Wissen als vielmehr um allgemeines Wissen über die sozialen oder kulturellen Gegebenheiten und Lebensumstände früherer Zeiten. Gerade dieses Hintergrundwissen kann für T10 entscheidend dafür sein, inwieweit es ihr gelingt, sich in den Gesprächspartner hineinzuversetzen. Sie braucht einen persönlichen Bezug zum aktuellen Gesprächsthema und auch zum Gesprächspartner, der es ihr ermöglicht, das Geschilderte nachzuempfinden. Fehlt dieser Bezug, kennt sie also z. B. bestimmte Gegebenheiten oder Erlebnisse nicht aus eigener Erfahrung, sondern nur von Erzählungen anderer, also gewissermaßen „aus zweiter Hand", so fällt es ihr schwer, sich in den Gesprächspartner hineinzuversetzen, und in solchen Gesprächssituationen fühlt sie sich unsicher. So antwortet sie auf die Frage nach schwierigen Situationen Folgendes:

> „Wenn ich mir nicht ganz sicher bin oder wenn ich auf einem nicht so sicheren Terrain mich bewege. Wenn es also so Gespräche betrifft, die ich nicht kenne oder die ich nicht nachvollziehen kann. Ich habe keine Kriegserlebnisse, und über Kriegserlebnisse... so zu tun, als würde man das verstehen, finde ich immer sehr schwierig, und das finde ich auch nicht richtig, weil das können wir nicht nachvollziehen. [...] Man kann sich zu einem gewissen Teil hineinversetzen, aber man kann das nicht komplett, was da an Gefühlen gewesen ist, auch wissen letztendlich."

Ein besonderes Problem stellen in diesem Zusammenhang also Kriegserlebnisse dar, die von T10 ausdrücklich als schwieriges Gesprächsthema genannt werden. Dieses Thema ist in zweierlei Hinsicht problematisch für sie: Einerseits fehlt ihr gerade hier der Bezug zu eigenen Erfahrungen, so dass es ihr schwer fällt, die Schilderungen der alten Menschen innerlich nachzuvollziehen; andererseits sind viele alte Menschen vom Zweiten Weltkrieg, der eine einschneidende, gravierende Epoche in ihrem Leben bildet, besonders stark geprägt worden. Dies kann sich auch auf ihre innere Einstellung auswirken, mitunter so stark, dass es bis heute nachwirkt:

> „Also, die Kriegszeit an sich finde ich immer sehr schwierig, und auch die Kriegserlebnisse, die da präsent sind. Auch finde ich es sehr schwierig, wenn heute noch jemand von den älteren Leuten Hitler als den guten Menschen darstellt, dann muss ich sagen, finde ich es sehr schwierig, damit auch umzugehen."

Eine mögliche Erklärung dafür könnte meiner Ansicht nach sein, dass viele dieser Menschen, die heute etwa 60 bis 93 Jahre alt sind – Menschen dieser Altersspanne werden zum Zeitpunkt meiner Studie in Einrichtung 5 betreut - zur Zeit des Zweiten Weltkriegs, sofern sie ihn noch miterlebt haben, noch recht jung waren. Gerade den jungen Menschen wurde im Dritten Reich die Ideologie Hitlers mit oft sehr drastischen Mitteln nahe gebracht, wie z. B. in der Hitlerjugend oder im Reichsarbeitsdienst, wo sie eine große Rolle spielte. Dies geschah dann gerade in einer Lebensspanne, in der die jungen Menschen besonders leicht geprägt werden konnten, so dass sie möglicherweise deshalb diese Ideologie besonders stark verinnerlichten und es einigen von ihnen bis heute nicht gelang, sich vollständig davon zu lösen.

Für T10 ist es schwierig, mit dieser Einstellung umzugehen. Dies liegt einerseits daran, dass eine solche Einstellung in der heutigen Zeit ein absolutes Tabu ist, andererseits aber auch daran, dass T10 diese Epoche nicht miterlebt hat und allein schon deshalb nicht in der Lage ist, eine solche Einstellung nachzuvollziehen. Diese Situation wäre also ein Beispiel für die oben beschriebene Distanzhaltung, die in diesem Fall T10 zusätzlich noch dazu dienen könnte, sich vor der möglicherweise sogar als bedrohlich erlebten Einstellung eines Gesprächspartners, der Hitlers Machenschaften billigt, zu schützen.

Auch in Interview 10 zeigt sich, wie wichtig das Gespräch auch für die Gruppenführung insgesamt ist. Ähnlich wie dies auch schon in vorangegangenen Interviews deutlich wurde, nennt auch T10 Krisensituationen innerhalb der Gruppe, in denen sie intervenierend eingreifen muss, wobei es sich vor allem um solche handelt, in denen Aggressionen ausgelöst werden. Ursachen für solche Aggressionen sind nach Schilderung von T10 häufig die krankheitsbedingten Defizite einzelner Gruppenmitglieder, und zwar besonders die Wiederholungstendenz. Diese kann z. B. in Verbindung mit einem verloren gegangenen Zeitgefühl vorkommen, was dann dazu führt, dass jemand immer wieder nach der Uhrzeit fragt. Ein solches Verhalten belastet einerseits T10 selbst, andererseits aber auch die gesamte Gruppe. Auf die Frage, ob es ein bestimmtes Verhalten gebe, mit dem sie schwer umgehen könne, antwortet T10:

„[...] wenn mir jemand immer wieder das Gleiche sagt, und über Wochen, Monate sich immer wieder das Gleiche wiederholt, und dann in der Gruppe auch. Das hatte ich auch mal, dass jemand wirklich alle fünf Minuten nach der Uhr gefragt hat, und dann im Zusammenhang: „Ja, und wann gibt es Essen? Wie spät haben wir es? Wann gibt es jetzt Essen?" (lacht). Das sind so... Aber wenn das dann immer kommt, das ist sehr schwierig auch auszuhalten, und vor allen Dingen dann... zusätzlich noch in der Gruppe, weil das auch die Gruppe nicht aushält."

Hinter der permanenten Frage nach der Uhrzeit könnte der Wunsch stehen, dem Tagesablauf eine klare Struktur zu geben, denn wenn dem Betroffenen das Gefühl für die Zeit verloren gegangen ist, kann er auch die bestehende Tagesstrukturierung nicht mehr erkennen. Die Uhrzeit ist für ihn somit ein Mittel, um den Zeitpunkt der gemeinsamen Mahlzeiten zu bestimmen; gerade diese prägen den Tagesablauf besonders stark und sind deshalb für ihn ein sehr wichtiger Anhaltspunkt. Seine demenzbedingte extreme Vergesslichkeit führt jedoch dazu, dass er die gerade erfragte Uhrzeit sofort wieder vergisst – möglicherweise vergisst er sogar, dass er die Frage überhaupt gestellt hat – und deshalb immer wieder von neuem fragen muss. Denkbar ist auch, dass dieser Kreislauf dadurch verstärkt wird, dass der Betroffene seine momentane Situation als eintönig empfindet oder sich ausgeschlossen fühlt – etwa bei einer gerade stattfindenden Unterhaltung mehrerer Gruppenmitglieder, der er nur schwer folgen kann – und deshalb versucht, diese Eintönigkeit zu durchbrechen, indem er eine klar erkennbare Strukturierung des Tagesablaufs ausmacht, mit Aktivitäten, an denen er auch selbst teilnehmen kann. Das könnte erklären, weshalb ihm gerade die Frage nach den Mahlzeiten so wichtig ist.

Für die Gruppe ist die Monotonie dieser Fragen jedoch sehr belastend und kann Aggressionen hervorrufen. Gerade die Konfrontation mit Defiziten anderer Gruppenmitglieder und ein daraus resultierendes anormales Verhalten ist für den Einzelnen, der ja auch unter eigenen Beeinträchtigungen leidet, oft schwer zu ertragen, wobei dies um so schwerer fällt, je stärker sich das entsprechende Verhalten auf die äußerliche Situation auswirkt. So kann z. B. die ständige Frage nach der Uhrzeit eine zwanglose Unterhaltung, wie sie sich oft aus der Übungssituation heraus ergibt, erheblich stören. In einem solchen Fall ist es nach den Erfahrungen von T10 häufig am günstigsten, den Betroffenen zeitweilig aus der Gruppe herauszunehmen und für sich allein zu betreuen. Dabei kümmern sich verschiedene MitarbeiterInnen ganz gezielt um ihn und sorgen dafür, dass er immer wieder neue Anregung bekommt, z. B. mit verschiedenen BetreuerInnen zusammenkommt oder in verschiedene Umgebungen gelangt, etwa bei einem Spaziergang. Auf diese Weise kann es gelingen, ihn aus der empfundenen Eintönigkeit und Isolation und damit aus dem Kreislauf herauszuholen, in dem er immer wieder von neuem versucht, dem Tag eine Struktur zu geben.

Ein ähnliches Problem ergibt sich, wenn jemand mitten in einer Gruppensitzung plötzlich den Wunsch hat, nach Hause zu gehen, und dies mit aggressiven Mitteln vertritt, oder sogar eine Weglauftendenz zeigt. Auch hier könnte eine mögliche Ursache darin liegen, dass er sich ausgeschlossen fühlt und deshalb die Gruppe, zu der er sich nicht zugehörig fühlt, verlassen und sich in der ihm vertrauten Umgebung aufhalten möchte. Auch in diesem Fall wird der Betroffene zunächst für sich allein betreut, um die Situation in der Gruppe zu entschärfen.

Für T10 selbst hat diese Vorgehensweise darüber hinaus den Vorteil, dass es ihr wesentlich leichter fällt, in einer solchen Krisensituation ein Einzelgespräch zu führen als das Problem innerhalb der ganzen Gruppe anzusprechen. Bei einem Einzelgespräch kann sie sich vollkommen auf den Betroffenen und seine Perspektive einstellen, wodurch dann auch leichter eine Lösung für die bestehende Situation gefunden werden kann. Möglicherweise hilft es auch dem Betroffenen selbst bereits, wenn er spürt, dass jemand sich ganz auf ihn und seine Bedürfnisse konzentriert und er sich momentan nicht der Gruppe anpassen muss, was ihm in der aktuellen Situation schwer fallen würde.

Eine besonders extreme Krisensituation ist der Wunsch eines alten Menschen, zu sterben. Auch T10 nennt diesen Aspekt auf die Frage nach schwierigen Gesprächsthemen, wobei sich wiederum zeigt, wie wichtig gerade in einer solchen Situation eine einfühlsame, individuelle Reaktion ist, die sich genau an den Betroffenen und die konkreten Umstände anpasst. So war T10 auf mein Nachfragen hin auch nicht in der Lage, ein bestimmtes Verhalten zu nennen, das sie in einer solchen Situation zeigt, sondern gab an, jeweils individuell und häufig je nach den äußeren Umständen völlig unterschiedlich zu reagieren, und blieb auch bei dieser allgemeinen Darstellung, ohne ein konkretes Beispiel nennen zu können.

Das Gesprächsthema Sterben und Tod selbst, ebenso wie andere belastende Gesprächsthemen, etwa das Reden über Krankheiten, wie es bei *Painful Self-Disclosure* vorkommt, wird nach den Erfahrungen von T10 in der Regel von äußeren Umständen angeregt, etwa durch eine Todesanzeige in der Zeitung. Die Initiative geht dabei von den alten Menschen aus, während T10 solche Themen von sich aus kaum anspricht. Gerade bei heiklen Gesprächsthemen ist ihre innere Stimmung sehr wichtig, um den Umgang damit bewältigen zu können:

„Ja, das kommt darauf an, wie man sich selber manchmal fühlt. Es gibt manchmal dieses Thema, wenn es um den Tod geht oder um Krankheiten geht, da muss ich an dem Tag auch wirklich selber gut zufrieden sein, um das dann auch im Gespräch führen zu können, das als Thema zu haben. Das ist mal schwierig und mal nicht so schwierig, da kommt immer auch die eigene Persönlichkeit dann auch mit herein."

Auch hier lässt sich also keine Verallgemeinerung treffen. Für T10 ist immer der konkrete, individuelle Gesprächskontext ausschlaggebend dafür, wie sie mit einer bestimmten Situation umgeht. Gerade dies hilft ihr jedoch dabei, Krisensituationen zu bewältigen. Gerade am Beispiel von T10 wird deshalb deutlich, dass es nicht sinnvoll und wohl auch gar nicht möglich ist, allgemeine, feste Verhaltensregeln für den Umgang mit Krisensituationen zu entwickeln. Jeder Mensch ist individuell verschieden, hat seinen eigenen Erfahrungshintergrund und deshalb auch seine eigene, ganz persönliche Art, mit solchen Krisen umzugehen. Eine gute und vertrauensvolle Beziehung zum Betroffenen kann jedoch viel dazu beitragen, das in der konkreten Situation richtige Verhalten zu finden, sich auf ihn einzustellen und ihm zu helfen, die Krise zu bewältigen.

Die Individualität ist auch ein entscheidender Faktor für den Umgang mit Menschen, deren Kommunikationsfähigkeit eingeschränkt ist. Auch hier stellt sich T10 jeweils auf den Einzelnen ein, da es häufig große individuelle Unterschiede gibt:

„Also, ich könnte es nicht allgemein sagen. Ich gucke immer, wen ich vor mir habe, wie die Situation ist, jeder ist auch anders, selbst wenn er die gleiche Störung hat. Dann muss ich einfach gucken, wie ich damit umgehe oder wie ich eben an Informationen komme, und das mache ich natürlich auch über das Beobachten, ja, die Mimik..."

Auch T10 setzt in einem solchen Fall nonverbale Mittel ein; so achtet sie etwa besonders darauf, Blickkontakt mit dem Betroffenen zu halten, gerade auch, um seine Mimik zu beobachten und somit leichter zu erfassen, was er sagen möchte. Bei Wortfindungsstörungen fragt sie häufig nach, was gemeint war, und versucht auf diese Weise die Äußerung zu erschließen. Auf diese Weise kann sie dem Betroffenen zugleich helfen, auf das gesuchte Wort zu kommen oder das Gemeinte zu umschreiben, wenn ihm das entsprechende Wort nicht einfällt.

Schließlich geht T10 noch kurz auf ihre Beziehung zu ihren KollegInnen ein. Auch sie holt sich bei ihnen Rat, wenn sie sich unsicher fühlt, ähnlich wie dies auch schon T9 schilderte. Meinungsverschiedenheiten unter KollegInnen empfindet T10 als normal. Je nach Situation spricht sie das Problem an oder stellt es auch zurück, was vor allem dann der Fall ist, wenn eine Klärung aktuell nicht möglich ist, etwa aus Zeitgründen, oder auch dann, wenn es sich um eine Angelegenheit handelt, die sie als nicht so gravierend empfindet. Sie spricht ein Problem vor allem dann an, wenn sie dadurch eine - für sie oder andere Betroffene - unerträgliche Situation beenden möchte, und hat ansonsten eine eher abwartende Haltung. Dabei nimmt sie unter Umständen auch eine vorübergehende schlechte Stimmung in Kauf. Dieses Verhalten lässt sich wiederum durch die anfangs dargelegte Beobachtung erklären, dass T10 oft eine eher distanzierte Beziehung zu ihrer Umgebung hat. Auf diese Weise gelingt es ihr auch im Umgang mit KollegInnen, in einer kritischen Situation eine innere Distanz zu wahren und sich so vor einer zu großen seelischen Belastung zu schützen.

3.) Schlussfolgerungen für das Kommunikationstraining

In Interview 10 werden einige Aspekte wieder aufgegriffen und z. T. vertieft, die auch in früheren Interviews bereits zur Sprache kamen. Zu nennen ist hier als erstes die starke Thematisierung der Vergangenheit im Gespräch mit den betreuten alten Menschen, die sich gerade in einer zwanglosen Unterhaltung, wie sie auch von T10 im Zusammenhang mit der Übungssituation geschildert wird, immer wieder ergibt. Auch hier wird also wieder deutlich, dass sie charakteristisch für das Gesprächsverhalten alter Menschen ist, wie bereits in Kapitel 1 ausgeführt. Aus diesem Grund eignet sich das Thematisieren der Vergangenheit im Gespräch zugleich meiner Ansicht nach besonders gut, um Zugang zu den alten Menschen zu finden oder die Beziehung zu ihnen zu vertiefen, und soll deshalb als kommunikative Strategie in mein Konzept aufgenommen werden. Gerade weil die Vergangenheit oft sowohl das Weltbild als auch das Selbstbild der alten Menschen stark geprägt hat, kann das Thematisieren der Vergangenheit auch dabei helfen, sie besser kennen zu lernen und ihre individuelle Sichtweise zu verstehen, wie dies in spezifischer Weise auch in der Biographiearbeit geschehen kann. Zudem stellt die Thematisierung der Vergangenheit nicht nur für die alten Menschen selbst oft ein bevorzugtes Gesprächsthema dar, sondern wird häufig auch von den BetreuerInnen als angenehm empfunden, wie in Interview 7 deutlich wurde.

Eine Problematik, die im Zusammenhang mit der Vergangenheitsorientierung in Interview 10 deutlich wird, kann jedoch die damit verbundene innere Einstellung der alten Menschen darstellen, etwa wenn jemand Hitlers Tun billigt. Eine solche Einstellung, die heutzutage ein absolutes Tabu darstellt, wird von T10 als Bedrohung erlebt, vor der sie sich schützen muss. Hier könnte möglicherweise wieder die Abschwächung oder auch die Selbstreflexion helfen, mit einer solchen Situation leichter umzugehen.

Weiterhin wird gerade in Interview 10 deutlich, dass es kaum möglich ist, allgemeingültige Verhaltensweisen für den Umgang mit Krisensituationen entwickeln; entscheidend sind immer der konkrete Gesprächskontext und die individuelle Persönlichkeit des Betroffenen. Aus diesem Grund können auch die von mir jeweils vorgeschlagenen Strategien in der Regel nur als Anhaltspunkte, als Möglichkeiten gesehen werden; welche davon letztendlich in einer konkreten Situation tatsächlich eingesetzt werden, kommt immer auf den spezifischen Kontext an. Schließlich wird auch im vorliegenden Interview wieder deutlich, wie bedeutsam die Gruppendynamik für den Umgang der BetreuerInnen mit den alten Menschen und der alten Menschen untereinander ist, was erneut meine Überlegung bestätigt, auch für diesen Aspekt Strategien zu entwickeln, die dazu beitragen können, Konfliktsituationen zu entschärfen.

Auswertung von Interview 11

1.) Vorstellung meiner Interviewpartnerin

Bei meiner elften Interviewpartnerin handelt es sich um eine 19jährige ABM-Kraft, die für acht Monate in Einrichtung 5 im hauswirtschaftlichen Bereich tätig ist und im Wesentlichen in der Küche beschäftigt ist. Zuerst hatte sie eine Ausbildung zur Tierarzthelferin absolviert, wurde dann jedoch arbeitslos und entschied sich dafür, an einer ABM-Maßnahme teilzunehmen, die ihr vom Arbeitsamt vermittelt wurde und insgesamt acht Monate dauert. Was sie anschließend tun wird, darüber ist sie sich noch nicht im Klaren.

Vor ihrer Tätigkeit in Einrichtung 5 hatte T11 nur wenig Kontakt mit älteren Menschen, und zwar im Rahmen ihrer ersten Ausbildung mit älteren TierhalterInnen, die ihre Tiere zur Behandlung in die Praxis brachten. Diese Kontakte waren aber eher flüchtig, so dass eine intensivere Beschäftigung mit alten Menschen für T11 eine völlig neue Erfahrung darstellt. Ihrer Äußerung lässt sich entnehmen, dass sie im privaten Bereich keinen Kontakt mit alten Leuten hat. Trotzdem fällt es ihr nicht schwer, eine Beziehung zu den Tagesgästen von Einrichtung 5 aufzubauen:

> „Ich gehe auf die Leute zu, und ich... ja, o.k., am Anfang war es ungewohnt, weil ich noch nie in sowas drin war. Ich hatte vorher noch nie... bis halt auf in der Tierarztpraxis, da hatte ich ja auch mit den Patienten, mehr oder weniger Tieren, und dann halt mit den Besitzern, aber so in dieser Form, das habe ich noch nie gehabt mit Älteren. Alte Menschen sind ja auch... sie brauchen viel Pflege, viel Aufmerksamkeit und..."

Ihre aktive Haltung, von sich aus auf die Menschen zuzugehen, hilft ihr dabei, sich an diese für sie neue Situation anzupassen. Neu ist daran für sie vor allem der Aspekt der Pflegetätigkeit, mit dem sie bislang noch nicht konfrontiert wurde, und der mit einer besonderen Zuwendung und Aufmerksamkeit verbunden ist. In ihren Äußerungen lassen sich keine Anzeichen für Altersstereotype finden – die Aussage, dass alte Menschen viel Pflege brauchen, bezieht sich eher auf die Erfahrungen, die T11 in der Tagespflege gesammelt hat -, und da sie insgesamt eine offene, aufgeschlossene Haltung zeigt, lässt sich vermuten, dass Altersstereotype aus ihrer Perspektive auch keine Rolle spielen. Wie in Kapitel 1 bereits ausgeführt wurde, sind sie oft gerade unter Menschen verbreitet, die nur wenig oder gar keinen Kontakt mit alten Leuten haben und die Stereotype von anderen übernommen haben. Dies ist jedoch bei T11, die bis zu Beginn ihrer Tätigkeit überhaupt nicht mit dem Thema Alter konfrontiert worden zu sein scheint, nicht der Fall.

In der Darstellung von T11 wird ferner Zufriedenheit mit ihrer Tätigkeit deutlich. So betont sie, dass ein gutes Arbeitsklima herrsche, und hebt insbesondere auch den Abwechslungsreichtum ihrer Tätigkeit hervor, den sie als sehr positiv erlebt.

2.) Aspekte, die für das Kommunikationstraining relevant sind

Interview 11 fällt insofern etwas aus dem Rahmen, als meine Interviewpartnerin nicht in der Altenpflege selbst, sondern im hauswirtschaftlichen Bereich tätig ist. Ihre Kontakte mit den alten Menschen in Einrichtung 5 sind also eher indirekt. Da mein Konzept sich jedoch nicht notwendigerweise auf AltenpflegerInnen beschränken muss, sondern sich auch ganz allgemein an Personen wenden könnte, die im weitesten Sinne alte Menschen betreuen, habe ich mich entschlossen, das Interview trotzdem auszuwerten, obwohl es mit einer Dauer von 10 Minuten insgesamt sehr kurz geraten ist. Dies liegt daran, dass T11 zu einigen der Fragen nur wenig oder gar nichts sagen konnte. So konnte sie sich z. B. zum Umgang mit Menschen, deren Kommunikationsfähigkeit eingeschränkt ist, nicht äußern. Dennoch spielt dieser Aspekt in Interview 11 eine Rolle, wie sich unten noch zeigen wird.

T11 hat, anders als die übrigen von mir befragten Personen, nur zeitweilig Kontakt mit den alten Menschen, wenn er sich im Rahmen ihrer Tätigkeit ergibt:

„Es geht (...) nicht, also nicht so wirklich, dass ich das halt... ich habe dafür keine Zeit. Ich mache mehr im Haus, was ich jetzt mache, also, ich bin mehr für was anderes zuständig *(lacht)*. Und dann gehe ich immer zwischendurch halt, wie gesagt, beim Frühstücken, oder mal beim Kaffee, unterhalte mich zwischendurch, wenn ich mit Zeitung lese, aber ansonsten komme ich da gar nicht zu, mich mit den Leuten zu unterhalten. Weil ich, wie gesagt, betreue in der Küche, und im Haus muss ich auch viel laufen, und da geht das alles nicht so viel."

Wenn sie jedoch mit Tagesgästen zusammenkommt, wie etwa beim gemeinsamen Frühstück, nutzt sie jede Gelegenheit, den Kontakt mit ihnen zu fördern, und schaltet sich zu diesem Zweck auch in eine bereits ablaufende Unterhaltung ein. Darüber hinaus gibt sie den Tagesgästen auch gezielt Hilfestellung, wenn dies erforderlich ist, etwa beim Essen oder beim Zeitunglesen. Es kommt auch vor, dass sich Tagesgäste mit einem Anliegen an sie wenden, etwa um einen Friseurtermin zu vereinbaren. Sie nimmt also im Kontakt mit den alten Menschen eine offene, aktive Haltung ein und wird von ihnen voll akzeptiert. Mit vielen von ihnen versteht sie sich gut und empfindet die Gespräche mit ihnen als sehr angenehm. Es fällt ihr auch in der Regel nicht schwer, Zugang zu den Tagesgästen zu finden. Sie berichtet lediglich von einer Ausnahme, einem älteren Herrn:

"Ja, also, wir haben jemanden hier, also ein Mann, zu dem habe ich kaum einen Bezug, weil er redet nicht viel und hört auch keinem zu, und er ist so ein Mensch, sobald irgend etwas verändert wird oder so, ist er dann: „Äh, ja, warum muss das denn sein? Was soll der Mist?" Zu dem habe ich überhaupt gar keinen Bezug. Also, ansonsten zu den Frauen hier habe ich eigentlich immer. Wenn es sich halt ergibt, versuche ich auch Gespräche zu führen und unterhalte mich auch darüber, ich höre auch zu."

Hier ist es die zurückhaltende, ablehnende Haltung des Tagesgastes, die einen engeren Kontakt verhindert. Da er von sich aus kaum spricht und einem Gesprächspartner nur wenig Aufmerksamkeit zeigt, fällt es T11 schwer, ein Gespräch mit ihm in Gang zu bringen und eine Beziehung zu ihm herzustellen. Auch über das Gesprächsthema kann sie keinen Zugang zu ihm finden, da er insgesamt eher eine ablehnende Haltung zeigt, insbesondere jeglichen Veränderungen gegenüber. Sie weiß auch insgesamt nur wenig von ihm zu berichten; der entstandene Kontakt bleibt sehr flüchtig und oberflächlich.

Mit den meisten anderen Tagesgästen hat T11 jedoch guten Kontakt, insbesondere mit den Frauen, die die größere Gruppe der Tagesgäste darstellen. Möglicherweise lässt sich dieser Umstand dadurch erklären, dass die hauswirtschaftliche Tätigkeit von T11 besonders gut geeignet ist, gerade für Gespräche mit den Frauen, von denen viele früher Hausfrauen waren, ein Thema zu finden, das alle Beteiligten verbindet. Gerade die gezielte Suche nach einem verbindenden Gesprächsthema hilft T11 oft dabei, ein Gespräch aufzubauen und somit eine Beziehung zu den Tagesgästen herzustellen und zu fördern.

Dennoch schildert auch T11 einige Situationen, die sie als schwierig erlebt. So wird auch sie zuweilen mit Gesprächen über den Tod konfrontiert. Dieses Thema belastet sie jedoch persönlich sehr stark, da erst im vergangenen Jahr ihr Vater verstorben ist und sie seinen Tod noch nicht verarbeitet hat. Aus diesem Grund vermeidet sie solche Gespräche, weil sie ihr sehr nahe gehen. Hinzu kommt, dass sie mit vielen alten Menschen zwar einen guten Kontakt hat, dieser aber wiederum nicht eng genug ist, um über ein derart persönliches und auch belastendes Thema mit ihnen sprechen zu können. Dass einige Tagesgäste dieses Thema T11 gegenüber, die ja nur gelegentlich mit ihnen zu tun hat, überhaupt ansprechen, zeigt meiner Ansicht nach die zentrale Bedeutung, die es für die alten Menschen hat. Der Tod ist für sie etwas Allgegenwärtiges, das ihre Perspektive sehr stark bestimmt. Denkbar wäre auch, dass viele alte Menschen sich bereits so intensiv mit dem Thema Sterben und Tod auseinandergesetzt haben, dass es ihnen nicht schwer fällt, darüber auch mit jemandem zu sprechen, zu dem sie einen eher flüchtigen Kontakt haben.

Weiterhin wird auch T11 im Rahmen ihrer Tätigkeit gelegentlich mit Aggressivität von Tagesgästen konfrontiert. So schildert sie auf die Frage, ob es ein bestimmtes Verhalten gebe, mit dem sie schwer umgehen könne, die Begegnung mit einer Frau, zu der sie zunächst eine gute Beziehung hatte, die sich jedoch im Laufe der Zeit verschlechterte, da die Frau im Gespräch zunehmend verbal aggressiv reagierte:

- *Gibt es vielleicht ein bestimmtes Verhalten, mit dem Sie schwer umgehen können?*
- Na ja, wir haben eine hier, oder wir hatten eine hier, die war wirklich sehr schwierig. Da habe ich mir dann auch schon... Am Anfang ging es erst, da fand ich es ganz gut, aber dann, wenn man so die Person noch näher kennen lernt, und sich dann auch richtig die Akte durchliest, was sie alles so hinter sich hat und, und, und, dann geht man da auch mit einem anderen Gefühl dran. Dann wird es wirklich schon ziemlich schwierig.
- *Schwierig vom Umgang her?*
- Allgemein, vom Verhalten her. Sie war sehr aggressiv, und... ja, sie sprach immer durcheinander, man hat kaum was verstanden, und das ist halt kritisch dann.
- *Und wie sind Sie damit umgegangen?*
- Erst habe ich mich ja... erst ging es, da habe ich mich sehr viel mit ihr unterhalten, bei Spaziergängen und so, und zum Schluss hin war es eigentlich schon so wirklich, dass ich ihr aus dem Weg gegangen bin zum großen Teil. Also, ich habe mich dann mal da hingesetzt... habe mich auch mal ein bisschen mit ihr unterhalten und so, aber es war halt einfach... du musstest wirklich aufpassen, was du sagst, sonst hast du gleich eine gefegt bekommen, und da habe ich dann auch gesagt, das lasse ich dann lieber, bevor sie dann hier nicht mehr hinkommen darf, und dann gehe ich ihr dann lieber aus dem Weg.

T11 hat also zunächst immer wieder versucht, einen Kontakt zu der alten Frau aufzubauen, was dadurch erschwert wurde, dass diese ein Gesprächsverhalten zeigte, dem T11 nicht ohne weiteres folgen konnte. Mit dem „Durcheinandersprechen" ist vermutlich ein häufiger, abrupter Themenwechsel gemeint, der vom Gesprächspartner als zusammenhanglos empfunden wird. Wie in Kapitel 1 bereits ausgeführt, kommt dies bei Demenz, etwa vom Alzheimer-Typ, häufig vor, weil die Kranken aufgrund ihrer stark eingeschränkten Gedächtnisfunktion nicht mehr in der Lage sind, eine Folge zusammenhängender Gedankengänge zu äußern oder zu verstehen. Da T11 jedoch nicht über ein entsprechendes Hintergrundwissen verfügt, fühlte sie sich in dieser Situation zunehmend unsicher und empfand sie als kritisch. Verstärkt wurde ihre Unsicherheit möglicherweise auch dadurch, dass sie in der Regel gerade über das Gesprächsthema eine Unterhaltung in Gang zu bringen und einen Kontakt herzustellen versucht. Wenn diese Strategie nicht mehr greift, weiß sie nicht mehr, wie sie sich im Gespräch verhalten soll. Hinzu kam der Umstand, dass die alte Frau sehr empfindlich auf bestimmte Äußerungen reagierte und dann leicht verbal aggressiv wurde. Möglicherweise handelte es sich dabei um komplexere Äußerungen, die mehrere Gedanken gleichzeitig enthielten und denen sie deshalb nicht mehr folgen konnte. Ihre Aggressivität könnte dann auch eine Reaktion auf ihr Defizit sein, das sie selbst wahrnahm und das sie verunsicherte.

In der Schilderung von T11 ergibt sich schließlich noch ein auffälliger Kontrast zu den Darstellungen in Interview 9 und 10. Auch T11 eignete sich in dem beschriebenen Fall Hintergrundwissen über diese Frau an, doch half dieses Wissen ihr nicht, mit der Situation

umzugehen, sondern erschwerte die Lage für sie eher. Dies lässt sich möglicherweise dadurch
erklären, dass durch das Hintergrundwissen das Verhalten von T11 verändert wurde, ohne
dass sie selbst sich dessen bewusst wurde: Sie verlor allmählich ihre Unbefangenheit, die sie
vorher gezeigt hatte, und wurde zunehmend unsicherer. Die Frau spürte dies und reagierte
ihrerseits darauf mit Unsicherheit, die sie dann hinter ihrer Aggressivität verbarg. Sollte diese
Annahme zutreffen, so ließe sich daraus schließen, dass eine Haltung, die sich allzu stark an
den Gesprächspartner anpasst, unter Umständen zu Lasten der Offenheit ihm gegenüber
gehen und dadurch die Intensivierung eines Kontaktes verhindern kann. Dies ist jedoch eine
bloße Hypothese.

Schließlich wird auch T11 mit Wiederholungstendenzen Demenzerkrankter konfrontiert:

> „Es gibt halt viele, die wiederholen immer wieder, die erzählen immer das Gleiche, das Gleiche... Man ist
> dann auch schon so... ja, man weiß es dann ja auch halt und dann kann man sich auch in der Weise damit
> darüber unterhalten."

T11, der die Hintergründe für ein solches Verhalten nur vage bekannt sind, sieht darin
somit auch einen positiven Aspekt, denn diese häufigen Wiederholungen helfen ihr, sich auf
den jeweiligen Gesprächspartner einzustellen, indem sie sie als Gesprächsthema nutzt. Auf
diese Weise gelingt es ihr dann häufig, ein Gespräch in Gang zu bringen und somit den
Kontakt zu dem Betroffenen zu intensivieren. Dies könnte möglicherweise die oben
dargestellte Vermutung stützen, dass eine offene, aufgeschlossene Haltung dem
Gesprächspartner gegenüber unter Umständen mindestens genauso wichtig sein kann wie
spezifisches Wissen; ggf. kann sie dieses sogar ersetzen. Darin zeigt sich einmal mehr die
große Bedeutung gerade der zwischenmenschlichen Ebene im Gespräch.

3.) Schlussfolgerungen für das Kommunikationstraining

In Interview 11 steht die Kontaktaufnahme über das Gespräch im Vordergrund. T11, die eine
offene, aufgeschlossene Haltung gegenüber den alten Menschen hat, fällt dies generell leicht,
wobei sie in der Regel den Kontakt über das Gesprächsthema herzustellen versucht. Wenn die
Kontaktaufnahme jedoch misslingt, wie im Falle des Herrn mit der ablehnenden Haltung oder
der Dame, die häufig aggressiv reagiert, wird sie unsicher und findet keinen Zugang mehr zu
ihrem Gesprächspartner. Für solche Fälle erscheint es mir hilfreich, nach weiteren,
alternativen Mitteln zu suchen, um ein Gespräch einzuleiten oder im Fluss zu halten, gerade
auch solchen, die von einem konkreten Gesprächsthema unabhängig sind. Zudem sollten sie

möglichst in jedem Gesprächskontext eingesetzt werden können, gerade weil der Gesprächspartner und seine mögliche Reaktion noch unbekannt sind. Geeignet wäre hierfür z. B. das Hineinversetzen in die Lage des Gesprächspartners, um seine Perspektive gezielt betrachten und stärker in das Gespräch integrieren zu können. Grundsätzlich kann auch eine offene, aufgeschlossene Haltung, wie sie T11 zeigt, viel dazu beitragen, einen Kontakt über das Gespräch herzustellen. Auch ein genaues Eingehen auf die Äußerungen des Gesprächspartners, wie es bereits im Zusammenhang mit Aggressionen beschrieben wurde, könnte helfen, ein Gesprächsthema zu finden oder zu vertiefen, das für den Gesprächspartner von Interesse ist, so dass ein bereits eingeleitetes Gespräch weiter vertieft werden kann.

Die Strategie von T11, nach einem verbindenden Gesprächsthema zu suchen, zu dem alle Beteiligten etwas sagen können, ist grundsätzlich gut geeignet, um ein Gespräch anzuknüpfen, was sich auch daran zeigt, dass es T11 meistens gelingt, auf diese Weise einen Kontakt herzustellen. In Fällen, in denen dies schwieriger ist, lässt sich diese Strategie ggf. auch auf äußere Umstände übertragen, die von allen Beteiligten wahrgenommen werden. So könnte z. B. ein Blumenstrauß auf dem Tisch oder auch ein Erlebnis des Gesprächspartners als „Aufhänger" für die Einleitung eines Gesprächs dienen, etwa in der Form: „Sie haben gestern an dem Ausflug nach X teilgenommen, nicht wahr? War es schön?" Besonders günstig erscheint es mir dabei, entweder von einer allgemeinen Perspektive oder aber von der des Gesprächspartners auszugehen. Auf diese Weise wird dann entweder eine Besonderheit des Gesprächskontextes, die eine direkte Verbindung zum Gesprächspartner herstellen kann, oder das Zugehen auf diesen besonders betont, so dass es ihm leichter fällt, auf die einleitende Äußerung zu reagieren, und dadurch schließlich ein Gespräch in Gang kommen kann.

Auswertung von Interview 12

1.) Vorstellung meiner Interviewpartnerin

Meine zwölfte Interviewpartnerin, eine 57jährige Pflegekraft in Einrichtung 5, ist von Haus aus examinierte Krankenschwester, die zunächst zwanzig Jahre lang als Stationsleitung in einem Krankenhaus tätig war. Danach hatte sie den Wunsch, etwas Neues kennen zu lernen, und arbeitete zunächst ein halbes Jahr lang in einer Arztpraxis. Dort vermisste sie jedoch einen engeren Kontakt mit den PatientInnen, weshalb sie sich für einen erneuten Wechsel, diesmal in den Bereich der Altenpflege, entschied. Zunächst arbeitete sie fünf Jahre lang in einem Altenheim als Stationsleitung und wechselte danach in den Tagespflegebereich. In Einrichtung 5 ist sie mittlerweile seit drei Jahren tätig und betont, dass ihr die Arbeit dort viel Spaß macht. Gerade dass es sich für sie wiederum um ein neues Gebiet handelt, das zudem durch die vielfältigen Aktivitäten mit den Tagesgästen abwechslungsreich ist, gefällt ihr sehr gut.

Im Gespräch mit T12 wird deutlich, dass sie über eine große Sicherheit im Umgang mit den alten Menschen verfügt. So weiß sie z. B. keine schwierigen Situationen zu nennen, die durch ein bestimmtes Gesprächsverhalten ausgelöst werden, und gibt auch an, dass es keine Gesprächsthemen gibt, über die zu sprechen ihr schwer fällt. Dies ist sicherlich zum einen auf ihre langjährige Erfahrung im Pflegebereich zurückzuführen, die zudem mehrere höchst unterschiedliche Bereiche umfasst, so dass sie auch mit Situationen, die weniger häufig vorkommen und deshalb Pflegekräfte mit weniger Berufserfahrung verunsichern können, gut umgehen kann. Zum anderen ist ihre Sicherheit in ihrer Empathie und Geduld begründet, die ihr hilft, sich auf einen bestimmten Menschen und seine Persönlichkeit einzustellen.

2.) Aspekte, die für das Kommunikationstraining relevant sind

Auch in Interview 12 werden einige Aspekte wieder aufgegriffen, die in vorangegangenen Interviews bereits genannt wurden. So zeigt sich auch hier, dass eine intensivere Unterhaltung sich am ehesten in einer ungezwungenen Atmosphäre ergibt. Auf die Frage, in welchen Situationen sie besonders viel mit alten Menschen spreche, antwortet T12:

- Ja, das ergibt sich manchmal so. Morgens zum Beispiel beim Frühstück, da sind sie dann auch sehr mitteilsam, erzählen auch viel von früher, oder was wir auch hier, wir haben dieses „Vertellekes", das Spiel, das sind auch viele Fragen von früher, oder was sie erlebt haben, oder wie sie gearbeitet haben, wo sie gearbeitet haben und was sie da erlebt haben. Das ist manchmal schon sehr interessant, nicht wahr?
- *Es wird also viel über das gesprochen, was früher war?*
- Eben. Viele haben auch den Zweiten Weltkrieg erlebt, das erzählen ja auch viele, das ist also immer so ganz verschieden, nicht wahr. Das erzählen sie am meisten. Oder über die Familie, oder was sie für Reisen gestartet haben, also, das ist schon manchmal ganz interessant.

Auch hier wird wieder deutlich, dass sich Unterhaltungen häufig ganz spontan ergeben, wobei die Vergangenheit besonders häufig Gesprächsthema ist. Da sie für die alten Menschen eine sehr große Bedeutung besitzt und zudem besonders gut geeignet ist, um die Kommunikation und damit auch die Atmosphäre in der Gruppe zu fördern, werden Gespräche über die Vergangenheit häufig auch ganz gezielt angeregt, und zwar mit Hilfe eines Spiels, das dann als Ausgangspunkt für eine weitere Vertiefung dieses Themas dient. Dabei können sowohl positive Lebensumstände oder Erlebnisse wie z. B. unternommene Reisen, als auch negative Erfahrungen wie etwa aus der Epoche des Zweiten Weltkriegs zur Sprache kommen. Dabei scheinen gerade solche Erlebnisse oder Umstände, die den Betreffenden besonders stark geprägt haben, besonders häufig angesprochen zu werden. Die aufgeschlossene, interessierte Haltung von T12 ist dabei gut geeignet, solche Themen in einer anschließenden Unterhaltung weiter zu vertiefen.

In Interview 12 wird erneut deutlich, wie eng die Vergangenheit und das damit verbundene Wissen mit automatisiertem Wissen wie z. B. auswendig gelernten Gedichten zusammen hängt. So erzählt T12 von einer alten Frau, die über ein großes Wissen auf diesem Gebiet verfügt:

„Wir haben eine im Moment, die ist sehr... was Gedichte anbelangt und so, das kann sie alles noch auswendig. Das ist Wahnsinn. Und sie hat auch oft in diesem Spiel, „Vertellekes", wie ich eben schon sagte, muss man dann das Gedicht, fängt man an zu lesen, und sie muss den Satz zu Ende bilden. Und sie kennt sich da aus, da staunt man nur. Wahnsinn, nicht? Vielleicht auch... sie haben ja früher mehr Gedichte auswendig gelernt als wir."

Gerade dieses Wissen lässt sich oft gezielt einsetzen, um Zugang zu einem Menschen zu finden oder ihm gezielt Anregung zu bieten, wie sich auch schon in der Auswertung von Interview 7 zeigte, wo dieser Aspekt bereits erörtert wurde.

Auch T12 macht die Beobachtung, dass alte Menschen bestimmte Äußerungen häufig wiederholen. In einem solchen Fall lässt sie die Betroffenen einfach ausreden, ohne sie zu unterbrechen; sie bleibt geduldig und stellt sich auf die ihr bereits bekannten Äußerungen ein. Dadurch gibt sie dem Betroffenen zugleich ein positives Feedback, das ihn ermutigt, sich ihr mitzuteilen. Sie hat dabei die Erfahrung gemacht, dass dieses Phänomen nicht unbedingt immer von Nachteil sein muss, sondern ihr mitunter sogar dabei hilft, einem Menschen mit Wortfindungsstörungen gezielt Hilfestellung zu geben, weil sie bereits weiß, was er sagen möchte. So erzählt sie auf die Frage, wie sie sich einem Menschen mit eingeschränkter Kommunikationsfähigkeit gegenüber verhalte, von einem alten Herrn, der nach einem Schlaganfall unter Wortfindungsstörungen leidet:

- „Ja, das haben wir im Moment auch. Der Zustand nach Apoplex. Und man muss es einfach... seine Worte ablesen, oder manchmal weiß ich auch schon, er fängt einen Satz an, beendet ihn aber nicht, aber ich weiß, worauf er hinaus will. Ich gebe ihm dann Hilfestellung, vollende den Satz, und dann: „Ah ja, genau das meine ich auch, genau." Dann freut er sich auch. Er erzählt auch sehr oft von seinen Reisen, in Norwegen und Schweden. Dann fängt er an, und kann den [Satz] aber nicht zu Ende bringen, und hat den Faden verloren, den sogenannten roten Faden verloren. Aber dann muss man einfach ansetzen und ihm helfen, und dann klappt das auch. [...]
- *Welche Ursachen gibt es für solche Einschränkungen?*

- Das ist oft ein Zustand nach Schlaganfall, wie ich schon sagte. Das ist also an und für sich das meiste, durch den Schlaganfall bedingt. Dann ist das Kleinhirn betroffen, und das unterliegt ja der Sprache, und das ist häufig die Ursache dann. Oder eben aufgrund der Demenz, nicht wahr, Verkalkung, was es da alles gibt, Abbauprozesse, da gibt es ja so viele Ursachen."

Ihr fachspezifisches Wissen über die Hintergründe solcher Defizite, das sie durch ihre langjährige Tätigkeit als Krankenschwester erworben hat, hilft ihr also dabei, sich gezielt daran anzupassen und dem Betroffenen Hilfestellung zu geben[11]. Ein besonderes Problem stellt in diesem Zusammenhang jedoch eine eingeschränkte Sinneswahrnehmung des Betroffenen dar, etwa Schwerhörigkeit oder eine eingeschränkte Sehfähigkeit, die die Verständigung erschwert. Besonders schwierig wird es dann, wenn beide Beeinträchtigungen zusammenkommen, wie dies auch schon in Kapitel 1 angesprochen wurde. Dies lässt sich dadurch erklären, dass dabei sowohl die verbale Kommunikationsebene beeinträchtigt ist, so dass es für den Betroffenen schwierig wird, die Äußerungen seines Gesprächspartners zu verstehen, als auch die nonverbale Ebene zumindest teilweise wegfällt, da er etwa die Mimik seines Gesprächspartners nicht mehr klar erkennen kann und ihm dadurch eine wichtige Zusatzinformation fehlt. Er ist dann oft auch nicht mehr in der Lage, seine Schwerhörigkeit zu kompensieren, indem er z. B. von den Lippen abliest und dadurch die Äußerung seines Gesprächspartners erschließt.

Ein weiterer großer Bereich, zu dem sich T12 ausführlich äußert, sind demenzbedingte Defizite und anormale Verhaltensweisen alter Menschen, mit denen auch sie häufig konfrontiert wird. So erzählt sie von einer Dame, die ständig ihre Handtasche bei sich hat und sich weigert, sie auch nur für kurze Zeit abzugeben. Dahinter könnte möglicherweise die Angst stehen, die Tasche zu verlieren oder bestohlen zu werden. Denkbar wäre aber auch, dass die Dame den Wunsch hat, auch in der Gruppensituation, in der sie sich in der Tagesstätte befindet, etwas Vertrautes, eng mit ihr Verbundenes immer bei sich zu haben, um sich sicherer zu fühlen.

Auch eine bestehende Inkontinenz kann in Verbindung mit einer Demenz mitunter zu schwierigen Situationen führen. So antwortet T12 auf die Frage, ob es ein bestimmtes Verhalten gebe, mit dem sie schwer umgehen könne:

„Ja, zum Beispiel, wenn jetzt jemand stark inkontinent ist, nicht wahr? Das ist auch sehr schwierig. Weil er sagt: „Nein, ich möchte nicht... ich muss nicht zur Toilette", aber in dem Moment ist er auch schon nass. Das ist auch immer sehr schwierig. Also, man muss einfach kontinuierlich alle zwei Stunden einhalten, man kann

---

[11] Hierbei irrt sie sich allerdings teilweise, denn das Sprachzentrum befindet sich nicht im Kleinhirn, sondern im Großhirn, wie bereits in Kapitel 1 erläutert wurde. Zum Zeitpunkt des Interviews fehlte mir allerdings noch das neurophysiologische Hintergrundwissen über die Sprachverarbeitung, so dass ich diesen Irrtum damals noch nicht erkannte und deshalb auch nicht darauf eingehen konnte.

sich also auf den Demenzkranken überhaupt nicht verlassen. Also, das müssen wir schon entscheiden. Aber das sind auch immer so Situationen, die dann sehr schwer sind. Es bringt ja auch sehr viel Arbeit mit sich dann, nicht wahr?"

Diese Situation ist somit in mehrfacher Hinsicht schwierig: erstens deshalb, weil der Betroffene selbst seinen Zustand nicht mehr einschätzen kann, zweitens von der psychischen Belastung her, und drittens stellt sie durch die notwendige Versorgung des Betroffenen für T12 zusätzliche Arbeit dar, was unter Umständen zu einer Stresssituation führen kann, wenn die Gesamtsituation ohnehin bereits volle Aufmerksamkeit erfordert. T12 versucht dieses Problem dadurch von vornherein zu vermeiden, dass sie regelmäßig in bestimmten Zeitabständen Toilettengänge mit den Tagesgästen durchführt.

Problematisch kann auch die Weglauftendenz einiger Tagesgäste werden. Sie kann unter Umständen sogar dazu führen, dass die alten Menschen sich in Gefahr begeben, ohne es selbst zu merken, etwa dann, wenn sie ins Treppenhaus gelangen und Gefahr laufen, auf der Treppe zu stürzen. Erschwert wird diese Situation dadurch, dass nicht sicher vorhergesagt werden kann, ob und unter welchen Umständen genau jemand eine solche Tendenz zeigen wird, so dass eine völlige Vermeidung nicht einfach ist. Aus diesem Grund kümmern sich immer mehrere MitarbeiterInnen zugleich um eine Gruppe, um ggf. sofort eingreifen zu können:

„[...] die sind unberechenbar, diese Alzheimer-Demenzkranken, nicht wahr? [...] darum ist es auch gut, wenn mehrere [Mitarbeiter] in der Tagespflege dann zur gleichen Zeit da sind. Also, ich hätte das vorher nie gedacht, ich habe auch so gedacht, du meine Güte, so viel Personal. Aber das muss man einfach, weil jeder ist unheimlich schwierig und auch als gefährlich einzustufen. Die sind ja zu allem bereit, es kann ja immer irgend etwas passieren. Weil die schätzen einfach die Situation nicht mehr ein, ob sie nun gefährlich ist, das können sie einfach nicht mehr abschätzen."

Die Weglauftendenz stellt deshalb gerade wegen ihrer Unberechenbarkeit eine besondere Gefahr dar, die permanent die volle Aufmerksamkeit des Pflegepersonals erfordert.

An dieser Stelle ergibt sich scheinbar ein Widerspruch zu Interview 8, denn T8, die Leiterin von Einrichtung 5, hatte geäußert, dass Menschen mit Weglauftendenz dort gar nicht aufgenommen werden können, weil ihre Betreuung in Einrichtung 5 nicht geleistet werden kann. Dies lässt sich jedoch dadurch erklären, dass T12 hier demnach nicht ihre Erfahrungen in Einrichtung 5, sondern aus der Phase ihrer Tätigkeit in einem Altenheim wiedergibt, die zeitlich voranging. Das würde darauf hindeuten, dass ihre Erfahrungen besonders eng miteinander vernetzt sind, so dass sie nicht an ein bestimmtes Umfeld gebunden sind und sie sich daher besonders gut an eine individuelle Situation anpassen kann.

T12 äußert sich auch zum Umgang mit Aggressivität und betrachtet sie aus ihrer früheren Perspektive als Krankenschwester heraus, der in einem Krankenhaus in einem solchen Fall ggf. auch eine medikamentöse Behandlung zur Verfügung stände:

> „Also, wir haben hier ja keine Handhabe. Wenn man jetzt auf der Station ist, die bekommen dann ihre Medikamente, ja, und hier haben sie auch ihre Medikation, die sie regelmäßig einnehmen. Aber trotzdem, wir hatten jetzt kürzlich eine, das kam immer öfters wieder. Dann haute sie mit der Faust auf den Tisch, und wenn man das aber so ein bisschen belächelte oder sie ablenkte irgendwie, dann irgendwie etwas Lustiges rüber brachte, dann war das sofort beendet, und sie hatte Spaß und vergaß das dann auch. Und dann war sie auch wieder... wie soll ich sagen, auf der ruhigen Linie, nicht wahr? Aber wenn einer dann böse wurde und sagte: „Jetzt hören Sie endlich auf!", dann ist genau das Gegenteil eingetreten (lacht). Dann wurde sie erst recht aggressiv."

Auch hier zeigt sich wieder, dass ein beruhigendes Einwirken auf den Betroffenen, ggf. auch Ablenkung, am wirkungsvollsten ist. Gerade Ablenkung des Betroffenen scheint demnach besonders gut geeignet zu sein, um seine Aggressivität aufzuheben. Er vergisst dann den Anlass dafür und wendet sich der neuen Situation zu, die ihm wieder neue Anregung bietet. Möglicherweise ist auch dies eine Folge der mit einer Demenz häufig verbundenen extremen Vergesslichkeit: Ähnlich wie ein Demenzerkrankter oft die Antwort auf eine gerade gestellte Frage sofort wieder vergisst, wie in Interview 10 deutlich wurde, vergisst er auch eine Situation, die Aggressionen ausgelöst hat, wenn er mit einer neuen Situation konfrontiert wird, die er als positiv erlebt. Eine ungeduldige oder gar zornige Reaktion hingegen verstärkt die Aggressivität des Betroffenen noch, da er dann seinerseits auf den aggressiven Tonfall wieder mit Aggressivität reagiert, und ist deshalb völlig kontraindiziert. Gerade die Prosodie ist ein Merkmal, das in der Regel auch bei sehr großen Defiziten in den sprachlichen Fähigkeiten noch richtig interpretiert wird und somit dem Betroffenen noch immer einen wesentlichen Teil der Äußerung vermittelt.

Konflikte entstehen häufig auch zwischen den Tagesgästen selbst. Wenn sie sich als nicht lösbar erweisen, kann es vorkommen, dass die Betroffenen voneinander getrennt werden müssen, um weitere Streitigkeiten zu vermeiden:

- Es gibt ja auch Gäste, die sich überhaupt nicht verstehen, wo wir gleich Grenzen setzen: „Also, die beiden bloß nicht zusammen an einen Tisch oder so zusammenbringen", also, das gibt es auch.
- *Dann müssen Sie regulieren?*
- Ja, genau. Darum ja immer, Kleingruppenarbeit führen wir ja auch durch, weil manchmal... einige sind eben sehr tardiert auch, die sind abgebaut, die können wir nicht da immer in diese Großgruppen nehmen, Sozialarbeit durchführen. Also wir machen mehr Kleingruppenarbeit, weil das manchmal mehr bringt. Sonst gehen die unter, nicht wahr?
- *In einer großen Gruppe hätten sie dann keine Möglichkeit, sich einzubringen?*
- Ja, genau. Und genau wie dieses Gedächtnistraining. Es gibt ja viele Sachen, also, einige sind eben sehr anspruchsvoll, die Fragen sind sehr anspruchsvoll, und einige können die dann auch gar nicht lösen. Also, das trenne ich dann auch. Dann teilen wir die Gruppe, nicht wahr, eine Gruppe spielt Mensch-

ärgere-dich-nicht, und die anderen bekommen dann eben diese Fragen, und die freuen sich auch darüber, dass sie richtig überlegen müssen.

Gerade die Kleingruppenarbeit bietet somit die Möglichkeit, ganz gezielt auf einzelne Menschen und ihre besonderen Bedürfnisse einzugehen. Dadurch wird zugleich sichergestellt, dass niemand über- oder unterfordert wird, was zu einem Gefühl von Frustration führen könnte, und auch die Zusammenarbeit der Einzelnen wird innerhalb einer kleineren Gruppe eher gefördert. Gerade dann, wenn das Leistungsniveau aller Mitglieder auf der gleichen Ebene liegt, kann besonders leicht eine entspannte Atmosphäre entstehen. Unter diesen Umständen können sich die Gruppenmitglieder dann auch gegenseitig anregen, wie dies auch schon in Interview 7 geschildert wurde, und dadurch z. B. untereinander Erinnerungen wachrufen.

Schließlich ist auch die Situation der ArbeitskollegInnen untereinander in Interview 12 noch ein relevantes Thema. Auf die Frage, in welchen Situationen für sie Kommunikation besonders wichtig sei, äußert T12:

„Ja, also, es sind ja auch oft alte Leute, die Probleme haben und die sehr hilfebedürftig sind, die also auch sehr viel Rat und Tat... also, man muss sehr viel mit Rat und Tat denen zur Seite stehen. Ja, und dann eben auch mit Mitarbeitern, es gibt ja auch sehr viele unterschiedliche Arbeitsweisen, dass man sich auch vorher austauscht, oder wer welches Angebot startet, nicht wahr, das ist schon wichtig. Ja, oder wenn auch mal Konflikte im Raum stehen, dass man die gleich anspricht und auch löst, nicht wahr? Oft wird das dann hinter dem Rücken ausgetragen, oder man bekommt es gar nicht mit, und das finde ich dann immer sehr schade, nicht wahr? Oder es wird ganz anders erzählt, und solche Sachen."

Hier zeigt sich wieder, wie wichtig eine genaue Absprache der KollegInnen untereinander ist; das Team als Ganzes muss harmonisch zusammenwirken. Dazu ist es nach den Erfahrungen von T12 besonders wichtig, bestehende Konflikte möglichst früh anzusprechen und nach einer Lösung zu suchen; dies gilt sowohl für Konflikte mit alten Menschen als auch mit ihren KollegInnen. Geschieht dies nicht, so kann die Situation dadurch verschärft werden, dass Beteiligte isoliert werden oder es zu Missverständnissen kommt, indem z. B. jemand im Nachhinein eine Situation ganz anders einschätzt als ein Kollege. Gerade der Zeitfaktor spielt hierbei oft eine entscheidende Rolle, denn gerade bei einem gravierenden Konflikt besteht die Gefahr, dass er aus der Erinnerung heraus anders wahrgenommen wird als in der Situation selbst. T12 versucht bei einem Konflikt nach Möglichkeit zu helfen, stellt jedoch fest, dass ihr dies oft nicht möglich ist, weil sie gar nichts oder zu spät davon erfährt, was sie dann sehr bedauert. Sie legt großen Wert auf eine harmonische Zusammenarbeit mit ihren KollegInnen und hat insgesamt eine sehr tolerante Einstellung ihnen gegenüber, auch in bezug auf individuell verschiedene Arbeitsweisen. Insgesamt stellt sie die Atmosphäre der KollegInnen untereinander jedoch als gut dar; gerade im Vergleich mit früheren Arbeitsstellen hebt sie sich positiv ab.

3.) Schlussfolgerungen für das Kommunikationstraining

Vieles von dem, was in Interview 12 zur Sprache kam, wurde zuvor bereits in anderen Interviews angesprochen und dort bereits auch Überlegungen angestellt, wie der jeweilige Aspekt in das Kommunikationstraining integriert werden könnte. In Interview 12 zeigt sich deshalb vor allem die große Bedeutung dieser Aspekte, die hier noch einmal Bestätigung findet.

So wird auch in Interview 12 wieder deutlich, welch große Bedeutung der Vergangenheitsorientierung alter Menschen zukommt; die im Zusammenhang mit Interview 10 angestellten Überlegungen können auch hier gelten. T12 berichtet darüber hinaus von einem Spiel, mit dessen Hilfe sich dieses Gesprächsthema gezielte fördern lässt und so gerade auch das Langzeitwissen der alten Menschen angeregt wird, das besonders stabil gegenüber dem Vergessen ist. Gerade im Fall einer Demenz, die häufig mit großer Vergesslichkeit einher geht, kann dies sehr hilfreich sein, um einen Zugang zu dem alten Menschen zu finden und ihm über das ihm verbliebene Wissen neue Anregung zu bieten. Dadurch lässt sich möglicherweise eine Verschlechterung seines Zustandes vermeiden oder zumindest verzögern. Die gezielte Anregung von Gesprächen über die Vergangenheit erscheint mir deshalb für den Altenpflegebereich als sehr günstige Strategie.

Weiterhin bestätigt T12 die bereits in früheren Interviews geschilderte Beobachtung, dass manche Demenzkranken eine starke Wiederholungstendenz zeigen. Sie sieht jedoch auch einen positiven Aspekt darin, indem ihr dieses Verhalten hilft, bei einer eingeschränkten Kommunikationsfähigkeit das Gemeinte zu erschließen und dem Betroffenen somit gezielt Hilfestellung zu geben, z. B. bei Wortfindungsstörungen. Gerade automatisiertes Wissen lässt sich demnach in solchen Fällen gut als Hilfe nutzen, was in meinem Konzept die Grundlage für gezielte Strategien zur Hilfestellung bei Wortfindungsstörungen bilden könnte.

Auch der Aspekt der Aggressivität wird von T12 erneut angesprochen. In ihrer Schilderung zeigt sich erneut, wie wichtig ein gelassener, beruhigender Umgang mit aggressiven Menschen ist. Auch das Ablenken des Betroffenen durch einen Wechsel der Situation kann hilfreich sein, wie T12 zeigt. Dies kann mitunter dann besonders wirkungsvoll sein, wenn die neue Situation einen möglichst großen Kontrast zu der aktuellen hat; so schildert T12 einen Fall, bei dem Aggressivität durch eine heitere Situation beendet wurde. Dabei kommt es jedoch immer auf den individuellen Fall an; es wäre z. B. auch denkbar, dass jemand sich dadurch veralbert fühlt und daraufhin erst recht aggressiv wird.

Schließlich zeigt sich auch in Interview 12 wieder, wie wichtig eine gute Beziehung der KollegInnen untereinander ist. Wie diese gezielt gefördert werden kann, wurde bereits im Anschluss an Interview 9 untersucht. An dieser Stelle lässt sich noch hinzufügen, dass ein möglichst frühzeitiges Ansprechen von Konflikten viel zu deren Klärung beitragen kann. Nach den Erfahrungen von T12 ist es häufig so, dass die Lösung eines Konflikts schwieriger wird, je mehr Zeit verstreicht, da dann aus der Erinnerung heraus die ursprüngliche Situation manchmal anders wahrgenommen wird. Denkbar wäre auch, dass dann die Betroffenen ihre Position innerlich bereits so gefestigt haben, dass es schwierig wird, sie im Nachhinein noch zu verändern. Aus diesem Grund erscheinen mir gerade für den Umgang der KollegInnen miteinander grundsätzlich solche kommunikativen Strategien besonders vorteilhaft, die eine klärende Funktion haben und somit vor Missverständnissen schützen können, wie etwa das Herausarbeiten von Aspekten, die dem Gesprächspartner wichtig sind, das genaue Eingehen auf seine Äußerungen oder auch das Hineinversetzen in seine Lage, um möglichst viele unterschiedliche Aspekte der aktuellen Situation erfassen und, falls es sich um eine Konfliktsituation handelt, in die Suche nach einer Lösung mit einbeziehen zu können.

Auswertung von Interview 13[12]

Kurzinterview A

1.) Vorstellung meiner Interviewpartnerin

T13 ist die Leiterin von Einrichtung 6, ebenfalls einer Tagespflege. Sie begann vor 23 Jahren in der Altenpflege zu arbeiten, nachdem sie ihre Babypause beendet hatte. Welchen Beruf sie vorher ausgeübt hat, darüber macht sie keine Angaben. Zunächst arbeitete sie eine Zeitlang als ungelernte Kraft, absolvierte anschließend jedoch die Ausbildung zur Altenpflegerin, weil sie mehr Fachwissen auf diesem Gebiet erwerben wollte. Im Anschluss daran besuchte sie noch zwei Fortbildungen, nämlich eine Gerontopsychiatrieausbildung und eine Ausbildung zur Stationsleiterin, und arbeitete anschließend in verschiedenen Einrichtungen. 1996 wechselte sie zu Einrichtung 6. Sie betont, dass ihr die Arbeit viel Spaß macht, gerade auch deshalb, weil die Tagespflege den alten Menschen und ihren Bedürfnissen entgegen kommt: Sie können grundsätzlich in ihrer vertrauten Umgebung bleiben, werden aber tagsüber fachgerecht betreut und haben Kontakte und Zuwendung, so dass sie sich nicht isoliert fühlen.

2.) Aspekte, die für das Kommunikationstraining relevant sind

T13 zeigt insgesamt eine große Sicherheit in ihrer Tätigkeit; so gibt sie an, dass es für sie keine Situationen gibt, die sie als schwierig oder belastend empfindet, und dass sie in einer konkreten Situation immer weiß, wie sie sich zu verhalten hat. Sie hebt insgesamt drei Aspekte besonders hervor. Zunächst geht sie auf die große Bedeutung ein, die Gespräche in der psychosozialen Betreuung haben, d. h. immer dann, wenn ein Tagesgast sich in einer

---

[12] Interview 13 nimmt insofern eine Sonderstellung ein, als es sich eigentlich um vier Kurzinterviews handelt, bei denen vier MitarbeiterInnen einer Tagespflege (Einrichtung 6) nacheinander interviewt wurden, wobei ihre KollegInnen jeweils im Raum anwesend blieben. Aus Gründen der Anonymität wurde das Alter der InterviewteilnehmerInnen nicht erfragt; T16 nennt es jedoch freiwillig. In Einrichtung 6 ließ sich aus Zeitgründen nur ein einziger Termin vereinbaren, der zudem nur eine Stunde betrug, wodurch die vier Interviews z. T. wesentlich kürzer geraten sind als die vorstehend dargestellten. Generell wäre es zwar auch möglich gewesen, anstelle von vier Kurzinterviews ein einziges Interview mit allen vier MitarbeiterInnen zugleich zu führen, doch wird in den Einzelinterviews die Perspektive der einzelnen TeilnehmerInnen deutlicher sichtbar, was eine bessere Vergleichsmöglichkeit bietet, auch mit den übrigen Interviews. Da sich jedoch vereinzelte Äußerungen auf Passagen eines vorangegangenen Interviews beziehen, habe ich die einzelnen Interviews bei der Transkription als ein einziges gezählt, das aus vier Abschnitten, Interview A – Interview D, besteht. Um die einzelnen InterviewteilnehmerInnen und ihre Äußerungen klarer voneinander abgrenzen zu können, werde ich diese vier Kurzinterviews nacheinander auswerten und sie nicht zu einem einzigen Interview zusammenfassen.

akuten Krisensituation befindet, z. B. weil er aufgrund einer dementiellen Erkrankung unter Unruhe oder Orientierungslosigkeit leidet. In dieser Situation kann nach der Erfahrung von T13 die im Gespräch vermittelte Zuwendung und Aufmerksamkeit oftmals dazu beitragen, den Zustand des Betroffenen zu lindern. Jedoch ist dies nicht immer der Fall. Wenn jemand unter Depressionen leidet, reicht eine reine Gesprächseinheit dazu nicht mehr aus, weil die negative Sichtweise des Betroffenen dann oft so stabil ist, dass sie sich auf der Kommunikationsebene nicht beeinflussen lässt, eine Situation, die T13 oft als problematisch empfindet. Auf die Frage, ob es Gesprächsthemen gebe, die sie schwierig finde, antwortet sie:

- Ja, das könnte sein. Dass zum Beispiel... ich würde jetzt nicht den Tod, die Gespräche nehmen, aber ich könnte mir vorstellen, dass Gespräche schwierig sind, würde ich sehen, mit einem sehr depressiven Menschen, weil ich ihn halt einfach nicht herausholen kann. Ich schaffe das nicht. Und ich denke mal, da würde ich schon sagen, das ist ein Riesenproblem. Das ist ein Problem. Nein, es ist kein Problem, aber ich halte es für schwierig.
- *Mit den Depressionen umzugehen?*
- Nein, nicht damit umzugehen, sondern einfach immer wieder dieses Negativbild, das wir nicht verändern können, denn ich kann es nicht verändern, das weiß ich. Ich habe nicht die Möglichkeit, es zu verändern; ich, als Profi jetzt, habe nicht die Möglichkeit. Dann muss einfach... da müssen andere dran, da muss die Chemie unter anderem dazu kommen, da muss Therapie dazu kommen. Ich habe in dem Moment, wenn jemand zu mir... ein Tagesgast sagt: „Es ist alles schlecht. Und hier ist alles schlecht", ich kann versuchen, das Gegenteil ins Gespräch hineinzubringen, aber ich denke mal, ich schaffe es nicht. Denn am Ende des Gespräches... wenn eine richtig tiefe Depression da ist, habe ich nicht die Fähigkeit, ihn da raus zu holen. Das heißt aber nicht, dass ich da schon von vornherein resigniere, sondern ich habe immer im Lauf der Zeit erfahren, dass das sehr schwierig ist.
- *Vielleicht auch, weil Sie keine Möglichkeit haben, etwas anderes zu machen als allein über Gespräche?*
- Nein, man... sie suchen ja eigentlich das Gespräch. Sie suchen das Gespräch und möchten auch Hilfe haben. Die Situation ist für sie halt auch nicht einfach. Aber jemanden da heraus zu holen, das, denke ich mal, das ist... ich wüsste nicht, dass das mal irgendeinem Arzt gelungen ist.

Eine schwere Depression kann also nach Erfahrung von T13 nur mit Hilfe der Medizin und einer ganz gezielten Therapie angemessen behandelt werden, und selbst dann ist es noch ungewiss, ob es gelingt, den Betroffenen aus seiner Traurigkeit und Resignation zu befreien. Ein Gespräch kann allenfalls unterstützend wirken, obwohl gerade Depressive oft gezielt Hilfe suchen und auch das Bedürfnis haben, über ihre Krankheit zu sprechen. T13 fühlt sich vor dieser Situation oft hilflos, weil sie weiß, dass sie die Negativperspektive des Depressiven allenfalls für Augenblicke durchbrechen kann. Ihre Hilflosigkeit resultiert also nicht aus Unsicherheit – sie weiß auch in dieser Situation genau, wie sie sich verhalten muss –, sondern daraus, dass ihr hier besonders deutlich ihre Grenzen vor Augen geführt werden. Dennoch versucht sie es immer wieder von neuem, in der Hoffnung, dem Betroffenen zumindest emotionale Unterstützung und Trost geben zu können, indem sie ihm Zuwendung zeigt. Hierin zeigt sich große Empathie; sie fühlt mit den Betroffenen und versucht ihnen Hilfe zu geben, so gut es ihr möglich ist.

Der zweite Aspekt, den T13 anspricht, ist die starke Vergangenheitsorientierung alter Menschen, die auch in mehreren vorangegangenen Interviews ein zentrales Thema war. Auch in Einrichtung 6 wird die Biographiearbeit – T13 spricht von Erinnerungspflege – gezielt eingesetzt, d. h. die alten Menschen werden dazu angeregt, aus ihrem Leben zu erzählen, um auf diese Weise ihre Erinnerungen zu bewahren. Auch T13 empfindet solche Gespräche als Bereicherung auch für sich selbst, weil sie dadurch selbst viel Neues lernt, z. B. über die Stadt, in der sie lebt. Gerade solche Gespräche empfindet sie als besonders angenehm:

- Was ich zum Beispiel immer ganz spannend finde, ist, wenn das Altgedächtnis noch vorhanden ist und sie sehr viel aus ihrer früheren Jugend erzählen können. Es gibt also sehr tolle Zeitzeugen bei uns. Oder man hat sie immer wieder, wie, zum Beispiel auch sehr viel von B. und Umgebung erzählen können, das finde ich zum Beispiel sehr spannend. Das ist also, das geht also etwas in die Erinnerungspflege rein. Wir lassen sie erzählen, oder ich lasse sie erzählen, und ihnen fallen dann in dem Moment auch sehr viele Punkte ein. Als Zeitzeugen sind sie also ganz, ganz spannend. Also die Biographie, nicht wahr?
- *Das hat die Menschen dann sicher oft auch stark geprägt?*
- Absolut. Es ist manchmal ein Hindernis, aber manchmal ist es auch eine ganz tolle Sache. Und diese Generation, die wir haben, wenn wir jetzt hier das Durchschnittsalter, sagen wir mal, 80 nehmen, das sind dann die, die natürlich geprägt sind durch zwei Weltkriege und durch die Strukturen, die es zu dem damaligen Zeitpunkt gab. Obwohl, das verändert sich so langsam auch.

Auch hier wird wieder deutlich, dass gerade die beiden Weltkriege besonders einschneidende Epochen darstellen, die die Menschen, die sie miterlebt haben, besonders stark geprägt haben. Allmählich zeichnet sich in dieser Hinsicht jedoch ein Wandel ab, was daran liegt, dass es immer weniger Menschen aus der Generation gibt, die den Ersten Weltkrieg miterlebt hat. Die noch lebenden Zeitzeugen sind bereits hoch betagt, und gerade diese Kohorte wird innerhalb der nächsten zehn bis fünfzehn Jahre allmählich aussterben. Im Falle des Zweiten Weltkrieges hingegen wird es noch mehrere Jahrzehnte dauern, bis es keine lebenden Zeitzeugen mehr gibt. Gerade der Umstand, dass T13 gegenwärtig noch Gelegenheit hat, sich mit Menschen zu unterhalten, die diese beiden Epochen aus eigener Erfahrung kennen, trägt dazu bei, dass sie sich dadurch auch persönlich bereichert fühlt. Sie führt Gespräche über die Vergangenheit also nicht nur deshalb, um mit den alten Menschen Erinnerungsarbeit durchzuführen, sondern auch um die Gelegenheit zu nutzen, durch Zeitzeugen direkt etwas über vergangene Epochen zu erfahren, nicht nur indirekt durch Sekundärquellen wie z. B. Literatur.

Schließlich geht T13 noch auf Situationen ein, in denen ein Tagesgast unter einer eingeschränkten Kommunikationsfähigkeit leidet. Auch für sie ist dann die nonverbale Ebene besonders wichtig, wie dies auch in früheren Interviews schon häufig geschildert wurde:

„[...] es gibt Reaktionen, die man erleben kann, diese nonverbale Kommunikation, diese Erfahrung. Ich versuche die Kommunikation, indem ich Augenkontakt halte, indem ich also sehe, ich sehe ja in dem

Moment das Ganze des Tagesgastes, und darauf kann ich eingehen. Und sobald ich darauf eingehen kann... ich merke auch, ob er mich verstanden hat, ich merke Ablehnung, und ich merke die Reaktionen. Und darauf reagiere ich. Darauf reagiere ich. Ich gehe nicht am Punkt weg, wenn ich merke, ich kann etwas mitteilen, ich kann etwas sagen in meiner Art der Kommunikation und kann ganz gut auf mein Gegenüber eingehen, ich kann mich dafür interessieren. Hat er die Möglichkeit nicht, darauf einzugehen, dann ist es sehr wichtig, dann versuche ich sehr energisch, dass das Gegenteilige dann rüber kommt, das darüber zu machen, dass ich meinetwegen zum Beispiel bei jemandem im Rollstuhl versuche, das dann rüber zu bringen. Habe ich aber gar keine Reaktion, dann kann ich auch vieles mit einer taktilen... mit Bewegungen, Streicheln kann ich also auch Reaktionen hervorrufen."

T13 setzt also die nonverbale Kommunikationsebene zunächst einmal dazu ein, den alten Menschen und sein Verhalten genau zu beobachten, daraus auf seine Wünsche und Bedürfnisse zu schließen und somit insgesamt besser auf ihn eingehen zu können. Zugleich nutzt sie diese Ebene aber auch, um sich ihm verständlich zu machen, z. B. um eine Aufforderung deutlicher zu machen, und ihrerseits sicherzustellen, dass sie verstanden wurde und ihr Gesprächspartner in der gewünschten Weise reagiert. Dabei achtet sie darauf, sich ggf. auch gegen ihn durchzusetzen, wenn er sich z. B. weigert, ihrer Aufforderung nachzukommen, etwa aufgrund einer bestehenden Demenz. In einem solchen Fall tritt sie manchmal auch bestimmt und energisch auf, um dem Betreffenden die Notwendigkeit ihrer Aufforderung klar zu machen.

Schließlich nutzt sie die nonverbale Ebene auch gezielt dazu, einem alten Menschen z. B. durch Streicheln gezielt Zuwendung zu vermitteln. Gerade dann, wenn sie auf der reinen Kommunikationsebene keine Rückmeldung durch eine Reaktion erhält, versucht sie auf diese Weise einen Kontakt herzustellen. Sie setzt also nicht nur Gestik und Mimik, sondern bei einem völligen Ausfall der verbalen Kommunikationsebene auch die taktile Ebene ein, um dem Betroffenen Nähe und Zuwendung zu zeigen, eine Ebene also, die auch bei sehr großen Defiziten noch lange Zeit erhalten bleibt und eine Verständigung ermöglicht.

Kurzinterview B

1.) Vorstellung meiner Interviewpartnerin

T14 ist ursprünglich eine gelernte Kinderpflegerin, die daneben auch eine Ausbildung zur Hauswirtschafterin absolviert hat. Irgendwann hatte sie jedoch das Bedürfnis nach einem Wechsel ihres Arbeitsbereiches:

„Also, das war eine Situation, ich habe früher in einem Bereich mit Kindern gearbeitet, und irgendwann kommt man so aus dem Alter raus, mit Kindern zu arbeiten. Da habe ich gedacht, Altenpflege wäre eigentlich die Alternative, würde mir Spaß machen."

Sie suchte also gezielt nach einer Tätigkeit, die äußerlich einen möglichst großen Kontrast zu ihrem bisherigen Arbeitsbereich hatte, ihr zugleich aber vom Charakter her ähnelte. Sie begann bereits 1995 in Einrichtung 6 zu arbeiten, als das Haus eröffnet wurde, und zwar ebenfalls als ungelernte Kraft. Seitdem hat sie verschiedene Fortbildungen absolviert, jedoch keine eigentliche Ausbildung zur Altenpflegerin. Durch ihre frühere Tätigkeit als Kinderpflegerin verfügte sie jedoch bereits über Grundkenntnisse im Pflegebereich, so dass ihr die Umstellung nicht schwer fiel. Sie arbeitete zunächst im stationären Bereich – Einrichtung 6 ist Teil eines Altenzentrums, zu dem auch ein Altenheim gehört – und wechselte vor vier Jahren in die Tagespflege von Einrichtung 6.

2.) Aspekte, die für das Kommunikationstraining relevant sind

Auch T14 geht kurz auf den Aspekt der psychosozialen Betreuung ein und ergänzt ihn um einen Aspekt, der auch in vorangegangenen Interviews schon angesprochen wurde, dass es nämlich im Fall einer Demenz auch zu Wahnvorstellungen kommen kann, dass also jemand z. B. glaubt, die Tagespflege verlassen zu müssen, weil er jetzt in die Schule müsse. Auch sie führt dann ein intensives Gespräch mit dem alten Menschen, wobei sie gezielt auf seine Situation eingeht und versucht, ihn wieder in den Zeitablauf der Tagespflege zu integrieren. Dabei gibt es grundsätzlich keine Gesprächsthemen, über die zu sprechen ihr Schwierigkeiten bereitet. Es fällt ihr aber oft nicht leicht, mit Traurigkeit umzugehen, weil sie dann persönlich großen Anteil nimmt:

„Also, was ich für mich persönlich als schwierig empfinde, ist manchmal, wenn jemand so traurig ist, oder wenn etwas Trauriges zu Hause passiert ist. Das finde ich also ganz schlimm. Das ist für mich aber persönlich schwer. Andere gehen vielleicht anders damit um. Aber so... das finde ich schon."

Die Traurigkeit der alten Menschen kann verschiedene Ursachen haben. Oft wird sie durch äußere Umstände ausgelöst; so ist es z. B. möglich, dass jemand ein bestimmtes Erlebnis hatte, das ihn traurig macht, dass er sich durch seine Umgebung an ein trauriges Erlebnis erinnert fühlt – dies könnte z. B. der Fall sein, wenn jemand durch ein Bild an den verstorbenen Ehepartner erinnert wird – oder dass er sich einsam fühlt und deshalb traurig ist. Aber auch Depressionen sind sehr oft mit Traurigkeit verbunden. T14 ergeht es in einem solchen Fall ähnlich wie T13: sie leidet mit dem Betroffenen mit, ohne ihm jedoch wirklich helfen zu können. Ihr geht eine solche Situation jedoch ganz besonders nahe, wobei sie zugleich die Ansicht ausdrückt, dass sie darin möglicherweise eine Ausnahme ist.

Diese starke innere Anteilnahme macht deutlich, dass es T14 sehr wichtig ist, eine persönliche, enge Beziehung zu den alten Menschen herzustellen. Das zeigt sich auch daran, dass sie sich sehr für das interessiert, was die Tagesgäste erzählen. Zugleich freut sie sich auch darüber, wenn jemand im Gespräch auch auf sie zugeht und ihr ebenfalls Interesse an ihrer Person signalisiert, das über die reine Beziehung zwischen Pflegerin und Betreutem hinausgeht:

> „Ja, vor allen Dingen, wenn der Tagesgast also erzählt von zu Hause oder was er Schönes erlebt hat, oder wenn er auch selber... was ich auch sehr schön finde, ist, wenn er selber auch mal fragt: „Wie ist es bei Ihnen?", das finde ich auch ganz schön. Nicht wahr, dass man nicht immer versucht, aus ihm raus zu holen, sondern wenn er selber auch mal fragt: „Haben Sie auch Kinder?" oder: „Sind Sie verheiratet?" oder: „Waren Sie...?" Das finde ich auch immer ganz schön."

In diesem Fall kommt es also im Gespräch zu einem Rollenwechsel, denn nun ist es der alte Mensch, der T14 Fragen stellt, um etwas über sie zu erfahren, während es normalerweise eher umgekehrt ist. Diesen Rollenwechsel empfindet T14 als sehr wohltuend. Gerade der wechselseitige Austausch persönlicher Informationen trägt auch viel dazu bei, den Kontakt zwischen T14 und den alten Menschen zu fördern und eine engere Beziehung entstehen zu lassen, und ist dabei zugleich ein Zeichen dafür, dass bereits ein Vertrauensverhältnis besteht. In solchen Situationen ist es auch besonders vorteilhaft, dass T14 sich in einem Gespräch meistens spontan und impulsiv verhält, weil es ihr dadurch besonders leicht fällt, auf die alten Menschen zuzugehen. Mitunter führt ihre Spontaneität jedoch dazu, dass sie im Nachhinein Zweifel bekommt, ob sie sich richtig verhalten hat. In einem solchen Fall setzt sie gezielt die Selbstreflexion ein, um die Situation für sich selbst noch einmal nachzubereiten:

> „Vielleicht ist es manchmal... reagiert man so spontan, dass man im nachhinein dann denkt: „Ach, das hättest du vielleicht anders machen müssen", aber ich denke nicht, dass es dann etwas Schlimmes ist, also dass es jetzt ganz negativ ist, wie man reagiert hat, nur wenn man das mal reflektiert, dass man dann sagt: „Ach ja, hätte man...", hat man aber nicht in dem Moment."

Sie kommt in solchen Fällen meist zu dem Schluss, dass sie sich nicht eigentlich falsch verhalten hat, dass es jedoch möglicherweise noch eine bessere Alternative gegeben hätte. Sie ist sich also generell relativ sicher, wie sie sich zu verhalten hat, hat jedoch zuweilen das Bedürfnis, sich noch besser auf einen bestimmten Menschen oder eine Situation einzustellen.

Schließlich geht auch sie noch näher auf den Aspekt der eingeschränkten Kommunikationsfähigkeit ein. Ihr ist es in einer solchen Situation besonders wichtig, den Betroffenen trotz seines Defizits an seiner Umgebung teilhaben zu lassen, weshalb sie besonders darauf achtet, sich zu vergewissern, dass er sie verstanden hat:

> „Ja, dann versuche ich, mit Gesten, ja, mit allen möglichen Dingen ihn doch daran teilnehmen zu lassen. Und wenn ich eben Hilfestellung gebe, indem dass ich sage: „Wenn Sie mich verstanden haben, drücken Sie mir mal die Hand", oder „Klimpern Sie mit den Augen" oder so. Um sicherzustellen, dass er es verstanden hat."

Auch sie geht also gezielt auf den alten Menschen und seine besonderen individuellen Eigenarten ein. Dabei weist sie ihm bewusst in der Kommunikation auch eine aktive Rolle zu, indem sie ihn auffordert, ihr zu bestätigen, dass er eine bestimmte Äußerung verstanden hat. Auf diese Weise vermittelt sie einerseits wieder Zuwendung und Nähe – gerade auch über den Körperkontakt beim Drücken der Hand -, andererseits schützt sie sich und ihren Gesprächspartner vor Missverständnissen, und schließlich vermittelt sie ihm das Gefühl, nicht nur ein hilfloses Opfer seiner Krankheit zu sein, sondern sich trotz seiner Defizite noch aktiv mitteilen und an seiner Umgebung Anteil nehmen zu können.

Kurzinterview C

1.) Vorstellung meiner Interviewpartnerin

T15 ist eine gelernte Zahntechnikerin, die ihren ursprünglichen Beruf nach 27 Jahren aufgrund eines gravierenden Sehfehlers aufgeben musste. Daraufhin pausierte sie zunächst für vier Jahre und betreute in dieser Zeit ihren Sohn. Schließlich hatte sie jedoch den Wunsch, wieder zu arbeiten, und wünschte sich dabei eine Tätigkeit, in der sie engen Kontakt mit Menschen hatte. Da sie besonders gut mit alten Menschen umgehen konnte – so hatte sie sich bereits jahrelang um eine alte Dame aus der Nachbarschaft gekümmert, z. B. für sie eingekauft und sie während einer schweren Krankheit betreut –, entschied sie sich für die Altenpflege, wo sie ebenfalls als ungelernte Kraft tätig wurde. Zunächst arbeitete sie zwei Jahre lang in einem Altenheim und wechselte vor zwei Jahren in die Tagespflege von Einrichtung 6, weil auch sie, wie dies bereits in den vorangegangenen Interviews häufig geäußert wurde, im Heim die intensive Kommunikation mit den alten Menschen vermisste, die aus Zeitgründen oft zu kurz kommt. Gerade der Umstand, dass in der Tagespflege die Kommunikation im Vordergrund steht, gefällt ihr sehr gut. Aus diesem Grund ist sie sehr froh darüber, die Stelle in der Tagespflege bekommen zu haben, und auch ihr macht ihre Arbeit viel Spaß.

2.) Aspekte, die für das Kommunikationstraining relevant sind

Auch T15 hebt zunächst die entscheidende Bedeutung hervor, die der Kommunikation gerade in der Altenbetreuung zukommt:

> „Gespräche sind immer wichtig. Wir fangen schon morgens an, wenn die Tagesgäste hier rein kommen. Natürlich gibt es auch solche Situationen, wo sie sich einfach ein bisschen zurückziehen möchten und Ruhe haben möchten, dann muss man sie auch in Ruhe lassen. Natürlich, in schwierigen Situationen, wenn ein Tagesgast kommt und sagt: „Ich habe ein Problem mit meiner Familie", dann bin ich natürlich da und führe Gespräche mit ihm, nicht wahr? Und da muss man ganz vorsichtig mit ihm reden, nicht wahr? Oder auch, wenn der Tagesgast sich einfach mit mir unterhalten möchte, nicht wahr? Also, Kommunizieren ist eigentlich vorrangig. Das ist auf alle Fälle das A und O bei uns."

Auch T15 stellt sich somit immer gezielt auf ihren Gesprächspartner ein. Nach ihrer Darstellung geht die Initiative dabei vom Tagesgast aus; er entscheidet selbst, ob und worüber er sprechen möchte. T15 passt sich dabei seinen individuellen Bedürfnissen an. So gibt sie etwa Hilfestellung, wenn er ihr ein Problem schildert, wobei auch sie betont, wie wichtig in einem solchen Fall Einfühlungsvermögen ist, ähnlich wie dies auch schon in früheren Interviews geschildert wurde. Aber auch dem Bedürfnis nach einer „einfachen" Unterhaltung kommt sie nach und vermittelt dem alten Menschen auf diese Weise ebenfalls Interesse sowie Zuwendung und Nähe. Dadurch stärkt sie zum einen die Beziehung zu ihm, zum anderen gibt sie ihm ganz allgemein das Gefühl, einen Ansprechpartner zu haben, der ihm zuhört. Das Bedürfnis eines alten Menschen, sich einfach nur zu unterhalten, könnte meiner Ansicht nach ein Zeichen dafür sein, dass er dazu nur selten Gelegenheit hat, sich möglicherweise auch einsam fühlt und sich eine Bezugsperson wünscht, zu der er Vertrauen hat und mit der er auch über Probleme sprechen kann. Auf der Basis ungezwungener Unterhaltungen lässt sich ein solches Vertrauensverhältnis besonders gut aufbauen, da die GesprächsteilnehmerInnen dabei viel voneinander erfahren, ggf. auch indirekt. So kann z. B. die Wahl eines bestimmten Gesprächsthemas auf Interessensgebiete des Gesprächspartners hindeuten, die dann Anhaltspunkte für eine Intensivierung des Kontakts mit ihm bieten.

Weiterhin äußert sich auch T15 zu dem Aspekt der Vergangenheitsorientierung. Auch sie hebt noch einmal die positive Wirkung auch auf sie selbst und die Beziehung zu den alten Menschen hervor:

- *Gibt es bestimmte Situationen, in denen Gespräche für Sie besonders angenehm sind?*
- Ja, natürlich gibt es die. Zum Beispiel, wie Frau [*Name von T13*] schon sagte, wenn sie von früher erzählen. Wir hatten eine Dame, also die kennt B. in- und auswendig, und das ist eben so das Schöne, wenn sie von früher erzählen. Ich erfahre zum Beispiel Dinge über B., die ich nie wusste. Das ist also auch so, dass wir noch aus den Schätzen selber lernen, und das finde ich eben so wunderbar. Und das gibt es in verschiedenen Bereichen, nicht wahr?
- *Wenn Sie sich gegenseitig etwas geben?*
- Ja, das sehe ich schon so, richtig. Und da freuen sich die Menschen auch, wenn man wirklich interessiert ist. Wenn ich Interesse zeige: „Das wusste ich noch gar nicht", und das gibt ihnen auch ein tolles Gefühl, dass sie uns das nahe bringen.

T15 bringt zudem noch einen neuen Aspekt ein, der bislang in dieser Form noch nicht geäußert wurde. Die Frage, ob es Situationen gebe, die sie als schwierig empfinde, verneint sie, indem sie angibt, dass es zwar generell schwierige Situationen gebe, dass sie aber im Rahmen ihrer absolvierten Fortbildungen gelernt habe, sie zu bewältigen:

- *Gibt es Situationen, die Sie als schwierig empfinden?*
- Nein, eigentlich nicht. Also, ich würde mal sagen, dafür (...) Fortbildung. Natürlich gibt es schwierige Situationen, wenn wir jemanden haben, der oft nach Hause will oder einfach weglaufen will, aufgrund seines Krankheitsbildes. Da muss ich mich intensiv um diesen Menschen kümmern und validierend [?] auf ihn einwirken, nicht wahr? Das ist für mich auch keine schwierige Situation, weil wir aufgrund der Fortbildung das einfach auch gelernt haben und damit umgehen können.
- *Der Umgang damit ist für Sie dann auch nicht schwierig?*
- Nein. Nein. Das darf ich gar nicht. Sonst müssten die [Tagesgäste] mich ja beruhigen *(lacht)*.

T15 stellt also explizit die große Bedeutung eines souveränen Umgangs auch mit schwierigen Situationen heraus. Sie darf sich zu keiner Zeit vor den alten Menschen Unsicherheit anmerken lassen, sondern muss stets den Überblick über die Situation behalten. Gerade in Krisensituationen ist es besonders wichtig, dass sie den alten Menschen gegenüber eine übergeordnete Position einnimmt, um die Oberhand zu behalten und sich ggf. durchzusetzen, z. B. gegen jemanden, der aus der Tagespflege weglaufen will. Die Fortbildungen, die sie im Rahmen ihrer Tätigkeit absolviert hat, vermitteln ihr die nötige Sicherheit, um solche Krisensituationen zu bewältigen. Auch sie versteht somit, ähnlich wie T13, unter schwierigen Situationen nicht solche, in denen sie nicht weiß, wie sie sich verhalten muss, sondern solche, die vom psychischen Aspekt her schwierig sind, weil sie z. B. ein besonderes Einfühlungsvermögen und einen behutsamen Umgang mit dem Betroffenen erfordern oder weil sie T15 persönlich nahe gehen.

Schließlich äußert sich T15 noch über den Umgang mit ihren KollegInnen. Sie betont ausdrücklich die Harmonie im Team, die es auch erlaubt, über Probleme und Konflikte offen zu sprechen. Darüber hinaus nennt sie noch einen weiteren Grund, weshalb diese Harmonie so wichtig ist:

- *Wie ist im allgemeinen Ihre Beziehung zu Ihren Kollegen?*
- Zu meinen Kollegen? Ja, die ist ganz toll. Ja, wenn mal etwas ist, dann reden wir drüber, dafür sind wir ein Team, nicht wahr? Unsere ganzen Energien brauchen wir für unsere alten Leute. Dafür sind wir da, nicht wahr? Und wenn wir die dann verschwenden würden... [*T13 schaltet sich ein:*] Ja, also, wir reden drüber, eine Tagespflege ist ein ganz enger Raum. Wir haben ja keine Ausweichmöglichkeiten, das heißt, wir müssen immer miteinander umgehen können. Und das scheppert natürlich manchmal. Aber man muss wieder aufeinander zugehen können.

Hier wird, ähnlich wie in ihren Äußerungen über die Souveränität, eine sehr rationale Einstellung sichtbar: Gerade der Altenpflegeberuf erfordert oft viel seelische Kraft, und durch Disharmonie im Kollegenteam würde zuviel davon verloren gehen, was sich dann negativ auf die Altenarbeit auswirken würde. Eine solche Disharmonie würde also nicht nur dem Arbeitsklima unter den KollegInnen schaden, sondern indirekt auch den alten Menschen, die dadurch weniger Aufmerksamkeit und Zuwendung erhalten würden, weil ihre BetreuerInnen durch Konflikte untereinander abgelenkt werden. Auch deshalb sollte sie möglichst vermieden werden. Zudem ist, wie T13 ergänzt, der Kontakt der Pflegekräfte untereinander sehr intensiv, da sie auf engem Raum zusammenarbeiten müssen. Allein dadurch ist das Konfliktpotential insgesamt bereits höher, als dies bei einer weniger engen Zusammenarbeit der Fall wäre, wo man sich ggf. eine Zeit lang aus dem Weg gehen könnte. Dies ist ein weiterer Grund für die Notwendigkeit, eine gute, offene Beziehung zwischen den KollegInnen zu fördern, die es erlaubt, Probleme und Konflikte rasch zu lösen, so dass sie die Arbeitsatmosphäre nicht mehr belasten.

Kurzinterview D

1.) Vorstellung meines Interviewpartners

T16, der zur Zeit des Interviews 31 Jahre alt ist, machte im Rahmen eines Berufsdienstpraktikums in einem Altenheim, das er aufgrund seiner Ausmusterung absolvierte, zum ersten Mal mit der Altenarbeit Bekanntschaft. Diese gefiel ihm sehr gut, weil er eine gute Beziehung zu den HeimbewohnerInnen hatte, und so entschied er sich, im Anschluss an das Praktikum die Ausbildung zum Altenpfleger zu absolvieren. Er verbrachte sein Anerkennungsjahr in der Tagespflege von Einrichtung 6 und wurde danach übernommen. Seine gegenwärtige Tätigkeit umfasst die Einweisung von PraktikantInnen; daneben absolviert er zur Zeit des Interviews noch eine Zusatzausbildung im Bereich der gerontopsychiatrischen Betreuung.

Auch T16 betont, dass ihm seine Arbeit viel Spaß macht. Auch er fühlt sich durch die
Arbeit mit den alten Menschen bereichert, weil sie ihm die Möglichkeit gibt, ihnen
Zuwendung zu vermitteln. Er verfügt auch über eine besonders große Empathie; so sieht er
schwierige Situationen als Herausforderungen an, an denen er persönlich wachsen kann.

2.) Aspekte, die für das Kommunikationstraining relevant sind

Auch T16 greift die bereits genannten Aspekte noch einmal auf. Auch er weist der
Kommunikation in der Altenarbeit eine entscheidende Rolle zu. Gerade sie ist es auch, die die
meiste seelische Kraft erfordert, was seiner Ansicht nach darauf zurückzuführen ist, dass sie
den ganzen Arbeitstag lang, also über acht Stunden, volle Aufmerksamkeit verlangt und
zudem auf verschiedenen Ebenen stattfindet. Zu denken ist hier etwa an die Gruppenarbeit,
Gespräche mit einzelnen Menschen oder auch das Lösen von Konflikten. Auch im Umgang
mit Demenzerkrankten spielt Kommunikation eine wichtige Rolle, und gerade diese
Situationen sind es, die T16 oft ein Gefühl persönlicher Bereicherung vermitteln. Gerade sie
empfindet er deshalb auch als besonders angenehm:

> „Das ist die Art von Zuwendung, die wir den Menschen, besonders den dementiell veränderten Menschen,
> das ist einer der Schwerpunkte, wo ich für mich einfach in Situationen neue Kraft schöpfen kann und auch
> für mich Erfolge sehe, was mir persönlich auch viel gibt. [...] Von daher ist dieses Geben und Nehmen dann
> da."

Diese Einstellung deutet auf eine besondere Empathie hin; auch T16 nimmt großen inneren
Anteil an der individuellen Situation der alten Menschen, besonders dann, wenn sie unter
schweren Beeinträchtigungen wie Demenz leiden. Gerade dann vermittelt er ihnen durch
intensive Gespräche besonders viel Zuwendung. Oft lässt sich zudem mit Hilfe der
Kommunikation ein Abbau der geistigen Fähigkeiten verlangsamen. Wenn T16 dies gelingt,
betrachtet er das auch als persönlichen Erfolg, aus dem er neue Kraft schöpfen kann.

Daneben sind für T16 Gespräche im Rahmen der Gruppenarbeit besonders wichtig. Seiner
Meinung nach kommt der Gruppenarbeit neben der Förderung der körperlichen oder mentalen
Fähigkeiten auch die Aufgabe zu, den alten Menschen Unterhaltung und geistige Anregung zu
bieten, was insbesondere in der Großgruppe der Fall ist. Hier sieht sich T16 als eine Art
Entertainer:

> „Oft ist es ja so, dass in den Beschäftigungen sehr viel gesprochen wird. Das ist sehr auf Entertainment
> aufgebaut, man will einer gesamten Gruppe dann gerecht werden. Man unterhält. In einzelnen oder

Kleingruppen, da ist es schon auch oft umgekehrt, dass ich eher auch der Zuhörer bin, der aktive Zuhörende, und dann einfach auch erzählen lasse. Es gibt auch so manche Tagesgäste, denen das unheimlich [*mit auffälliger Betonung*] wichtig ist, viel erzählen zu können, viel sprechen zu können, weil sie ja sonst auch sehr unter Vereinsamungstendenzen leiden. Na ja, und wenn sie eben sehr stark abbauen."

In einer kleineren Gruppe erhalten die alten Menschen dagegen eher Gelegenheit, sich selbst einzubringen, etwas von sich zu erzählen. Dadurch werden sie gezielt in die Gruppe eingebunden und so ihre Beziehung zu den anderen Gruppenmitgliedern gefördert. Gerade dann, wenn jemand in seinem privaten Umfeld sehr isoliert ist und sich einsam fühlt, kann es ihm sehr gut tun, wenn er in der Gruppe Gelegenheit erhält, sich mitzuteilen. Eine kleinere Gruppe ist hierfür besser geeignet, weil sich gerade zurückhaltende Menschen hier oft sicherer fühlen als in einer größeren Gruppe. Auch fällt es in einer kleinen Gruppe leichter, engere Kontakte zu den einzelnen Gruppenmitgliedern zu knüpfen. T16 nimmt in solchen Gesprächen die Rolle des aktiven Zuhörers ein, d. h. er überlässt dem alten Menschen den aktiven Part des Gesprächs und regt ihn lediglich durch gezieltes Feedback an, fortzufahren. Auch bei abschweifenden Äußerungen unterbricht er ihn nicht, sondern lässt ihn alles mitteilen, was ihm wichtig ist. Auf diese Weise wird in solchen Gesprächen ein bestimmtes Gruppenmitglied in den Vordergrund gestellt, seine Position im Gespräch gestärkt und ihm so insgesamt mehr Sicherheit vermittelt. Dies kann gerade für Menschen von Vorteil sein, die stark unter Isolation leiden und dadurch Gefahr laufen, ihre kommunikativen Fähigkeiten im Laufe der Zeit einzubüßen.

T16 gibt jedoch an, dass es durchaus auch Situationen gibt, die ihn stark belasten. Hier nennt er vor allem die Wiederholungstendenz. Diese empfindet er auch nicht als hilfreich für die Steuerung des Gesprächs, wie dies T12 angab, sondern als anstrengend.

Wie T16 weiter angibt, kann eine Demenzerkrankung neben einer Wiederholungstendenz beim Betroffenen auch Ängste auslösen, die immer wieder von neuem auftreten. Vor dieser Situation fühlt sich T16 oft hilflos, weil er nichts tun kann, um diese Ängste zu unterbinden. Auf die Frage, ob es schwierige Gesprächsthemen gebe, nennt er keine konkreten Themen, sondern es wird deutlich, dass er ganz allgemein an solche Themen denkt, die mit einer Wiederholungstendenz verbunden sind:

„Ja, ganz besondere Anforderungen. [...] wenn ich einfach feststelle, dass ich hilflos daneben stehe und absolut keine Möglichkeit habe, einzugreifen. Dann habe ich schon im Vorfeld, oder wenn ich das erahne, so das Gefühl: „Lass den Krug an mir vorübergehen" (*lacht*). Also, das gibt es schon, diese Tendenz. Aber so bestimmte Themen jetzt... diese ständige Wiederholung zum Beispiel. Das ist auch anstrengend. Tagesgäste, die sehr unter Kurzzeitgedächtnisstörungen leiden und dadurch dann auch Ängste entwickeln. Wenn ich dann dieses Bemühen habe, diese Geste zu verhindern. Ich stelle fest, aufgrund der Erkrankung, also bei Alzheimer zum Beispiel, [...] [*unverständlicher Nebensatz*] haben sie Angst, im Moment, wenn sie es vergessen haben. Das ist schwierig, solche Sachen sind schwierig."

Problematisch war für T16 am Anfang auch der Umgang mit Wertvorstellungen aus der Zeit des Zweiten Weltkriegs, wie dies in Interview 10 bereits anklang. Zunächst fiel es ihm schwer, eine innere Distanz zu solchen Vorstellungen aufzubauen; im Laufe der Zeit gelang ihm dies jedoch immer besser. So gibt er auch an, dass es mittlerweile kein Verhalten mehr gibt, mit dem er schwer umgehen kann. Auch er hat sich im Laufe der Zeit ganz allgemein eine große Sicherheit erworben und bringt zum Ausdruck, dass ihn allenfalls sehr extreme Ereignisse noch verunsichern könnten. Dazu trägt sicherlich auch wieder seine positive Grundeinstellung bei, Krisensituationen nicht als Belastung, sondern als Herausforderungen anzusehen, die ihm letztlich mehr Stärke und Sicherheit geben.

3.) Schlussfolgerungen für das Kommunikationstraining

In Interview 13 werden insgesamt viele Aspekte wieder aufgegriffen, die auch schon in früheren Interviews dargestellt wurden, so dass es notgedrungen zu etlichen Wiederholungen kommt, die meiner Meinung nach jedoch auf die besondere Bedeutung dieser Aspekte für die Altenarbeit hinweisen. Da ich jedoch bereits an früherer Stelle untersucht habe, wie sich diese Aspekte eventuell in mein Konzept integrieren lassen, werde ich mich hier auf die noch neu hinzugekommenen Aspekte beschränken.

Zu nennen ist als erstes der Umgang mit Depressionen, wie er von T13 und T14 geschildert wird. Hier ist es nicht möglich, allein auf Gesprächsebene echte Hilfestellung zu geben, sondern es muss eine ganz gezielte Therapie durchgeführt werden, z. T. auch auf medikamentöser Basis. Gespräche mit dem Betroffenen könnten jedoch dabei grundsätzlich unterstützend wirken. Der Schwerpunkt sollte dabei meiner Ansicht nach weniger auf dem Versuch liegen, die negative Perspektive des Betroffenen zu verändern – wie T13 darlegte, gelingt dies auch allenfalls für kurze Zeit –, sondern darauf, ihm Verständnis und Zuwendung zu vermitteln, auf ihn einzugehen und ihm emotionale Unterstützung zu geben. Neben einer offenen Gesprächshaltung, die sich auf den Betroffenen konzentriert, wie dies beim Hineinversetzen in die Lage des Gesprächspartners der Fall ist, eignet sich auch hier wieder das Herausarbeiten von Aspekten, die dem Gesprächspartner wichtig sind, besonders gut für solche Gespräche, um gezielt auf die Vorstellungen des Betroffenen und seinen emotionalen Zustand eingehen zu können, die die Krisensituation auslösen. Auch das genaue Eingehen auf seine Äußerungen erscheint mir günstig, weil es dazu beitragen kann, seine Perspektive besser zu verstehen und mehr darüber zu erfahren. Weiterhin ist gerade auch im Umgang mit depressiven Menschen eine Einstellung gegenüber dem Gesprächspartner besonders wichtig, die ihn ernst nimmt. Seine Sichtweise darf auf gar keinen Fall heruntergespielt werden. Weil bei Depressionen die Negativperspektive stark gefestigt ist, fällt es dem Betroffenen vermutlich sehr schwer, sein Gefühl von Traurigkeit und Verzweiflung zu unterdrücken; auch der Versuch dazu kann unter Umständen bereits eine extreme Anstrengung für ihn bedeuten. Wenn er sich dagegen mit seiner Perspektive vom Gesprächspartner akzeptiert fühlt und dazu stehen kann, kann ihm dies zumindest für kurze Zeit Linderung bringen, da er dann dieser Anstrengung nicht mehr ausgesetzt ist. Auch kann auf diese Weise ein Vertrauensverhältnis aufgebaut werden, das ihn weiter ermutigt, offen über seine Krankheit zu sprechen. Wie T13 darlegt, suchen gerade depressive Menschen oft gezielt das Gespräch, um Hilfe zu finden. Ein engerer Kontakt zu einer Bezugsperson, der sie vertrauen, ist dabei eine weit günstigere Basis als Gespräche mit jemandem, zu dem eher Distanz besteht.

T14 bringt einen weiteren neuen Aspekt ein, und zwar ihre Strategie, den alten Menschen im Gespräch auch eine aktive Rolle zuzuweisen, z. B. wenn diese ihr durch Fragen Interesse an ihrer Person signalisieren, aber auch im Zusammenhang mit eingeschränkter Kommunikationsfähigkeit, wo sie z. B. jemanden auffordert, ihr die Hand zu drücken, wenn er sie verstanden habe. Dadurch vermittelt sie dem Betroffenen den Eindruck, nicht nur ein hilfloses Opfer äußerer Umstände, z. B. einer Krankheit, zu sein, sondern trotz seiner Einschränkungen weiterhin Anteil an seiner Umgebung nehmen zu können. Auch T16 greift diesen Aspekt wieder auf, indem er schildert, wie er als aktiver Zuhörer einen bestimmten Tagesgast innerhalb einer Kleingruppe zum Erzählen anregt, um ihn aus einer Isolation herauszuholen. Aus diesem Grund erscheint es mir günstig, wenn die PflegerInnen im Gespräch mit den alten Menschen öfters auch die Rezipientenrolle einnehmen, die deshalb in meinem Konzept ebenfalls eine Position erhalten soll. Dadurch können die alten Menschen zu einer aktiven Rolle angeregt und auch zu längeren Äußerungen ermutigt werden. Aus diesem Grund erscheint mir das Aktive Zuhören, bei dem gerade diese Aspekte eine Rolle spielen, als sehr günstige Strategie, die in mein Konzept integriert werden könnte.

T15 weist schließlich noch auf die große Bedeutung eines souveränen Umgangs mit Krisensituationen hin. Ihrer Ansicht nach werden die dazu erforderlichen Kenntnisse und Fähigkeiten bereits im Rahmen der Ausbildung bzw. Fortbildung in ausreichendem Maß vermittelt. Trotzdem könnten sie m. E. durch den Einsatz konkreter Strategien noch weiter gefördert werden. Ein gutes Beispiel dafür ist die innere Einstellung von T16, Krisen als Herausforderungen zu begreifen, an denen er letztlich wächst. Ein Gefühl der Hilflosigkeit gegenüber problematischen Umständen, wie es z. B. von T13 im Zusammenhang mit

Depressionen oder von T16 im Zusammenhang mit Ängsten alter Menschen geschildert wird, könnte möglicherweise dadurch gelindert werden, dass der Betroffene sich seine eigenen Möglichkeiten und Grenzen in einer solchen Situation bewusst vor Augen führt. Als günstig für den Umgang mit belastenden Situationen könnte es sich möglicherweise auch erweisen, wenn versucht wird, in solchen Situationen auch positive Aspekte zu sehen, sie also anders zu bewerten als bisher. So gibt etwa T16 an, eine Wiederholungstendenz als anstrengend zu empfinden, während T12 schildert, wie sie gerade diese Tendenz gezielt in ein Gespräch integriert und aktiv nutzt. Sie sieht also darin durchaus auch einen positiven Aspekt, der ihr hilft, mit diesem Gesprächsverhalten umzugehen. Aber auch T16 nutzt eine solche Neubewertung einer belastenden Situation, wenn er eine solche Situation als Herausforderung ansieht, bei deren Bewältigung er sich auch selbst weiter entwickelt. Diese Strategie könnte sich somit grundsätzlich ebenfalls gut für den Umgang mit problematischen Situationen eignen, um den Schwerpunkt der Betrachtung auf positive Aspekte zu verlagern und somit einen günstigeren Ausgangspunkt für die Suche nach einer Lösung zu erhalten, indem diese Aspekte besonders berücksichtigt werden.

4.6.2 Queranalyse der Interviews: Zentrale Aspekte von Kommunikation in der Altenpflege

Im Folgenden sollen die unterschiedlichen Themenbereiche, die in den einzelnen Interviews angesprochen werden, noch einmal zusammengetragen werden, um einen Gesamtüberblick über diese Themen und die unterschiedlichen Perspektiven meiner InterviewteilnehmerInnen zu erhalten. Insgesamt ergeben sich neun Themenbereiche, in denen Kommunikation in der Altenpflege von Bedeutung ist und die deshalb in einem Kommunikationstraining für AltenpflegerInnen berücksichtigt werden müssten. Um Überschneidungen zu vermeiden, habe ich mich dafür entschieden, mich bei der Queranalyse von den Themenbereichen leiten zu lassen, statt linear vorzugehen und mich an den Interviewfragen zu orientieren, denn die jeweiligen Themen wurden z. T. in Verbindung mit unterschiedlichen Fragestellungen angesprochen. Wo eine enge Beziehung eines konkreten Bereiches zu einer bestimmten Interviewfrage besteht, wird dies bei der Darstellung des jeweiligen Themas verdeutlicht.

Bevor ich mich der Darstellung der neun Themenkomplexe zuwende, werde ich als Erstes noch einmal die Selbstvorstellungen meiner InterviewpartnerInnen betrachten. Dieser Teil des Interviews diente in erster Linie dazu, zunächst einmal die Gesprächsatmosphäre aufzulockern und die TeilnehmerInnen näher kennen zu lernen, indem sie etwas über sich selbst und die Einrichtung, in der sie arbeiteten, erzählten. Gerade die Selbstvorstellung ließ besonders viel Raum für eine freie Erzählung, die sich oft auch im Anschluss an eine bestimmte Frage entwickelte. Oft fielen die Antworten der TeilnehmerInnen sehr ausführlich aus und nahmen mitunter eine nachfolgende Frage bereits vorweg. Die Selbstvorstellung steht deshalb z. T. in direkter Beziehung zum Hauptteil des Interviews, ist aber auch deshalb von Bedeutung, weil sie konkretes Hintergrundwissen über meine InterviewteilnehmerInnen liefert, und soll deshalb an dieser Stelle ebenfalls noch einmal zusammenfassend dargestellt werden.

I. Selbstvorstellung der InterviewteilnehmerInnen

Betrachtet man den beruflichen Werdegang meiner InterviewteilnehmerInnen, so fällt zunächst einmal auf, dass viele von ihnen sich erst in einem zweiten Berufsweg dafür entschlossen, in der Altenpflege zu arbeiten, nachdem sie zuvor teilweise einen ganz anderen Beruf ausgeübt hatten. So arbeitete T1 ursprünglich als Bäckereifachverkäuferin, T3 ist gelernte Bauzeichnerin, T9 gelernte Versicherungskauffrau, T11 hat eine abgeschlossene Ausbildung zur Tierarzthelferin, T13 hatte ursprünglich ebenfalls einen anderen Beruf, worauf sie jedoch nicht näher eingeht, und T15 arbeitete zunächst 27 Jahre lang als Zahntechnikerin, bevor sie aus gesundheitlichen Gründen zu einem Berufswechsel gezwungen wurde.

Für die Entscheidung zum Berufswechsel gab es in dieser ersten Gruppe sehr unterschiedliche Motive, die sich hauptsächlich auf innere Faktoren zurückführen lassen, d. h. auf solche, die in der inneren Einstellung liegen. So gab T3 an, in ihrem ersten Beruf einen engeren und direkteren Kontakt mit Menschen vermisst zu haben, ein Aspekt, der auch bei T9 anklang, die sich in ihrem früheren Beruf vereinsamt gefühlt hatte. Dass beide sich für den Wechsel in einen Pflegeberuf, insbesondere in die Altenpflege entschieden, ist vor allem auf ihre persönliche Umgebung und ihren Erfahrungshintergrund zurückzuführen. So hatte etwa T3 durch die häusliche Pflege ihrer Großeltern bereits Erfahrungen auf diesem Gebiet gesammelt, was sie in ihrer Entscheidung bestärkte, und T9 hatte bereits ursprünglich einen Pflegeberuf ergreifen wollen, war jedoch seitens ihrer Eltern daran gehindert worden. Da sie zuvor sehr intensiv ihre drei Kinder betreut hatte, sah sie die Altenpflege bewusst als Kontrast, der ihr die Chance gab, eine neue Personengruppe kennen zu lernen. Auch T15, die sich vor ihrem Berufswechsel jahrelang um eine ältere Nachbarin gekümmert hatte, verfügte durch deren Betreuung bereits über Vorkenntnisse. Gerade diejenigen InterviewteilnehmerInnen, die ursprünglich aus anderen Berufsbereichen kamen, haben sich somit oft ganz bewusst, aus innerer Überzeugung heraus, für die Altenarbeit entschieden. Dies wird auch daran deutlich, dass sie z. T. sogar eine leitende Position in ihrem früheren Beruf aufgaben, um sich der Altenarbeit zu widmen, wie T1, die eine Bäckereifiliale geleitet hatte, und T3, die als Bauzeichnerin selbstständig gewesen war. Gerade sie vermittelten auch im weiteren Verlauf des Interviews immer wieder den Eindruck sehr großen Engagements und besonderer Empathie, was meiner Ansicht nach ein Zeichen für die überragende Bedeutung ist, die der Beziehung zwischen der Pflegekraft und den von ihr Betreuten gerade in der Altenpflege zukommt. Gerade die zwischenmenschliche Ebene, die etwa T3 bei ihrem Berufswechsel besonders wichtig war, hat hier eine Schlüsselfunktion.

Neben den inneren Faktoren beeinflussten auch äußere Umstände die Berufswahl meiner InterviewpartnerInnen mit, so etwa bei T11, die nach ihrer Ausbildung arbeitslos wurde und daraufhin an einer Umschulungsmaßnahme des Arbeitsamtes teilnahm, oder bei T15, die ihren ursprünglichen Beruf aus gesundheitlichen Gründen nicht mehr ausüben konnte. Den inneren Faktoren kommt jedoch insgesamt bei weitem das größere Gewicht bei der Wahl des Altenpflegeberufs zu.

Acht weitere meiner InterviewpartnerInnen, also insgesamt die Hälfte, waren ihr ganzes Berufsleben lang im Pflegebereich tätig, wechselten jedoch ebenfalls erst nach mehrjähriger Berufserfahrung in die Altenpflege. So haben T2, T7, T8 und T12 eine abgeschlossene Krankenpflegeausbildung, T2 und T4 eine Ausbildung zum Krankenpflegehelfer, T6 absolvierte zunächst zwei Jahre lang die Pflegevorschule, bevor sie sich zur Altenpflegeausbildung entschloss, T10 ist Ergotherapeutin und in dieser Funktion auch in einer Tagespflege tätig, und T14 ist eine gelernte Kinderpflegerin. Dies könnte auf eine enge Vernetzung der unterschiedlichen Pflegeberufe untereinander hindeuten, die einen Wechsel zwischen den einzelnen Bereichen wesentlich erleichtert. Es könnte auch ein Hinweis darauf sein, dass die reine Pflegetätigkeit als solche sich in den einzelnen Bereichen stark ähnelt. Die Spezifikation liegt dann möglicherweise eher auf der mentalen als auf der fachlichen Ebene, insofern als z. B. die Beziehung zwischen Betreuten und PflegerInnen in einem Altenheim viel langfristiger ist als etwa im Krankenhaus und die BewohnerInnen eines Altenheims eine andere Form der Betreuung brauchen als PatientInnen im Krankenhaus, jedoch die Durchführung der Pflegetätigkeit selbst sich stark ähnelt. Insofern haben sich die InterviewteilnehmerInnen dieser Gruppe beruflich eher spezifiziert als völlig neu orientiert, wie dies bei den TeilnehmerInnen der ersten Gruppe der Fall war; sie konnten bei ihrem Berufswechsel auf ihr bereits vorhandenes Fachwissen zurückgreifen und mussten es sich nicht völlig neu aneignen.

Auch in dieser zweiten Gruppe spielten die inneren Faktoren bei der Berufswahl eine wichtige Rolle. So stellte z. B. T4 während ihrer Tätigkeit als Krankenschwester fest, dass sie besonders gut mit älteren PatientInnen umgehen konnte. T12, ebenfalls eine gelernte Krankenschwester, hatte nach zwanzig Berufsjahren den Wunsch nach einem neuen Tätigkeitsfeld, ebenso T14, die sich ähnlich äußerte wie T9 und die Tätigkeit in der Altentagespflege bewusst wegen des Kontrastes zu ihrer früheren Tätigkeit als Kinderpflegerin wählte. Gerade in der Gruppe derjenigen InterviewteilnehmerInnen, die ursprünglich aus einem anderen Pflegeberuf kamen, sind jedoch verstärkt auch äußere Faktoren von entscheidender Bedeutung für den Berufswechsel. So absolvierte etwa T2 in der zehnten Klasse ein Praktikum in einem Altenheim, das er als sehr positiv erlebte, und betreute anschließend im Rahmen des Zivildienstes ältere Behinderte, was sich dann für ihn als richtungsweisend erwies; der entscheidende Impuls kam für ihn also jeweils „von außen". Auch T7 betreute zunächst ältere Behinderte, musste diese Tätigkeit jedoch aus gesundheitlichen Gründen aufgeben und wechselte in eine Tagespflege. Bei T6 stellt die Berufswahl eine allmähliche Entwicklung dar, die von der Pflegevorschule bis zur Ausbildung zur Altenpflegerin verläuft, ähnlich bei T8, die dies auch besonders hervorhebt. T10 schließlich machte aufgrund ihrer Tätigkeit als Ergotherapeutin mit der Altenarbeit Bekanntschaft, als sie arbeitslos wurde und eine neue Stelle suchte. Der Grund dafür, dass in dieser zweiten Gruppe die äußeren Faktoren insgesamt stärker wirksam wurden, könnte darin liegen, dass die inneren Faktoren, also innere Einstellung und Überzeugung, bereits bei der ersten Berufswahl die grundlegende Entscheidung für einen Pflegeberuf bestimmt hatten; später waren dann äußere Faktoren der Anlass für die gezielte Spezialisierung auf die Altenpflege.

Auffällig ist, dass nur zwei der InterviewteilnehmerInnen von Anfang an im Altenpflegeberuf tätig waren, nämlich T5, eine gelernte Altenpflegehelferin, und T16, der im Rahmen eines Berufsdienstpraktikums mit der Altenarbeit Bekanntschaft machte und anschließend eine Ausbildung zum Altenpfleger absolvierte. Der Großteil entschied sich dagegen erst in einem zweiten Anlauf für die Altenarbeit. T5 schildert ihren Werdegang, äußert sich jedoch nicht näher über die Gründe für ihre Berufswahl, während T16 während eines Berufsdienstpraktikums in einem Altenheim die Erfahrung machte, sich in diesem Tätigkeitsbereich besonders wohl zu fühlen und dort weiterarbeiten zu wollen. Hier ist es wiederum die innere Einstellung, sich gezielt für alte Menschen engagieren zu wollen, die zu seiner Entscheidung führte, und die auch im weiteren Verlauf des Interviews immer wieder deutlich wird.

Eine abgeschlossene Ausbildung zum staatlich anerkannten Altenpfleger haben insgesamt sieben der TeilnehmerInnen, nämlich T2, T3, T4, T6, T9 - sie absolviert diese zur Zeit des Interviews gerade -, T13 und T16. Für viele von ihnen stellt sie bereits die zweite abgeschlossene Ausbildung dar. Als ungelernte Kräfte in der Altenpflege sind lediglich T1 und T14 tätig; auch sie absolvierten jedoch jeweils mehrere Fortbildungen.

Einige der TeilnehmerInnen haben sich auch nach der Altenpflegeausbildung noch weiter qualifiziert. So absolvierte T3 den Studiengang „Pflegemanagement" und T8 den Studiengang „Gesundheitspädagogik". T13 und T16 absolvierten eine Gerontopsychiatrieausbildung – die bei T16 zum Zeitpunkt des Interviews noch nicht abgeschlossen war -, und T13 bildete sich außerdem zur Stationsleitung weiter. Insgesamt ist also die Qualifikation der meisten von mir befragten Pflegekräfte sehr komplex und hoch. Auch der beruflichen Weiterbildung kommt somit in der Altenpflege eine entscheidende Bedeutung zu.

Die Altersspanne meiner InterviewteilnehmerInnen reicht von 19 bis 57 Jahren, wobei bei fünf von ihnen das Alter auf Wunsch nicht erfragt wurde[13]. Die Zeitspanne, während der meine InterviewteilnehmerInnen bereits in der Altenpflege tätig sind, liegt bei durchschnittlich 8,5 Jahren, wobei T2 den Beruf mit insgesamt sechs Jahren über die kürzeste Zeitspanne hinweg ausübt, T13 mit 23 Jahren am längsten. Keine genauen Angaben machten T10, T15 und T16, doch ist auch bei ihnen von einer mehrjährigen Ausübung auszugehen. Eine Ausnahme bildet hier T11, die zum Zeitpunkt des Interviews im Rahmen einer Umschulungsmaßnahme ein achtmonatiges Praktikum absolviert und sich über ihren weiteren Werdegang noch nicht im Klaren ist. Insgesamt betrachtet, verfügen die TeilnehmerInnen jedoch über eine langjährige Erfahrung. Viele von ihnen wechselten im Rahmen ihres Werdegangs die Einrichtung, in der sie tätig waren, oft sogar mehrmals, wie etwa T4, die zunächst in einem Krankenhaus, dann in einem Altenheim arbeitete und schließlich zu Einrichtung 3, einem anderen Altenheim, wechselte, T5, die zunächst in einem Altenheim arbeitete, dann nach einer längeren Pause in einer Tagespflege, und jetzt ebenfalls in Einrichtung 3 arbeitet, T8, die unter anderem in einem Krankenhaus, einer Psychiatrie und einem ambulanten Pflegedienst tätig war, bevor sie zu Einrichtung 5, einer Tagespflege, kam, oder T9, deren Praktika im Rahmen ihrer Umschulung in einer bestimmten Einrichtung jeweils drei Monate dauern, bevor sie in ein neues Haus wechselt. Nur wenige, wie T1 oder T6, blieben konstant immer in derselben Einrichtung.

Damit ist ein weiterer Aspekt eng verbunden, dass nämlich einige der von mir befragten PflegerInnen Fragen über die Einrichtung, in der sie tätig sind, nur vage oder sogar gar nicht beantworten konnten, also z. B. nicht genau angeben konnten, wie viele alte Menschen es in der Einrichtung gibt, wie viele PflegerInnen, oder wie lange die Einrichtung schon besteht. Dieses Hintergrundwissen wird möglicherweise oft erst dann bewusst erworben, wenn jemand bereits längere Zeit in einer bestimmten Einrichtung tätig ist und sich dann auch stärker mit ihr identifiziert als jemand, der erst seit Kurzem dort arbeitet. So waren es gerade die TeilnehmerInnen, die selten oder nie die Einrichtung gewechselt hatten, wie T1 oder T6, die hier die genauesten Angaben machen konnten.

Die Selbstvorstellung der TeilnehmerInnen schloss mit der Frage nach der Berufszufriedenheit ab. Diese lag insgesamt recht hoch; so betonten die meisten TeilnehmerInnen, dass ihnen ihre Arbeit viel Spaß mache; T1 etwa äußerte sogar, sich gar nichts anderes mehr vorstellen zu können, und T13 gab zu bedenken, dass sie wahrscheinlich

---

[13] Dies wurde jeweils im Vorgespräch zum Interview geklärt, in dem das Ziel meiner Dissertation und das Verfahren des Interviews erläutert wurde, und das aus Gründen der Anonymität nicht mit aufgezeichnet wurde.

ihre Stelle längst aufgegeben hätte, wenn sie keine Freude daran hätte. T7 gab an, sich durch die Gespräche mit den alten Menschen auch persönlich bereichert zu fühlen. Einige TeilnehmerInnen, z. B. T5, T6 und T8, bestätigten lediglich, zufrieden zu sein, ohne näher auf diesen Aspekt einzugehen. Hier entsteht der Eindruck, dass ihre Berufszufriedenheit so groß ist, dass sie keiner weiteren Erläuterungen mehr bedarf.

Daneben wurden jedoch auch teilweise bereits in dieser frühen Phase des Interviews Problembereiche angesprochen, was darauf hinweist, dass diese von besonders großer Tragweite sind. So äußern etwa T2 und T7, die Arbeit sei sehr anstrengend, wobei T7 den Grund dafür in dem Umstand sieht, dass sie ständig präsent und aufmerksam sein muss und häufig keine Rückzugsmöglichkeit hat. T3 weist auf die geringe gesellschaftliche Anerkennung des Altenpflegeberufs und die damit verbundenen Probleme hin; auf diesen Aspekt werde ich in Verbindung mit den im Hauptteil genannten Themenbereichen noch näher eingehen. T9, die zur Zeit des Interviews ein Praktikum in einer Tagespflege absolviert, schildert die Situation einer Pflegekraft, die neu in eine bestimmte Einrichtung kommt und von den alten Menschen zunächst nur schwer akzeptiert wird. Zugleich gibt sie aber auch an, im Rahmen ihrer Ausbildung noch viel Neues erproben und den alten Menschen viel geben zu wollen, eine Einstellung, die ebenfalls auf großes Engagement und eine Aufgeschlossenheit hindeutet, die meiner Ansicht nach gerade für die Altenarbeit, bei der die zwischenmenschliche Ebene von besonders großer Bedeutung ist, sehr vorteilhaft ist.

Zusammenfassend lässt sich aus den Äußerungen meiner InterviewteilnehmerInnen schließen, dass gerade für den Altenpflegeberuf die innere Einstellung von entscheidender Bedeutung ist. Gerade der Wunsch, im Beruf einen engen Kontakt mit Menschen zu haben, sich für sie zu engagieren und ihnen Unterstützung zu geben, führt oft zu der Entscheidung für einen Pflegeberuf. Daneben spielen auch persönliche Erfahrungen eine wichtige Rolle, etwa Erfahrungen mit der Betreuung alter Menschen im privaten Bereich oder mit anderen Pflegeberufen. Gerade eine besondere Empathie für alte Menschen ist hier wichtig, wie besonders an den Ausführungen von T3, T15 oder T16 deutlich wird. Auch daran zeigt sich meiner Meinung nach die große Bedeutung, die die zwischenmenschliche Ebene, die Beziehung zwischen der Pflegekraft und den von ihr betreuten Menschen, gerade in der Altenarbeit hat, und die auch im Rahmen der einzelnen Interviews immer wieder sichtbar wird. Sie stellt somit eine wichtige Voraussetzung dar, um eine angemessene Betreuung alter Menschen im Altenheim oder einer Tagespflege zu leisten.

II. Gesamtüberblick über die in den Interviews genannten Themenbereiche

In der folgenden Queranalyse der Interviews werden insgesamt neun Themenbereiche deutlich, die in enger Beziehung mit der Kommunikation in der Altenpflege stehen. Zunächst einmal haben AltenpflegerInnen in der Regel mit drei unterschiedlichen Personengruppen zu tun, nämlich mit den alten Menschen selbst, mit deren Angehörigen, denen häufig eine Schlüsselrolle als Bezugspersonen der alten Menschen einerseits und der PflegerInnen andererseits zukommt, und mit ihren KollegInnen bzw. Vorgesetzten. Vor diesem Hintergrund nehmen sie jeweils auch eine unterschiedliche Rolle im Gespräch ein, was sich auf die konkrete Gesprächssituation und den jeweiligen Umgang mit dem Gesprächsthema auswirkt. Die Gesprächskonstellation ist als Komponente des Gesprächskontextes somit dem konkreten Gesprächsthema übergeordnet. Dieser Aspekt wird auch in den Interviews immer wieder sichtbar, wenn etwa die PflegerInnen schildern, auf welche Weise sie mit einem alten Menschen oder dessen Angehörigen in einer bestimmten Situation kommunizieren, um z. B. eine Situation zu klären oder eine Lösung für ein bestehendes Problem zu finden. Aus diesem Grund soll zunächst, neben allgemeinen, grundlegenden Aspekten der Kommunikation in der Altenpflege, auch die unterschiedliche Bedeutung der Kommunikation für diese drei Personengruppen herausgearbeitet werden, wie sie sich insgesamt in den Interviews darstellt. Im Anschluss daran werde ich auf die Themenbereiche eingehen, die darüber hinaus in den Interviews noch genannt wurden.

Neben den allgemeinen Aspekten der Kommunikation und den drei möglichen Gesprächskonstellationen wurden in den Interviews insgesamt fünf konkrete Themenbereiche deutlich, bei denen der Kommunikation in der Altenpflege eine besondere Bedeutung zukommt. Dabei war die Nennung bestimmter Gesprächskontexte häufig eng mit konkreten Interviewfragen verbunden. So wurde etwa der Kontext „Umgang mit dem Tod und mit Sterbenden" besonders häufig bei der Frage nach schwierigen oder belastenden Situationen (Frage Nr. 4 des Hauptteils, vgl. den Interviewleitfaden im Anhang) genannt. Daraus ergibt sich oft ein direkter Hinweis auf die Perspektive, aus der dieser Kontext betrachtet wird. Andere Kontexte, so z. B. der Umgang mit Demenzerkrankten, werden im Zusammenhang mit unterschiedlichen Interviewfragen geschildert. Diese Gesprächskontexte sind also insgesamt komplexer und werden von verschiedenen InterviewpartnerInnen jeweils vor einem unterschiedlichen Hintergrund gesehen.

Themenbereich 1: Grundlegende Aspekte der Kommunikation in der Altenpflege

Grundsätzlich kommt der Kommunikation in der Altenpflege eine Schlüsselstellung zu, wie in der nachfolgenden Zusammenfassung immer wieder deutlich werden wird. So betonten vier der InterviewteilnehmerInnen (T3, T10, T15 und T16) auf die Frage, in welchen Situationen für sie Gespräche in ihrem Beruf besonders wichtig seien (Frage 1 des Hauptteils), dass Kommunikation den Hauptanteil ihres Berufes ausmacht; ohne sie wäre die Altenarbeit gar nicht möglich. Gespräche sind in jeder Situation wichtig, ob es sich dabei um Gespräche mit den alten Menschen selbst, mit ihren Angehörigen oder um den Austausch mit KollegInnen handelt. Das Gespräch dient unter anderem dazu, eine Beziehung zwischen dem alten Menschen und der Pflegekraft herzustellen und zu festigen, eine Lösung für bestehende Probleme zu finden sowie eine konstruktive Zusammenarbeit der PflegerInnen untereinander, aber auch mit den Angehörigen der alten Menschen, zu ermöglichen. Oft ist es sogar die einzige Verbindung der HeimbewohnerInnen mit ihrer Umgebung und der Außenwelt, z. B. wenn sie aufgrund einer schweren Krankheit und der damit verbundenen Pflegebedürftigkeit ihr Zimmer nicht mehr verlassen können und somit auch nicht mehr in der Lage sind, an Angeboten der Einrichtung teilzunehmen. So gibt etwa T5 an, gerade Schwerkranken besonders viel Zeit und Zuwendung zu widmen, viel mit ihnen zu sprechen und ihnen z. B. die neuesten Nachrichten und Ereignisse mitzuteilen, um sie am Geschehen in der Welt teilhaben zu lassen und sie so vor Isolation zu bewahren. Aber auch in der Zusammenarbeit der PflegerInnen untereinander sowie mit den Angehörigen der HeimbewohnerInnen oder Tagesgäste, die als wichtige Bezugspersonen für die alten Menschen, aber häufig auch für die PflegerInnen, eine Schlüsselposition einnehmen, ist eine einfühlsame Kommunikation von großer Bedeutung, um z. B. eine konstruktive Lösung für ein bestehendes Problem zu finden.

In den Interviews wurden insgesamt sehr zahlreiche und oft sehr komplexe Kontexte angesprochen, in denen Gespräche in der Altenpflege vorkommen können. Daneben wurden jedoch auch einige grundlegende Aspekte genannt, die von übergeordneter Bedeutung für die Kommunikation sind, und die deshalb den konkreten Gesprächskontexten vorangestellt werden sollen.

1.) Die Einstellung gegenüber dem Gesprächspartner

Von grundlegender Bedeutung ist zunächst einmal eine respektvolle Einstellung gegenüber dem Gesprächspartner, die seinen Willen akzeptiert und nicht versucht, ihn zu beeinflussen und zu etwas zu überreden, das seinem Willen widerspricht. Dieser Aspekt wird besonders in Interview 1 deutlich, als T1 auf die Frage nach schwierigen oder belastenden Situationen hin einen besonders schweren Fall schildert. Eine Heimbewohnerin in ihrer Einrichtung leidet an so schweren Durchblutungsstörungen, dass einer ihrer Füße bereits völlig abgestorben ist. Obwohl sie extreme Schmerzen hat und eine Amputation vom medizinischen Standpunkt her ratsam wäre, lehnt sie diese ab. T1 nimmt großen Anteil an ihrem Schicksal, drängt sie jedoch nicht zu einer Amputation. Der Wille dieser Frau wird höher bewertet als der medizinische Standpunkt und auch in einer so extremen Situation respektiert.

Diese Einstellung wird auch dann beibehalten, wenn jemand unter einer Demenz leidet und sich z. B. gegen die Grundpflege wehrt. So schildert T1 auf die Frage hin, ob es schwierige Situationen gebe, die durch ein bestimmtes Verhalten hervorgerufen oder mit verursacht werden (Frage 5 des Hauptteils), dass viele HeimbewohnerInnen in ihrer Einrichtung, die unter Demenz leiden, eine große Abneigung gegen die Körperpflege haben und sich z. B. weigern, sich waschen zu lassen. Sie erklärt sich das dadurch, dass diese Menschen einen engen Körperkontakt, wie er gerade bei der Körperpflege gegeben ist, als unangenehm, oft sogar als bedrohlich empfinden, möglicherweise aufgrund schlimmer Erlebnisse, die sie im Krieg gehabt haben. Auch in diesem Fall wird der Wille des Betroffenen respektiert und das Waschen auf einen späteren Zeitpunkt verschoben. T1 betont ausdrücklich:

„[...] wenn ich morgens ins Zimmer gehe und will dann eine Bewohnerin waschen und sie wehrt sich mit Händen und Füßen, dann lasse ich sie natürlich zufrieden. [...] Gezwungen wird keiner zu irgendwas, das ist ganz klar."

2.) Der Kommunikationsstil

Ein weiterer grundlegender Aspekt ist der Kommunikationsstil. Er bildet einen Schwerpunkt in Interview 3. Nach den Erfahrungen von T3 ist es sehr wichtig, im Gespräch stets einen angemessenen Kommunikationsstil beizubehalten, wobei es keinen Unterschied macht, ob der Gesprächspartner geistig gesund ist oder unter Demenz leidet. Der Kommunikationsstil orientiert sich dabei an der Persönlichkeit sowie am sozialen Umfeld bzw., im Fall der HeimbewohnerInnen, am früheren sozialen Umfeld des Gesprächspartners. So erfordert etwa die Kommunikation mit einem Heimbewohner, der früher Richter war, einen völlig anderen Stil als die Kommunikation mit einer ehemaligen Kellnerin. Wie die Achtung seines Willens, bezeigt auch ein angemessener Kommunikationsstil dem Gesprächspartner Respekt; er trägt seiner individuellen Persönlichkeit Rechnung und trägt damit dazu bei, eine Beziehung zu ihm herzustellen. Zugleich ist er häufig eine Voraussetzung dafür, vom Gesprächspartner überhaupt akzeptiert zu werden. T3 schildert die Begegnung mit der Bewohnerin eines Wiener Altenheims, von der sie nicht als vollwertige Gesprächspartnerin angesehen wurde, weil sie Hochdeutsch statt Wienerisch sprach. Für diese Dame entstand durch die unterschiedlichen Dialekte eine unüberwindbare Distanz, so dass sie sich T3 nicht anvertrauen konnte. Der Kommunikationsstil kann sich also auf mehrere Ebenen erstrecken; neben einer angemessenen Wortwahl kann er sich z. B. auch auf einen Dialekt oder eine Fachsprache beziehen. Er kann somit die gesamte Bandbreite des individuellen Ausdrucks umfassen, von einer besonderen Art der Gestik oder Mimik, die für eine bestimmte Person charakteristisch ist, über die konkrete Wortwahl bis hin zu einem bestimmten Dialekt oder auch einer Fachsprache. Gerade das soziale Umfeld der GesprächsteilnehmerInnen kann dabei von besonderer Bedeutung sein.

Weiterhin kann ein unangemessener Kommunikationsstil leicht Distanz zwischen den GesprächspartnerInnen schaffen, wenn z. B. einer von ihnen Fachtermini verwendet, die der andere nicht versteht. Dies kann z. B. in einem Gespräch zwischen einem Arzt und den Angehörigen eines Heimbewohners zum Problem werden, wenn die Angehörigen den Ausführungen des Arztes nicht folgen können. In diesem Fall bitten sie nach den Erfahrungen von T3 häufig eine Pflegekraft, ihnen den Befund zu erläutern, was dazu führt, dass die Pflegekraft sich dabei dann wie ein Dolmetscher fühlt. Die Distanz ist dann also so groß geworden, dass die Pflegekraft zwischen dem Arzt und den Angehörigen vermitteln muss; die Fachsprache wird hier vom Laien gewissermaßen als unverständliche Fremdsprache empfunden, die erst übersetzt werden muss. Hier lässt sich also von einem unangemessenen Kommunikationsstil des Arztes sprechen. Ein angemessener Kommunikationsstil würde sich in diesem Fall auf der Ebene der Allgemeinsprache bewegen, indem fachsprachliche Ausdrücke entweder umschrieben oder aber direkt erläutert werden. Umgekehrt wäre der Kommunikationsstil aber auch dann unangemessen, wenn der Arzt z. B. in einem Gespräch mit anderen Fachkräften, z. B. einem Kollegen oder einer Krankenschwester, in Allgemeinsprache reden würde. Somit spielt jeweils der konkrete Gesprächskontext die entscheidende Rolle; er gibt den Ausschlag darüber, welcher Kommunikationsstil in dem individuellen Gespräch angemessen ist.

3.) Aktives Zuhören

Neben der aktiven Gesprächsrolle des Produzenten kann auch die Rolle des Rezipienten grundsätzlich viel dazu beitragen, den Gesprächsverlauf zu steuern. Dies wird besonders im Fall des Aktiven Zuhörens deutlich, dessen Ziel darin liegt, den Gesprächspartner das mitteilen zu lassen, was ihm wichtig ist, ohne ihn zu unterbrechen oder das Gesagte zu kommentieren und zu bewerten. Hier kommt gerade dem Rezipienten eine entscheidende Bedeutung zu. So nennt T16 auf die Frage, in welchen Situationen er besonders viel mit alten Menschen spreche, die Gruppenarbeit in der Tagespflege, in deren Rahmen er den Tagesgästen immer wieder Gelegenheit gibt, ausführlich von sich selbst zu erzählen. Dies ist gerade für zurückhaltende Menschen wichtig oder für solche, die in ihrem privaten Umfeld sehr isoliert sind und unter Vereinsamung leiden. Durch das Erzählen werden sie in den Mittelpunkt der Gruppe gestellt und direkt in diese eingebunden. T16 setzt in dieser Situation das Aktive Zuhören ein, überlässt also dem alten Menschen dabei den aktiven Gesprächspart, ohne das Gespräch in eine andere Richtung zu lenken oder ihn durch Bewertungen seiner Äußerungen einzuschränken, und regt ihn lediglich ggf. durch gezieltes Feedback an, fortzufahren. Auf diese Weise wird einerseits die Kommunikationsfähigkeit des Tagesgastes gefördert, die ansonsten aufgrund sozialer Isolation möglicherweise in Gefahr geraten würde, zu verkümmern, andererseits wird er stärker in die Gruppe eingebunden und somit auch die Beziehung zu den einzelnen Gruppenmitgliedern gefördert. Auch T12 gibt an, Tagesgäste häufig erzählen zu lassen, ohne sie zu unterbrechen, wobei sie vor allem an solche Situationen denkt, in denen jemand unter *Verbosity* leidet. Das Aktive Zuhören dient diesen Menschen dann gewissermaßen als Ventil, um ihren extremen Rededrang abzubauen. Seine Besonderheit liegt darin, den eigenen Standpunkt völlig zurückzunehmen und sich ganz auf den Gesprächspartner zu konzentrieren, so dass dieser Gelegenheit erhält, seine Perspektive darzustellen. In der Altenpflege wird das Aktive Zuhören vor allem im Zusammenhang mit der Erinnerungsarbeit eingesetzt; die alten Menschen erzählen aus ihrem früheren Leben. Es könnte z. B. aber auch dann von Vorteil sein, wenn eine Lösung für ein bestehendes Problem gefunden werden muss und der Betroffene zunächst durch Aktives Zuhören Gelegenheit erhält, seine Sichtweise darzustellen. Auf diese Weise könnte dann verhindert werden, dass der Gesprächsverlauf zu früh auf die Suche nach einer Lösung gelenkt wird und dabei wichtige Aspekte übersehen werden, weil sie nicht zur Sprache gekommen sind.

4.) Nonverbales Gesprächsverhalten

Schließlich kommt auch der nonverbalen Ebene allgemein große Bedeutung zu, da sie die verbale Ebene unterstützt und insgesamt die Verständlichkeit erhöht, sich zugleich aber auch direkt auf die Beziehung zwischen den GesprächspartnerInnen auswirkt. So schildert T9, dass es sie sehr verunsichert, wenn jemand sie im Gespräch nicht anschaut, weil sie dann nicht einschätzen kann, wie er zu ihr und der Situation insgesamt steht, ob er sie z. B. ernst nimmt oder sie ablehnt. Die Mimik ihres Gesprächspartners, insbesondere der Blickkontakt, ist für sie eine wichtige Voraussetzung, um zu wissen, wie sie sich im Gespräch verhalten soll, wie sie z. B. auf den Gesprächspartner zugehen soll, da sie ihr eine wichtige Rückmeldung gibt. Gerade im Umgang mit Demenzerkrankten kann dies problematisch werden, da sie oft nicht mehr in der Lage sind, den Blickkontakt während der Gesprächssituation aufrecht zu erhalten. T9 ist sich in einem solchen Fall oft nicht sicher, ob der oder die Betreffende überhaupt noch in der Lage ist, dem Gesprächsverlauf zu folgen. Auch daran zeigt sich wieder die Bedeutung der Rezipientenrolle. Durch seine Reaktionen auf die Äußerungen seines Gesprächspartners, entweder nur auf nonverbaler Ebene durch Mimik oder Gestik, durch Feedback oder beides zugleich, signalisiert der Rezipient Aufmerksamkeit, Verständnis des Gesagten und ggf. seine eigene Ansicht dazu. Fehlt diese Komponente, wie T9 dies schildert, so wird der Produzent verunsichert, wodurch der Gesprächsfluss dann schließlich ins Stocken gerät.

Andererseits wird die nonverbale Ebene gerade bei einer gestörten Kommunikationsfähigkeit, wie sie etwa als Folge einer Demenzerkrankung oder eines Schlaganfalls auftreten kann, häufig als Hilfsmittel eingesetzt, um eine Verständigung zu erleichtern oder erst zu ermöglichen. Auf diesen Aspekt, der gerade in der Altenpflege von besonderer Bedeutung ist, da eine gestörte Kommunikation unter HeimbewohnerInnen und BesucherInnen einer Tagespflege weit verbreitet ist, werde ich an späterer Stelle noch näher eingehen. Er stellt keinen Widerspruch zu der Darstellung von T9 dar, da bei gestörter Kommunikationsfähigkeit die nonverbale Ebene die verbale gezielt unterstützt oder sogar ersetzt; auch beschränkt sie sich nicht auf die Mimik, sondern bezieht auch die Gestik und ggf. die taktile Ebene mit ein, findet also auf einer völlig anderen Ebene statt als in einem verbalen Gespräch.

5.) Die Persönlichkeit der AltenpflegerInnen selbst

Von übergeordneter Bedeutung ist schließlich auch noch die Persönlichkeit der AltenpflegerInnen selbst, z. B. ob jemand eher kontaktfreudig oder eher zurückhaltend ist oder ob er oder sie in einem Gespräch grundsätzlich eher zu Spontaneität oder zu einem eher überlegenden Verhalten neigt. Da gerade diese beiden Persönlichkeitsmerkmale das Gesprächsverhalten stark prägen können und sich deshalb auch besonders auf eine konkrete Gesprächssituation auswirken können, wurden sie im Interview direkt erfragt (Frage 10 und 11 des Hauptteils). Dabei zeigte sich, dass viele PflegerInnen zwischen der beruflichen und der privaten Situation unterschieden. So gaben T4, T6, T7 und T13 an, im Beruf sehr kontaktfreudig zu sein und auch leicht Zugang zu den alten Menschen zu finden, privat aber eher zurückhaltend zu sein, während die übrigen sich grundsätzlich als kontaktfreudig einstuften. Auch Selbst- und Fremdbild waren mitunter verschieden. So gab T3 an, sie selbst betrachte sich als eher zurückhaltend, werde von anderen aber als kontaktfreudig eingeschätzt. T9 sieht Kontaktfreude und Aufgeschlossenheit als Voraussetzung für den Altenpflegeberuf an:

„Mittlerweile [betrachte ich mich] eher als kontaktfreudig, weil sonst hätte ich mir diesen Beruf nicht aussuchen dürfen. Weil in dem Moment, wo du nur auf Distanz gehst, dann ist man da nicht richtig am Platz. Weil dann kannst du die Situation nicht einschätzen [...]"

Aus diesem Ergebnis lässt sich schließen, dass eine aufgeschlossene, offene Haltung, die aktiv auf den Gesprächspartner zugeht, gerade in der Altenpflege eine Grundvoraussetzung ist, da sie den Aufbau einer Beziehung zu den alten Menschen wesentlich erleichtert. Auch scheint dies im beruflichen Kontext leichter zu sein als im privaten Bereich; auch InterviewteilnehmerInnen, die privat eher zurückhaltend sind, fällt es nicht schwer, auf beruflicher Ebene Kontakt herzustellen. Dabei könnte neben der gesamten Umgebung auch die Berufserfahrung eine Rolle spielen; sie wirkt sich unter anderem auch auf das Gesprächsverhalten aus und erleichtert den Umgang mit der konkreten Situation.

Eine der Interviewfragen (Frage 11 des Hauptteils) bezieht sich darauf, ob jemand sich in einem Gespräch gewöhnlich eher spontan verhält oder eher dazu neigt, eine Äußerung zunächst zu überdenken. Gerade durch spontane Äußerungen oder Reaktionen auf eine Äußerung des Gesprächspartners kann der Gesprächsverlauf besonders stark beeinflusst werden. Dies kann unter bestimmten Umständen vorteilhaft sein, z. B. in einer zwanglosen Unterhaltung, in der es hilft, den Gesprächsfluss in Gang zu halten. In Gesprächskontexten, in denen es darauf ankommt, sehr gezielt zu reagieren, wie etwa bei der Entschärfung einer

Krisensituation, kann spontanes Gesprächsverhalten aber ggf. unbeabsichtigt die Situation verschärfen, wenn es vom Gesprächspartner z. B. als Kritik oder sogar Angriff verstanden wird. Diese Gefahr besteht vor allem in emotionalen Situationen wie etwa dem Umgang mit einem aggressiven Menschen oder auch bei Gesprächen über besonders persönliche oder auch heikle Themen.

Viele InterviewteilnehmerInnen unterschieden auch hier klar nach verschiedenen Gesprächskontexten, woran deutlich wird, dass sie sich dieser Gefahr bewusst sind. So gab z. B. T4 an, dass sie bei ernsten Gesprächsthemen, etwa wenn sie jemandem eine schlechte Nachricht wie z. B. eine Todesnachricht überbringen muss, zuerst überlegt, wie sie der Betreffenden dies beibringen soll, dass sich aber andererseits Gespräche auch häufig spontan entwickeln; zu denken ist dabei etwa an ungezwungene Unterhaltungen. In ähnlicher Weise äußerten sich z. B. auch T2, T3, T6 und T8. T5 hingegen differenzierte nicht nach unterschiedlichen Kontexten, sondern gab an, sich grundsätzlich spontan zu verhalten und offen auszusprechen, was sie denke.

T9 sah einen Zusammenhang zwischen äußeren Umständen und dem Gesprächsverhalten; sie gab an, dass in Stresssituationen Spontaneität im Gespräch leicht verloren gehen könne, was sie darauf zurückführte, dass man in einer solchen Situation nicht immer genau genug hinhöre. Denkbar wäre auch, dass gerade in einer Stresssituation eine innere Anspannung vorherrscht, während spontanes Gesprächsverhalten möglicherweise eine innere Entspannung erfordert, um sich auf die jeweilige Situation einstellen zu können. In einer Stresssituation neigt der Betroffene möglicherweise dazu, sich stärker auf die konkreten äußeren Umstände zu konzentrieren, die für ihn in diesem Augenblick „greifbarer" sind als innere Vorgänge.

T13 brachte Spontaneität mit dem Lebensalter in Verbindung; sie nahm an, dass die Spontaneität im Laufe der Zeit abnimmt, was sie an sich selbst beobachtet hat. Sie äußerte:

„In meinem Alter[14] ist man nicht mehr ganz so spontan, da denkt man schon ein bisschen mehr nach."

T10 schließlich gab an, grundsätzlich eine gewisse innere Distanz zu ihrer Arbeit zu haben. Andererseits fällt es ihr aber auch nicht schwer, von sich aus auf Menschen zuzugehen und den Kontakt mit ihnen zu fördern. Im Wesentlichen war der Grundtenor bei dieser Frage, man könne hier keine Verallgemeinerung treffen, sondern entscheidend für spontanes oder eher überlegendes Gesprächsverhalten sei immer die konkrete Situation, also der individuelle

---

[14] Das Alter von T13 wurde auf ihren Wunsch hin nicht erfragt; nach meiner Schätzung ist sie etwa Mitte 40 bis Anfang 50 Jahre alt.

Gesprächskontext. In ähnlichem Sinne äußerten sich auch die übrigen InterviewteilnehmerInnen.

Daneben wurde von mehreren InterviewteilnehmerInnen (T3, T8, T9, T14) noch ein weiterer Aspekt eingebracht, der häufig eng mit Spontaneität in Zusammenhang steht, nämlich die Strategie der Selbstreflexion. So äußerte T14 auf die Frage, ob es Situationen gebe, in denen sie sich nicht ganz sicher sei, wie sie sich am besten verhalten solle, Folgendes:

> „Vielleicht ist es manchmal... reagiert man so spontan, dass man im nachhinein dann denkt: „Ach, das hättest du vielleicht anders machen müssen", aber ich denke nicht, dass es dann etwas Schlimmes ist, also dass es jetzt ganz negativ ist, wie man reagiert hat, nur wenn man das mal reflektiert, dass man dann sagt: „Ach ja, hätte man...", hat man aber nicht in dem Moment."

Sie setzt die Selbstreflexion also im Anschluss an eine Situation ein, in der sie sich ihrer Meinung nach zu spontan verhalten hat und im Nachhinein Zweifel bekommt, ob dies angemessen war. Sie empfindet ihr Verhalten in einer solchen Situation zwar nicht als falsch, aber als möglicherweise nicht optimal. T8 nutzt die Selbstreflexion vor allem deshalb, weil sie in der problematischen Situation selbst zu großen Handlungsbedarf sieht, um zugleich über eine optimale Reaktion nachdenken zu können. Wenn diese Situation dann erneut auftritt, weiß sie, wie sie sich verhalten muss. T9 setzt die Selbstreflexion ein, um eine konkrete Situation im Nachhinein für sich selbst zu klären, sie sich gewissermaßen selbst noch einmal zu erklären. Sie befürchtet jedoch, dass ihr diese Fähigkeit im Laufe der Zeit durch die einsetzende Berufsroutine abhanden kommen könnte. Nach den Erfahrungen meiner InterviewpartnerInnen ist die Selbstreflexion somit eine Strategie, die sehr gut geeignet ist, eine als schwierig empfundene Situation im Nachhinein noch einmal aufzubereiten und dadurch insgesamt die Sicherheit im Umgang mit problematischen Situationen zu erhöhen.

Weiterhin besteht ein enger Zusammenhang dieser Sicherheit mit der eigenen Berufserfahrung. Gerade solche InterviewteilnehmerInnen, die über eine langjährige Berufserfahrung verfügen, wie T7, T8, T13, T15 und T16, gaben an, dass sie im Umgang mit allen in ihrem Beruf vorkommenden Situationen, auch heiklen oder kritischen, große Sicherheit besitzen. So antwortet etwa T8 auf die Frage, ob es Gesprächsthemen gebe, die sie als schwierig oder belastend empfinde:

> „Das gehört zur Arbeit dazu (*lacht*), und da kann ich nicht sagen: „Das Thema fasse ich an, und das Thema fasse ich nicht an. Das muss angefasst werden, das muss geklärt werden."

Ähnlich äußert sich auch T15, die der Ansicht ist, Unsicherheit im Umgang mit konkreten Situationen könne sie sich gar nicht erlauben:

„Nein. Nein. Das darf ich gar nicht. Sonst müssten die [Tagesgäste] mich ja beruhigen (*lacht*)."

Sie ist zudem der Ansicht, dass eine Pflegekraft in der absolvierten Fortbildung alle notwendigen Voraussetzungen erwirbt, um solche Situationen zu meistern. Andere TeilnehmerInnen, z. B. T1, T2, T4, T9, T10 oder T13, gaben an, dass es durchaus Situationen gibt, die sie als schwierig bzw. belastend empfinden, so etwa solche, in denen jemand schwer krank ist oder im Sterben liegt, aber auch z. B. den Umgang mit Aggressivität oder Depressionen, oder auch bestimmte Gesprächssituationen wie etwa Gespräche über den Tod. Auf diese Situationen, die häufig von zentraler Bedeutung sind, werde ich später noch detaillierter eingehen. Insgesamt betrachtet, spricht der enge Zusammenhang zwischen Berufserfahrung und Sicherheit im Umgang mit problematischen Situationen dafür, dass diese Sicherheit vor allem durch die aktive Bewältigung solcher Situationen gefördert und somit erst im Laufe der Zeit erworben wird. Das in der Fortbildung erworbene Wissen schafft die Grundlage dafür, muss jedoch durch den konkreten Umgang mit solchen Situationen auf der Ebene der Praxis unterstützt werden.

Themenbereich 2: Die Bedeutung der Kommunikation für die PflegerInnen

1.) Die Arbeitsbedingungen der PflegerInnen

Auf die Arbeitsbedingungen der PflegerInnen in Altenheim und Altentagespflege wurde in Kapitel 2 bereits ausführlich eingegangen. Da sie jedoch den Rahmen für die Altenarbeit und damit auch für die Kommunikation in der Altenpflege bilden und auch in den Interviews ein wesentliches Thema darstellten, soll dieser Aspekt hier noch einmal aufgegriffen werden.

Altenheim

Wie in Kapitel 2 bereits geschildert wurde, hat sich das Altenheim allmählich von einer Wohnform speziell für alte Menschen zu einem reinen Pflegeheim gewandelt, in dem die Versorgung Pflegebedürftiger gegenüber dem geselligen Zusammenleben weit im

Vordergrund steht. Dieser Wandel wird von T3 sehr ausführlich erläutert und von T1 ebenfalls erwähnt, klingt aber auch in anderen Interviews, so etwa bei T2, T4 oder auch T7, indirekt an. Gerade der Anteil Demenzerkrankter nimmt dabei in den letzten Jahren immer mehr zu. Je nach der Schwere ihrer Erkrankungen gibt es verschiedene Stationen für die HeimbewohnerInnen. In der Regel gibt es z. B. einen Wohnbereich für Menschen, die sich weitgehend selbst versorgen können und lediglich bei häuslichen Tätigkeiten auf Hilfe angewiesen sind, eine Pflegestation, in der Bettlägerige untergebracht sind, oft auch eine Station für Demenzerkrankte, in der das Personal eine spezielle Ausbildung erhalten hat (T1). Die Pflegekräfte selbst arbeiten im Schichtdienst, der in der Regel in eine Früh-, Nachmittags- und Spätschicht unterteilt ist. Sie arbeiten selbstständig und tragen dabei eine hohe Verantwortung, da sie in kritischen Situationen zunächst auf sich allein gestellt sind und selbst eine Entscheidung treffen müssen, bis ggf. ein Arzt eintrifft. T3 vergleicht diese Situation mit derjenigen eines pflegenden Angehörigen, der ebenfalls allein mit dem Kranken ist und sich in einer Krisensituation aktiv Hilfe holen muss.

Ein zentrales Problem im Altenheim ist, dass es häufig zu wenig Pflegepersonal gibt, so dass der Druck auf den einzelnen Mitarbeiter stark zunimmt. So kann es vorkommen, dass eine Pflegekraft für bis zu zwanzig Menschen zuständig ist. Auf dieses Problem, das eng mit dem Kostenfaktor, aber auch mit gestiegenen Anforderungen an die PflegerInnen aufgrund neuer Richtlinien zusammenhängt, geht T3 sehr ausführlich ein. Es wird aber auch von vielen anderen InterviewpartnerInnen direkt oder indirekt angesprochen, so z. B. von T2 oder von T6, die nach Möglichkeit versucht, die Heimbewohnerinnen zur aktiven Mithilfe bei der Grundpflege zu bewegen, um ihnen grundlegende Fertigkeiten zu erhalten, aber häufig durch den bestehenden Zeitdruck gezwungen ist, die Pflege allein auszuführen.

Der enorme Zeitdruck führt dazu, dass die Betreuung der HeimbewohnerInnen sich häufig auf das Notwendigste wie etwa die Grundpflege beschränkt und die weiter gehende Betreuung, insbesondere die Kommunikation, oft zu kurz kommt. Sie erfolgt eher nebenher während der Pflege; Raum für ausführlichere Gespräche oder Zeit, sich mit jemandem einfach einmal zu unterhalten, ohne zugleich noch eine andere Tätigkeit durchführen zu müssen, gibt es in der Regel nicht:

„Ja, Betreuung in dem Sinne ist eigentlich fast nicht möglich, im Sinne von intensiver Einzelbetreuung, ja? Das ist eher Pflege, Grundpflege, und dann vom Arzt angeordnete Pflege, Behandlungspflege." (T2)

Die große innere Anspannung, unter der die Pflegekraft somit steht, kann dazu führen, dass sie gereizt auf das Anliegen eines Heimbewohners reagiert, was sich dann wiederum auf dessen Reaktion auswirkt. Gerade in einer besonderen Stresssituation, etwa in Stoßzeiten wie der Essensausgabe, kann dann die Kommunikation geradezu als Störfaktor empfunden werden, der den eigentlichen Arbeitsablauf behindert.

Auch die Möglichkeiten der Kommunikation selbst sind eingeschränkt. Wie T4 darlegt, lernen AltenpflegerInnen im Rahmen ihrer Ausbildung unter anderem auch, die Freizeit der alten Menschen mit zu gestalten und ihnen gezielt geistige Anregung zu geben, etwa durch Gesprächskreise oder gemeinsames Singen oder Lesen. Doch der Arbeitsalltag lässt ihnen keinen Raum, diese Möglichkeiten tatsächlich zu nutzen, ein Aspekt, der auch von T2 angesprochen wird. Die Kommunikation mit den alten Menschen bleibt auf das Notwendigste beschränkt, wodurch letztlich auch die Herstellung einer engeren Beziehung zwischen HeimbewohnerInnen und PflegerInnen erschwert wird.

Altentagespflege

Einen großen Kontrast zu dieser Situation bildet die Situation in der Altentagespflege. Hier stellen gemeinsame Aktivitäten mit den Tagesgästen den Schwerpunkt der Betreuung dar, wobei der kommunikative Aspekt stark im Vordergrund steht. So wird hier jede Gelegenheit zu zwangloser Unterhaltung genutzt, wie sie sich etwa während der gemeinsamen Mahlzeiten oder anderer Aktivitäten, wie etwa bei Spaziergängen, ergibt, wo sich häufig spontane Gespräche entwickeln. Darüber hinaus werden jedoch die kognitiven Fähigkeiten der alten Menschen, insbesondere die kommunikativen, auch gezielt durch konkrete Übungen wie Wortratespiele oder Gedächtnistraining, aber auch durch direkte Hilfestellung bei Beeinträchtigungen gefördert. Auf diesen Aspekt, der gerade in der Tagespflege von zentraler Bedeutung ist, werde ich unten noch ausführlicher eingehen. Wie in Kapitel 2 bereits anklang, ist die Beziehung zwischen PflegerInnen und Tagesgästen insgesamt intensiver und enger als im Altenheim, und es bestehen grundsätzlich mehr Möglichkeiten, die alten Menschen auf geistiger und körperlicher Ebene zu fördern und ihnen diese Fähigkeiten so lange wie möglich zu erhalten.

Dies lässt sich vor allem darauf zurückführen, dass die Arbeitsumstände der PflegerInnen sich stark von denen im Altenheim unterscheiden, wie dies ebenfalls in Kapitel 2 bereits geschildert wurde. So entfällt in der Tagespflege ein großer Teil der Grundpflege; die Pflegetätigkeit beschränkt sich hier auf einige wenige zentrale Hilfestellungen wie z. B. Essen reichen. Da die alten Menschen zudem in der Gruppe betreut werden, ist eine zeitliche

Entzerrung gegeben; es müssen nicht von einer Pflegekraft bis zu zwanzig Menschen nacheinander betreut werden wie im Heim. Auch sind die einzelnen Gruppen relativ klein. So werden z. B. in Einrichtung 4, in der T7 arbeitet, zum Zeitpunkt des Interviews 24 Menschen betreut; diese werden dann in der Regel in mehrere Gruppen eingeteilt, so dass eine Gruppe im Durchschnitt etwa acht Personen umfasst. Zudem sind in Stoßzeiten, wie etwa zu den gemeinsamen Mahlzeiten, mehrere PflegerInnen zugleich anwesend, so dass es nicht zu Engpässen kommt (T13).

Da somit ein wesentlicher Teil der Tätigkeiten, die den Arbeitsalltag im Altenheim ausmachen, in der Tagespflege stark reduziert ist oder ganz wegfällt, bleibt erheblich mehr Raum für die eigentliche Betreuung der alten Menschen. Diese erfolgt in der Regel in der Gruppe, doch ist in kritischen Situationen auch eine Einzelbetreuung möglich. So erzählt T10 von einer alten Frau, die permanent nach der Uhrzeit fragte, was von den anderen Gruppenmitgliedern als sehr störend empfunden wurde; es bestand die Gefahr eines Gruppenkonflikts. In einem solchen Fall bietet sich nach der Erfahrung von T10 eine Einzelbetreuung an; auf diese Weise kann dann die Gruppensituation entschärft werden. Zugleich erfährt der oder die Betroffene intensive Zuwendung und Ablenkung von der kritischen Situation. Gerade die häufige Frage nach der Uhrzeit, wie im Beispiel von T10, kann als Versuch aufgefasst werden, der Zeit eine feste Struktur zu geben, da die Fähigkeit, die vorhandene Zeitstruktur zu erkennen, aufgrund einer Demenzerkrankung verloren gegangen ist. Erfährt der Betroffene dann in der Einzelbetreuung intensive geistige Anregung und Zuwendung, so wird er von seiner zeitlichen Orientierungslosigkeit abgelenkt. Gerade dieser Aspekt der Zuwendung und Anregung kommt im Altenheim oft zu kurz, wie oben bereits an der Äußerung von T2 deutlich wurde, dass eine Betreuung der alten Menschen im eigentlichen Sinne dort kaum möglich ist.

Doch wenn auch der im Altenheim bestehende Zeitdruck in der Tagespflege nicht gegeben ist, stehen die Pflegekräfte trotzdem häufig unter großer innerer Anspannung. Der Grund dafür ist, dass sie während der Arbeit mit den einzelnen Gruppen ständig anwesend sein müssen und auch permanente Aufmerksamkeit erforderlich ist. Gerade dann, wenn ein Tagesgast eine Weglauftendenz aufweist, muss die Pflegekraft ihn jederzeit im Auge behalten, da er dabei in gefährliche Situationen geraten kann, ohne es zu bemerken, wenn er z. B. ins Treppenhaus oder auf die Straße geht und die Gefahr eines Unfalls besteht. Dieses spezielle Problem kommt auch im Altenheim häufig vor, wie T6 darlegt. In der Tagespflege kann es aber möglicherweise unter Umständen noch größer sein, da hier eine gewisse Mobilität die Voraussetzung dafür ist, dass ein alter Mensch überhaupt aufgenommen wird, während im Heim besonders viele stark Pflegebedürftige leben, die auch häufig bettlägerig sind, also rein körperlich gar nicht mehr in der Lage wären, eine bestehende Weglauftendenz noch auszuleben. Andererseits werden in manchen Tagespflegeeinrichtungen Menschen, die eine Weglauftendenz zeigen, aus Sicherheitsgründen gar nicht erst aufgenommen, wie dies nach Angabe von T8 z. B. in Einrichtung 5 der Fall ist.

Die permanente Anwesenheit in der Gruppe führt dazu, dass die PflegerInnen in der Tagespflege nur wenige Möglichkeiten haben, sich für eine Weile zurückzuziehen, um neue Kraft zu schöpfen; dies ist nur nach Absprache mit KollegInnen möglich. Sie arbeiten nach einem festen Tagesplan, von dem abzuweichen nur unter Schwierigkeiten möglich ist. Deshalb müssen sie ihr Verhalten jederzeit vollkommen unter Kontrolle haben. Dies wird häufig als sehr anstrengend erlebt, wie z. B. T7, T8 und T9 angeben, und ist zugleich aus der Perspektive der PflegerInnen der grundlegendste Unterschied zwischen Altenheim und Tagespflege, wie an folgender Äußerung von T8 deutlich wird:

„[...] wir sind ja auf ziemlich engem Raum. Im Altenheim kann man im Zimmer verschwinden, dann wasche ich den, und [...] dann gehe ich zum nächsten, bin wieder bei einem anderen am Arbeiten. Das fällt hier aus. Man ist immer in der Gruppe zusammen, immer unter Beobachtung, jeder kriegt die Mimik und Gestik des anderen mit, jeder kriegt den Tonfall, das Wort mit, und das ist schon nicht ganz einfach."

T8 würde also grundsätzlich die Möglichkeit, etwas mehr Distanz wahren zu können, als entlastend empfinden, und betrachtet somit die Situation im Heim unter diesem Aspekt sogar als vorteilhafter. T9 weist darauf hin, als wie anstrengend sie die gesamte Arbeitssituation oft empfindet:

„Ja, es ist auch eine andere Struktur [als im Altenheim]. Während wirklich auf den Stationen es sich überwiegend ja doch um die Grundpflege und um die Behandlungspflege doch alles dreht, ist es hier etwas ganz anderes. Ich habe es mir erst nicht so schwierig vorgestellt, aber es ist auch... sagen wir mal so, wenn du hier raus gehst, bist du dann auch erst mal geschafft, nicht wahr? Und das nicht körperlich, sondern einfach... ja, weil du in dem Moment wirklich die ganze Zeit auch präsent sein musstest und musstest gegebenenfalls Hilfestellung geben, beobachten..."

Somit lässt sich festhalten, dass grundsätzlich beide Formen der Altenbetreuung, Altenheim wie Tagespflege, große Belastungen für die PflegerInnen mit sich bringen, die sich jedoch jeweils in unterschiedlicher Form äußern. Im Altenheim ist die körperliche Belastung aufgrund der intensiveren Pflegetätigkeit grundsätzlich höher; die psychische Belastung ist dagegen in beiden Formen vergleichbar groß, liegt jedoch auf unterschiedlichen Ebenen.

2.) Die Beziehung zu den ArbeitskollegInnen

Von grundsätzlicher Bedeutung ist sowohl im Altenheim als auch in der Tagespflege eine gute Beziehung der PflegerInnen untereinander, die jederzeit einen Informationsaustausch erlaubt. So müssen z. B. Absprachen hinsichtlich der Tagesstrukturierung getroffen werden; im Altenheim müssen etwa Schichten eingeteilt oder konkrete Pflegemaßnahmen für bestimmte HeimbewohnerInnen abgesprochen werden; in der Tagespflege muss die genaue Gruppenbetreuung geklärt werden. Zudem entwickelt der Betreuer jeweils ein konkretes Tages- bzw. Wochenprogramm für seine Gruppe, wie dies in Kapitel 2 bereits anklang und auch von T9 geschildert wird. Eine gute Zusammenarbeit des Pflegeteams macht somit die Arbeitsabläufe insgesamt effektiver, was sowohl im Altenheim als auch in der Tagespflege von grundlegender Bedeutung ist. Im Altenheim ist Effektivität vor allem aufgrund des bestehenden Mangels an PflegerInnen und des dadurch bestehenden Zeitdrucks wichtig, um die einzelne Pflegekraft nicht noch zusätzlich zu belasten. In der Tagespflege dagegen ist der Aufgabenbereich noch komplexer als im Heim; neben der eigentlichen Betreuung nimmt auch die genaue Planung und Vorbereitung der vielfältigen Tagesaktivitäten einen breiten Raum ein. Die verschiedenen Aufgaben werden dabei innerhalb des Teams aufgeteilt, wie T8 schildert:

> „Hintergrundarbeit wird so viel geleistet [...]. Dafür sind wir ja auch hier aufgeteilt, dass jeder immer so einen Teil leistet am Vormittag. Man muss ja auch vorbereiten, man muss die Gruppenschichten nachbereiten, das Frühstück muss ja abgedeckt, abgeräumt werden, Verschiedenes vorbereitet werden. Das ist ja nicht so, dass wir jetzt nur die Gruppe haben, und das war es dann. Wir müssen ja auch die Toilettengänge und alles machen. Und das ganze Drumherum, da ist eigentlich die Gruppenarbeit der kleinste Teil, das Drumherum ist viel, viel größer."

Durch Aufgabenteilung wird sichergestellt, dass einerseits effektiv gearbeitet wird, andererseits jedoch die einzelne Pflegekraft nicht überlastet ist. Dies setzt jedoch eine genaue Planung der Arbeitsabläufe voraus, was durch eine positive Arbeitsatmosphäre wesentlich erleichtert wird.

Aber auch während der Betreuung der alten Menschen ist der direkte Informationsaustausch der PflegerInnen untereinander wichtig, z. B. über den konkreten Zustand eines Heimbewohners oder Tagesgastes, um ggf. einer Verschlechterung seines Zustands vorbeugen zu können. Eine harmonische Zusammenarbeit des Pflegeteams ist somit eine unabdingbare Voraussetzung für die Altenarbeit, denn

> „[...] so haben die Teams auch viel mehr die Möglichkeit, sich dann auch mal sagen zu können: „Nein, heute kann ich nicht. Heute geht es mir nicht gut, bist du so lieb und würdest du meine Abteilung machen, weil ich

die leichtere Seite heute übernehme, obwohl wir anders eingeteilt sind?" Also mit dem Team steht und fällt eigentlich auch schon alles, gerade in der Pflege. Und das Team muss sich aussprechen können, aber ohne dass sich jeder jetzt irgendwie unterordnen muss." (T9)

Eine solche Arbeitsatmosphäre entwickelt sich häufig im Laufe der Zeit. Das Kollegenteam wächst allmählich zusammen, wie dies etwa T13 hervorhebt, die betont, dass ihr Arbeitsteam schon sehr lange besteht. Ein solches Team, in dem sich eine echte Gemeinschaft gebildet hat, ist dann auch in der Lage, größeren Belastungen standzuhalten. Dies zeigt sich an folgender Passage aus dem Teilinterview mit T16:

- *Wie ist Ihre Beziehung zu Ihren Kollegen?*
- Gut. Bis jetzt überall, denke ich. Aber was unser Team eigentlich ausmacht, ist, das ist mir eben noch mal so klar geworden, dass wir die Fähigkeit haben, immer wieder neu aufeinander zuzugehen und auch in Kommunikation miteinander zu treten. Das, finde ich, ist eine ganz tolle Teameigenschaft eigentlich, die selten da ist. Was auch mit dem Führungsstil natürlich zusammenhängt. Und da, denke ich, haben wir alle gute Kompetenzen. Menschlich auch irgendwo einen Weg eigentlich, eine Antenne für einander. Nicht immer, aber aufgrund dieser... ja, findet man eigentlich sehr schnell heraus: Was mag ich an dem anderen, was nicht? Und es gibt ja immer mal Meinungsverschiedenheiten.
- *Sie arbeiten also immer miteinander?*
- Ja. Eigentlich schweißt einen auch die Not immer so zusammen. Wenn man auf jemanden drauf angewiesen ist. Aber menschlich gesehen, kann ich nur sagen: Ich achte jeden, insgesamt. Ich würde wirklich sagen, es würde mir ohne Ende Leid tun, wenn ich die Integrität eines Menschen hier verletzen würde.

Ein solches „gewachsenes" Team bedeutet aber zugleich, dass die Situation der PflegerInnen, die neu in ein langjähriges Arbeitsteam kommen, zunächst nicht ganz einfach ist. So erzählt T9, dass sie aufgrund verschiedener Praktika, die sie im Rahmen ihrer Ausbildung bereits absolviert hat, schon mehrmals ihre Arbeitsstätte wechseln musste; insgesamt bleibt sie jeweils für drei Monate in einer bestimmten Einrichtung. Sie muss sich also jedesmal nach einem solchen Wechsel wieder neu in das jeweilige Team einfügen, mit ihrer jeweiligen Umgebung zurechtkommen und Zugang zu ihren neuen KollegInnen finden. Diese Situation ist zunächst sehr verunsichernd. T9 setzt sich deshalb immer zum Ziel, ihre neuen KollegInnen zunächst so gut kennen zu lernen, dass sie sich individuell auf sie einstellen kann und auf diese Weise mit jedem Einzelnen zurechtkommt. Aus diesem Grund verhält sie sich zunächst zurückhaltend und beobachtet ihre KollegInnen und deren individuelles Verhalten, um erst später direkt auf sie zuzugehen, wenn sie ihr Verhalten besser einschätzen kann. Für einen intensiveren Kontakt mit ihren KollegInnen, etwa auf privater und freundschaftlicher Ebene, wie er gerade in Einrichtung 5 häufig zwischen den einzelnen MitarbeiterInnen gegeben ist, bleibt ihr jedoch nicht ausreichend Zeit, da ein solcher Prozess sich erst allmählich entwickelt. Bis zu einem bestimmten Grad bleibt sie somit immer eine Außenstehende. Besonders in der Ausbildungssituation, in der sie sich zur Zeit befindet und in der ja die praktischen Erfahrungen erst noch erworben werden müssen, kann dies sehr verunsichern. Gerade in dieser Situation kann ein intensiver Austausch mit den erfahreneren KollegInnen sehr hilfreich sein, eine Möglichkeit, die T9 auch immer wieder wahrnimmt. Dies deutet darauf hin, dass es ihr trotz allem relativ leicht fällt, sich neu in ein bereits bestehendes Team einzufügen.

Insgesamt wird deutlich, dass die Zusammenarbeit der einzelnen Pflegeteams in den von mir besuchten Einrichtungen grundsätzlich harmonisch ist. So äußerten sich alle TeilnehmerInnen positiv über die Atmosphäre in ihrem jeweiligen Team. Allenfalls gaben sie vereinzelt an, selbst aufgrund einer relativ kurzen Zeit in der jeweiligen Einrichtung noch nicht vollständig in das Team integriert zu sein (T5 und T9). Mitunter wurde sogar ausdrücklich betont, das Team arbeite schon recht lange zusammen und sei gut aufeinander eingespielt (z. B. T13). Die Voraussetzungen für eine effektive Zusammenarbeit in einer positiven Arbeitsatmosphäre sind also in den von mir besuchten Einrichtungen erfüllt.

3.) Konfliktsituationen im Kollegenteam

Doch auch wenn das Kollegenteam gemeinschaftlich zusammenarbeitet und das Arbeitsklima insgesamt gut ist, kann es zu Konfliktsituationen kommen. Diese können grundsätzlich auf drei unterschiedlichen Ebenen stattfinden, da die PflegerInnen es in erster Linie mit drei unterschiedlichen Personengruppen zu tun haben: mit den alten Menschen selbst, deren Angehörigen und mit ihren eigenen KollegInnen. Die beiden ersten Fälle werde ich unten noch näher untersuchen; an dieser Stelle werde ich zunächst auf Konfliktsituationen der PflegerInnen untereinander eingehen.

Zunächst einmal sind Meinungsverschiedenheiten innerhalb eines Kollegenteams weit verbreitet; sie werden von verschiedenen Interviewpartnerinnen (T1, T4, T8, T12, T13, T15) angesprochen; auch Streitigkeiten kommen gelegentlich vor. Meinungsverschiedenheiten können z. B. im Rahmen unterschiedlicher Arbeitsweisen oder Ansichten über bestimmte Pflegemaßnahmen auftreten. Eine Ursache für Streitigkeiten liegt sicherlich in den Arbeitsbedingungen der PflegerInnen. So gibt T2 offen zu, dass er in einer Stresssituation, wie sie im Altenheim häufig vorkommt, mitunter gereizt reagiert, was sich dann wiederum in der Reaktion seines Gesprächspartners zeigt. T2 denkt dabei in erster Linie an Gespräche mit HeimbewohnerInnen, doch ist ein negativer Einfluss von Stress auf das Gesprächsklima grundsätzlich auch zwischen KollegInnen möglich. In der Tagespflege dagegen liegt das

Problem nach den Erfahrungen von T13 vor allem in den räumlichen Gegebenheiten, die dem Einzelnen keine Möglichkeit bieten, sich ggf. kurz zurückzuziehen und somit einem drohenden Konflikt aus dem Weg zu gehen. Hier ist somit ein gutes Verhältnis der KollegInnen untereinander, mit gegenseitiger Akzeptanz, besonders wichtig, um einen entstandenen Konflikt schnell wieder beilegen zu können und so tiefer gehende Probleme zu vermeiden:

> „Ja, also, wir reden drüber, eine Tagespflege ist ein ganz enger Raum. Wir haben ja keine Ausweichmöglichkeiten, das heißt, wir müssen immer miteinander umgehen können. Und das scheppert natürlich manchmal. Aber man muss wieder aufeinander zugehen können."

Solche Konflikte, oft auch persönliche Spannungen, werden jedoch von den Betroffenen in der Regel als nicht gravierend betrachtet. So äußert z. B. T1, es gebe zwar Kolleginnen – in Einrichtung 1 arbeiten ausschließlich weibliche Pflegekräfte -, die nicht sehr gut miteinander auskämen; dies gebe es jedoch nahezu in jedem Beruf. Sie führt solche Differenzen also eher auf die Persönlichkeit dieser Kolleginnen zurück als auf die konkreten Arbeitsbedingungen. Sie selbst ist von diesem Problem jedoch nicht betroffen. Auch T10 betrachtet Differenzen innerhalb des Teams als normal. T13 ist der Ansicht, dass ein Team in der Lage sein muss, solche Spannungen auszuhalten und anschließend wieder die alte, harmonische Beziehung herzustellen.

T12 weist auf ein Problem hin, das entstehen kann, wenn bei einem Konflikt eine offene Auseinandersetzung vermieden wird:

> „Ja, oder wenn auch mal Konflikte im Raum stehen, dass man die gleich anspricht und auch löst, nicht wahr? Oft wird das dann hinter dem Rücken ausgetragen, oder man bekommt es gar nicht mit, und das finde ich dann immer sehr schade, nicht wahr? Oder es wird ganz anders erzählt, und solche Sachen."

T12 versucht nach Möglichkeit, bei Konflikten innerhalb des Teams zu schlichten oder den Betroffenen Hilfestellung zu geben. Doch oft werden diese Konflikte verdeckt ausgetragen, ohne dass sie etwas davon bemerkt. Bei einem Konflikt, der nicht offen zur Sprache gebracht wird, besteht jedoch die Gefahr, dass er im Laufe der Zeit immer größer wird, da die Ursachen nicht abgeklärt werden. Oft bestehen diese Ursachen weiterhin, und die Situation wird im Laufe der Zeit immer angespannter, was sich dann wiederum auch auf das Verhalten der Betroffenen auswirkt, deren Beziehung allmählich immer schlechter wird. Je länger somit ein solcher Konflikt andauert, desto schwieriger wird es, ihn auszuräumen und eine Lösung für das bestehende Problem zu finden.

Eine besonders kritische Situation kann durch Irrtümer und Fehler eines Mitarbeiters entstehen, etwa dann, wenn er oder sie die Medikamente zweier HeimbewohnerInnen oder Tagesgäste vertauscht hat, ein Fall, der von T9 geschildert wird. In einer solchen Situation ist eine gute Beziehung der KollegInnen untereinander, die von Vertrauen geprägt ist, ganz besonders wichtig. Gerade bei einem solch gravierenden Fehler, der unter Umständen für den Betroffenen lebensgefährlich werden kann, ist eine schnelle Aufklärung notwendig, die ein rechtzeitiges Eingreifen ermöglicht. Wenn die betreffende Pflegekraft ohnehin schon eine eher schlechte Beziehung zu ihren KollegInnen hat, kann dies unter Umständen dazu führen, dass sie nicht den Mut findet, ihren Fehler einzugestehen, weil sie weitere negative Auswirkungen befürchtet. Auf diese Weise kann für den Patienten unter Umständen eine lebensgefährliche Situation geschaffen werden. Eine gute Beziehung innerhalb des Pflegeteams erscheint mir deshalb gerade in der Altenpflege, die mit hoher Verantwortung verbunden ist, unabdingbar.

T15 schließlich weist noch auf einen unmittelbaren praktischen Nutzen eines guten Arbeitsklimas hin: Spannungen im Kollegenteam beeinflussen nicht nur das gesamte Arbeitsklima negativ, sondern kosten oft auch viel seelische Kraft; die Betroffenen können unter Umständen sehr darunter leiden. Wenn somit eine bestimmte Pflegekraft in solche Konflikte verwickelt ist, fehlt ihr diese Kraft bei der Betreuung der alten Menschen, die dadurch weniger Aufmerksamkeit und Zuwendung erhalten. Wie bereits an früherer Stelle immer wieder deutlich wurde, sind gerade in der Tagespflege Gespräche mit den alten Menschen der Hauptbestandteil der eigentlichen Betreuung. Sie sind aber zugleich auch das, was die meiste seelische Kraft erfordert, wie T16 ausdrücklich hervorhebt. Damit gehen tief greifende Konflikte innerhalb des Pflegeteams auch zu Lasten der alten Menschen und sollten schon allein aus diesem Grund vermieden werden.

4.) Die Rolle der Hierarchieebene im Gespräch

Schließlich können auch unterschiedliche Hierarchieebenen der GesprächsteilnehmerInnen den Gesamtkontext beeinflussen, da sie sich unmittelbar auf das Gesprächsverhalten auswirken. T3, die Pflegedienstleiterin von Einrichtung 2, spricht zwei Beispiele für hierarchische Unterschiede an, nämlich Gespräche, die sie als Vorgesetzte mit ihren MitarbeiterInnen führt, und Gespräche zwischen einer Pflegekraft und dem Arzt, der die

BewohnerInnen des jeweiligen Altenheims betreut. In beiden Situationen befindet sich die Pflegekraft in der hierarchisch schwächeren Position.

Den ersten Fall betrachtet T3 aus ihrer Position als Vorgesetzte heraus, die häufiger mit ihren MitarbeiterInnen Konfliktgespräche führen oder Meinungsverschiedenheiten klären muss. Solche Gespräche führt sie sehr ungern, da sie ihr oft persönlich nahe gehen. Besonders schwer fallen sie ihr dann, wenn sie sehr emotional verlaufen, wenn z. B. jemand dabei zu weinen beginnt. In diesem Fall geht leicht der sachliche Aspekt verloren, so dass ein konstruktiver Umgang mit dem Problem kaum noch möglich ist. Auch sie selbst befindet sich in einer schwierigen Situation: Einerseits leidet sie gerade in sehr emotionalen Gesprächen mit dem oder der Betroffenen mit, andererseits muss sie jedoch stets ihre übergeordnete Position als Vorgesetzte beibehalten; für sie ist es notwendig, auf jeden Fall souverän mit der Situation umzugehen, auch wenn sie großen inneren Anteil daran nimmt. Deshalb bricht sie das Gespräch in einer kritischen Situation zunächst ab und verschiebt es auf einen späteren Zeitpunkt, so dass die Beteiligten Zeit haben, etwas inneren Abstand zu gewinnen. Anschließend kann dann das Gespräch wieder auf einer sachlicheren Ebene geführt und der bestehende Konflikt geklärt werden.

Hierarchische Strukturen wirken sich somit direkt auf das Gesprächsverhalten aus. Sie können z. B. dazu führen, dass der Gesprächspartner in der schwächeren Position sich eher passiv verhält und dadurch ggf. seine eigenen Reaktionsmöglichkeiten im Gespräch als relativ eingeschränkt empfindet. Dies kann im Extremfall zu einem Gefühl von Hilflosigkeit führen. Aber auch für den Gesprächspartner in der stärkeren Position kann die Hierarchie eine schwierige Situation schaffen. So kann T3 es sich z. B. nicht gestatten, allzu große Anteilnahme zu zeigen und sich in die Emotionalisierung verwickeln zu lassen, sondern muss ihre übergeordnete Position beibehalten, weil sie sonst Autorität verlieren würde. Andererseits kann ein zu reserviertes Verhalten des stärkeren Partners gerade in einem sehr emotionalen Gespräch Distanz schaffen. Zudem übernimmt in der Regel der Gesprächspartner in der stärkeren Position die Steuerung des Gesprächs, muss also allein schon deswegen jederzeit die Übersicht über den Gesprächsverlauf behalten und den sachlichen Aspekt im Auge behalten. Da gerade dies bei einem sehr emotionalen Gespräch besonders schwer fällt, ist die Strategie von T3, das Gespräch in einem solchen Fall abzubrechen und zu verschieben, sehr hilfreich, da eine Verlagerung auf die sachliche Ebene zu einem späteren Zeitpunkt, wenn die unmittelbare Emotionalität etwas abgeklungen ist, wieder leichter fällt.

Ein weiterer Aspekt ist, dass der Gesprächspartner auf der höheren Hierarchieebene sich häufig in einer isolierten Position befindet, da die Menschen, mit denen er oder sie zu tun hat, sich alle auf anderen Ebenen befinden. So äußert T3 auf die Frage nach ihrer Beziehung zu ihren ArbeitskollegInnen, KollegInnen in diesem Sinne habe sie gar nicht. Oft fehlt damit gerade solchen Menschen die Gelegenheit, sich mit Personen auf der gleichen Hierarchieebene auszutauschen und sich z. B. Rat zu holen; sie sind gezwungen, kritische Situationen aus ihrer isolierten Position heraus zu bewältigen.

Der zweite Fall von hierarchischen Gesprächen, der von T3 genannt wird, sind Gespräche zwischen Arzt und Pflegekraft, wobei der Arzt die höhere Hierarchieebene einnimmt. Die Konflikte, die in diesem Rahmen auftreten können, wurden bereits in der Einzelauswertung von Interview 3 ausführlich dargestellt. An dieser Stelle soll deshalb nur festgehalten werden, dass hierarchische Strukturen unter Umständen auch die Zusammenarbeit zwischen unterschiedlichen Fachkräften behindern können, wenn z. B. Expertenwissen des „schwächeren" Gesprächspartners, in diesem Fall der Pflegekraft, von dem Partner in der höheren Position, in diesem Fall dem Arzt, nicht anerkannt wird, wie dies von T3 geschildert wird.

Themenbereich 3: Die Bedeutung der Kommunikation für die alten Menschen

1.) Die Situation der alten Menschen

AltenheimbewohnerInnen

Wie oben bereits dargelegt wurde, hat sich das Altenheim in den letzten zwanzig Jahren von einer Wohnform speziell für alte Menschen mehr oder weniger stark zu einem reinen Pflegeheim gewandelt. Viele HeimbewohnerInnen sind gesundheitlich sehr eingeschränkt und deshalb grundsätzlich auf Hilfe angewiesen. So betont z. B. T1, dass in ihrem Heim alle BewohnerInnen mehr oder weniger hilfsbedürftig sind:

> „[...] obwohl wir ein Alten- und Pflegeheim sind, sind wir doch mehr ein Pflegeheim. Vereinzelt sind einige Bewohner dazwischen, die noch „fit" sind, obwohl man das eigentlich auch nicht so sagen kann. Sie brauchen alle Hilfe."

Auch T3 hebt die Pflegebedürftigkeit von HeimbewohnerInnen und den Wandel in der Rolle des Altenheims hervor:

„Es zieht keiner mehr auf Pflegestufe null ein, oder kaum noch einer; es erkundigt sich vorher kaum einer: „Wo möchte ich hin?" Oder man zieht dann ein, wenn es akut wird, frisch aus dem Krankenhaus, ohne Abschiednahme von zu Hause, das ist ein ganz wichtiger Punkt. Das hat sich also einfach so entwickelt, so als Pflegeheim, was man früher unter Pflegeheim verstand. Früher war es Altenheim, Pflegeheim, Alten- und Krankenpflege, das ist jetzt alles mit dem Regulären - diese Grenzen sind verwischt. Und ein Altenheim in dem Sinne gibt es nicht mehr."

Alte Menschen, die noch rüstig genug sind, sich selbst zu versorgen, tendieren somit dazu, so lange wie möglich in ihrer vertrauten Umgebung zu bleiben und sich ihre Eigenständigkeit zu bewahren. Dies lässt sich auch daraus schließen, dass in den von mir besuchten Altenheimen besonders viele Hochaltrige leben. So beträgt das Durchschnittsalter in Einrichtung 1 und 2 jeweils 90 Jahre. Eine Ausnahme bildet Einrichtung 3, in der ausschließlich Diakonissen im Ruhestand leben. Hier reicht die Altersspanne nach den Angaben von T4 und T6 von 65 bis 101 Jahren, ist also besonders groß. Das Durchschnittsalter liegt demnach hier bei 83 Jahren. Auch sind hier durchaus nicht alle Bewohnerinnen pflegebedürftig, sondern Einrichtung 3 verfügt neben einer Pflegestation unter anderem auch über einen Wohnbereich, in dem solche Bewohnerinnen leben, die noch in der Lage sind, sich selbst zu versorgen. Einrichtung 3 fällt also insofern aus dem Rahmen, als es sich weniger um ein Altenheim im Sinne eines Pflegeheims handelt, wie T1 und T3 es sehen, als vielmehr um einen Ruhesitz speziell für Diakonissen. Der gesundheitliche Zustand der Bewohnerinnen kann somit sehr unterschiedlich sein. Auch in Einrichtung 3 spielt jedoch der Aspekt der Pflegebedürftigkeit in letzter Zeit eine zunehmend größere Rolle, wie etwa T6 darlegt.

Auf die gesundheitlichen Beeinträchtigungen, unter denen viele HeimbewohnerInnen leiden, wurde bereits in Kapitel 2 näher eingegangen, wobei insbesondere Demenzerkrankungen allmählich immer mehr zunehmen. Besonders hervorzuheben ist an dieser Stelle noch einmal, dass gerade Hochaltrige, die einen großen Teil der HeimbewohnerInnen ausmachen, oft unter multifunktionalen Erkrankungen leiden, d. h. unter mehreren Krankheitsbildern zugleich. Dieser Aspekt wird von T13 genannt, die in einer Tagespflege arbeitet, trifft aber auch auf HeimbewohnerInnen zu.

Wie in Kapitel 2 ebenfalls bereits dargestellt wurde, erfolgt der Einzug ins Altenheim selbst oft sehr abrupt, wenn ein alter Mensch aufgrund einer plötzlichen schweren Erkrankung künftig dauerhaft auf Hilfe angewiesen ist und ein eigenständiges Leben in seiner vertrauten Umgebung dadurch unmöglich wird. Diese Situation schildert T3 sehr deutlich:

„Es zieht keiner mehr auf Pflegestufe null ein, oder kaum noch einer; es erkundigt sich vorher kaum einer: „Wo möchte ich hin?" Oder man zieht dann ein, wenn es akut wird, frisch aus dem Krankenhaus, ohne Abschiednahme von zu Hause, das ist ein ganz wichtiger Punkt. Das hat sich also einfach so entwickelt, so als Pflegeheim, was man früher unter Pflegeheim verstand. Früher war es Altenheim, Pflegeheim, Alten- und Krankenpflege, das ist jetzt alles mit dem Regulären - diese Grenzen sind verwischt. Und ein Altenheim in dem Sinne gibt es nicht mehr."

Der alte Mensch hat in diesem Fall keine Gelegenheit, sich bewusst für den Heimeintritt zu entscheiden, ihn zu planen und sich seelisch darauf vorzubereiten, sondern er wird abrupt mit der neuen Situation konfrontiert. Es kann sogar vorkommen, dass er nach einem Krankenhausaufenthalt direkt ins Heim übersiedelt, ohne sein früheres Zuhause noch einmal wiederzusehen und von seinem vertrauten Umfeld Abschied nehmen zu können. Besonders kritisch an dieser Situation kann es meiner Ansicht nach sein, dass es in einem solchen Fall zu den in Kapitel 2 geschilderten Schockreaktionen wie z. B. vorübergehenden Verwirrtheitszuständen kommen kann, die den Gesundheitszustand des Betroffenen drastisch verschlechtern können.

Nach wie vor sind ein Großteil der HeimbewohnerInnen Frauen, ähnlich wie dies auch bei den PflegerInnen der Fall ist. Im Fall der HeimbewohnerInnen lässt sich der hohe Anteil an Frauen auf mehrere Faktoren zurückführen. Einerseits gehören sie in der Regel einer Generation an, die einen der beiden Weltkriege oder, im Falle der Hochbetagten, sogar beide miterlebt haben. Gerade in diesen Generationen gibt es besonders viele Frauen, da ein großer Teil der Männer im Krieg gefallen ist. Eine weitere Ursache ist nach der Vermutung von T3 die grundsätzlich höhere Lebenserwartung von Frauen, was dazu führen könnte, dass es unter ihnen besonders viele Hochbetagte gibt. Weiterhin werden nach der Beobachtung von T3 viele Männer von ihren Ehefrauen zu Hause gepflegt, so dass für sie kein Anlass besteht, ins Heim überzusiedeln. T1 und T3 beobachten jedoch in den letzten Jahren unter den HeimbewohnerInnen allmählich einen Anstieg des Anteils an Männern. Dies lässt sich möglicherweise dadurch erklären, dass auch die Lebenserwartung der Männer im Laufe der Jahre mehr und mehr zunimmt. Eine weitere mögliche Erklärung wäre, dass die Generation, die beide Weltkriege erlebt hat, allmählich auszusterben beginnt und die Anzahl der Männer in den nachfolgenden Generationen grundsätzlich höher liegt.

BesucherInnen einer Altentagespflege

Die BesucherInnen einer Altentagespflege leiden in der Regel unter ähnlichen körperlichen oder geistigen Beeinträchtigungen wie HeimbewohnerInnen, wobei sie jedoch zumindest noch teilweise mobil sein müssen, also z. B. nicht bettlägerig sein dürfen, um überhaupt in der Tagespflege aufgenommen werden zu können. Der Schweregrad der Beeinträchtigungen ist bei ihnen also oft geringer als bei HeimbewohnerInnen. Auch sie sind jedoch mehr oder weniger stark auf Hilfe angewiesen, wobei nach der Beobachtung von T8 in der Regel die geistig rüstigen Menschen stärker unter körperlichen Beeinträchtigungen leiden, während die mental beeinträchtigten Menschen körperlich rüstiger sind. Manche Tagespflegeeinrichtungen haben sich gezielt auf den gerontopsychiatrischen Bereich spezialisiert, so etwa Einrichtung 4 und 5, in der T7 bzw. T8 tätig ist. Hier erfahren also gerade Tagesgäste, die unter psychischen Problemen wie z. B. Depressionen oder auch Demenz leiden, intensive Betreuung und Zuwendung.

Der wesentliche Unterschied zum Altenheim ist, dass die Gäste einer Tagespflege grundsätzlich in ihrer vertrauten Umgebung bleiben. Dort erhalten sie auch bereits einen großen Teil der notwendigen Pflege, wie z. B. die Grundpflege. Diese kann entweder von den Angehörigen oder von einem ambulanten Pflegedienst geleistet werden, oder die alten Menschen sind noch selbst dazu in der Lage. Sie sind also grundsätzlich unabhängiger als AltenheimbewohnerInnen und müssen ihr Leben nicht wie diese grundlegend umstellen; es kommt nicht zu einem radikalen Bruch mit ihrer bisherigen Lebenssituation, die als Schock erlebt werden könnte.

Die Aufenthaltsdauer in der Tagespflege selbst ist jeweils genau an die individuellen Bedürfnisse des Einzelnen angepasst. So besuchen manche Tagesgäste die Einrichtung an fünf Tagen in der Woche, andere lediglich tageweise von zwei bis fünf Tagen wöchentlich. Sie erhalten den ganzen Tag über gezielt Zuwendung und geistige Anregung. Auf diese Weise wird zugleich ihre Autonomie gestärkt, weil damit zugleich einer zunehmenden Hilfsbedürftigkeit entgegengewirkt wird. Durch den Gruppenaufenthalt sind sie zudem fest in die Gemeinschaft ihrer jeweiligen Gruppe eingebunden. Dies tut gerade Menschen, die in ihrem privaten Umfeld unter Isolation leiden, oft sehr gut, wie etwa T16 darlegt. In der Tagesgruppe finden sie Gelegenheit, sich ausführlich mitzuteilen, wenn das Bedürfnis besteht; zudem können bestehende Probleme jederzeit mit dem Pflegepersonal besprochen werden. Im Gegensatz zum Altenheim nimmt das Gespräch in der Tagespflege einen sehr breiten Raum ein; wie mehrere InterviewpartnerInnen (T9, T10, T13, T15, T16) betonen, macht es den Hauptanteil der Arbeit aus. Auch die Individualität hat einen hohen Stellenwert. So werden die Tagesgäste bei den gemeinsamen Aktivitäten entsprechend ihrer jeweiligen Fähigkeiten in unterschiedliche Gruppen eingeteilt; in manchen Fällen, besonders in Krisensituationen, erhalten sie auch gezielte Einzelbetreuung, wie dies etwa T10 schildert. Auf diese Weise wird sichergestellt, dass niemand über- oder unterfordert wird, was die Motivation stark beeinträchtigen könnte.

Die intensive Zuwendung, die die BesucherInnen einer Tagespflege erfahren, bewirkt oft eine hohe Zufriedenheit mit der Betreuung. So schildert T7, dass viele anfangs dagegen sind, in einer Tagespflege betreut zu werden, im Laufe der Zeit aber zunehmend zufriedener werden:

> „Und das ist auch so, dass viele Menschen sich so äußern: „Ach, erst habe ich ja geschimpft, dass ich hierher kommen musste, ich wollte ja gar nicht kommen. Aber jetzt merke ich, dass mir das gut tut. Ich habe immer jemanden, mit dem ich reden kann, und es gefällt mir hier richtig gut." Das hört man hier immer wieder."

Die Tagesgäste haben also oft eine positivere Einstellung zu ihrem Aufenthalt in einer Alteneinrichtung als HeimbewohnerInnen. Trotzdem kann es auch in einer Tagespflege zu Situationen kommen, die für die alten Menschen belastend sind. So leiden manche Tagesgäste unter Depressionen oder Ängsten, wie T13 und T16 darlegen. Auch Gruppenprozesse können zu Konflikten führen. Zum einen kann die Gruppensituation selbst, das permanente Zusammensein, als belastend empfunden werden. Aber auch Verhaltensweisen einzelner Gruppenmitglieder wie etwa Aggressivität als Folge einer Demenzerkrankung oder Wiederholungstendenzen können sich negativ auswirken. Wenn es auch individuelle Rückzugsmöglichkeiten gibt, so etwa Ruheräume oder auch Einzelbetreuung, so ist doch die Gruppe insgesamt sehr präsent; die einzelnen Tagesgäste untereinander „müssen sich ertragen mit ihren Defiziten" (T10). Auf mögliche Konfliktsituationen in der Tagespflege werde ich unten jeweils noch näher eingehen.

Ähnlich wie im Altenheim sind auch in der Tagespflege Frauen häufig noch in der Überzahl. Auch hier zeichnet sich jedoch allmählich ein Wandel ab, wie T7 und T8 zeigen. So gibt T7 an, in Einrichtung 4 gebe es etwa gleich viele Männer und Frauen. Nach der Beobachtung von T8 liegt in Einrichtung 5 der Anteil an Männern mittlerweile sogar an manchen Tagen höher als der Frauenanteil, während bei der Eröffnung der Tagespflege 1986 noch ausschließlich Frauen betreut wurden. Dieser Wandel lässt sich ebenfalls durch die oben bereits dargestellten Umstände erklären.

Zusammenfassend lässt sich sagen, dass in der Tagespflege die gezielte, individuelle Förderung des Einzelnen in Form verschiedener Gruppenaktivitäten sowie insbesondere auch durch intensive Kommunikation im Vordergrund steht, während im Altenheim der Schwerpunkt auf der Pflegetätigkeit liegt und der kommunikative Aspekt dieser generell untergeordnet ist. Dies wirkt sich möglicherweise direkt auf den Zustand des Einzelnen aus, der durch die intensive Betreuung sowie die permanente körperliche und geistige Anregung in der Tagespflege eher die Chance hat, seine individuellen Fähigkeiten zu erhalten oder zu verbessern und sich somit ein größeres Stück Autonomie zu bewahren.

2.) Die zentrale Kommunikationssituation im Altenheim: Kommunikation während der Grundpflege

Da die Pflegetätigkeit im Altenheim weit im Vordergrund steht, ist sie auch der zentrale Bereich, in dem die HeimbewohnerInnen Kommunikation erfahren. Dies wird auch daran deutlich, dass - bis auf T3, die Pflegedienstleiterin ist - alle PflegerInnen, die im Altenheim arbeiten, auf die Frage, in welchen Situationen sie besonders viel mit alten Menschen sprechen (Frage 1 des Hauptteils), ausdrücklich die Grundpflege nennen. T5 z. B. gibt an, grundsätzlich immer mit den Heimbewohnerinnen zu sprechen, sobald sich die Gelegenheit dazu bietet; ihre Richtlinie ist, sie genauso zu behandeln, wie sie es sich für sich selbst wünschen würde. Dabei nimmt sie überwiegend selbst den aktiven Gesprächspart ein und macht hierbei die Beobachtung, dass ihr die alten Menschen in der Regel gut folgen können, auch wenn sie sich selbst nicht mehr aktiv am Gespräch beteiligen können. Dies macht deutlich, dass eine persönliche Ansprache der HeimbewohnerInnen, durch die Nähe und Zuwendung vermittelt wird, gerade auch dann besonders wichtig ist, wenn diese nicht mehr in der Lage sind, von sich aus Kontakt herzustellen, um sie so vor Isolation und Vereinsamung zu bewahren.

Wie T9 darlegt, die zum Zeitpunkt des Interviews in einer Tagespflege arbeitet, aufgrund diverser Praktika aber auch die Situation im Altenheim gut kennt, wird gerade bei der Pflege eine sehr enge, intime Beziehung zu dem alten Menschen aufgebaut, die von besonderem gegenseitigem Vertrauen geprägt sein muss. Dies ist in einer Situation, in der es zu einem so engen Körperkontakt kommt wie bei der Grundpflege, um so wichtiger, da der zu Pflegende sich sonst sehr leicht in seiner Intimsphäre verletzt fühlen könnte. Das Gespräch ist dabei besonders gut geeignet, um eine solche Nähe herzustellen und Zuwendung zu vermitteln, da es direkt auf die Beziehungsebene einwirkt. Zudem ist die Grundpflege häufig die einzige Gelegenheit für die PflegerInnen im Heim, einen engeren Kontakt mit den HeimbewohnerInnen herzustellen, da sie dem Einzelnen im Rahmen ihrer Arbeitsbedingungen nur sehr wenig Zeit widmen können. Gerade für intensiv Pflegebedürftige, die in der Regel bettlägerig sind und somit nicht an den angebotenen

Freizeitaktivitäten teilnehmen können, hat die Kommunikation damit während der Grundpflege einen besonders hohen Stellenwert.

T2 und T4 stellen heraus, dass es sehr wichtig ist, während der Pflegetätigkeit jeweils genau zu erklären bzw. zu zeigen, was sie gerade tun. So teilt T4 der Heimbewohnerin etwa mit, dass sie jetzt ihren Rücken waschen oder sie eincremen wird, oder zeigt ihr die Creme. Auf diese Weise vermeidet sie, dass die Heimbewohnerin über eine bestimmte Pflegetätigkeit, auf die sie nicht vorbereitet ist, erschrickt und sich dann möglicherweise dagegen wehrt. Dies ist besonders wichtig, wenn die Heimbewohnerin die jeweilige Tätigkeit von sich aus nicht mehr nachvollziehen kann oder ihren Sinn nicht versteht, wie dies z. B. bei Demenz vorkommen kann. Wie T4 betont, ist es auch dann wichtig, wenn die Heimbewohnerin einem Gespräch scheinbar nicht mehr folgen kann. Auch in dieser Situation kann sie den Hintergrund der Pflegetätigkeit noch wahrnehmen, spürt z. B., ob sie vorsichtig oder eher grob behandelt wird.

Das genaue Erklären der Pflegetätigkeit bewirkt auch, dass der alte Mensch sich nicht hilflos ausgeliefert, sondern aktiv in die Situation eingebunden fühlt. Die Pflege wird dann von ihm nicht als bedrohlich empfunden, sondern als Hilfe. Wie T1 schildert, leisten manche HeimbewohnerInnen gerade bei der Körperpflege Widerstand und wollen sie häufig nicht dulden. Sie führt dies auf negative Erlebnisse zurück, die sie möglicherweise in der Kriegszeit hatten und die dazu geführt haben, dass sie einen engen Körperkontakt grundsätzlich als bedrohlich erleben. Denkbar wäre aber auch, dass es vielen Menschen unangenehm ist, eine so persönliche, intime Tätigkeit wie die Körperpflege nicht mehr selbst ausführen zu können, und dass sie sich deshalb dagegen wehren, sie von jemand anderem durchführen zu lassen. Gerade hier ist eine enge, vertrauensvolle Beziehung zwischen HeimbewohnerIn und PflegerIn besonders wichtig, um die Situation entspannen zu können, so dass die Pflegekraft nicht mehr als Fremder, zu dem Distanz besteht, sondern als Helfer gesehen wird. T1 wirkt in einer solchen Situation beruhigend auf den jeweiligen Bewohner ein, doch gelingt es ihr nicht immer, ihn zur Akzeptanz der Pflege zu bewegen. In diesem Fall respektiert sie seinen Willen; sie zwingt ihm die Pflege nicht auf.

Neben der Grundpflege wird auch prophylaktische Pflege geleistet, ein Aspekt, den T2 nennt. So besteht z. B. bei Bettlägerigen grundsätzlich die Gefahr von Dekubitus oder Lungenentzündung; die PflegerInnen müssen hier vorbeugende Maßnahmen treffen. Ein Beispiel dafür wäre, dass sie den Betroffenen regelmäßig im Bett umdrehen, damit er sich nicht wund liegt. Zusätzlich müssen sie auch Behandlungspflege leisten, also besondere Pflegemaßnahmen treffen, die vom Arzt angeordnet wurden. An dieser Stelle kann es dann zu den bereits beschriebenen Diskrepanzen zwischen Arzt und Pflegekraft kommen, wodurch die Situation insgesamt erschwert wird.

Im Zusammenhang mit Gesprächen macht T4, in deren Einrichtung ausschließlich Diakonissen leben, die Beobachtung, dass diese häufig zurückhaltender sind und weniger von sich erzählen als BewohnerInnen in einem herkömmlichen, „zivilen" Altenheim. Sie führt dies darauf zurück, dass Diakonissen unter völlig anderen Bedingungen arbeiteten als sie selbst – zum einen waren sie in einem Orden tätig, zum anderen stand für sie die Arbeit völlig im Vordergrund und füllte ihren gesamten Tag aus, während T4 und ihre Kolleginnen neben der beruflichen Tätigkeit auch noch ihr Privatleben haben -, so dass sie gewissermaßen in einer anderen Welt leben und somit eine große Distanz zu den Pflegekräften besteht. In ähnlicher Weise äußert sich auch T6.

T6 nutzt die Kommunikation während der Grundpflege oft gezielt dazu, die jeweilige Bewohnerin zur aktiven Mithilfe bei der Pflege anzuregen. So gibt sie ihr z. B. genaue Anleitung dafür, sich Gesicht und Oberkörper selbst zu waschen. Auf diese Weise versucht sie, die noch vorhandenen Fähigkeiten der Bewohnerin, etwa einen bestimmten Grad an Beweglichkeit, zu erhalten oder zu fördern. Sie weist ihr damit nicht die passive Rolle der Hilfsbedürftigen zu, sondern versucht, ihre Eigenständigkeit zu stärken. Oft ist ihr eine solche Anregung zu Aktivität jedoch aufgrund des großen Zeitdrucks, unter dem sie steht, nicht möglich. Insgesamt dauert eine solche aktive Mithilfe wesentlich länger, da T6 detaillierte Anleitungen geben muss und die Heimbewohnerin diese nur langsam ausführen kann. Dadurch gerät T6 oft in Zeitverzug, was meist dazu führt, dass sie die Pflege letztlich doch selbst ausführt. Sie bedauert dies ausdrücklich, sieht aber keine Möglichkeit, etwas an diesem Zustand zu ändern. Auch hier wird wieder deutlich, wie ungünstig sich die angespannten Arbeitsbedingungen im Altenheim auf die Situation von BewohnerInnen und PflegerInnen auswirken können. Neben der Förderung vorhandener Fähigkeiten leidet insbesondere die Kommunikation unter den Arbeitsbedingungen der PflegerInnen; für ausführliche Gespräche, etwa eine ungezwungene Unterhaltung mit den HeimbewohnerInnen, fehlt diesen in der Regel die Zeit.

3.) Die zentrale Kommunikationssituation in der Tagespflege: Kommunikation während der Gruppenaktivitäten

Wie oben bereits dargelegt wurde, macht die Kommunikation in der Tagespflege den Hauptanteil der eigentlichen Betreuung aus. Einen besonderen Stellenwert nehmen hierbei die angebotenen Gruppenaktivitäten ein, die dazu dienen sollen, gezielt die geistigen und körperlichen Fähigkeiten der Tagesgäste anzusprechen und zu fördern. In der ersten Kategorie sind zunächst einmal Spiele, wie etwa Wortrate- oder Gesellschaftsspiele, zu nennen, die insgesamt einen breiten Raum einnehmen und neben dem geselligen Zusammensein insbesondere auch der Förderung der sprachlichen Fähigkeiten dienen. Dies geschieht zum Teil unmittelbar, wie im Fall der Wortratespiele, mit denen gezielt Wortfindungsstörungen entgegengewirkt wird, wie sie etwa im Rahmen der Alzheimerkrankheit oder einer Aphasie auftreten können, daneben aber auch indirekt, indem sich aus der Spielsituation heraus häufig intensivere Gespräche entwickeln. Gerade solche zwanglosen Unterhaltungen können viel dazu beitragen, die kommunikativen Fähigkeiten der alten Menschen zu erhalten und zu stärken. Dies ist um so wichtiger, wenn jemand in seinem privaten Umfeld eher isoliert lebt und wenig Gelegenheit hat, sich mit anderen Menschen auszutauschen, also generell die Gefahr besteht, dass seine kommunikativen Fähigkeiten allmählich verkümmern, weil sie zu selten genutzt werden. Auch Gesprächsrunden wie z. B. Zeitungsrunden dienen diesem Ziel. Durch Gedächtnistraining wird insbesondere das Langzeitgedächtnis gezielt trainiert, das z. B. eine wichtige Voraussetzung für die lexikalische Ebene, aber auch für das gesamte Weltwissen ist. Häufig wird bei solchen Übungen gerade verschüttetes Wissen des Langzeitgedächtnisses wieder aktiviert, indem die Tagesgäste sich gegenseitig anregen und sich dadurch wieder an solches Wissen erinnern.

Neben denjenigen kognitiven Fähigkeiten, die für die Kommunikation besonders wichtig sind, werden im Rahmen von Spielen auch die Sinneswahrnehmungen gezielt trainiert, z. B. dann, wenn die Tagesgäste durch Tasten den Inhalt eines kleinen Säckchens herausfinden sollen (T7). Gerade der Tastsinn tritt im Alltag häufig gegenüber anderen Sinneswahrnehmungen, vor allem Sehen und Hören, in den Hintergrund, so dass eine gezielte Förderung besonders wichtig sein kann. Zudem sind gerade das Sehen und insbesondere das Hören für die Kommunikation ebenfalls von großer Bedeutung, wie in Kapitel 1 bereits gezeigt wurde und auch an den Schilderungen von T4, T5 und T6 deutlich wird, die über besondere Schwierigkeiten klagen, Schwerhörigen Informationen zu vermitteln und sich mit ihnen zu verständigen.

Im Rahmen der körperlichen Aktivitäten wird gezielt die Mobilität der alten Menschen gefördert, vor allem durch gymnastische Übungen wie z. B. Bewegungsübungen oder Sitztanz. Auch hier passt sich das Angebot den individuellen Möglichkeiten der Tagesgäste an. So kann z. B. am Sitztanz auch jemand teilnehmen, der im Rollstuhl sitzt, also viele andere gymnastische Übungen nicht mehr durchführen kann. Auch bei den gymnastischen und ergotherapeutischen Übungen ergeben sich häufig intensive Gespräche, wie T10, die Ergotherapeutin von Einrichtung 5, schildert. So nimmt z. B. die Erklärung der Übungen oft einen breiten Raum ein, doch auch im Bereich der ergotherapeutischen Aktivitäten entwickeln sich oft zwanglose Unterhaltungen, etwa dann, wenn T10 zu Beginn der Stunde zunächst ebenfalls ein Gedächtnistraining durchführt, um die TeilnehmerInnen auf die nachfolgende körperliche Bewegung einzustimmen.

Aber auch außerhalb der Gruppenaktivitäten ergeben sich intensive und oft spontane Gespräche, so etwa während der gemeinsamen Mahlzeiten. Welch hohen Stellenwert gerade solche ungezwungenen Unterhaltungen haben, zeigt sich auch daran, dass etwa T11, die im hauswirtschaftlichen Bereich einer Tagespflege arbeitet und mit den Tagesgästen selbst nur am Rande zu tun hat, sich ebenfalls daran beteiligt. Insgesamt lässt sich sagen, dass in der Tagespflege jede sich bietende Gelegenheit zu einem Gespräch mit den alten Menschen gezielt genutzt wird. Trotz der intensiven Kommunikation kann es jedoch gerade bei einem so engen und dauerhaften Kontakt der einzelnen Gruppenmitglieder auch zu kritischen Situationen kommen, wobei diese insbesondere auch durch Gruppenprozesse beeinflusst werden können. Auf diesen Aspekt, der gerade in der Tagespflege von besonderer Bedeutung ist, werde ich unten noch näher eingehen.

4.) Die Vergangenheitsorientierung alter Menschen

Einen besonders hohen Stellenwert bei der Kommunikation von und mit alten Menschen nimmt die Vergangenheitsperspektive ein, wie in Kapitel 1 bereits erläutert wurde. Auch viele meiner InterviewpartnerInnen betonen, dass bei Gesprächen mit HeimbewohnerInnen und Tagesgästen gerade Themen wie deren Kindheit oder frühere berufliche Tätigkeit, die Lebensumstände in früheren Zeiten, aber auch belastende frühere Erlebnisse wie z. B. Kriegserlebnisse, besonders häufig vorkommen. Dieser Aspekt wird z. B. von T1, T2, T9, T10, T12 oder T13 genannt und bildet gewissermaßen einen roten Faden, der sich durch die Interviews zieht.

Gespräche über gegenwartsbezogene Themen dagegen kreisen besonders häufig um die Familie der alten Menschen; so erzählen viele von ihnen besonders gern von ihren Kindern oder Enkelkindern (T1, T9, T12). Dies lässt sich einerseits dadurch erklären, dass Familienangehörige oft die wichtigsten Bezugspersonen für alte Menschen sind, andererseits aber auch dadurch, dass insbesondere die Eltern- und Großelternrolle von zentraler Bedeutung für ihr Selbstbild ist. Andere gegenwartsbezogene Themen sind z. B. Hobbys oder andere Interessen wie z. B. Musik (T2) oder die neuesten Nachrichten (T5). Dadurch bleiben sie über die Ereignisse in der Welt auf dem Laufenden und haben nicht das Gefühl, völlig isoliert zu sein, weil sie nicht mehr in der Lage sind, ihr Zimmer zu verlassen. Dies ist um so wichtiger, wenn sie, wie z. B. die Bewohnerinnen von Einrichtung 3, ausschließlich in Einzelzimmern untergebracht sind, also für Bettlägerige nur wenige Möglichkeiten bestehen, von sich aus Kontakt zu anderen BewohnerInnen herzustellen, wie etwa über das Telefon. Insgesamt fällt auf, dass vergangenheitsbezogene Themen sich eher auf den alten Menschen selbst beziehen, auf *seine* früheren Lebensumstände, während gegenwartsbezogene Themen häufig allgemeiner sind oder sich auf andere Menschen beziehen wie etwa auf Angehörige. Alte Menschen scheinen also die Gegenwart insgesamt weniger stark mit sich selbst in Verbindung zu bringen als die Vergangenheit; diese ist für ihr Welt- und Selbstbild zentral.

Der Vergangenheitsorientierung der alten Menschen wird dadurch Rechnung getragen, dass Unterhaltungen über dieses Thema gezielt gefördert werden. In der Tagespflege geschieht das oft gezielt mit Hilfe von Gesellschaftsspielen oder Gedächtnistraining, bei denen ein bestimmtes Item häufig als „Aufhänger" für eine vertiefende Unterhaltung über das entsprechende Thema genutzt wird. Daneben wird auch Biographiearbeit mit den alten Menschen durchgeführt, also die gezielte Aufbereitung von Erinnerungen, wie etwa T6 und T13 erzählen. T13 spricht von Erinnerungspflege, ein Ausdruck, der deutlich macht, wie wichtig gerade die Biographiearbeit, also die gezielte Erinnerung an frühere Lebensaspekte und die Auseinandersetzung damit, für alte Menschen sein kann. T16 lässt gezielt Tagesgäste erzählen und setzt dabei das Aktive Zuhören ein, um sie anzuregen. Gerade die Auseinandersetzung mit der eigenen Biographie stellt somit grundsätzlich ein wirkungsvolles Mittel dar, um die Erinnerungen des alten Menschen an sein früheres Leben wach zu halten, an zentrale Erlebnisse und Erfahrungen und an alles, was ihm besonders wichtig ist. Wenn es sich um belastende Erlebnisse handelt, kann die Biographiearbeit auch bei deren Bewältigung helfen. Zudem kann sie auch dazu beitragen, die Persönlichkeit und Identität der alten Menschen gezielt zu erhalten, die etwa bei einer Demenzerkrankung, z. B. bei Alzheimer im fortgeschrittenen Stadium, generell in Gefahr ist, verloren zu gehen. Daneben bieten vergangenheitsbezogene Gesprächsthemen der Pflegekraft auch eine Möglichkeit, gezielt Zugang zu dem Betreuten zu finden. Dieser Aspekt klingt bei T9 an, die Gespräche über die Vergangenheit gezielt dazu nutzt, die alten Menschen besser kennen zu lernen. Aber auch im Altenheim stellt gerade die Vergangenheit ein besonders häufiges Gesprächsthema dar, so dass auch hier zentrale Erlebnisse und Erfahrungen, die für das Selbstbild des alten Menschen besonders wichtig sind, lange im Gedächtnis bewahrt werden. Wenn im Heim die Kommunikation auch oft unter der Gesamtsituation leidet, so kommt somit doch einer der zentralsten Aspekte auch hier zum Tragen, so dass die tatsächlich stattfindende Kommunikation für die alten Menschen eine echte Bereicherung darstellt.

5.) Das Gespräch als direkte Hilfestellung in Krisensituationen

Eine wichtige Rolle spielt das Gespräch auch im Rahmen der psychosozialen Betreuung, die insbesondere in der Tagespflege einen hohen Stellenwert hat, da hier die Vermittlung von Aufmerksamkeit, Zuwendung und Interesse grundsätzlich im Vordergrund steht, wie T13 besonders hervorhebt. Gerade dann, wenn sich ein alter Mensch in einer akuten Krisensituation befindet, ist dies besonders wichtig, um über das Gespräch direkte Hilfestellung geben zu können. Das Gespräch hat hier eine prophylaktische Funktion, weil es unmittelbar dazu beiträgt, die Krise zu beheben und einer Verschlechterung des Zustands des Betroffenen vorzubeugen.

Eine solche Krisensituation kann z. B. entstehen, wenn jemand aufgrund einer Demenzerkrankung momentan unter Orientierungslosigkeit leidet, also z. B. nicht mehr weiß, wo er sich gerade befindet oder welche Tageszeit es ist. In dieser Situation kann die verlorene Orientierung über das Gespräch direkt zurückgegeben werden, so dass er sich in seiner Umgebung wieder zurecht findet. Oft ist eine solche Rückgewinnung der Orientierung jedoch nicht von Dauer, da eine Demenzerkrankung oft mit einer extremen Vergesslichkeit verbunden ist. Die Orientierungslosigkeit kann dann jederzeit wieder auftreten und muss erneut im Gespräch behandelt werden.

Es kann auch vorkommen, dass sich der gesundheitliche Zustand eines alten Menschen plötzlich rapide verschlechtert, so dass schnell Gegenmaßnahmen getroffen werden müssen, um diesen Prozess aufzuhalten. Dieser Aspekt wurde nur von PflegerInnen genannt, die in einer Tagespflege arbeiten (T7 und T13). Dies hängt möglicherweise damit zusammen, dass in einem Altenheim, also einer Institution, in die der alte Mensch weit enger einbezogen ist, das Pflegepersonal weiter gehende Möglichkeiten hat, ggf. in einen solchen Prozess einzugreifen, wie etwa das sofortige Hinzuziehen eines Arztes. In der Tagespflege hingegen kommt es häufig vor, dass nach Erachten des Betreuers ein Arztbesuch des Tagesgastes erforderlich wäre, dieser jedoch nicht dazu bereit ist. In diesem Fall muss also Überzeugungsarbeit geleistet werden, was sich häufig schwierig gestaltet, wenn der alte Mensch dem Gespräch nicht mehr ausreichend folgen oder die Notwendigkeit des Arztbesuches nicht nachvollziehen kann. Oft müssen dann die Angehörigen hinzugezogen werden, um mit ihnen gemeinsam den Betroffenen davon zu überzeugen, dass eine intensivere medizinische Betreuung gut für ihn wäre.

Auch bei der Verschlechterung psychiatrischer Erkrankungen wie etwa einer Psychose wird zunächst versucht, über das Gespräch unmittelbare Hilfestellung zu geben. Wie T7 erläutert, ist hierbei ein auffälliges Verhalten des alten Menschen, wie etwa ein plötzlich extrem verstärkter Rededrang, der Anhaltspunkt, um die Verschlechterung zu erkennen und rechtzeitig eingreifen zu können. Eine intensive Gesprächseinheit kann hier oft die negative Entwicklung auffangen und den Zustand des Betroffenen verbessern, so dass z. B. ein Krankenhausaufenthalt vermieden werden kann. Dies ist oft von großem Vorteil, weil der Betroffene so in seiner vertrauten Umgebung bleiben kann und nicht zusätzlich durch eine einschneidende Veränderung belastet wird. Gerade bei einer psychiatrischen Erkrankung besteht die Gefahr, dass ein Krankenhausaufenthalt als besondere Belastung empfunden wird, ähnlich wie dies oben für plötzliche Heimeinweisungen bereits geschildert wurde. Hinzu kommt dann die Gefahr, dass er deren zeitliche Begrenzung aufgrund der Erkrankung gar nicht realisiert. Durch eine intensive Gesprächseinheit kann auch dazu beigetragen werden, dem Kranken ein Stück Autonomie zu bewahren, indem er merkt, dass er – mit Hilfe seiner Umgebung – selbst Einfluss auf seinen Zustand nehmen und dazu beitragen kann, eine Verschlechterung zu verhindern; er fühlt sich dann nicht hilflos ausgeliefert.

Wenn die PflegerInnen in einer Tagespflege feststellen, dass eine solche akute Krisensituation vorliegt, holen sie zunächst weiter gehende Informationen ein, um die Situation besser beurteilen zu können. So gibt T7 an, sich zunächst mit Bezugspersonen des Betroffenen und mit ihren KollegInnen auszutauschen, um alle verfügbaren Informationen zusammenzutragen. Auf diese Weise gewinnt sie einerseits ein deutlicheres Bild von der individuellen Situation des Betroffenen und kann andererseits von der Erfahrung von KollegInnen profitieren. Anschließend wird zunächst ein Einzelgespräch mit dem Betroffenen geführt, um ihm die Krisensituation zu verdeutlichen und mit ihm gemeinsam nach einer Lösung zu suchen. Ist dies jedoch aufgrund einer Demenzerkrankung des Betroffenen nicht möglich oder nicht erfolgreich, so werden die Angehörigen hinzugezogen. Gerade sie sind oft die wichtigsten Bezugspersonen des alten Menschen, so dass besonders von ihrer Seite her oft eine konstruktive Lösung des Problems möglich ist.

6.) Umgang mit Tabuthemen

Neben akuten Krisensituationen können auch Tabuthemen eine für alle Beteiligten schwierige Gesprächssituation schaffen. Dabei kann das Tabu entweder nur auf der Seite des alten Menschen oder der Pflegekraft oder aber auf beiden Seiten zugleich bestehen, es kann also gewissermaßen asymmetrisch oder symmetrisch sein.

Wenn das Tabu nur auf der Seite des alten Menschen besteht, handelt es sich oft um ein ganz persönliches, individuelles Tabuthema, das der oder die Betroffene im Gespräch nach Möglichkeit zu vermeiden sucht, um sich vor seelischen Belastungen zu schützen. So erzählt T9 von einer Dame, die aus beruflichen Gründen bewusst auf Kinder verzichtet hat, diesen Entschluss jedoch im Alter sehr bereut, weil sie nun keine Angehörigen mehr hat und sich einsam fühlt. T9, der dieser Hintergrund zunächst unbekannt war, suchte nach einem gemeinsamen Interessengebiet als Gesprächsthema für eine Unterhaltung und fragte sie nach ihren Kindern, woraufhin die alte Dame das Gespräch abblockte:

> „[...] die meisten sind immer so erpicht, wenn man dann so erzählt ein bisschen: Wie alt bist du? Hast du Kinder? Oder sonstwie, nicht wahr? Okay, und dann habe ich mal im stationären Bereich neben einer Dame gesessen, und dann habe ich auch von mir so erzählt, und so doof und schusselig, wie man war, ist man so davon ausgegangen: Die Dame muss auch Kinder haben. Nein, sie kam aus dem Selbstständigen-Bereich mit ihrem Mann, und sie war wirklich nur... sie haben auch sehr groß immer gelebt, und sie lebte immer noch ganz prägnant weiter, und sie hat sich gegen Kinder entschieden. Und das war etwas, was sie sich jetzt... im Alter hätte sie jetzt gerne Kinder gehabt, weil, jetzt hat sie keinen mehr, jedenfalls nichts Persönliches mehr, Angehörige, die sich um sie kümmern. Und dafür hatte ich natürlich dann: (...) „Meine Güte, was stockt [?] sie denn so?" [„Warum ist sie so verstockt?"] Und gut, dann habe ich gelesen, o. k., keine Kinder. Aber in dem Moment verstehst du es ja auch noch nicht, ja? Das kann ja aus irgendwelchen Gründen immer passieren, aber dass, wenn man im nachhinein sich dann denkt: „O. k., das war ein Fehler von mir, das hätte ich vielleicht doch gerne haben wollen", dann ist das ein Tabuthema in dem Moment."

Das unbeabsichtigte Ansprechen des persönlichen Tabuthemas „Kinder" war also der Grund dafür, dass die alte Dame sich aus dem Gespräch zurückzog. Erst als T9 sich näher mit ihrer Biographie beschäftigte, fand sie die Ursache für dieses ihr zunächst unerklärliche Verhalten heraus. Gerade spezielles Hintergrundwissen, wie etwa die Kenntnis der Biographie eines alten Menschen, kann somit dazu beitragen, sein Verhalten besser zu verstehen und sich darauf einstellen zu können. Hieran wird deutlich, dass Biographiearbeit oft nicht nur dem alten Menschen selbst gut tut, wie oben bereits dargestellt wurde, sondern auch der Pflegekraft helfen kann, den ganz persönlichen Hintergrund des von ihr Betreuten, seine Einstellungen, Erfahrungen, Vorlieben und ggf. auch Tabubereiche besser kennen zu lernen und sich im Gespräch darauf einstellen zu können. Auf diese Weise kann dann leichter eine entspannte, vertrauensvolle Gesprächsatmosphäre geschaffen werden. Gerade im Umgang mit persönlichen Tabuthemen kann solches Hintergrundwissen besonders hilfreich sein, um sie im Gespräch vermeiden zu können und so den alten Menschen vor einer erneuten Auseinandersetzung mit belastenden Erlebnissen oder Erfahrungen zu schützen.

Auf der anderen Seite kann es im Gespräch zwischen Pflegekraft und altem Menschen auch Tabuthemen geben, die ausschließlich auf der Seite der Pflegekraft bestehen, während sie vom alten Menschen als völlig normal betrachtet werden. So berichtet T10, dass alte Menschen häufig Kriegserlebnisse im Gespräch thematisieren, wobei viele die damaligen Wertvorstellungen bis heute nicht abgelegt haben. Nach ihren Erfahrungen gibt es z. B. immer noch Menschen, die Hitler nach wie vor als „den guten Menschen" (T10) betrachten. T10 fällt es sehr schwer, mit einer solchen Einstellung umzugehen, um so mehr, als diese nicht nur für sie vollkommen inakzeptabel ist, sondern für die gesamte Gesellschaft in der heutigen Zeit. Denkbar ist auch, dass T10 sich dadurch bedroht fühlt und es ihr deshalb besonders schwer fällt, darauf zu reagieren. T16 deutet an, dass er ähnliche Erfahrungen mit derartigen Wertvorstellungen gemacht hat, aber mittlerweile eine innere Distanz dazu aufgebaut hat, die es ihm erleichtert, damit umzugehen. Eine solche Distanz kann also dabei helfen, eine solche Einstellung nicht als bedrohlich zu erleben, sie gleichzeitig aber auch ernst zu nehmen und Verständnis dafür zu zeigen, wie T16 dies äußert, und sie nicht herunterzuspielen. Eine Bagatellisierung nämlich könnte der alte Mensch möglicherweise als Angriff verstehen, der ihn dazu bringt, seine Einstellung erst recht zu verteidigen, um vor seinem Gesprächspartner und vor sich selbst sein Gesicht zu wahren. Eine solche innere Distanz kann meiner Ansicht nach insbesondere durch die Beibehaltung einer möglichst sachlichen Gesprächsebene erreicht werden, weil dabei der emotionale Aspekt weitgehend ausgeklammert wird. Auf diese Weise wird die Pflegekraft davor geschützt, sich innerlich zu sehr in ein solches Gespräch involvieren zu lassen; zugleich wird es ihr erleichtert, das Gespräch auf ein anderes, positives oder zumindest neutrales Thema zu lenken und die Situation dadurch zu entschärfen.

Nicht immer ist es jedoch möglich, ein Tabuthema im Gespräch völlig auszuklammern oder davon abzulenken. Es kann vorkommen, dass gerade ein solches Tabu den Kern eines bestehenden Problems darstellt, das dringend gelöst werden muss, um ungünstige Folgen für den Betroffenen zu vermeiden. Hiervon sind vor allem solche Bereiche betroffen, die für beide Seiten, den alten Menschen und die Pflegekraft, ein Tabu darstellen. So ist auch der Bereich der Intimpflege zunächst einmal ein Tabu, das im Gespräch möglichst vermieden wird. Unter Umständen kann es jedoch notwendig sein, dieses Thema anzusprechen, etwa dann, wenn jemand sich trotz bestehender Inkontinenz weigert, Einlagen zu tragen, ein Problem, das T8 anspricht. Gerade T8 betont ausdrücklich, dass es sehr wichtig ist, auch solche heiklen Themen anzusprechen und zu klären. Der Umgang mit dem Tabu muss dabei zum einen offen sein; es muss eine Bereitschaft bestehen, sich damit auseinanderzusetzen, um das bestehende Problem lösen zu können. Zum anderen ist aber auch ein respektvoller Umgang mit dem Betroffenen wichtig, um dessen Gesicht zu wahren. So verwendet T8 eine besonders vorsichtige, umschreibende Wortwahl und vermeidet eine direkte Formulierung, durch die der Betroffene sich angegriffen oder verletzt fühlen könnte. Dies trägt zugleich dazu bei, die seelische Belastung, die mit dem betreffenden Thema bereits an sich verbunden ist, nicht noch zusätzlich zu verstärken. Ähnlich wie dies oben im Zusammenhang mit der möglichen Notwendigkeit eines Arztbesuchs bereits angesprochen wurde, kommt es jedoch vor, dass der alte Mensch selbst das Problem und die Dringlichkeit einer Lösung nicht mehr erfasst; auch dann müssen die Angehörigen hinzugezogen werden.

Ein weiterer großer Tabubereich ist schließlich auch das Thema „Sterben und Tod", das um so heikler ist, als es sich dabei um ein gesellschaftliches Tabu handelt, das zudem oft mit großen Ängsten behaftet und deshalb besonders schwierig anzusprechen ist. Gerade diesem Themenbereich kommt in der Altenpflege eine große Bedeutung zu, wie sich daran zeigt, dass er in den Interviews immer wieder genannt wurde. Aus diesem Grund werde ich an späterer Stelle gesondert darauf eingehen.

Themenbereich 4: Die Bedeutung der Kommunikation für die Angehörigen der alten Menschen

Wie bereits in den vorangegangenen Ausführungen mehrfach dargelegt wurde, kommt den Angehörigen von HeimbewohnerInnen und BesucherInnen einer Tagespflege eine besondere Bedeutung als Bezugspersonen der alten Menschen, aber ggf. auch der PflegerInnen, zu. In der Regel handelt es sich dabei um die Söhne oder Töchter der alten Menschen, doch stellt T3 fest, dass es auch viele Ehefrauen gibt, die ihre Männer pflegen. Die Situation der Angehörigen der alten Menschen wurde in Kapitel 2 bereits näher betrachtet. Im folgenden Abschnitt soll dieser Aspekt ebenfalls noch einmal aufgegriffen werden, denn auch für die

Angehörigen spielt die Kommunikation, gerade mit den PflegerInnen, eine wichtige Rolle, wie in den Interviews mehrfach anklang, so insbesondere in den Schilderungen von T3, T7 und T8.

1.) Die Situation der Angehörigen

Auch an dieser Stelle ist zunächst wieder zwischen Angehörigen von BesucherInnen einer Tagespflege und Angehörigen von HeimbewohnerInnen zu differenzieren, da beide Gruppen sich in einer unterschiedlichen Situation befinden und auch unterschiedlich stark am Pflegeprozess beteiligt sind. Darüber hinaus geht T3 auch auf die Situation pflegender Angehöriger näher ein, die ein krankes älteres Familienmitglied ausschließlich zu Hause betreuen, also weder Altenheim noch Tagespflege in Anspruch nehmen, eine Situation, die sie aus eigener Erfahrung ebenfalls gut kennt. Auch wenn das Thema der vorliegenden Arbeit nicht die häusliche Pflege ist, sondern die professionelle Betreuung alter Menschen in Alteneinrichtungen, scheint mir die Schilderung von T3 dennoch von großer Bedeutung zu sein, da die Situation der häuslichen Pflege bei den Angehörigen von Gästen einer Tagespflege grundsätzlich ähnlich ist und sich vor allem durch den Umfang der von den Angehörigen zu leistenden Pflege unterscheidet. Deshalb sollen die drei Gruppen zunächst jeweils für sich betrachtet werden.

Häusliche Pflege

Viele Angehörige übernehmen die häusliche Betreuung des alten Menschen, meist eines Elternteils, vollständig selbst, wobei sie ggf. durch einen ambulanten Pflegedienst unterstützt werden. T3 schildert die Situation pflegender Angehöriger sehr anschaulich und geht genauer auf die damit verbundenen Probleme ein.

Zunächst einmal stehen pflegende Angehöriger unter einem enormen Druck, da sie – oft allein oder mit der stundenweisen Unterstützung durch einen ambulanten Pflegedienst – die gleiche Pflegeleistung erbringen müssen wie eine Pflegekraft im Heim. Bei ihnen hält dieser Druck jedoch permanent an; sie haben häufig keine Möglichkeit, sich für kurze Zeit zurückzuziehen, um neue Kraft zu schöpfen, wie dies professionellen Pflegekräften in ihrer Freizeit möglich ist. Wenn es ihnen doch einmal gelingt, sich Zeit für sich selbst zu nehmen, haben sie dabei häufig ein schlechtes Gewissen dem zu Pflegenden gegenüber. Hinzu kommt, dass diese Situation oft über einen langen Zeitraum anhält, ohne dass Aussicht auf eine Verbesserung besteht. Dies kann dazu führen, dass die Angehörigen sich nach einiger Zeit ausgebrannt und erschöpft fühlen. Zum anderen tragen sie eine große Verantwortung, mit der sie in weiten Teilen auf sich allein gestellt sind. So müssen sie z. B. in einer akuten Krisensituation selbst entscheiden, was zu tun ist, ob z. B. ein Arzt oder andere professionelle Hilfe hinzugezogen werden sollte. In einer solchen, oft extrem angespannten Situation besteht dann leicht die Gefahr, dass die Angehörigen sich mit der Pflege überfordert und hilflos fühlen.

Diese Überforderung belastet einerseits die pflegenden Angehörigen selbst, kann sich andererseits aber auch auf ihre Beziehung zu dem kranken Elternteil oder Ehepartner auswirken. So besteht die Gefahr, dass der Pflegende Aggressionen gegen den Kranken entwickelt, besonders dann, wenn dieser – etwa aufgrund einer Demenz – ein Verhalten zeigt, das den Pflegenden zusätzlich belastet und ihn daran hindert, neue Kraft zu schöpfen:

> „Also, gerade bei Demenzerkrankungen, und der Mensch, den ich versorgen möchte, läuft immer hinter mir her, oder dann schläft er mal für eine Stunde und weckt mich dann wieder in der Nacht - es entstehen Aggressionen. Es entstehen Aggressionen." (T3)

Diese Situation ist somit für beide Seiten, die pflegenden Angehörigen sowie den zu Pflegenden, sehr schwer und kann zudem – im Falle der Aggressionen gegen den Kranken – unter Umständen sogar gefährlich werden. T3 vertritt deshalb die Ansicht, dass es günstiger ist, wenn die Angehörigen, in der Regel die Kinder des alten Menschen, die Pflege in professionelle Hände geben, um einerseits nicht mehr permanent unter Druck zu stehen und andererseits genügend Zeit zu finden, auch eigene Interessen wahrzunehmen. Dies ist meiner Ansicht nach jedoch ebenfalls oft schwierig, da es dazu führen kann, dass die Angehörigen ein schlechtes Gewissen dem Kranken gegenüber haben, das Gefühl haben, ihn ins Pflegeheim „abzuschieben". Wie T3 darstellt, haben pflegende Angehörige oft bereits dann ein schlechtes Gewissen dem Kranken gegenüber, wenn sie ihn für kurze Zeit, auch nur stundenweise, einmal allein lassen, um eigene Interessen wahrzunehmen oder einfach Abstand von der Situation zu gewinnen und neue Kraft zu schöpfen. Um so stärker wäre m. E. das schlechte Gewissen also dann, wenn sie den Kranken ganz in professionelle Hände geben würden. Die Angehörigen befinden sich damit in einem Teufelskreis, da einerseits kaum Hoffnung besteht, dass sich die Situation bessern wird, und andererseits diese Situation allmählich ihre Kräfte aufzehrt und dadurch allmählich immer schwieriger zu bewältigen ist. Dieser Teufelskreis ist nur sehr schwer zu durchbrechen und bewirkt oft, dass den

Angehörigen die Situation ausweglos erscheint, was dann zusätzlich an ihren Reserven zehrt. Das Hinzuziehen eines ambulanten Pflegedienstes bringt zwar eine gewisse Entlastung, doch der Hauptteil der Verantwortung liegt nach wie vor bei den Angehörigen, die gerade in Krisensituationen oft zunächst auf sich allein gestellt sind, bis professionelle Hilfe eintrifft.

Altentagespflege

Die Tagespflege bietet die Möglichkeit, beide Komponenten – häusliche Pflege durch die Angehörigen und professionelle Betreuung – stärker miteinander zu verbinden. Der Druck auf die pflegenden Angehörigen ist somit wesentlich verringert; der zu Pflegende braucht von ihnen nicht mehr permanent betreut zu werden. Durch diese Entlastung finden die Angehörigen Gelegenheit, wieder neue Kraft zu schöpfen und anschließend dem Pflegebedürftigen wieder ihre volle Aufmerksamkeit zu widmen; zudem wird ihnen durch die professionelle Betreuung tagsüber ein großer Teil der Verantwortung abgenommen. Die Angehörigen leisten hier vor allem die notwendige Grundpflege, insbesondere die Körperpflege, wobei sie auch hier die Möglichkeit haben, zusätzliche Unterstützung durch einen ambulanten Pflegedienst zu bekommen. Zwar tragen sie auch in dieser Konstellation noch einen großen Teil der Verantwortung, doch ist die Situation insgesamt entspannter, was sich auch auf die Beziehung zu dem Betreuten auswirkt, so dass sich z. B. die Gefahr von Aggressionen gegen ihn aufgrund permanenter Überforderung insgesamt verringern kann. Auch haben die Angehörigen hier wesentlich mehr Möglichkeiten, neben der Pflege auch eigene Interessen wahrzunehmen, also z. B. einer beruflichen Tätigkeit nachzugehen oder sich intensiver um ihr Familienleben zu kümmern.

Zugleich sind die Angehörigen von BesucherInnen einer Tagespflege wichtige Bezugspersonen für die PflegerInnen, da sie den alten Menschen und dessen persönliche Vorlieben und Eigenarten genau kennen. So können sie den PflegerInnen z. B. Hintergrundwissen wie z. B. biographisches Wissen vermitteln, das diesen helfen kann, die aktuelle Situation leichter einzuschätzen und das Verhalten des alten Menschen besser zu verstehen. Umgekehrt helfen auch die PflegerInnen in der Tagespflege den Angehörigen, ihre Situation leichter zu bewältigen und Lösungen für bestehende Probleme zu finden, wie im Interview mit T8 deutlich wird. Die PflegerInnen betrachten die Angehörigen deshalb als PartnerInnen, mit denen sie zusammenarbeiten, um eine optimale Versorgung der alten Menschen zu gewährleisten. Bei unvermittelt auftretenden Krisensituationen oder anderen bestehenden Problemen sind sie die ersten AnsprechpartnerInnen der PflegerInnen; oft kann nur mit ihnen gemeinsam eine konstruktive Lösung gefunden werden. Dies kann z. B. der Fall sein, wenn ein Tagesgast unter einer psychiatrischen Erkrankung leidet und sich in einer akuten Krise befindet, wie es oben bereits geschildert wurde. In einem solchen Fall ist der Austausch von Angehörigen und PflegerInnen besonders wichtig, um gemeinsam geeignete Maßnahmen zur Bewältigung der Krisensituation zu finden.

Altenheim

Im Gegensatz zu den ersten beiden Gruppen entfällt bei den Angehörigen von HeimbewohnerInnen die Pflege ganz; sie wurde vollständig in professionelle Hände gegeben. Damit entfällt zugleich auch der große Druck, der pflegende Angehörige oft belastet, so dass auch die Beziehung zu dem alten Familienmitglied insgesamt entspannter ist. Die Angehörigen sind hier vor allem BesucherInnen und Bezugspersonen, weniger BetreuerInnen und Autoritätspersonen. Während der Besuchszeiten können sie ihrem Familienmitglied ihre volle Aufmerksamkeit widmen und sich ganz auf den positiven Aspekt der Beziehung konzentrieren, auf die „schönen Zeiten" (T3), die sie in einer entspannten Atmosphäre mit ihm verbringen. Negative, belastende Aspekte und Umstände können dabei nach Wunsch vollständig ausgeklammert werden. Wenn sie angesprochen werden, so geschieht dies in einer entspannteren Atmosphäre, da die Angehörigen nicht mehr unmittelbar davon betroffen sind, sondern eher mittelbar. Damit verschiebt sich zugleich die Beziehung zwischen dem Heimbewohner und den Angehörigen auf eine andere Ebene.

Stellt ein Umzug ins Altenheim für den alten Menschen selbst oft eine große Belastung dar, wie oben bereits dargelegt wurde, so bedeutet er somit für die Angehörigen eine Entlastung. Wenn die Angehörigen, in der Regel erwachsene Kinder, zudem berufstätig sind, so stellt das Altenheim für sie oft die einzige Möglichkeit dar, eine ausreichende Versorgung des pflegebedürftigen Elternteils zu gewährleisten.

Im Altenheim sind die Angehörigen auch weit weniger in die Gesamtsituation eingebunden als in der Tagespflege, denn hier sind es in der Regel die PflegerInnen, die in einer kritischen Situation entscheiden, was zu tun ist. Hier ist es vielmehr so, dass sich die PflegerInnen in einer Vermittlerrolle zwischen dem Heimbewohner und seinen Angehörigen oder auch zwischen den Angehörigen und weiteren professionellen Kräften finden wie etwa dem behandelnden Arzt; auf diesen Aspekt wurde oben bereits eingegangen. Die

Angehörigen haben damit insgesamt auch weniger Einfluss auf den Zustand der HeimbewohnerInnen als bei direkter Einbindung in die Pflege. Trotzdem werden sie auch hier von den PflegerInnen als AnsprechpartnerInnen betrachtet, mit denen gemeinsam Krisensituationen bewältigt und Probleme gelöst werden. Oft sind es die PflegerInnen, die den Angehörigen helfen, eine solche Situation zu bewältigen, wie an der Schilderung von T3 über den Umgang mit den Angehörigen Schwerkranker oder Sterbender deutlich wird, denen sie hilft, sich mit der aussichtslosen Situation abzufinden.

Insgesamt lässt sich sagen, dass sich die Rolle der Angehörigen von der häuslichen Pflege über die Tagespflege bis hin zum Altenheim mehr und mehr von der einer Autoritätsperson, die wesentliche Entscheidungen selbst trifft und die Versorgung des Pflegebedürftigen gewährleistet, zu einer engen Bezugsperson verschiebt. Damit steht auch in der Beziehung selbst die persönliche, emotionale Ebene im Vordergrund, was nach den Erfahrungen von T3 oft durch die bewusste Konzentration auf die positiven Aspekte, die „schönen Zeiten", unterstützt wird. Die Beziehung kann sich auf diese Weise sogar noch vertiefen, da sie vom Druck der Pflegetätigkeit befreit wurde.

2.) Die Bedeutung des Rollenwechsels in der Kommunikation

In dem Interview mit T3 wird noch ein weiterer Aspekt deutlich, der sich auf die Beziehung der Angehörigen zu ihrem älteren Familienmitglied auswirken kann. Oft ist die Beziehung zu einem pflegebedürftigen Angehörigen, in der Regel einem Elternteil oder Ehepartner, mit einer Veränderung der Rollen und damit auch der Beziehung verbunden. Waren es bisher die Eltern, die ihren Kindern Zuwendung, Fürsorge und Hilfe gaben, so sind sie plötzlich selbst auf Hilfe angewiesen, bei Pflegebedürftigkeit sogar vollkommen von ihren Kindern oder den PflegerInnen abhängig. Dadurch finden sich die Kinder des alten Menschen plötzlich selbst in einer „Elternrolle" wieder, in der sie ihm Hilfe und Zuwendung vermitteln und zudem die Verantwortung für ihn übernehmen müssen. Die Rollen sind gewissermaßen vertauscht worden, eine Situation, an die sich zu gewöhnen den erwachsenen Kindern oft nicht leicht fällt. Da es sich in dieser neuen Situation bei dem „Kind" jedoch um einen Erwachsenen handelt, kann die Situation auch nicht einfach „umgedreht" und der alte Mensch nunmehr wie ein unmündiges Kind behandelt werden, sondern seine Persönlichkeit und sein Wille müssen trotz allem auch weiterhin respektiert werden.

Aus diesem Grund ist auch die *Elderspeak* im Umgang mit alten Menschen nicht angemessen. Sie weist dem alten Menschen tatsächlich eine Art „Babyrolle" zu, die ihm eine eigene Identität und einen eigenen Willen weitgehend abspricht und von vielen als entwürdigend empfunden wird. T9, die in einer Tagespflege arbeitet, hat die Erfahrung gemacht, dass die *Elderspeak* von manchen PflegerInnen nach wie vor verwendet wird. Sie selbst lehnt diesen Sprachstil ab und betont ausdrücklich, dass es wichtig ist, den alten Menschen als mündigen Erwachsenen anzusehen:

> „Es gibt leider einige, die das machen, die wirklich da so eine Kindersituation draus machen, und das finde ich nicht in Ordnung. Das sind weiterhin erwachsene Leute, die manchmal ein dolles, strenges und hartes Leben hinter sich haben, und das sollte man auch zu würdigen wissen."

Auch wenn jemand schwer pflegebedürftig und möglicherweise nicht mehr in der Lage ist, sich mitzuteilen, sollte er deshalb trotzdem niemals als Kind betrachtet werden, ein Grundsatz, der für PflegerInnen und pflegende Angehörige gleichermaßen gelten sollte. Dies bedeutet auch, dass der Sprachstil gegenüber dem alten Menschen möglichst normal sein sollte. Er sollte also keine übertriebene Artikulation und Prosodie und keine speziellen „Babywörter" beinhalten und auch nicht patronisierend sein, wie dies bei der *Elderspeak* der Fall ist, sondern statt dessen Akzeptanz des Gesprächspartners und Respekt ihm gegenüber vermitteln. Der Rollenwechsel, der in der Situation der Pflegebedürftigkeit liegt, bezieht sich vor allem auf die äußere Situation, d. h. auf konkrete, unmittelbare Hilfeleistungen z. B. in der Grundpflege oder beim Essen. Die innere Situation, d. h. die Beziehungsebene, sollte davon so wenig wie möglich berührt werden, um eine Entwürdigung des alten Menschen zu vermeiden.

3.) Die Bedeutung von Demenzerkrankungen für die Angehörigen

Gerade eine Demenzerkrankung des zu Pflegenden kann die Situation für die Angehörigen weiter erschweren, da sie sich oft auch auf sein Verhalten auswirkt. Da viele Angehörige nicht über medizinisches Hintergrundwissen verfügen, fällt es ihnen oft schwer, dieses veränderte Verhalten nachzuvollziehen und zu akzeptieren. So schildert T7 den Fall einer alten Frau, die unter einem demenzbedingten Aufräumzwang leidet und deshalb zuweilen Dinge aus der Tagespflege mit nach Hause nimmt, was ihr Ehemann und die anderen Tagesgäste als Diebstahl auffassen:

> „Eine Frau haben wir, die räumt immer auf, und alles, was rumliegt, muss weggeräumt werden. Dann nimmt sie es in die Hand, weil sie es wegräumen will, und dann weiß sie nicht mehr, was sie damit machen wollte, und steckt es in die Tasche. Und am anderen Morgen bringt der Ehemann sie mitsamt diesen Sachen wieder und dreht das so in die Richtung, als wenn sie was gestohlen hätte. Ich sage: „Nein, das dürfen Sie nicht als so was sehen, das ist kein Stehlen. Sie sieht das von sich aus, sie war eine tüchtige Hausfrau, hat immer alles in Ordnung gehabt, das gehört da nicht hin, nur dann weiß sie nicht mehr, was sie damit machen soll, und darum kommt es in die Tasche erst mal." Aber das auch den Angehörigen zu vermitteln, und genauso gut den anderen Tagesgästen, nicht wahr, dass ich denen sage: „Sie dürfen Ihre Sachen hier nicht einfach so rumstehen lassen. Sie wissen, dass die Frau kommt und aufräumt.""

Fehlendes oder lückenhaftes Wissen über die Hintergründe der Demenzerkrankung führt hier also dazu, dass das Verhalten der Frau fälschlich als Stehlen eingeschätzt wird. T7 entschärft diese Situation dadurch, dass sie dem Ehemann und den übrigen Tagesgästen die Hintergründe erläutert, so dass sie das Verhalten dem Aufräumzwang zuschreiben und der Betroffenen keine Absicht unterstellen. Dies könnte nämlich unter Umständen dazu führen, dass die anderen Tagesgäste der vermeintlichen Diebin misstrauen und sie zu meiden beginnen würden, was sich auch auf die Atmosphäre in der Tagespflege negativ auswirken würde. Wie sich aus der Schilderung von T7 schließen lässt, muss eine solche Erläuterung jedoch im Fall der Tagesgäste, von denen einige ebenfalls unter Demenz und damit auch unter starker Vergesslichkeit leiden, öfters wiederholt werden. Wichtig ist hierbei vor allem, dass die Erklärung möglichst einfach und allgemeinverständlich ist, wie T7 dies auch schildert.

Besonders gravierend können die Auswirkungen einer Demenzerkrankung auf die Beziehung zum Angehörigen dann sein, wenn sie mit dem zeitweisen Auftreten von Aggressionen verbunden ist. Gerade diese werden vom Angehörigen oft nicht als Anzeichen der Krankheit erkannt, das sich nicht gegen ihn persönlich richtet, sondern das im momentanen Zustand des Kranken begründet liegt. Statt dessen fasst der Angehörige ein aggressives Verhalten oft als Absicht auf und reagiert entsprechend, was dann zu Streitigkeiten, ggf. sogar zu weitergehenden Konflikten führen kann, durch die sich die Beziehung insgesamt verschlechtert. An dieser Stelle ergibt sich wiederum ein Zusammenhang mit dem oben bereits angesprochenen Rollenwechsel zwischen Eltern und erwachsenen Kindern:

> „Denn das ist auch ein ganz großer Punkt; ich [als Angehöriger] kann ja nicht verstehen, dass sich die Rolle so verändert hat. Ich habe jetzt vielleicht einen demenzerkrankten Elternteil vor mir und bin in meiner Rolle auf einmal ganz anders gefordert. Da gibt es auch Streitigkeiten, Verständnisprobleme. Ganz wichtig sind die regelmäßigen Abende, dass man halt Angehörigenabende hat, und einfach auf den Austausch unter den Angehörigen mal zu gucken." (T3)

T3 begegnet diesem Problem dadurch, dass sie regelmäßig Angehörigenabende veranstaltet, bei denen die Angehörigen der HeimbewohnerInnen ihre Erfahrungen austauschen und sich so gegenseitig Hilfestellung geben können. Solche Informationsabende bieten zugleich Gelegenheit, mehr über die Hintergründe krankheitsbedingter Verhaltensänderungen zu erfahren, um diese besser zu verstehen und somit leichter damit umgehen zu können. Durch den Austausch mit anderen Betroffenen wird zugleich auch das Gefühl vermittelt, in dieser Situation nicht allein zu sein, was ebenfalls dabei helfen kann, damit umzugehen und die neue Beziehung zu dem erkrankten Elternteil oder Ehepartner zu akzeptieren.

4.) Heikle Gesprächssituationen

Da die Angehörigen von HeimbewohnerInnen und Tagesgästen, wie oben bereits dargestellt wurde, auch für das Pflegepersonal wichtige Bezugspersonen sind, um gemeinsam bestehende Probleme und Krisensituationen zu lösen, kann es auch zu Gesprächssituationen kommen, die von den Beteiligten als heikel empfunden werden. Zu denken ist hier zunächst einmal an die oben bereits angesprochenen Probleme im Bereich der Inkontinenzpflege, die insbesondere die Tagespflege betreffen, bei der die eigentliche Grundpflege im häuslichen Bereich stattfindet. Wenn ein Gespräch mit dem alten Menschen selbst hier nicht zu einer Klärung führt, wenden die Pflegekräfte sich an die Angehörigen, um mit ihnen gemeinsam eine Lösung zu finden. Nach den Erfahrungen von T8 fällt es auch vielen Angehörigen schwer, über dieses Tabuthema zu sprechen, so dass sie es von sich aus nicht anschneiden. Sie sind aber oft sehr dankbar dafür, wenn das Thema von T8 angesprochen wird. Oft erleben auch die Angehörigen eine solche Situation als sehr belastend und sind froh darüber, offen darüber sprechen zu können. Wie im Umgang mit den alten Menschen selbst, ist auch hier ein vorsichtiger Umgang mit dem Thema notwendig, das eine eher umschreibende Wortwahl verwendet und eine allzu direkte Formulierung vermeidet, um die Angehörigen nicht zu verletzen. Die Ausführungen über den Umgang mit Tabuthemen gelten auch im Gespräch mit Angehörigen.

Problematisch sind häufig auch Situationen, in denen die häusliche Pflege nicht ausreicht, ein Fall, der ebenfalls von T8 angesprochen wird. Der Grund dafür liegt meist darin, dass die Angehörigen bereits an die Grenze ihrer Belastbarkeit gelangt sind, der alte Mensch jedoch trotzdem noch mehr Pflege braucht. Hinzu kommt meiner Ansicht nach auch, dass die Angehörigen von Tagesgästen in der Regel Laien und damit oft nicht in der Lage sind, solche Mängel in der Pflege selbst zu erkennen. T8 betont, dass es sehr wichtig ist, die Leistung der Angehörigen im Gespräch anzuerkennen, um ihnen nicht das Gefühl zu geben, die nicht ausreichende Pflege sei ihre Schuld. Auf dieser Basis kann dann gemeinsam nach einer Lösung gesucht werden:

> „Man kann den Angehörigen keinen Vorwurf machen, weil sie geben ja schon alles, was sie können, und was sie haben und was sie tun können. Und es ist ganz wichtig, dass man [sagt]: „Ich finde das wirklich toll, was Sie leisten, aber es reicht einfach nicht. Sie braucht mehr." Und das ist schon, ja... es ist schon schwierig, weil sie sind ja sowieso auch schon an den Grenzen, was soll ich noch mehr geben? Und dann eben sagen: „Wir können ja auch gemeinsam gucken: Wo können wir noch mehr dazu holen, wer kann noch von der Familie mit dazu genommen werden, wie kann man die Situation ändern oder Tagespflege noch mal steigern, wenn sie dann zum Beispiel an zwei Tagen kommt, dass man das dann noch mal steigern kann, vielleicht noch einen ambulanten Dienst mit rein nehmen kann?" Also, da muss man einfach gucken: Welche Hilfen kann man noch dazu nehmen? Wie kann man noch mehr leisten, auch ohne dass Angehörige betroffen sind? Aber es ist auch eine finanzielle Frage. Was ist auch finanziell leistbar? Was kann ich leisten, was ist finanziell leistbar?" (T8)

Neben der Situation an sich stellt somit der Kostenfaktor oft ein zusätzliches Problem dar. Das Hinzuziehen eines ambulanten Pflegedienstes oder die Ausweitung der Betreuung in der Tagespflege, aber auch Hilfsmittel wie z. B. Inkontinenzeinlagen sind häufig teuer und stellen somit, auch wenn sie sinnvoll sind, eine zusätzliche finanzielle Belastung dar, ein Aspekt, der von T8 ebenfalls angedeutet wird. Dies kann ggf. die finanziellen Möglichkeiten der Angehörigen übersteigen, so dass eine weitere Entlastung aus finanziellen Gründen nur unter großen Schwierigkeiten umzusetzen ist.

Die große Belastung der Angehörigen durch die gesamte Situation kann sich aber auch direkt auf die Gesprächssituation zwischen Angehörigen und Pflegepersonal auswirken. Wie T8 weiterhin schildert, wird manchen Angehörigen erst im Gespräch mit den professionellen PflegerInnen bewusst, wie angespannt ihre Lage tatsächlich ist. Dies kann dann dazu führen, dass sie im Gespräch plötzlich von ihren angestauten Emotionen überwältigt werden und unvermittelt zu weinen beginnen. In dieser Situation ist Einfühlungsvermögen auf der Seite der PflegerInnen besonders wichtig, um ihnen das Gefühl zu geben, in ihrer individuellen Situation akzeptiert zu werden und Hilfe zu bekommen.

Besonders schwierig ist die Situation für die Angehörigen schließlich auch immer dann, wenn ein Heimbewohner im Sterben liegt, ein Aspekt, der von T3 angesprochen wird. Oft fällt es ihrer Erfahrung nach gerade – erwachsenen - Kindern sehr schwer, sich von einem sterbenden Elternteil zu lösen:

> „[...] [wenn] der Angehörige das nicht akzeptieren kann oder möchte, oder auch der Bewohner mir da nicht mehr folgen kann, aus welchen Gründen auch immer. Sei es nun, dass es – das ist auch alles schon dagewesen – dass wirklich noch irgend jemand in eine Klinik soll, und der Arzt sagt vorher schon: „Nicht mehr", und es sind schwierige Untersuchungen, um zum Beispiel nur noch abzuklären, ob derjenige da jetzt wirklich einen Hirntumor hat oder nicht. Und der Arzt sagt schon vorher: „Nicht mehr machen", das sind aufwändige Untersuchungen, das sind schmerzhafte Untersuchungen, und man versucht dann auch noch einmal, mit dem Angehörigen so etwas durchzugehen. Er möchte einfach wissen, woran er ist. Vielleicht

braucht er es, um loslassen zu können, das kann gut sein. Das sind dann schon ganz schwere Probleme. [...] Wie sage ich das, wenn der Mensch sterben wird, aber es ist gleichzeitig so, dass die Tochter, der Sohn nicht loslassen kann und eigentlich noch wer weiß was machen möchte, und der Arzt sagt: „Was soll ich denn noch machen?"""

In dieser Situation klammern die Angehörigen sich oft an jede noch so geringe Hoffnung, um eine – auch nur kurze – Verbesserung zu erreichen oder sich zumindest Klarheit zu verschaffen. Die Gewissheit, dass sie nichts mehr tun können, um den Tod ihres Elternteils oder Ehepartners abzuwenden, kann es ihnen möglicherweise erleichtern, sich mit der Situation abzufinden. Möglicherweise vermittelt ihnen diese Gewissheit auch das Gefühl, alles in ihrer Macht Stehende getan zu haben, um den Kranken vielleicht doch noch zu retten, so dass sie deshalb so sehr darauf drängen, alles Denkbare zu versuchen; sie wollen der Situation nicht einfach passiv und hilflos gegenüberstehen, sondern aktiv versuchen, sie zu ändern. Problematisch ist jedoch, dass diese Maßnahmen für den Kranken selbst oft mit Schmerzen verbunden und zudem vom medizinischen Standpunkt her überflüssig sind. Verschärft wird dieser schwerwiegende Konflikt schließlich noch dadurch, dass der Tod in unserer Gesellschaft als Tabuthema gilt, über das offen zu sprechen vielen Menschen schwer fällt. Für die Angehörigen von Sterbenden ist es deshalb doppelt schwer, sich in ihrer Situation auszusprechen. Zudem fällt auch vielen Pflegekräften der Umgang mit dem Tod und mit Sterbenden schwer, wie sich in den von mir geführten Interviews immer wieder zeigte. Auf diesen Aspekt, der sich ebenfalls als ein zentrales Thema erwies, werde ich deshalb an späterer Stelle gesondert eingehen.

Themenbereich 5: Der Umgang mit eingeschränkter Kommunikationsfähigkeit von HeimbewohnerInnen bzw. Tagesgästen

Wie in Kapitel 1 bereits ausführlich dargelegt wurde, kann die Kommunikationsfähigkeit im höheren Lebensalter auf verschiedenen Ebenen eingeschränkt sein, nämlich erstens auf der Ebene der Sinneswahrnehmung, etwa im Fall der Schwerhörigkeit, zweitens auf der kognitiven Ebene, wie bei der Demenz oder der Aphasie, und drittens auf der Artikulationsebene, wie etwa bei einer Dysarthrie. Da eine eingeschränkte Kommunikationsfähigkeit von zentraler Bedeutung für die Beziehung zwischen PflegerInnen und alten Menschen sein kann, wurde der Umgang mit solchen Störungen in den Interviews direkt erfragt (Frage 9 des Hauptteils), wobei vor allem die beiden ersten Formen von

Störungen zur Sprache kamen und die eingeschränkte Artikulationsfähigkeit lediglich indirekt im Zusammenhang mit dem Endstadium der Alzheimerkrankheit angesprochen wurde (T4).

1.) Beeinträchtigungen der Sinneswahrnehmung

Die Kommunikationsfähigkeit kann zunächst einmal durch eine eingeschränkte Sinneswahrnehmung beeinträchtigt werden, wobei die Schwerhörigkeit von besonderer Bedeutung ist. Dieser Aspekt wird von mehreren InterviewteilnehmerInnen angesprochen. So schildert T4 den Fall einer Heimbewohnerin, die unter Schwerhörigkeit und zugleich unter *Verbosity* leidet. Für T4 ist es sehr schwierig, ihr Informationen zu vermitteln, da die Bewohnerin sie zum einen akustisch nicht versteht und ihr zum anderen aufgrund ihres Rededrangs auch nicht zuhört. Sie begegnet dieser Situation, indem sie besonders laut spricht, oft sogar „in ihr Ohr schreien muss" (T4), um die Aufmerksamkeit der Bewohnerin auf sich zu ziehen. Dieses „Anschreien" wirkt sich nach den Erfahrungen von T4 auch nicht negativ auf die Beziehung zu der Bewohnerin aus; sie empfindet es nicht als Bedrohung, sondern es scheint sogar die Voraussetzung dafür zu sein, dass sie ihren Redefluss unterbricht und ihre Aufmerksamkeit T4 zuwendet. Ähnlich äußert sich auch T9:

> „Es kann einmal der Hörfehler sein, ja, da musst du halt versuchen, einfach zu schreien, manchmal haben sie auch ihr Hörgerät nicht drin, oder sie wollen es einfach nicht einschalten, und wenn so ein Gerät ausgeht, da musst du dann natürlich drauf eingehen."

Erschwert wird die Situation also oft dadurch, dass jemand zwar ein Hörgerät besitzt, dieses aber nicht benutzt oder es defekt ist. T12 erzählt von einer alten Frau, die zwar gleich zwei Hörgeräte besitzt, diese aber nicht einsetzt, so dass die Verständigung schwierig bleibt, zumal die Frau ebenfalls zudem noch *Verbosity* zeigt. Gerade ein solcher Rededrang, wie er z. B. als Folge einer Demenz auftreten kann, kann somit die Situation noch zusätzlich erschweren. Dieser Fall wird in den von mir geführten Interviews mehrmals geschildert und scheint demzufolge nicht selten vorzukommen.

Aber auch eine eingeschränkte Sehfähigkeit, die von T12 angesprochen wird, kann hinderlich sein, weil sie die Kommunikation weitgehend auf die verbale Ebene beschränkt. Nonverbale Signale des Gesprächspartners werden vom Betroffenen nicht oder nur teilweise wahrgenommen. Damit fehlen dem Betroffenen wichtige Zusatzinformationen, die ihm helfen können, die Äußerungen seines Gesprächspartners zu interpretieren. Neben Gestik und Mimik können diese Informationen auch auf der sprachlichen Ebene liegen. So schildert etwa T12, dass manche alten Menschen bei Schwerhörigkeit die Worte von den Lippen ablesen. Besonders schwierig wird die Situation also dann, wenn beide Arten von Beeinträchtigungen, also Schwerhörigkeit und schlechtes Sehvermögen, zusammentreffen, denn dann können die Defizite nur schwer ausgeglichen werden. Gerade die nonverbale Kommunikationsebene wird von den PflegerInnen oft zur Kompensation einer eingeschränkten Kommunikationsfähigkeit eingesetzt, da sie die auditive Ebene sowie die relativ komplexe und störanfällige verbale Ebene umgeht und somit dem Betroffenen wesentlich dabei helfen kann, die Äußerung seines Gesprächspartners zu verstehen. Ist dies aufgrund einer eingeschränkten Sehfähigkeit nicht möglich, so wird die Verständigung extrem erschwert, da beide zentralen Wahrnehmungsebenen von der Störung betroffen sind.

2.) Demenzerkrankungen

Auch eine Demenzerkrankung kann die Kommunikationsfähigkeit beeinträchtigen, und zwar auf der kognitiven Ebene. Zu denken ist dabei vor allem an Demenzerkrankungen vom Alzheimer-Typ und an die vaskuläre Demenz. So kann es dem Betroffenen unter Umständen Schwierigkeiten bereiten, einem komplexeren Gedankengang seines Gesprächspartners zu folgen oder selbst eine Äußerung zu machen, die mehr als einen Gedanken zugleich enthält, ein Problem, das z. B. bei einer Demenz vom Alzheimer-Typ vorkommen kann, wie bereits in Kapitel 1 näher erläutert wurde. T7 gibt ein anschauliches Beispiel für diese Form der Beeinträchtigung. Sie erzählt von einem Tagesgast, der eine Aufforderung nur dann befolgen kann, wenn sie in mehrere kleinere Einheiten zerlegt wird, wobei ein nachfolgender Teil der Aufforderung erst dann erteilt wird, wenn der vorangegangene Teil bereits ausgeführt wurde:

„Also, wir haben einige Menschen, die wirklich hochgradig dement sind, sprich diese eine Frau, wo ich gesagt habe, dass sie aufräumen muss. Ein anderer, der überhaupt nicht weiß, was um ihn herum passiert und warum irgendwas gemacht werden muss, wo man ihm wirklich einen Auftrag geben muss, und wenn der ausgeführt ist, darf man erst den zweiten sagen. Ungefähr so: „Bitte stehen Sie auf", und wenn er steht: „Jetzt kommen Sie mit", und dann, wenn er schon fragt: „Wohin?", dann sagen wir das zwar einmal, aber wiederholen dann sofort: „Kommen Sie jetzt mit mir." Nicht wahr, und dann erst wieder das Nächste. Wenn man sagt: „Stehen Sie auf, kommen Sie mit, wir wollen in den Garten zum Kaffee trinken": - „Was soll das denn?" Das ist viel zu viel."

Dieser Tagesgast kann somit jeweils nur eine begrenzte Menge an Information aufnehmen und verarbeiten. Wird zuviel Information auf einmal gegeben, so geht ein Teil davon verloren. T6, in deren Schilderung dieses Problem ebenfalls indirekt anklingt, achtet deshalb besonders darauf, im Umgang mit Heimbewohnerinnen, deren Kommunikationsfähigkeit eingeschränkt ist, gezielt kurze Sätze mit möglichst einfacher Struktur zu verwenden, die von ihrer Gesprächspartnerin dann leichter erfasst werden können. Umgekehrt kann ein Demenzkranker, besonders wenn es sich um die Alzheimerkrankheit handelt, oft auch selbst nur kurze Äußerungen mit einfacher Struktur produzieren; komplexere Äußerungen zu machen, die mehrere Gedankengänge auf einmal umfassen, fällt ihm sehr schwer oder ist ihm gar nicht mehr möglich. Aus diesem Grund neigen gerade AlzheimerpatientInnen dazu, das Gesprächsthema immer wieder sprunghaft und abrupt zu wechseln; sie sind dann nicht mehr in der Lage, gedanklich für längere Zeit bei einem Thema zu bleiben. Diese Erfahrung hat auch T6 gemacht, die sich in einem solchen Fall immer wieder an das neue Gesprächsthema anpasst. Auch T11 berichtet von einer alten Frau, die dazu neigte, „durcheinander zu sprechen", so dass T11 ihr kaum folgen konnte. Ihr fiel es dabei jedoch sehr schwer, den jeweiligen Themenwechsel nachzuvollziehen. Zudem kannte sie diese Frau aufgrund ihrer zeitlich begrenzten Tätigkeit in Einrichtung 5 nur oberflächlich und konnte ihr Gesprächsverhalten daher nur schwer einschätzen.

Auch Wortfindungsstörungen sind unter den Einschränkungen auf der verbalen Ebene der Kommunikation weit verbreitet. Sie sind neben der Aphasie auch ein charakteristisches Merkmal der Alzheimer-Demenz, bei der sie schon in einem relativ frühen Stadium auftreten. In der Tagespflege wird deshalb versucht, mit Hilfe der bereits geschilderten Wortratespiele und ganz allgemein durch Gespräche Wortfindungsschwierigkeiten entgegenzuwirken und eine Verschlechterung des Zustands hinauszuzögern. Dabei zeigt sich oft, dass Wissensinhalte des Langzeitgedächtnisses, vor allem automatisiertes Wissen, besonders widerstandsfähig gegen Abbauprozesse sind. So legen T7 und T12 dar, dass viele alte Menschen noch in der Lage sind, automatisierte Wissenseinheiten abzurufen und z. B. Sprichwörter zu ergänzen. T7 hat die Beobachtung gemacht, dass die Tagesgäste sich dabei oft sogar gegenseitig anregen können, so dass jemand sich wieder an ein bestimmtes Wort oder Sprichwort erinnert, wenn er es in der Gruppe mehrmals gehört hat. Kommt dann dieses Item später erneut im Spiel oder Gespräch vor, so kann er wieder darauf zugreifen. Neben Einschränkungen auf der Ebene der Sprachproduktion kann eine Demenzerkrankung jedoch auch das genaue Gegenteil bewirken, nämlich einen ungehemmten Rededrang, der dazu führt, dass der Betroffene nahezu pausenlos spricht, andererseits aber dem Gesprächspartner nicht zuhört, so dass eine Interaktion zwischen beiden nur unter großen Schwierigkeiten möglich ist, wie dies von T4 geschildert wird und oben bereits angesprochen wurde. T4 empfindet diese Situation als extrem schwierig, da ein Gespräch mit der Bewohnerin, insbesondere die Übermittlung von Informationen, somit nur eingeschränkt möglich ist.

Wie sich aus der Schilderung von T4 schließen lässt, ist es deshalb bei einem übersteigerten Rededrang für die Pflegekraft besonders wichtig, zunächst einmal die Aufmerksamkeit des Betroffenen auf sich zu lenken, um dann den Part des Sprechers übernehmen und die gewünschte Information übermitteln zu können. Dafür könnte sich m. E. auch die visuelle nonverbale Ebene gut eignen, indem etwa von der Pflegekraft gezielt Gesten eingesetzt werden, um die Aufmerksamkeit auf sich zu ziehen.

Auch Wiederholungstendenzen sind bei Demenzerkrankungen weit verbreitet. So erzählt T10 von einer alten Frau, die immer wieder nach der Uhrzeit und besonders nach der nächsten Mahlzeit fragte, nachdem sie die Frage erst wenige Minuten zuvor gestellt hatte. Gerade dieses Verhalten, das von großer Monotonie geprägt ist, wird von PflegerInnen, aber auch von anderen HeimbewohnerInnen oder Tagesgästen häufig als sehr belastend und anstrengend erlebt. So schildert etwa T10, dass die anderen Tagesgäste zunehmend gereizt reagierten, so dass die Betroffene schließlich eine Einzelbetreuung erhielt, um negative Auswirkungen auf die Gruppensituation zu vermeiden. Auch T16 gibt an, Wiederholungstendenzen als anstrengend zu empfinden.

Erklären lassen sich solche Wiederholungstendenzen zum einen durch die extreme Vergesslichkeit, die mit einer Demenzerkrankung einher geht. So ist es denkbar, dass der Betroffene nach einigen Minuten bereits wieder vergessen hat, dass er eine bestimmte Äußerung gemacht oder eine Frage gestellt hat, und es deshalb immer wieder von neuem tut. Die Frage nach der Uhrzeit und der nächsten Mahlzeit, wie sie von T10 geschildert wird, könnte auch von einem Gefühl von Orientierungslosigkeit ausgelöst werden: Die Betroffene weiß nicht genau, welche Tageszeit es ist, und versucht durch ihre Frage, dies zu bestimmen. Gerade die gemeinsamen Mahlzeiten in der Tagespflege tragen zudem viel dazu bei, dem Tag eine bestimmte Struktur zu geben; der Frage danach könnte also auch das Bedürfnis zugrunde liegen, diese Struktur zu erkennen und somit eine Orientierung für den weiteren Tagesablauf zu gewinnen. Aufgrund der extremen Vergesslichkeit gelingt dies jedoch nicht; die Betroffene vergisst die Antwort sofort wieder und fragt deshalb immer wieder von neuem.

Denkbar wäre schließlich auch, dass es sich bei Wiederholungstendenzen um Automatismen handelt, ähnlich wie diese z. B. auch bei der globalen Aphasie vorkommen können. Der Betroffene äußert dann floskelhaft immer wieder ein bestimmtes Wort oder einen Satz, ohne dies selbst zu bemerken.

Nach den Erfahrungen von T10 können solche Wiederholungstendenzen durch Ablenkung durchbrochen werden. So bietet sich etwa die Einzelbetreuung an, bei der sich eine

Pflegekraft ganz auf den Betroffenen konzentriert, so dass er neue Anregung erhält, die dazu beitragen kann, ihn von seiner permanenten Frage oder Äußerung abzubringen.

T12 weist schließlich darauf hin, dass eine Wiederholungstendenz für den Gesprächspartner nicht durchweg nachteilig sein muss. Sie nutzt diese Neigung gezielt dafür, dem Betroffenen bei Wortfindungsstörungen Hilfestellung zu geben; weil sie schon vorab weiß, was er sagen möchte, kann sie das von ihm gesuchte Wort erschließen und z. B. einen angefangenen Satz vollenden. Der Betroffene selbst erlebt dies nach ihrer Schilderung als positiv und bestätigt ihre Äußerung. T11 nutzt eine Wiederholungstendenz dafür, ein Gesprächsthema zu finden oder zu elaborieren, sieht also ebenfalls neben dem belastenden Aspekt auch einen Vorteil darin.

In einem fortgeschrittenen Stadium einer Demenzerkrankung, wie etwa im Endstadium der Alzheimerkrankheit, können die sprachlichen Fähigkeiten schließlich sogar nahezu völlig verloren gehen. Diese Situation kommt dabei ausschließlich bei HeimbewohnerInnen vor, da für den Besuch einer Tagespflege neben einer gewissen Mobilität auch ein zumindest teilweiser Erhalt der sprachlichen Fähigkeiten Voraussetzung ist, der eine Verständigung auch auf Seiten des alten Menschen erlaubt.

T4 geht näher auf den völligen Verlust der Sprachfähigkeit im Endstadium der Alzheimerkrankheit ein. Diese PatientInnen sind dann kaum noch oder gar nicht mehr in der Lage, eine sprachliche Äußerung zu verstehen oder selbst zu produzieren. Auch in diesem Zustand können sie jedoch noch nonverbale Signale wahrnehmen, auch wenn sie nicht mehr darauf reagieren können:

„Ja, da haben wir zum Beispiel eine Alzheimerpatientin hier, die also nicht mehr sprechen kann. Sie verlieren ja irgendwann das Sprechen, nicht, sie verlieren das ja. Sie geben dann immer so Töne von sich, aber sie können nicht mehr sprechen. Aber ich spreche mit ihr ganz normal. Für mich ist es zum Beispiel ganz wichtig, bei solchen Leuten auch gerade, dass ich immer wieder sage, was ich jetzt tue an ihrem Körper. Es gibt Leute, die sagen: „Warum sagst du denn das, die merkt das doch sowieso nicht mehr." Sie spüren das schon noch, ob man sie fest anfasst oder nicht. Da braucht man sehr viel Geduld und Einfühlungsvermögen." (T4)

Diese PatientInnen nehmen also trotz des völligen Verlustes der verbalen Kommunikationsebene die nonverbale Ebene, besonders die taktile Ebene, noch deutlich wahr und können daraus Schlüsse über die Einstellung der PflegerInnen ihnen gegenüber ziehen. Sie können z. B. die Art des Körperkontakts bei der Pflege interpretieren und möglicherweise auch auf andere nonverbale Signale wie Gestik oder Mimik oder auch die Prosodie reagieren. Gerade die nonverbale Ebene kann somit bei Menschen, deren Kommunikationsfähigkeit auf der verbalen Ebene stark eingeschränkt ist, eine

Aufrechterhaltung und Förderung der Beziehung zur Pflegekraft ermöglichen. Da dieser Aspekt in den Interviews immer wieder genannt wurde und somit für die Kommunikation in Alteneinrichtungen ebenfalls von zentraler Bedeutung ist, werde ich unten noch näher darauf eingehen. Zusammenfassend lässt sich sagen, dass Demenzerkrankungen sich vor allem auf die verbale Kommunikationsebene auswirken können, während die nonverbale Ebene davon weitgehend unberührt bleibt. Gerade sie ist deshalb besonders gut geeignet, um Einschränkungen auf der verbalen Ebene oder deren völligen Verlust zu kompensieren, wie dies auch in den Interviews immer wieder geschildert wurde.

3.) Aphasie

Schließlich kann auch eine Aphasie die Kommunikationsfähigkeit nachhaltig beeinträchtigen. Dieser Aspekt wird von T10 und T12 genannt und klingt auch bei T9 indirekt mit an. Eine Aphasie beeinträchtigt nur die rein sprachliche Ebene; anders als bei der Demenz sind die übrigen kognitiven Ebenen, etwa die Intelligenz, nicht betroffen. Auf diesen Umstand weist T9 ausdrücklich hin:

> „Es gibt aber auch schon Sprachverhalten, wie diese Echolalie, wenn sie immer so nachsprechen. Das ist natürlich dann auch... Oder Stottern... Es sind ja dann so die Sachen, wo andere denken, da ist die Intelligenz auch ein wenig gehindert, die Leute nehmen nicht mehr so viel auf, aber da sollte man sich also nicht täuschen lassen. Gott sei Dank haben wir den theoretischen Feedback dann auch von der Schule, dass wir das also schon im Vorfeld wissen und dann entsprechend darauf reagieren können. Jeder Laie... es ist verständlich, dass er dann das anders einschätzt. Aber ich bemühe mich, egal welche Gebrechen auch immer, langsam bestimmte Sachen dann zu erklären, weil manchmal dauert es etwas länger, oder mal mit leichteren Worten zu erklären, Gestik dann zu benutzen, weil... nur weil jemand sich nicht äußert, heißt das nicht gleich, dass er nicht aufnehmen oder wahrnehmen kann oder die ganze Situation für sich nicht einschätzen kann."

T9 verfügt somit über Hintergrundwissen, das ihr hilft, sich in einer solchen Situation angemessen zu verhalten. Sie geht offen und unvoreingenommen auf die Betroffenen zu, gibt ihnen gezielt Anregungen und Hilfestellung und passt sich jeweils individuell an die Störung an. Im Gegensatz zu einer Demenzerkrankung ist eine gezielte Hilfestellung bei Aphasie, so etwa bei Wortfindungsstörungen, oft erfolgreich, was möglicherweise daran liegt, dass hier nur das Sprachzentrum betroffen ist und eine Hilfestellung, etwa auf der semantischen Ebene, auch andere Ebenen anspricht, durch die die Beeinträchtigung dann z. T. kompensiert werden kann. Auch die von T9 angesprochene Echolalie kann in Verbindung mit einer Aphasie vorkommen. Sie kann durch geistige Anregung und gezielte Hilfestellung ggf. unterbrochen werden, wie an folgender Schilderung von T9 deutlich wird:

„Das haben wir hier jetzt auch... einen Ausflug vor zwei Tagen gemacht, und die Dame auch mit der Echolalie, die spricht ja immer nach. Aber sie ist sehr erpicht, nicht, was sie sagt. Ich habe ihr dann die Tafeln vorgelesen, und wir haben wirklich versucht, mit den Tieren... wenn sie redet und sie die Rede dann zurückgebracht hat. Es wird also alles aufgenommen. In solchen Situationen darfst du nicht einfach so machen, du musst wirklich die ganze Zeit beobachten. Und das ist also etwas, dem ich dabei nicht aus dem Weg gehe. Weil nur sprechen oder so Gesten, wie jetzt gesprochen wird, das geht einfach nicht. Und manchmal musst halt du mit dem Sprechen auch zeigen [...]"

Besonders wichtig ist es nach der Erfahrung von T9 somit immer, die Betroffenen zu beobachten, um ihre individuellen Verhaltensweisen genau kennen zu lernen und reagieren zu können. Auch bei einer Aphasie kann zudem gezielt die nonverbale Ebene eingesetzt werden, um z. B. durch Zeigen Hilfestellung zu geben.

Aus den Äußerungen meiner InterviewpartnerInnen lässt sich weiterhin schließen, dass in der Altenpflege die Symptome der beeinträchtigten Kommunikation gegenüber den möglichen Ursachen im Vordergrund stehen. So sollen z. B. die Wortratespiele in der Tagespflege grundsätzlich dazu beitragen, Wortfindungsstörungen entgegenzuwirken, wobei es für die PflegerInnen keinen Unterschied macht, ob sie durch eine Demenz oder eine Aphasie verursacht werden. Zudem wurde auf die Aphasie nur vereinzelt eingegangen, auf demenzbedingte Sprachstörungen dagegen weit ausführlicher. Daraus lässt sich möglicherweise die Hypothese ableiten, dass in der Altenpflege die demenzbedingten Einschränkungen der Kommunikationsfähigkeit gegenüber der Aphasie überwiegen, wobei allerdings im Auge behalten werden muss, dass die Ergebnisse meiner Studie nicht repräsentativ sind.

Insgesamt gehen die PflegerInnen jeweils gezielt und individuell auf die jeweilige Störung ein und geben direkte Hilfestellung. Dabei ist es von Vorteil, wenn die Pflegekraft den alten Menschen bereits sehr gut kennt, wie dies etwa von T12 geschildert wird. Sie erzählt von einem Tagesgast, der unter Wortfindungsstörungen leidet, den sie aber so gut kennt, dass sie oft bereits vorab weiß, was er sagen möchte. Auf dieser Basis ist eine individuelle, effektive Hilfestellung besonders gut möglich. Auch dies zeigt wieder die große Bedeutung, die der Beziehung zwischen den alten Menschen und den PflegerInnen zukommt.

4.) Die nonverbale Ebene als Kompensation eingeschränkter Kommunikationsfähigkeit

Wie in den vorangegangenen Ausführungen bereits häufig anklang, wird in der Altenpflege gezielt die nonverbale Ebene eingesetzt, um bei beeinträchtigter Kommunikationsfähigkeit alter Menschen eine Verständigung zu ermöglichen, den Kommunikationsprozess zu unterstützen oder gezielt Hilfestellung bei der Artikulation zu geben. Gerade dann, wenn die verbale Ebene so schwer gestört ist, dass die Betroffenen kaum noch oder gar nicht mehr in der Lage sind, eine sprachliche Äußerung zu artikulieren, stellt die nonverbale Ebene oft die einzige Möglichkeit zu einer Kommunikation zwischen ihnen und den PflegerInnen dar. Dabei ist sie relativ resistent gegen Abbauprozesse; so können etwa Gestik, Mimik und Prosodie des Gesprächspartners auch bei völligem Verlust der eigenen Artikulationsfähigkeit und des Sprachverständnisses oft noch richtig interpretiert werden.

Vor allem die visuelle Ebene der nonverbalen Kommunikation wird von AltenpflegerInnen häufig gezielt eingesetzt, um sich mit den alten Menschen zu verständigen. So achten sie oft gezielt auf die Körpersprache ihrer GesprächspartnerInnen (T2), wobei Augenreaktionen, Gestik und Mimik eine besondere Rolle spielen (T8). Gerade sie geben wichtige Informationen über die Sichtweise der GesprächspartnerInnen und ihre möglichen Intentionen. Dies wird auch an der Aussage von T10 deutlich, die die nonverbale Ebene besonders im Umgang mit Menschen einsetzt, deren Kommunikationsfähigkeit eingeschränkt ist:

„Dann muss ich einfach gucken, wie ich damit umgehe oder wie ich eben an Informationen komme, und das mache ich natürlich auch über das Beobachten, ja, die Mimik..."

Gerade bei Blickkontakt, Gestik und Mimik handelt es sich um Signale, die in besonders engem Zusammenhang mit der verbalen Kommunikation stehen und somit gut geeignet sind, den Kommunikationsprozess zu unterstützen. Dies zeigt sich auch an der bereits geschilderten Verunsicherung von T9, wenn jemand im Gespräch keinen Blickkontakt halten kann.

Die taktile Ebene wiederum ist aufgrund des direkten Körperkontaktes besonders gut geeignet, um dem Gesprächspartner Zuwendung und Nähe zu vermitteln, aber auch dazu, seine Aufmerksamkeit auf sich zu ziehen. So setzt T13 sie immer dann ein, wenn sie auf der verbalen oder einer der anderen nonverbalen Ebenen keine Reaktion hervorrufen kann:

„[...] es gibt Reaktionen, die man erleben kann, diese nonverbale Kommunikation, diese Erfahrung. Ich versuche die Kommunikation, indem ich Augenkontakt halte, indem ich also sehe, ich sehe ja in dem Moment das Ganze des Tagesgastes, und darauf kann ich eingehen. Und sobald ich darauf eingehen kann... ich merke auch, ob er mich verstanden hat, ich merke Ablehnung, und ich merke die Reaktionen. Und darauf reagiere ich. Darauf reagiere ich. Ich gehe nicht am Punkt weg, wenn ich merke, ich kann etwas mitteilen, ich kann etwas sagen in meiner Art der Kommunikation und kann ganz gut auf mein Gegenüber eingehen, ich kann mich dafür interessieren. Hat er die Möglichkeit, nicht darauf einzugehen, dann ist es sehr wichtig, dann versuche ich sehr energisch, dass das Gegenteilige dann rüber kommt, das darüber zu machen, dass ich meinetwegen zum Beispiel bei jemandem im Rollstuhl versuche, das dann rüber zu bringen. Habe ich aber gar keine Reaktion, dann kann ich auch vieles mit einer taktilen... mit Bewegungen, Streicheln kann ich also auch Reaktionen hervorrufen." (T13)

Oft setzen AltenpflegerInnen die nonverbale und die verbale Ebene gezielt gemeinsam ein, um die Verständlichkeit einer verbalen Äußerung zu erhöhen. So fordert z. B. T14 einen Gesprächspartner, der sich nicht mehr artikulieren kann, auf, ihr die Hand zu drücken, wenn er sie verstanden habe. Die nonverbale Ebene dient hier vor allem der Verständnissicherung, aber auch der Kompensation. Gerade jemand, der nicht mehr in der Lage ist, eine sprachliche Äußerung zu produzieren, fühlt sich möglicherweise besonders hilflos, weil er kaum noch Möglichkeiten hat, mit seiner Umgebung in Kontakt zu treten. Wenn er sich auf der nonverbalen Ebene noch mitteilen kann, trägt dies unter Umständen dazu bei, dass er sich nicht mehr nur als passives Opfer seiner Beeinträchtigung fühlt, sondern auch als aktiver Teilnehmer an der Kommunikation.

T9 hat die Erfahrung gemacht, dass die Kombination von verbaler und nonverbaler Gesprächsebene einen alten Menschen dazu anregen kann, eine Handlung selbst auszuführen, statt sich helfen zu lassen, was mit einer rein sprachlichen Anleitung allein nicht zu erreichen wäre:

„Einfach so ein Anreiz, manchmal ist es einfach nur ein Anreiz. Das fängt zum Beispiel morgens beim Frühstück an, dann ist so der Tisch gedeckt, und dann ist dieser Anreiz nicht da, zu sagen: „Ich möchte jetzt ein Brötchen schmieren", und wenn du es sagst, auch nicht, aber wenn das Brötchen dann aufgeschnitten auf den Teller gelegt wird, das heißt sprechen und dann den Anreiz geben, dann... Manchmal musst du wirklich alle Ebenen auf einmal ansprechen. So das Ganze, also, Kommunikation besteht ja nicht nur aus Sprechen."

Erst die begleitende Gestik verdeutlicht hier also das Gemeinte und gibt dem Tagesgast den Anreiz, die Handlung selbst auszuführen. Auf diese Weise kann ihm zugleich ein Stück Eigenständigkeit erhalten werden.

Zusammenfassend lässt sich sagen, dass die nonverbale Gesprächsebene sehr gut geeignet ist, um Einschränkungen der kommunikativen Fähigkeiten zu kompensieren und dem Betroffenen eine Verständigung mit seiner Umgebung zu ermöglichen. In der Altenpflege werden zu diesem Zweck vor allem die visuelle und die taktile Ebene eingesetzt, die besonders deutliche Signale ermöglichen. Eine besondere Rolle spielen dabei Gestik und Mimik; insbesondere dem Blickkontakt kommt eine große Bedeutung zu. Gerade diese Bereiche stehen auch in besonders enger Beziehung zur verbalen Kommunikation und können sie daher besonders gut unterstützen.

Themenbereich 6: Der Umgang mit Demenzerkrankten

Wie oben bereits immer wieder deutlich wurde, kommen Demenzerkrankungen bei alten Menschen, die in Alteneinrichtungen betreut werden, nicht selten vor. Neben den bereits beschriebenen Beeinträchtigungen der Kommunikationsfähigkeit kann eine Demenz jedoch auch solche Verhaltensweisen bewirken, die den Umgang mit dem PatientInnen für die PflegerInnen erschweren können. Auch dieses Thema wurde in den Interviews immer wieder angesprochen.

Zunächst einmal entwickeln viele Demenzerkrankte Weglauftendenzen, die sie dazu bewegen, unvermittelt ihr Zimmer, den Gruppenraum oder sogar die gesamte Einrichtung zu verlassen. Dadurch können unter Umständen gefährliche Situationen entstehen, die zu Stürzen und anderen Unfällen führen können, etwa dann, wenn der Betroffene sich auf die Straße oder ins Treppenhaus begibt, wie T6 und T12 dies schildern. Der Betroffene selbst ist sich dieser Gefahr nicht bewusst; er hat nur sein jeweiliges Ziel vor Augen. Die PflegerInnen müssen deshalb Acht geben, dass er gar nicht erst in derartige Gefahren gerät, und ihn ggf. zurückholen. In der Tagespflege ist dies meist dadurch gegeben, dass die alten Menschen in der Regel durchgehend beaufsichtigt werden, entweder in der Gruppe oder allein. Trotzdem kann eine Weglauftendenz auch hier vorkommen, wenn z. B. die Pflegekraft kurzfristig abgelenkt wird, wie T12 dies erzählt. Im Altenheim kann sich zudem durch eine bestehende Weglauftendenz das Problem ergeben, dass die HeimbewohnerInnen einerseits zum Gehen angeregt werden sollen, um ihre Mobilität zu erhalten, andererseits aber die PflegerInnen nicht über genügend Zeit verfügen, sich um jeden Einzelnen durchgehend zu kümmern. In dieser Situation kann es dann ebenfalls leicht geschehen, dass jemand unbeaufsichtigt bleibt und versucht, das Heim zu verlassen, ein Problem, das von T6 angesprochen wird. Wie T8 schildert, werden in manchen Tagespflegeeinrichtungen, so auch in Einrichtung 5, Menschen mit Weglauftendenzen aufgrund der Gefahren und der zusätzlichen Belastung für die PflegerInnen durch die permanente Notwendigkeit der Beaufsichtigung gar nicht erst aufgenommen.

Eine möglich Ursache für solche Weglauftendenzen könnte eine innere Unruhe des Patienten sein, die ihn dazu treibt, die Alteneinrichtung zu verlassen und in eine ihm vertrautere Umgebung zurückzukehren. So erzählen etwa T10 und T14, dass alte Menschen mitunter den Drang verspüren, die Tagespflege zu verlassen und nach Hause zu gehen; nach den Erfahrungen von T10 kann es hierbei ggf. auch zu aggressiven Reaktionen kommen. Deshalb achtet z. B. T14 darauf, dass der einzelne Besucher sich in der Tagespflege wohl fühlt, und führt ggf. ein klärendes Gespräch mit ihm. Eine Weglauftendenz könnte möglicherweise auch in direktem Zusammenhang mit dem bereits beschriebenen Orientierungsverlust stehen: der Betroffene weiß nicht mehr, wo er sich befindet, und versucht deshalb, in sein vertrautes Umgebung zu gelangen, in dem er sich sicherer fühlt. Aber auch Wahnvorstellungen könnten dafür verantwortlich sein. So schildert T14 das Beispiel eines Tagesgastes, der davon überzeugt ist, jetzt in die Schule zu müssen und deshalb nicht länger bleiben zu können. Auch in einer solchen Situation ist ein Gespräch mit dem Betroffenen grundsätzlich hilfreich. T14 etwa versucht dann, ihm die positiven Aspekte der Tagespflege zu verdeutlichen, um ihm klar zu machen, dass er dort die Betreuung und Zuwendung erhält, die er braucht. Auf diese Weise lenkt sie seine Aufmerksamkeit verstärkt auf die tatsächliche Situation und bringt ihn von seiner irrigen Vorstellung ab.

Ablenkung ist somit gut geeignet, demenzbedingtes Verhalten zu durchbrechen, wie dies bereits im Zusammenhang mit der Wiederholungstendenz dargestellt wurde; es gilt dann in ähnlicher Form auch z. B für eine Weglauftendenz. So gibt T7 an, dass ein betroffener Tagesgast bei innerer Unruhe, die eine aktuelle Weglauftendenz ankündigen kann, besonders intensive Zuwendung erhält wie etwa in der Einzelbetreuung, und z. B. jemand einen Spaziergang mit ihm macht. Dadurch erhält er einerseits Gelegenheit, einen möglicherweise vorhandenen Bewegungsdrang auszuleben, andererseits wird er durch eine neue Umgebung abgelenkt und somit auch seine innere Unruhe gelindert.

Bei bestehenden Wahnvorstellungen kann wiederum ein Gespräch besonders gut helfen, die Situation zu entspannen. Hier ist es besonders wichtig, auf den Betroffenen einzugehen und die Wahnvorstellung nicht einfach abzutun, denn dies könnte unter Umständen dazu führen, dass er dann um so stärker daran festhält oder auch mit Aggressivität reagiert. T9 gibt an, dass Wahnvorstellungen sie mitunter verunsichern, weil sie in der betreffenden Situation nicht weiß, wie sie reagieren soll:

> „Wo ich dann mehr Routine haben möchte, ist mit Wahn und Halluzinationen umzugehen, weil da gibt es manchmal so simple Antworten, und du kommst nicht darauf. Und von daher, das sind dann auch Situationen, wo ich dann ein bisschen mehr Sicherheit haben möchte. [...] Das sind manchmal so ganz banale Sachen, wie, dass jemand sich plötzlich daran erinnert: „Meine Tochter hat mir sechs Gläser Marmelade mitgebracht, wo sind diese sechs Gläser Marmelade, die hat man mir geklaut." Dann zu sagen: „Ja, o. k., die stehen ja noch im Keller, aber ich kann ja gerade eines hoch holen.""

Problematisch an der von T9 geschilderten Situation könnte z. B. werden, dass der Betroffene glaubt, bestohlen worden zu sein, und darauf unter Umständen mit Misstrauen oder Aggressivität reagiert. Hier ist es also wichtig, auf die einzelnen Teile der Wahnvorstellung genau einzugehen, z. B. zu bestätigen, dass die Marmeladengläser tatsächlich vorhanden sind, und dass sie nicht gestohlen wurden, sondern noch im Keller stehen. Auf diese Art kann die Situation dann unmittelbar entschärft werden. Da zudem gerade Demenzerkrankungen häufig mit extremer Vergesslichkeit und Stimmungsschwankungen einher gehen, ist es denkbar, dass der Betroffene zu einem späteren Zeitpunkt die Wahnvorstellung bereits wieder vergessen hat und nicht länger darauf beharrt.

Schwierig kann der Umgang mit einem Demenzkranken auch dann werden, wenn dieser sich in einer aktuellen Situation befindet, die er als bedrohlich erlebt. Auch hier ist eine intensive Kommunikation besonders wichtig. So antwortet T8 auf die Frage, in welchen Situationen sie besonders viel mit alten Menschen spreche:

> „Wir haben demente Menschen, die schlechte Erfahrungen gemacht haben. Wir haben zum Beispiel eine Frau, die morgens, wenn sie auf die Toilette gebracht wurde, und die Hose wurde runter gezogen, fing sie immer fürchterlich zu schreien an. Und das einzige, was man machen konnte, ist reden wie ein Wasserfall, damit sie dann aufhört zu schreien, und wir (...), es passiert nichts Schlimmes, sondern die Situation, die sie erlebt hat, da ist das nicht erzählt worden, ist nicht gesagt worden, das wurde alles stumm und still gemacht. Und wenn ich das stumm und still mache, fängt sie zu schreien an; rede ich wie ein Wasserfall, dann beruhigt sie das. Bleibe ich freundlich, dann ist das o. k."

Hier kommt zum einen wieder der Aspekt der als bedrohlich erlebten Körperpflege zum Tragen, wie er auch von T1 geschildert wurde. Hinzu kommt jedoch, dass die Betroffene schlechte Erfahrungen mit der konkreten Situation gemacht hat, was der Grund dafür ist, dass sie sie als so beängstigend erlebt und Widerstand leistet. Um dieses Verhaltensmuster zu durchbrechen – T8 spricht von einem Film, der automatisch abläuft, was auf eine Automatisierung hindeutet, die von der Betroffenen nicht mehr bewusst gesteuert werden kann –, muss T8 einen möglichst großen Kontrast setzen, was sie erreicht, indem sie besonders viel redet. Gerade die schweigende Durchführung der Inkontinenzversorgung war es, die von der Betroffenen als so bedrohlich erlebt wurde. Durch intensives Sprechen kann T8 die Situation gezielt verändern und damit auch den Reiz ausschalten, der bei der Betroffenen die automatisierte Reaktion auslöst. Dies muss sie jedoch jedes Mal wiederholen, wenn die jeweilige Situation erneut auftritt, denn aufgrund ihrer demenzbedingten Vergesslichkeit erinnert die Betroffene sich später nicht mehr an die variierte Situation; lediglich die schlechte Erfahrung ist ihr im Gedächtnis geblieben. Dies zeigt zugleich an, dass sie davon sehr stark geprägt worden ist.

Aus den bisherigen Ausführungen lässt sich möglicherweise der Schluss ziehen, dass für einen Demenzkranken die Gegenwart, die aktuelle Situation, in der er sich gerade befindet, einen besonders hohen Stellenwert hat. Viele Bereiche der Vergangenheit sind ihm aufgrund der großen Vergesslichkeit nur noch eingeschränkt zugänglich, wobei zu erwarten ist, dass es sich dann wiederum vor allem um Erlebnisse handelt, die im Langzeitgedächtnis gespeichert sind, während zeitnahe Erlebnisse, die im Kurzzeitgedächtnis gespeichert sind, leichter verloren gehen. Die Zukunft kann möglicherweise aufgrund der Einschränkungen im kognitiven Bereich noch weniger gut erfasst werden, so dass für einen Demenzkranken vor allem die Gegenwart entscheidend ist. Sollte diese Hypothese zutreffen, so würde dies bedeuten, dass es in Krisensituationen besonders wichtig ist, im Umgang mit Demenzkranken auf die aktuelle Situation einzugehen, wie dies auch in den Äußerungen meiner InterviewpartnerInnen anklingt.

Zu problematischen Situationen kann es schließlich auch dann kommen, wenn eine bestehende Demenz eine Neigung zu aggressivem Verhalten bewirkt. Gerade Aggressivität von HeimbewohnerInnen oder Tagesgästen wurde von meinen InterviewpartnerInnen besonders häufig auf die Frage hin genannt, ob es ein bestimmtes Verhalten gebe, mit dem sie schwer umgehen könnten (Frage 7 des Hauptteils). Aggressivität kann in Form von körperlicher Aggressivität oder verbaler Aggressivität vorkommen. Auf der körperlichen Ebene kann sie sich z. B. in Schlagen oder aktivem Widerstand gegen die Grundpflege äußern, wie dies von T1 und T4 geschildert wird, auf der verbalen Ebene z. B. in Beleidigen oder Hinauswerfen aus dem Zimmer, wie T6 es erzählt.

Gerade die Grundpflege ruft häufig Widerstand hervor, wie oben bereits dargelegt wurde. Die Situation insgesamt wird vom Heimbewohner als bedrohlich empfunden, so dass er sich aktiv dagegen wehrt. T1 schreibt diesen Widerstand negativen Kriegserlebnissen zu, so dass die Betroffenen die körperliche Berührung als Angriff empfinden. Hinzu kommt, dass eine Demenz dazu führen kann, dass der Betroffene die Pflegetätigkeit nicht mehr nachvollziehen kann oder ihren Sinn nicht erfasst und sich deshalb dagegen wehrt. Nach den Erfahrungen von T1 und T4 kann dieser Widerstand ggf. dadurch verringert oder abgebaut werden, dass dem Betroffenen die Notwendigkeit der jeweiligen Pflegetätigkeit, etwa des Waschens, deutlich gemacht und der Vorgang selbst genau erläutert wird. Auch hier kann also Kommunikation gezielt dazu eingesetzt werden, eine kritische Situation zu entschärfen. Wie in den Interviews mehrfach geschildert wurde (T1, T8, T12 und T14), ist dabei auch ein beruhigendes Einwirken auf den Betroffenen sehr wichtig und oft auch erfolgreich. Es kann somit dazu beitragen, die Situation nicht mehr bedrohlich erscheinen zu lassen. Das deutet darauf hin, dass ein Demenzkranker die Einstellung anderer Menschen zu ihm – z. B. freundlich, gleichgültig oder ablehnend - auch dann noch richtig interpretieren kann, wenn er die Situation als Ganzes nicht mehr erfasst. Dies wirkt sich dann direkt auf sein Verhalten aus. Fasst man die geschilderten Erfahrungen meiner InterviewteilnehmerInnen zusammen, so lässt sich der Schluss ziehen, dass gerade eine Situation, die der Demenzkranke als bedrohlich erlebt, besonders häufig Widerstand hervorruft, oft in Form körperlicher Aggressivität. Dabei handelt es sich oft gerade um solche Situationen, die durch einen engen Körperkontakt und große Intimität bestimmt sind, wie etwa die Grundpflege oder auch die Inkontinenzversorgung. Gerade in diesen Fällen ist somit eine gute, vertrauensvolle Beziehung zwischen altem Menschen und Pflegekraft besonders wichtig.

Weiterhin scheint auch hier die aktuelle, gegenwärtige Situation eine entscheidende Rolle zu spielen. So gibt T1 an, die Grundpflege oft auf einen späteren Zeitpunkt zu verschieben, wenn sie auf Widerstand stößt. Oft zeigt sich der Betroffene einige Zeit später damit einverstanden. Dies könnte sich möglicherweise dadurch erklären lassen, dass der Betroffene in der aktuellen Situation zunächst etwas Negatives sieht, gegen das er sich wehrt. Zu einem späteren Zeitpunkt betrachtet er die Situation dann aus einem anderen Blickwinkel und hat den vorher empfundenen negativen Aspekt möglicherweise aufgrund der bestehenden Demenz bereits wieder vergessen. Möglicherweise kann eine Demenz auch Stimmungsschwankungen bewirken, die vom Betroffenen aufgrund der damit verbundenen Vergesslichkeit nicht bewusst registriert werden. Auch hier könnte eine enge, vertraute Beziehung zum Betroffenen der Pflegekraft helfen, charakteristische Stimmungen des Einzelnen zu erkennen und entsprechend zu reagieren.

Von besonderer Bedeutung ist dabei auch die innere Einstellung der Pflegekraft, die auch beim Umgang mit Demenzkranken von Respekt gegenüber dem Betroffenen geprägt sein sollte. So gibt T1 an, dass es auch bei einem beruhigenden Einwirken vorkommen kann, dass jemand weiterhin eine bestimmte Pflegemaßnahme ablehnt. In diesem Fall respektiert sie seinen Willen. Sie betont ausdrücklich, dass niemand zu etwas gezwungen wird, auch dann nicht, wenn eine bestimmte Maßnahme vom pflegerischen oder medizinischen Standpunkt her notwendig erscheint. Wenn sich diese Einstellung dem Betroffenen mitteilt, könnte auch das möglicherweise dazu beitragen, eine Neigung zu Aggressivität zu verringern.

Besonders wichtig ist es schließlich auch, dass die PflegerInnen sich über die Hintergründe von Aggressivität im Klaren sind, sie also der Demenzerkrankung zuschreiben und nicht einem willentlichen, absichtlichen Verhalten des Betroffenen. Diese Einstellung wird bei T5 deutlich, wobei hier möglicherweise auch Altersstereotype eine Rolle spielen, etwa das vom Altersstarrsinn oder von der „zweiten Kindheit". Deshalb sollten den PflegerInnen auch die Hintergründe solcher Verhaltensweisen vermittelt werden, wie dies nach der Schilderung von T9 im Rahmen der Ausbildung auch geschieht.

Auch solches Hintergrundwissen hilft jedoch nicht immer, schwierige Situationen im Umgang mit Demenzkranken zu bewältigen, wie sich am Beispiel von T6 zeigt. Sie schildert den Fall einer Heimbewohnerin, die dazu neigt, die Pflegerinnen zu beleidigen oder aus dem Zimmer zu schicken:

> „Eine Schwester haben wir, die reagiert, im Moment jedenfalls, auch unseren Kolleginnen [gegenüber]... sie schmeißt sie immer raus. Sie ist im Moment ein bisschen... vielleicht auch noch rüstig, sage ich mal, noch flexibel. Und da ist es dann schon schwierig, denn wenn ich es einfach nicht schaffe, sie dann hinterher zu versorgen... [*wenn sie einmal auf Hilfe angewiesen ist und diese dann ablehnt*]. Eine Schwester zum Beispiel, die beleidigt häufig. Und da ist es auch schon schwierig. Darauf einzugehen und dann auch freundlich zu bleiben, wenn man dann noch mit Schimpfwörtern beworfen wird, und dann fängt nie sie an [*aus der Perspektive der Schwester gesehen*], sondern es sind immer die anderen, die schuld sind, das ist schon schwierig."

T6 fällt es in einer solchen Situation oft schwer, gelassen zu bleiben und freundlich zu reagieren. Die verbale Aggressivität der Bewohnerin verunsichert sie stark, wie aus ihrer Angabe hervorgeht, die betreffende Schwester manchmal auch anzuschreien. Dies ist ein Zeichen dafür, dass sie sich in der jeweiligen Situation hilflos fühlt. Sie bleibt daher auf der aktuellen Gesprächsebene, statt auf eine sachliche Ebene auszuweichen, und reagiert ihrerseits mit verbaler Aggressivität. Dabei gerät sie zugleich in eine Konfliktsituation, denn sie weiß aufgrund ihrer Berufserfahrung, dass eine solche Reaktion unangemessen ist und möglicherweise die Situation noch verschärfen kann. Bei Aggressivität ist es besonders wichtig, „darüber zu stehen" (T6) und sie nicht persönlich zu nehmen. Gerade im Falle verbaler Aggressivität fällt T6 dies jedoch oft schwer, wobei sie die Diskrepanz zwischen wünschenswertem und tatsächlichem Verhalten selbst als belastend erlebt. Verschärft wird die Situation noch dadurch, dass auch ein klärendes Gespräch mit der Bewohnerin erfolglos blieb. Gerade die kommunikative Ebene, die T6 sonst gezielt einsetzt, um Konflikte zu lösen, ist in diesem Fall direkt von der Störung betroffen, wodurch T6 womöglich zusätzlich verunsichert wird. In diesem Fall erscheint mir der Aufbau einer gewissen inneren Distanz hilfreich, der T6 helfen könnte, das Verhalten der Bewohnerin nicht persönlich zu nehmen und somit gelassener darauf zu reagieren.

Zusammenfassend lässt sich festhalten, dass eine demenzbedingte Aggressivität auf der körperlichen oder der verbalen Ebene vorkommen kann, wobei körperliche Aggressivität besonders dann aufzutreten scheint, wenn der Betroffene eine Situation aufgrund eines engen Körperkontaktes als bedrohlich erlebt, wie etwa bei der Grundpflege. Ein beruhigendes Einwirken auf den Betroffenen kann oft einen bestehenden Widerstand und damit auch die Aggressivität abbauen. In jedem Fall sollte jedoch der Wille des Betroffenen respektiert und ihm nichts aufgezwungen werden. Dadurch lässt sich oft zugleich eine weitere Zuspitzung der

Situation vermeiden, die sich unter Umständen auch negativ auf die Beziehung zur Pflegekraft auswirken könnte.

Gerade verbale Aggressivität kann sich besonders ungünstig auf diese Beziehung auswirken, was daran deutlich wird, dass sie auch von PflegerInnen mit langjähriger Berufserfahrung wie T6 als belastend und mitunter verunsichernd empfunden wird. Dies könnte daran liegen, dass sich in der Regel gerade die Kommunikation anbietet, um Krisensituationen gemeinsam zu bewältigen. Ist diese Ebene durch Aggressivität belastet, so fällt es der Pflegekraft wesentlich schwerer, mit der jeweiligen Situation und auch dem aggressiven Menschen selbst umzugehen. Auch Hintergrundwissen über die Ursachen dieser Aggressivität hilft der betroffenen Pflegekraft mitunter nicht weiter. Hier könnte es günstig sein, innerlich etwas auf Distanz zu der konkreten Situation zu gehen. Dies könnte die Pflegekraft möglicherweise davor schützen, aggressives Verhalten eines alten Menschen auf sich persönlich zu beziehen, und es ihr zugleich ermöglichen, aus einer sachlicheren Position heraus zu handeln.

Themenbereich 7: Der Umgang mit Depressionen und Ängsten

Neben Demenzerkrankungen können auch psychische Erkrankungen bei alten Menschen vorkommen, die in Alteneinrichtungen betreut werden. Zu denken ist dabei in erster Linie an Depressionen oder an Ängste, die z. B. durch eine stark nachlassende Leistungsfähigkeit des Kurzzeitgedächtnisses verursacht werden können. Auch Depressionen und Ängste von HeimbewohnerInnen oder Tagesgästen werden in den Interviews vereinzelt angesprochen.

1.) Der Umgang mit Depressionen von HeimbewohnerInnen oder Tagesgästen

Der Umgang mit Tagesgästen, die unter Depressionen leiden, wird von T13 angesprochen. Wie in anderen Krisensituationen versucht sie auch hier, den Betroffenen mit Hilfe intensiver Gespräche aus seiner Stimmung von Traurigkeit und Resignation herauszuholen. Oft ist jedoch die von der Depression hervorgerufene Negativperspektive bereits so sehr gefestigt, dass sie durch ein Gespräch allein nicht durchbrochen werden kann. Bei schweren Depressionen ist deshalb eine gezielte Therapie und ggf. auch eine medikamentöse Behandlung nötig, die auf einen längerfristigen Erfolg abzielt. Das Gespräch kann jedoch daneben unterstützend eingesetzt werden, um dem Betroffenen in der konkreten Situation Hilfestellung zu geben und seine Stimmung vorübergehend positiv zu beeinflussen. Nach den Erfahrungen von T13 suchen viele depressive Menschen Hilfe im Gespräch, um offen über ihre Krankheit sprechen zu können. Sie befinden sich in einer Situation, von der sie fühlen, dass sie sie allein nicht bewältigen können, und suchen deshalb gezielt Unterstützung von außen. Neben dem medizinischen Bereich spielt somit gerade bei Depressionen die zwischenmenschliche Ebene eine wichtige Rolle. Im Gespräch erfährt der Betroffene intensive Zuwendung und Aufmerksamkeit; er empfindet es als tröstlich, dass er in seiner Situation nicht allein gelassen wird. Dies kann ihm ggf. helfen, leichter mit seiner Depression umzugehen.

Eine dauerhafte Verbesserung seines Zustands ist nach den Erfahrungen von T13 allein auf der Gesprächsebene jedoch nicht zu erreichen. Es gelingt ihr zwar häufig, das Gefühl von Traurigkeit und Resignation, in dem sich der Betroffene befindet, zunächst zu durchbrechen, doch hält dieser positive Einfluss meist nur kurze Zeit an. Der Grund dafür ist, dass diese Gefühle, die mit der Depression eng verbunden sind, bei dieser Krankheit insgesamt sehr stabil und deshalb nur schwer zu beeinflussen sind. T13 gibt sogar an, dass selbst eine medikamentöse Therapie nicht immer erfolgreich ist. Ihrer Erfahrung nach ist es nahezu unmöglich, einen depressiven Menschen dauerhaft aus seiner resignativen, traurigen Stimmung zu befreien. Sie fühlt sich in dieser Situation, in der ihr die Grenzen ihrer Möglichkeiten sehr deutlich bewusst werden, mitunter hilflos. Diese Hilflosigkeit führt bei ihr aber nicht zu Resignation, sondern sie versucht trotzdem unentwegt weiter, dem Betroffenen mit einem Gespräch zu helfen, indem sie ihm emotionale Unterstützung und Trost vermittelt.

Für sie selbst ist diese Situation jedoch oft sehr belastend. Dies geht schon daraus hervor, dass sie den Umgang mit depressiven Tagesgästen auf die Frage nach schwierigen oder belastenden Situationen hin schildert (Frage 4 des Hauptteils). Gerade die geringen Aussichten auf eine dauerhafte Verbesserung und ihre eingeschränkten Möglichkeiten der Hilfe sind es, die die Situation für sie so problematisch machen. Auch T14 nennt auf die gleiche Frage insbesondere Traurigkeit von Tagesgästen, an der sie persönlich großen Anteil nimmt und die sie deshalb mitunter ebenfalls sehr belastet. Traurigkeit kann zwar generell auch von einer äußeren Ursache wie etwa einem Erlebnis herrühren, das den Betroffenen traurig stimmt, sie kann jedoch auch auf eine Depression hindeuten, für die sie charakteristisch ist.

Im Umgang mit depressiven Menschen können PflegerInnen somit unter Umständen in einen inneren Konflikt geraten. Einerseits brauchen gerade diese Menschen besonders viel

Zuwendung und emotionale Unterstützung in Form intensiver Gespräche, andererseits ist die Situation aufgrund der inneren Anteilnahme für die PflegerInnen selbst belastend. Wie an der Schilderung von T14 deutlich wird, kann sich die Traurigkeit des alten Menschen auf sie übertragen. Hinzu kommt, dass ein Gespräch den Zustand des Betroffenen immer nur für kurze Zeit verbessern kann. Für die Pflegekraft wäre es deshalb möglicherweise auch in dieser Situation hilfreich, innerlich etwas stärker die Distanz zu wahren, um sich vor einem zu starken Einfluss der Situation auf die eigene Stimmung zu schützen. Andererseits würde durch eine solche Distanzierung aber möglicherweise die Fähigkeit zu Empathie und Einfühlungsvermögen verringert werden und damit auch die Möglichkeit, die Situation tatsächlich positiv zu beeinflussen. Gerade sehr emphatische PflegerInnen wie T13 und T14 sind es, die den Kreislauf von Traurigkeit und Resignation besonders gut durchbrechen können, weil sie sich in den Kranken sehr gut einfühlen können.

Hilfreich wäre es hier möglicherweise, jeweils nur die aktuelle Situation in den Vordergrund zu stellen, also zu versuchen, den Kranken zunächst einmal für den Augenblick aus seiner Negativperspektive zu befreien. Wenn dies gelingt, so wird seine Situation zumindest für kurze Zeit gelindert. Bei T13 ist es gerade das Wissen, dass eine Verbesserung nicht von Dauer ist, das ihr ein solches Gefühl von Hilflosigkeit gibt. Deshalb könnte es für sie günstig sein, die Krankheit nicht mehr in ihrem gesamten Verlauf zu betrachten und z. B. eine nachfolgende erneute Verschlechterung bereits in Gedanken vorweg zu nehmen, sondern diesen Aspekt zunächst völlig auszuklammern und sich ganz auf die aktuelle Situation zu konzentrieren. Wenn sich dann der Zustand des Kranken durch ein intensives Gespräch bessert, wenn auch nur vorübergehend, so kann dies – bezogen auf die augenblickliche Situation – als Erfolg gewertet werden. Dieser Erfolg könnte dann der Gesamtsituation gegenübergestellt und somit das Gefühl allgemeiner Hilflosigkeit zumindest verringert werden.

2.) Der Umgang mit Ängsten von HeimbewohnerInnen oder Tagesgästen

Auch Ängste können die Lebensumstände alter Menschen in Altenheim oder Tagespflege negativ beeinflussen. Wie T16 verdeutlicht, treten sie besonders häufig im Zusammenhang mit kognitiven Einbußen auf, die der Betroffene selbst registriert. Dies kann z. B. vorkommen, wenn jemand unter extremen Störungen des Kurzzeitgedächtnisses leidet, wie dies etwa in einem fortgeschrittenen Stadium der Alzheimerkrankheit der Fall ist. Nach der

Beobachtung von T16 treten diese Ängste, ähnlich wie eine Wiederholungstendenz, immer wieder von neuem auf, was auch hier ein Zeichen für eine Automatisierung sein könnte. Oft kann T16 bereits am Verhalten des Betroffenen erkennen, dass dieser erneut in einen solchen Angstzustand gerät. Auch dies könnte für einen Automatisierungsprozess sprechen, der einem bestimmten Muster folgt, das im Verhalten sichtbar wird. Ähnlich wie T13 im Umgang mit Depressiven, fühlt sich auch T16 in einer solchen Situation hilflos, weil er keine Möglichkeit sieht, aktiv einzugreifen und die Entwicklung zu stoppen.

Derartige Ängste könnten möglicherweise krankheitsbedingt sein, also direkte Folge etwa einer Alzheimer-Erkrankung sein. Denkbar wäre aber auch, dass sie in eher indirektem Zusammenhang mit der Krankheit stehen und vielmehr auf die kognitiven Beeinträchtigungen zurückzuführen sind, die etwa mit einer Demenz verbunden sind: Der Betroffene ist sich dieser Beeinträchtigungen, wie etwa eines eingeschränkten Kurzzeitgedächtnisses, das einen zeitweiligen Orientierungsverlust bewirken kann, deutlich bewusst, und diese Situation macht ihm Angst. Er registriert möglicherweise, dass er aufgenommene Informationen sofort wieder vergisst und deshalb nur eingeschränkt in der Lage ist, auf die aktuelle Situation zu reagieren, in der er sich befindet. So gibt z. B. T9 an, dass Menschen mit einer Wiederholungstendenz manchmal selbst bemerken, dass sie eine bestimmte Frage, etwa nach der Uhrzeit, bereits mehrmals gestellt und nun erneut gefragt haben:

> „Wo es unweigerlich im Gespräch dazu kommt, das ist bei Alzheimerpatienten, ja? Und dann ist es... ich weiß da jetzt nicht viel, aber man merkt es ja auch, wenn sie sich ihrer Defizite plötzlich dann bewusst werden und sie gemerkt haben: „Mensch, ich habe jetzt vielleicht das zehnte Mal nachgefragt: Wie spät ist es? Welchen Tag haben wir heute?" oder so. Und dann... Ich finde es ja nicht so schlimm. Das gehört einfach zu dem Krankheitsbild ja dazu. Aber dann gehen dir selber nicht mehr nur die Worte oder eine Antwort durch den Kopf, sondern du weißt ja auch oder du merkst, wie der andere sich fühlt in dem Moment, ja?"

Für den Betroffenen selbst kann eine solche Situation somit sehr quälend sein. Er ist sich bewusst, dass dieses Verhalten von seiner Umgebung oft als störend empfunden wird, kann es aber nicht willentlich unterdrücken. Aus der Äußerung von T9 lässt sich möglicherweise auch schließen, dass das Wissen um die eigenen Beeinträchtigungen nicht durchgängig ist, sondern nur zeitweise vorhanden ist, während der Kranke zu anderen Zeiten nichts davon bemerkt. Dies könnte ihm dann unter Umständen das Gefühl vermitteln, sein Verhalten zu den Zeiten, die er nicht bewusst registriert, nicht mehr steuern zu können, und dadurch ebenfalls Ängste auslösen. Er fühlt sich dann als hilfloses Opfer seiner Krankheit, das keinen Einfluss mehr auf seine Situation oder seine Umgebung hat. Dies kann besonders dann als quälend erlebt werden, wenn er in diesen Phasen ein Verhalten zeigt, das er in seinen bewussten Phasen selbst als störend empfindet, wie etwa eine Wiederholungstendenz, und deshalb willentlich nicht einsetzen würde. Es ist sogar vorstellbar, dass ihm ein bestimmtes eigenes Verhalten Angst macht, das er in einer Phase zeigt, in der er es nicht willentlich steuern kann. So könnte etwa jemand, der weiß, dass er unter einer Weglauftendenz leidet, in einer bewussten Phase Angst davor haben, in einer Phase der Orientierungslosigkeit auf die Straße zu gehen und dabei einen Unfall zu erleiden.

Auch im Umgang mit Ängsten könnte möglicherweise intensive Zuwendung und Ablenkung des Betroffenen hilfreich sein, ähnlich wie dies bereits im Umgang mit Weglauf- oder Wiederholungstendenzen dargelegt wurde. Sollte es sich bei diesen Ängsten tatsächlich um Automatisierungen handeln, so könnte auf diese Weise der Kreislauf vielleicht am ehesten durchbrochen werden. Zugleich könnte eine gezielte Zuwendung der Pflegekraft das Gefühl vermitteln, aktiv auf die Situation einzuwirken, und damit auch das Gefühl von Hilflosigkeit verringern. Auch intensive Gespräche, die dem Betroffenen die Möglichkeit geben, über seine Ängste zu reden, könnten hilfreich sein. Gerade im Umgang mit Ängsten, die durch kognitive Beeinträchtigungen ausgelöst werden, erscheint es mir zudem besonders wichtig, dem Betroffenen emotionalen Rückhalt zu vermitteln, so dass er sich auch in denjenigen Phasen, die er nicht mehr willentlich beeinflussen kann, akzeptiert weiß. Dies kann dann unter Umständen dazu beitragen, seine Ängste vor diesen Phasen und ihren möglichen Auswirkungen zu verringern.

Themenbereich 8: Der Umgang mit dem Tod und mit Sterbenden

Auch der Umgang mit dem Tod und mit Sterbenden kam in den Interviews wiederholt zur Sprache. Gerade dieser Bereich, dem in der Altenpflege eine besondere Bedeutung zukommt, ist für viele der befragten PflegerInnen problematisch, was sich bereits daran zeigt, dass er vor allem bei der Frage nach schwierigen oder belastenden Situationen oder Gesprächsthemen (Frage 4 und 6 des Hauptteils) genannt wurde. Es wurde immer wieder deutlich, dass der Umgang mit dem Tod und mit Sterbenden oft von großer Unsicherheit oder sogar Angst geprägt ist, wobei es von eher untergeordneter Bedeutung zu sein scheint, wie lange der oder die jeweilige InterviewpartnerIn bereits in der Altenpflege tätig ist. Auch bei PflegerInnen, die ihren Beruf bereits seit vielen Jahren ausüben, kann auf diesem Gebiet nach wie vor Unsicherheit bestehen, wie sich unten noch zeigen wird.

In den Passagen, in denen das Thema Sterben und Tod angesprochen wurde, lassen sich zwei verschiedene Aspekte unterscheiden, nämlich zum einen Gespräche über den Tod, etwa mit HeimbewohnerInnen bzw. Tagesgästen oder mit deren Angehörigen, zum anderen der Umgang mit Sterbenden, der insbesondere die PflegerInnen in Altenheimen betrifft. In den folgenden beiden Abschnitten sollen diese Aspekte noch einmal aufgegriffen werden.

1.) Gespräche über den Tod

Für viele der alten Menschen spielt der Gedanke an den Tod eine große Rolle, was z. B. daran deutlich wird, dass sich in der Tagespflege häufig spontan Gespräche über dieses Thema entwickeln. Dies geschieht oft durch äußere Anlässe, etwa bei der morgendlichen Zeitungsrunde, wenn die alten Menschen die Todesanzeigen lesen und dabei auf den Namen eines Bekannten treffen, ein Beispiel, das von T10 genannt wird. Wie T7 schildert, setzen sich zudem viele der älteren Tagesgäste intensiv mit dem Tod, gerade auch mit der Vorstellung ihres eigenen Todes, auseinander. Sie antwortet auf die Frage, in welcher Situation Gespräche für sie besonders wichtig seien (Frage 1 des Hauptteils):

- [...] Und häufiger, wenn einer aus den Reihen auch verstorben ist, dann ist auch das Thema Tod und Sterben dran. Bei dem einen mehr, bei dem anderen weniger, häufig in der Gruppe, aber auch da Einzelgespräche.
- *Um es dann aufzuarbeiten, so dass sie es besser bewältigen können.*
- Dass sie es selber bewältigen können, und es ist ja auch so, sie sind so alt, dass sie sich mit ihrem eigenen Tod ja auch so langsam auseinandersetzen. Und das findet man schon hier. Gut, die Jüngeren noch nicht, die so in den Sechzigern sind, die schieben es noch ein bisschen vor sich her. Aber die anderen, die sind schon sehr interessiert daran.

Hier wird eine sehr offene, aufgeschlossene Einstellung der alten Menschen deutlich, insbesondere der Tagesgäste im höheren Alter. Gerade sie sind es, die nach den Erfahrungen von T7 gezielt das Gespräch über den Tod suchen. Dies lässt sich möglicherweise dadurch erklären, dass gerade Hochaltrigen besonders stark die Tatsache bewusst wird, dass ihr eigener Tod ein unabwendbares Ereignis darstellt, das unweigerlich immer näher rückt. Aus diesem Grund haben sie das Bedürfnis, sich intensiv damit auseinanderzusetzen und offen darüber zu sprechen, um sich so gut wie möglich auf den eigenen Tod vorzubereiten. Dieses Bedürfnis wird möglicherweise dadurch verstärkt, dass der Tod oft mit großen Ängsten behaftet ist. Die alten Menschen versuchen deshalb, so viele Informationen wie möglich darüber einzuholen, um sich mit der Vorstellung des eigenen Todes vertraut zu machen und sie leichter bewältigen zu können. Sie sind zudem oft in der Lage, ohne Scheu über den Tod zu sprechen, was daran deutlich wird, dass das Thema sich oft zwanglos aus einem Gespräch heraus ergibt. Auch mit relativ Fremden können sie häufig offen über den Tod sprechen, wie an der Schilderung von T11 deutlich wird. T11 arbeitet in Einrichtung 5 im Rahmen einer befristeten Tätigkeit im hauswirtschaftlichen Bereich, hat also eher am Rande Kontakt zu den Tagesgästen. Trotzdem sprechen die alten Menschen auch ihr gegenüber immer wieder das Thema Tod an. Dies zeigt meiner Ansicht nach, von welch zentraler Bedeutung es gerade für alte Menschen sein kann.

Erschwert werden die Bemühungen der alten Menschen um solche Gespräche jedoch dadurch, dass der Tod in unserer Gesellschaft noch immer ein Tabu darstellt, das nach Möglichkeit verdrängt wird. Diese Haltung wird auch bei dem oben aufgeführten Zitat von T7 im Verhalten der jüngeren Tagesgäste deutlich, die den Gedanken an ihren eigenen Tod noch vor sich herschieben. Hier könnte möglicherweise eine Wechselbeziehung bestehen: gerade weil es äußerst schwer ist, über den Tod offen zu sprechen, werden vorhandene Ängste weiter verstärkt, und dadurch wird es für den Betroffenen wiederum schwieriger, darüber zu reden. Eine mögliche Erklärung könnte auch sein, dass viele Menschen wenig eigene, direkte Erfahrungen mit dem Tod haben, denn viele Menschen sterben in der heutigen Zeit in Krankenhäusern und anderen stationären Einrichtungen, so dass ihre Angehörigen mit dem eigentlichen Sterben nicht unmittelbar konfrontiert werden. Diese fehlenden Erfahrungen könnten ebenfalls zu der Verunsicherung und möglichen Entstehung von Ängsten beitragen.

Gerade weil es sich um ein Tabuthema handelt, ist es auch für die alten Menschen nicht einfach, überhaupt jemanden zu finden, mit dem sie offen darüber reden können. In einer Alteneinrichtung wie einer Tagespflege, in der die PflegerInnen auf die Bedürfnisse alter Menschen spezialisiert sind, ist diese Möglichkeit oft noch am ehesten gegeben; auch die alten Menschen untereinander tauschen sich über das Thema aus. Auch dies könnte ein Grund für das häufige Thematisieren von Sterben und Tod gerade in diesem Umfeld sein.

Vielen PflegerInnen fällt es jedoch außerordentlich schwer, über dieses heikle Thema offen zu sprechen. Dies ist zum Teil ebenfalls auf die gesellschaftliche Haltung sowie möglicherweise auf eigene Ängste zurückzuführen. So antwortet T10 auf die Frage nach schwierigen Gesprächsthemen (Frage 6 des Hauptteils):

> „Ja, das kommt darauf an, wie man sich selber manchmal fühlt. Es gibt manchmal dieses Thema, wenn es um den Tod geht oder um Krankheiten geht, da muss ich an dem Tag auch wirklich selber gut zufrieden sein, um das dann auch im Gespräch führen zu können, das als Thema zu haben. Das ist mal schwierig und mal nicht so schwierig, da kommt immer auch die eigene Persönlichkeit dann auch mit herein."

Die innere Einstellung der jeweiligen Pflegekraft, aber auch ihre momentane Stimmung, spielt hier also eine entscheidende Rolle. So fühlt sich T10 nur dann in der Lage, den Tod im Gespräch zu thematisieren, wenn sie innerlich ausgeglichen ist; andernfalls würde sie das

Thema als zu belastend empfinden. Auch eine Haltung von Aufgeschlossenheit ist notwendig, um das Thema ggf. weiter vertiefen zu können und ein Gespräch über den Tod nicht einfach abzublocken.

Zusätzlich erschwert wird die Situation noch dann, wenn die Pflegekraft aufgrund eigener Erlebnisse besonders stark von dem Thema betroffen ist und es ihr deshalb auch persönlich nahe geht. Dies wird an der Schilderung von T11 deutlich, die sich nicht in der Lage sieht, mit relativ Fremden, die die Tagesgäste aufgrund ihrer relativ kurzen Aufenthaltsdauer und ihres anderen Tätigkeitsfeldes für sie noch sind, über den Tod zu sprechen. Sie hat erst vor relativ kurzer Zeit ihren Vater verloren und seinen Tod noch nicht verarbeitet. Aus diesem Grund empfindet sie solche Gespräche als besondere Belastung und geht ihnen deshalb aus dem Weg. An ihrer Schilderung wird deutlich, dass insbesondere auch die Beziehung zwischen den GesprächspartnerInnen eine entscheidende Rolle spielt. Ist sie von Vertrauen und Offenheit geprägt, fällt es wesentlich leichter, über ein solch sensibles Thema zu sprechen, als wenn eine Distanz und relative Fremdheit zwischen den GesprächspartnerInnen besteht. Somit kann auch in diesem Fall eine gute Beziehung zwischen PflegerInnen und alten Menschen helfen, mit dem sensiblen Thema Sterben und Tod umzugehen und mögliche Krisensituationen leichter zu bewältigen.

2.) Der Umgang mit Sterbenden

Fällt schon das offene Sprechen über den Tod vielen Menschen schwer, so kann der Umgang mit einem Sterbenden für die jeweiligen Bezugspersonen ausgesprochen problematisch werden. Oben wurde bereits dargestellt, wie schwierig es für die Angehörigen eines Sterbenden sein kann, mit dieser Situation umzugehen. Aber auch PflegerInnen sind nicht selten verunsichert, wie sie sich im Umgang mit einem Sterbenden verhalten sollen. So antwortet T4 auf die Frage nach schwierigen oder belastenden Situationen (Frage 4 des Hauptteils) Folgendes:

- Ja, wenn es zum Beispiel jemand ganz schlecht geht, wenn man spürt, da baut jemand jetzt total ab, und derjenige spürt das auch, dann ist es immer so, da muss man sehr viel Einfühlungsvermögen haben: Kann man das ansprechen, das Thema Tod jetzt, Sterben, oder nicht? Ich habe es eben auch oft erlebt, wo es so war, dass man es nicht ansprechen konnte. Das ist dann sehr schwierig.
- *Das hängt dann wahrscheinlich auch immer von der Persönlichkeit desjenigen ab und von der Situation?*
- Ja, ganz genau. Nein, also, man muss darüber reden. Ich bin dann immer schon ganz froh, wenn dann derjenige selber das Thema auch mal anspricht. Und da ist es eben ganz wichtig, viele Mitarbeiter oder auch Angehörige haben ja Angst, dieses Thema anzusprechen oder sich an ein Bett zu setzen von einem

– ja, fast Sterbenden, sage ich mal. Aber da ist es oft gar nicht so wichtig, viel zu sprechen. Auch nur da zu sitzen und zu hören, was derjenige noch zu sagen hat, sage ich mal, das ist viel wichtiger.

T4 gerät hier also in eine Konfliktsituation: Einerseits ist es ihr wichtig, das Thema direkt anzusprechen, um nicht über etwas so Offensichtliches, das den Kontakt mit der Bewohnerin zumindest unterschwellig stark prägt, einfach hinwegzusehen, und zudem leichter mit der Situation umgehen und der Bewohnerin Zuwendung und Nähe vermitteln zu können. Andererseits ist sie sich nicht sicher, inwieweit die Bewohnerin selbst das Bedürfnis hat, über ihren nahen Tod zu reden, oder ob sie den Gedanken möglicherweise völlig ausklammern möchte. Sie passt sich deshalb an die jeweilige Bewohnerin an und akzeptiert deren Einstellung. Als positiv empfindet sie es, wenn die Betroffene das Thema von sich aus anspricht, denn dann ist sie sich sicher, wie sie sich ihr gegenüber verhalten soll. Ihre Unsicherheit liegt also nicht eigentlich im direkten Umgang mit der Sterbenden – hier zeigt sie vielmehr große Sicherheit und Empathie -, sondern eher darin, dass sie mit der Bewohnerin nicht immer vertraut genug ist, um ihre Einstellung einschätzen zu können. Gerade T4 war es auch, die eine besondere Distanz zwischen den Pflegerinnen und den Heimbewohnerinnen in Einrichtung 3, ausschließlich Diakonissen, hervorhob.

Unter Umständen kann T4 aber auch gezwungen sein, das Thema Sterben im Gespräch völlig auszuklammern, wenn dies von der Bewohnerin so gewünscht wird. Dies erlebt sie als problematisch. An späterer Stelle des Interviews äußert sie Folgendes:

- *Gibt es auch Situationen, in denen Sie sich nicht ganz sicher sind, wie Sie sich jemandem gegenüber am besten verhalten?*
- Ja, das sind zum Beispiel diese Grenzsituationen, wenn ich nicht so ganz einschätzen kann: Möchte derjenige jetzt über seinen Zustand sprechen oder nicht? Wenn jetzt jemand drastisch abbaut. Da hatten wir letztens eine Schwester, die hat das so richtig bewusst, von einem Tag auf den anderen, sie hat so stark abgebaut, und sie hat das so gespürt, aber ich hatte immer bei ihr das Gefühl, sie wollte es aber nicht richtig ansprechen, dass sie wirklich bald sterben muss. Das war ganz, ganz schwierig. Dann immer vom Wetter oder von was-weiß-ich zu sprechen, wo man doch sah... Sie hat dann aber auch immer gesagt: „Das wird schon wieder besser", und so, hat das dann auch signalisiert.

Gerade diese Situation, in der es nicht möglich ist, das Thema offen anzusprechen, verunsichert T4 besonders stark. Eine Unterhaltung nur über Allgemeinplätze wie das Wetter empfindet sie als unangemessen, doch das Verhalten der Bewohnerin signalisiert ihr, das eigentlich zentrale Thema zu meiden. Dadurch wird ein wesentlicher Aspekt der Gesamtsituation ausgeklammert und zugleich auch die Beziehung zu dieser Bewohnerin auf allgemeinere, gewissermaßen neutrale Aspekte reduziert. Vor diesem Hintergrund wird es dann für T4 sehr schwierig, der Bewohnerin Nähe und Zuwendung zu vermitteln.

An der Schilderung von T4 wird zudem eine weit verbreitete Angst vor dem Umgang mit Sterbenden deutlich, die sich meiner Ansicht nach – neben der oben bereits angesprochenen Tabuisierung – ebenfalls auf die von T4 geschilderte Unsicherheit vieler PflegerInnen zurückführen lässt, wie der Umgang mit einem Sterbenden aussehen sollte. Dies betrifft demnach auch PflegerInnen mit langjähriger Berufserfahrung wie T4 selbst, die seit 10 Jahren in der Altenpflege tätig ist. Auch T9, die sich zur Zeit des Interviews in der Ausbildung befindet, leidet unter dieser Angst, die bei ihr jedoch hauptsächlich darauf zurückzuführen ist, dass sie bisher noch nicht mit Sterbenden zu tun hatte und sich aus diesem Grund nicht sicher ist, wie sie sich in dieser Situation verhalten würde:

- *Gibt es auch Situationen, die du[15] als schwierig oder vielleicht sogar belastend empfindest?*
- Ich habe sie so als schwierig noch nicht kennen gelernt, aber da habe ich immer so ein bisschen Angst vor: Umgang mit Sterbenden. Ich habe es auch schon gehabt, dass ich im stationären Bereich... es ist ganz klar, dann sind Situationen da, die Leute sind gebrechlich, sie haben auch ein sehr hohes Alter. Wenn dann der Wunsch geäußert wird: „Ja, ich möchte sterben", dann kannst du das verstehen. Da habe ich im ersten Praktikum dann gedacht: „Darfst du jetzt sagen, das verstehst du?" Weil es ist teilweise wirklich so nachzuempfinden, ja, so in Anführungsstrichen: Manche „vegetieren wirklich noch so vor sich hin", und sie kriegen es geistig noch mit und sie können sich äußern, können sich aber so nicht mehr bewegen. Und das sind dann so Gespräche... ja, unangenehm ist auch nicht das richtige Wort, aber sie sind irgendwie ein bisschen belastend, und man fühlt sich sehr, sehr hilflos. Und vor dem Umgang mit Sterbenden in dem Sinne... den habe ich so noch nicht mitmachen müssen, werde ich aber mit Sicherheit im Laufe der Berufszeit erleben, aber da habe ich dann richtig Angst vor, weil ich noch nicht weiß: Wie werde ich reagieren? Es kommt auch immer darauf an: Wen begleitest du da jetzt? Oder: Wie erfährst [erlebst] du das alles? Aber das sind die Situationen, davor habe ich doch schon ein bisschen Respekt *(lacht).*
- *Das hängt sicher auch dann stark von der Persönlichkeit des Einzelnen ab, ob man einen Menschen erreicht. Der eine ist vielleicht ängstlich...*
- Der andere kann ganz normal Abschied nehmen und hat sich damit abgefunden. Aber das spielt ja selber dann auch noch viel damit mit ein, nicht wahr? Wenn du jemanden längere Zeit betreut hast, ist das ja dann auch wieder so eine Sache, wenn du dann die Bezugswege gegangen bist, weil dich dann das Emotionale auch berührt, nicht wahr, weil man baut ja eine Beziehung auf. Auch wenn so viel von Nähe und Distanz gesprochen wird, die man halten soll, aber das geht einfach nicht, du bist ja nicht irgendwie so ein Laufpferd, das zieht man auf, und irgendwann dann...

Für T9 kommt also zu der Unsicherheit über das richtige Verhalten dem Sterbenden gegenüber und der Angst vor dieser Situation noch ein weiterer Konflikt hinzu, dass sie nämlich nicht weiß, wie sie mit dem Wunsch eines Schwerkranken, zu sterben, umgehen soll. Einerseits kann sie diesen Wunsch häufig nachvollziehen, wenn der Betroffene sehr unter seinem Zustand leidet. Andererseits ist sie sich im Klaren darüber, dass eine solche Perspektive in unserer Gesellschaft, in der die Einstellung maßgeblich ist, das Leben so lange wie möglich zu erhalten, ein Tabu darstellt. Aus diesem Grund ist sie sich nicht sicher, ob und inwieweit sie dem Schwerkranken Zustimmung signalisieren darf. Zeigt sie Akzeptanz, so kann dies dazu beitragen, eine vertrauensvolle Beziehung zu dem Betroffenen zu fördern und

---

[15] T9 bot mir im Vorgespräch spontan das Du an, was dann auch im Interview beibehalten wurde.

ihm echte Hilfestellung geben zu können, jedoch um den Preis, sich gegen eine allgemeine gesellschaftliche Haltung zu stellen. Hält sie dagegen an dieser Einstellung fest, so nimmt sie eine Distanzierung von dem Betroffenen in Kauf, die den Aufbau einer Vertrauensbeziehung erschweren kann. T9 fühlt sich vor dieser Situation sehr hilflos.

Hinzu kommt schließlich noch ein weiterer Aspekt: Nach der Schilderung von T9 kann gerade eine enge, vertraute Beziehung zu dem Sterbenden die Situation zusätzlich erschweren, da sie in diesem Fall eine besondere emotionale Belastung darstellt. Gerade wenn T9 eine enge Vertrauensbeziehung zu dem Sterbenden hat, geht ihr die Situation persönlich nahe. In diesem Fall kann der Umgang damit besonders schwer sein.

Nach den bisherigen Ausführungen erscheint es mir schwierig, Verallgemeinerungen über den Umgang mit dem Tod und mit Sterbenden zu treffen. Gerade hier spielen meiner Ansicht nach die konkrete Situation und die individuelle Persönlichkeit der Beteiligten eine entscheidende Rolle. Am günstigsten wäre es möglicherweise, wenn die PflegerInnen in der Lage wären, gezielt auf den Einzelnen und seine individuelle Situation einzugehen. Das größte Problem hierbei scheint mir die Tabuisierung des Todes in der Gesellschaft zu sein, die oft zu Ängsten und Unsicherheit führt. Dadurch werden offene Gespräche über den Tod einerseits und der Umgang mit Sterbenden andererseits erschwert, wobei die beiden Aspekte eng miteinander verbunden sein können. Zudem kann auf diese Weise ein Teufelskreis entstehen, da die bestehenden Ängste wiederum die Tabuisierung verstärken können, so dass der Umgang mit dem Tod weiter erschwert wird. Wenn ein offenes Sprechen über dieses heikle Thema möglich wäre, könnte dieser Teufelskreis möglicherweise durchbrochen werden. Auch aus diesem Grund erscheint mir die Förderung einer guten, vertrauensvollen Beziehung zwischen den alten Menschen und den PflegerInnen sehr wichtig.

Themenbereich 9: Gruppenprozesse

Der letzte Themenbereich, der in den Interviews zur Sprache kam, bezieht sich auf Prozesse, die innerhalb einer betreuten Gruppe alter Menschen ablaufen und die gesamte Gruppenatmosphäre beeinflussen können. Dieser Aspekt betrifft somit besonders die Tagespflege, in der die Gruppenarbeit einen breiten Raum einnimmt. Aber auch im Altenheim können Gruppenprozesse wirksam werden, so etwa bei gemeinsamen Aktivitäten. Da jedoch im Altenheim die Pflegetätigkeit im Vordergrund steht, die in der Regel als Einzelbetreuung erfolgt, sind Gruppenprozesse hier eher von untergeordneter Bedeutung.

1.) Der Einfluss gemeinsamer Aktivitäten auf die Atmosphäre innerhalb der Gruppe

Zunächst einmal können sich gemeinsame Aktivitäten innerhalb der Gruppe, wie etwa Spiele oder Gedächtnistraining, allgemein auf die Gruppenatmosphäre auswirken, wobei wiederum der Kommunikation eine besondere Rolle zukommt. So schildern T7 und T10, die beide in einer Tagespflege arbeiten, dass sich aus der jeweiligen Gruppenaktivität heraus, wie etwa einer Übung zum Gedächtnistraining oder einem Ratespiel, häufig spontane Gespräche entwickeln, die das jeweilige Thema der Übung weiter vertiefen und bei denen die Beteiligten einen Bezug zu ihrem eigenen Leben herstellen, z. B. von eigenen Erlebnissen und Erfahrungen mit dem thematisierten Aspekt berichten. Auch bei den gemeinsamen Mahlzeiten, die gerade in der Tagespflege einen Kernpunkt des Tagesablaufs darstellen, entwickeln sich oft Unterhaltungen. Sie lassen auf eine ungezwungene, entspannte Atmosphäre schließen, in der trotz eines festen Tagesplans auch Raum für spontane Entwicklungen ist. Diese Gespräche werden von allen Beteiligten, den alten Menschen wie den PflegerInnen, als sehr angenehm empfunden. T7 etwa nennt solche spontanen Gespräche ausdrücklich auf die Frage nach angenehmen Gesprächssituationen hin (Frage 2 des Hauptteils):

„Also, was so an angenehmen Situationen ist, ist wirklich diese Plauderei am Kaffeetisch. Das sind immer hervorragende Sachen, weil es da auch oft sehr lustig zugeht und jeder – ja, man merkt in diesen Situationen wirklich die Zufriedenheit der Gäste. Ja, und dann eben auch diese Nachmittagsrunden, die nun schon auch ein bisschen in die Biografie gehen, wenn sie von ihren Erlebnissen berichten. Wir haben so ein Spiel, wo man Karten mit Tieren hat, und hinten drauf stehen bestimmte Richtungen an Fragen. Unter anderem gibt es dann eins, wo dann gefragt wird: „Waren Sie schon einmal auf einem Riesenrad?" Oder: „Haben Sie schon einmal eine Kirche besichtigt?", und so. Und was sie dann erzählen, was sie da erlebt haben, was dann auf einmal auch kommt, wo sie gar nicht mehr so dran gedacht haben. Und wenn die anderen erzählen, kommt bei ihnen auch wieder: „Ach ja, das habe ich auch gemacht", so dass sie sich auch wirklich gegenseitig fördern, selber ein bisschen nachzudenken."

Spontane Gespräche können also zusätzlich auch dazu beitragen, die Erinnerung sowohl des Produzenten selbst als auch der RezipientInnen anzuregen und vergessenes Wissen wieder zu aktivieren, so dass alle Beteiligten davon profitieren. Auf diese Weise kann zugleich ein Gemeinschaftsgefühl unter den alten Menschen entstehen und gefördert werden, da sie sich durch ähnliche frühere Erlebnisse und Lebensumstände miteinander verbunden fühlen. Zudem kann sich die entspannte Atmosphäre auch positiv auf die jeweilige Aktivität auswirken, indem sich die alten Menschen z. B. nicht unter Leistungsdruck gesetzt sehen, sondern gelassener an die gestellte Aufgabe herangehen. Schließlich wird auch ganz allgemein die Kommunikationsfähigkeit gefördert. Vor diesem Hintergrund kann auch das Aktive Zuhören gesehen werden, das dem einzelnen Gruppenmitglied Gelegenheit gibt, seine individuelle Perspektive zu einem bestimmten Thema der gesamten Gruppe mitzuteilen und daraus ein Gefühl von Bestätigung und Akzeptanz zu schöpfen. In ähnlicher Weise wirkt sich auch gemeinsamer Gesang aus. So erzählt T5 von einer Nachmittagsrunde im Garten ihres Altenheims, bei der die Heimbewohnerinnen auf Anregung von T5 hin spontan zu singen begannen:

> „Das war jetzt, da war es vor kurzem noch schön draußen, und dann habe ich auch im Wohnbereich (...), und dann habe ich alle so ein bisschen mit raus, alles, was ich meinte, nach draußen, und dann haben wir im Kreis gesessen, und da merkte ich, wie diese Situation total locker wurde. Wir sind einfach angefangen zu singen, ich habe gesagt, irgendwie kamen wir auf dieses Thema Singen, ich bin irgend etwas angefangen zu singen, und so hat sich das dann ergeben, dass jeder ein bisschen... zwar nur eine Strophe, aber... es haben sogar welche erzählt, die sonst gar nicht so viel erzählen. Und das fand ich ganz positiv."

Hier wirkte also der gemeinsame Gesang anregend auf die gesamte Gruppe und führte zu einer entspannten Atmosphäre, die auch ansonsten eher zurückhaltende Heimbewohnerinnen dazu bewog, sich am Gesang und an den sich entwickelnden Gesprächen zu beteiligen. Dies zeigt zugleich, wie positiv sich eine solche Atmosphäre auf die gesamte Gruppe auswirken kann. Gerade durch gemeinsames Singen kann somit das Zusammengehörigkeitsgefühl der einzelnen Gruppenmitglieder gezielt gefördert werden, um so mehr, als gerade Liedertexte häufig zum automatisierten Wissen gehören, das auch bei Menschen mit großen kognitiven Einschränkungen oft wieder aktiviert werden kann. Dadurch sind auch diese Menschen häufig noch in der Lage, mitzusingen, wodurch auch bei ihnen das Gruppenzugehörigkeitsgefühl gestärkt wird. Gerade gemeinsames Singen ist deshalb besonders gut geeignet, um wirklich alle Gruppenmitglieder mit einzubeziehen, so dass sich niemand aufgrund seiner Defizite ausgeschlossen fühlt.

Auch die PflegerInnen profitieren von solchen spontanen Entwicklungen, die sich aus einer gemeinsamen Aktivität heraus ergeben können. Zum einen werden auch sie in das dabei entstandene Gemeinschaftsgefühl eingebunden, zum anderen empfinden viele von ihnen Erzählungen der alten Menschen als echte Bereicherung, die ihnen selbst Neues vermittelt. So äußert etwa T7 auf die Frage nach ihrer Berufszufriedenheit Folgendes:

> „Ich bin voll und ganz zufrieden in meinem Beruf, weil das wirklich – ja, es ist anstrengend, weil man ständig dazwischen ist. Und auf der anderen Seite macht es aber auch so viel Spaß, weil man wirklich auch was von den älteren Menschen lernt. Sie erzählen viel aus der Vergangenheit. Diese Tagesstätte ist auch noch insofern besonders, dass wir viele Leute haben, die aus dem Osten kommen, die nach dem Krieg hier rüber gekommen sind, und die andere Seite ist die, dass es viele Ostwestfalen sind. Also das sind so die beiden Gruppen, die so sind. Aber auch, was sie dann zu erzählen haben und wie sie sich gegenseitig dann erzählen, wie es war und was sie gemacht haben, und wie die Flucht war und so, das ist immer sehr interessant, und da sind sie auch alle, soweit sie es können, gerne bereit, das mitzumachen und zu erzählen. Also auch wir haben etwas davon, das ist einfach so."

Sie empfindet also eine solche Bereicherung sogar als Ausgleich für die mit der Pflegetätigkeit oft verbundenen Belastungen: Nicht nur die PflegerInnen geben den alten Menschen Zuwendung, sondern auch die alten Menschen vermitteln den PflegerInnen interessante Informationen, etwa über frühere Epochen. Dies stärkt zum einen ihr Selbstwertgefühl – auch sie können den PflegerInnen etwas geben und sind nicht nur passive EmpfängerInnen von deren Zuwendung und Hilfe – und fördert zugleich die Beziehung zwischen beiden Seiten, was sich auf die gesamte Atmosphäre positiv auswirkt.

In ähnlichem Sinne äußert sich auch T13, die ebenfalls die Bereicherung durch das Wissen der alten Menschen betont:

„Was ich zum Beispiel immer ganz spannend finde, ist, wenn das Altgedächtnis noch vorhanden ist und sie sehr viel aus ihrer früheren Jugend erzählen können. Es gibt also sehr tolle Zeitzeugen bei uns. Oder man hat sie immer wieder, wie, zum Beispiel auch sehr viel von B. und Umgebung erzählen können, das finde ich zum Beispiel sehr spannend. Das ist also, das geht also etwas in die Erinnerungspflege rein. Wir lassen sie erzählen, oder ich lasse sie erzählen, und ihnen fallen dann in dem Moment auch sehr viele Punkte ein. Als Zeitzeugen sind sie also ganz, ganz spannend. Also die Biographie, nicht wahr?"

Zusammenfassend zeigt sich auch hier wieder die große Bedeutung der Kommunikation innerhalb der Gruppe, die zusammen mit gezielten Aktivitäten viel dazu beitragen kann, eine positive, entspannte Atmosphäre zu schaffen und zugleich ein Zusammengehörigkeitsgefühl zwischen den einzelnen Gruppenmitgliedern und den PflegerInnen zu stiften.

2.) Konfliktsituationen innerhalb der Gruppe

Nicht immer jedoch wirken sich Gruppenprozesse positiv auf die Atmosphäre in Altenheim oder Tagespflege aus. Das enge Miteinander gerade in der Tagespflege kann unter Umständen zu gravierenden Konfliktsituationen führen, die nicht selten in Streitigkeiten münden. Dabei können mehrere Faktoren eine Rolle spielen.

Zum einen kann die individuelle Stimmung eines einzelnen Gruppenmitglieds sich auf die gesamte Gruppe übertragen. So hat T9 die Erfahrung gemacht, dass ein einzelner Tagesgast, der an einem bestimmten Tag schlechte Laune hat, auch die Stimmung der anderen negativ beeinflussen kann, was sich dann wiederum auf die Gruppenaktivitäten auswirkt:

„[...] ich versuche es dann immer auf der Ebene zu machen, dass ich noch mal hinterfrage: „Was ist denn?" [...] Vor allen Dingen, da ist ja dann auch kein Arbeiten möglich, nicht wahr? Weil dann gerade auch so bei den Gruppenspielen, bei dem Gedächtnistraining, bei der Gymnastik, da bist du ja immer auf die Gemeinschaft aller angewiesen, und das ist dann meistens immer wie eine Kettenreaktion. Hast du dann nur einen da drin, und dann sind sie ja auch mal alleine, dann geht das immer: „Oh, die hat aber heute morgen...

die hat heute keine Lust." Wenn sich dann überhaupt nichts bewegt, und du sitzt dann da und weißt überhaupt nicht, warum."

Die schlechte Stimmung eines Tagesgastes kann also dazu führen, dass der oder die Betreffende keine Lust hat, sich an den gemeinsamen Aktivitäten zu beteiligen, und möglicherweise dagegen Widerstand leistet. Diese Stimmung kann sich unter Umständen auch auf die übrigen Gruppenmitglieder auswirken, indem sie sich entweder auf sie überträgt oder aber von ihnen als extrem störend empfunden wird, so dass auf diese Weise die gesamte Gruppenarbeit nachhaltig behindert oder sogar blockiert werden kann. Zu noch größeren Schwierigkeiten kann es dann kommen, wenn jemand sich nicht oder nur schwer in die Gruppe integrieren lässt, ein Fall, der von T8 geschildert wird. Zu denken ist hierbei etwa an eine bestehende Tendenz zu Aggressionen, die sich sowohl gegen die PflegerInnen als auch gegen andere Gruppenmitglieder richten kann. Da gerade Aggressionen oft die Folge einer Demenzerkrankung und damit auf kommunikativer Ebene nur schwer zu hemmen sind, ist es in einem solchen Fall oft nicht möglich, die Situation durch Schlichten zu entschärfen, das ansonsten bei Streitigkeiten unter den Tagesgästen oft Erfolg hat, wie T7 darlegt. Statt dessen ist es häufig günstiger, dem Betreffenden zunächst einmal Einzelbetreuung zu geben, um sich gezielt auf seine Bedürfnisse einstellen zu können und andererseits die Gruppe zu entlasten. Gerade psychiatrische Probleme oder kognitive Einschränkungen einzelner Gruppenmitglieder können sich ungünstig auf das Gruppenklima auswirken. Die alten Menschen „müssen sich ertragen mit ihren Defiziten" (T10), und dies ist für die übrigen Mitglieder der Gruppe, die ja zudem in der Regel auch noch unter eigenen Beeinträchtigungen leiden, nicht immer einfach. Auffälliges Verhalten einzelner Gruppenmitglieder, wie etwa eine Wiederholungstendenz, kann von den anderen mitunter als störend empfunden werden und sogar Aggressionen auslösen:

„Aber wenn das dann *immer* kommt [*gemeint ist die permanente Frage nach der Uhrzeit*], das ist sehr schwierig auch auszuhalten, und vor allen Dingen dann... zusätzlich noch in der Gruppe, weil das auch die Gruppe nicht aushält." (T10)

Aus diesem Grund findet T10 es in einer Krisensituation oft einfacher, mit dem betroffenen Tagesgast ein Einzelgespräch zu führen, als die Situation vor der ganzen Gruppe zu klären. Sie hat es dann nur mit dem Betroffenen selbst zu tun und kann sich deshalb besser auf seine individuelle Situation einstellen; der zusätzliche Konflikt in der Gruppe ist ausgeschaltet.

Neben Konflikten der Tagesgäste untereinander können jedoch auch Spannungen zwischen einzelnen oder mehreren Gruppenmitgliedern und den PflegerInnen entstehen. Dies kann insbesondere bei psychiatrischen Problemen der Fall sein:

„Wir haben auch so einige psychiatrisch Erkrankte, die fahren dann auf Mitarbeiter ab, und dann muss man einfach auch den Strich ziehen und sagen: „Der kann da jetzt nicht rein in die Gruppe, der kann da jetzt nicht hin, der wird ja nicht angenommen", und wenn die Gefahr dann vorbei ist, dann kommt ein anderer Mitarbeiter dann dahin, das ist also auch, davon machen wir das dann abhängig. Und das ist natürlich auch nicht toll, wenn man grad an der Reihe ist und alles abbricht, weil dann ein Tagesgast... und wir haben ja eine Gruppendynamik, die Gruppe zieht auch zum Teil mit." (T8)

Aufgrund der psychiatrischen Erkrankung der an dem Konflikt beteiligten Tagesgäste führt auch hier ein klärendes Gespräch in der Regel nicht zum Erfolg. Um die Krisensituation zu entschärfen, ist es deshalb am günstigsten, für die betreffende Gruppe einen anderen Betreuer zu finden, mit dem solche Spannungen nicht bestehen. Dies jedoch kann unter Umständen eine Änderung des Tagesprogramms notwendig machen, ist also für die Pflegekräfte mit zusätzlichem Aufwand verbunden.

Für die Pflegekräfte wird schließlich die Situation noch zusätzlich dadurch erschwert, dass sie permanent der Gruppe ihre volle Aufmerksamkeit widmen müssen, wie dies im Zusammenhang mit den Arbeitsbedingungen bereits dargestellt wurde. Dies kann zu einer großen seelischen Anspannung führen, aus der heraus es dann noch schwieriger wird, Gruppenkonflikte zu lösen. So könnte eine Überlastung des Betreuers unter Umständen zu einer falschen Reaktion führen, durch die bestehende Konflikte weiter verschärft werden könnten. Andererseits birgt aber gerade diese permanente Aufmerksamkeit auch die Chance, solche Konflikte frühzeitig zu erkennen und gezielt gegenzusteuern.

Abschließend lässt sich festhalten, dass den PflegerInnen gerade auch bei der Steuerung der Gruppendynamik eine Schlüsselrolle zukommt, um sich abzeichnenden Konflikten vorzubeugen oder sie möglichst schnell zu lösen. Dabei reagieren sie individuell auf die jeweilige Situation, beziehen nach Möglichkeit die gesamte Gruppe ein und versuchen, die einzelnen Mitglieder zu integrieren. Oft ist jedoch eine Lösung des Konflikts auf Gruppenebene nicht möglich. In diesem Fall ist es dann günstiger, das betreffende Mitglied zunächst aus der Gruppe herauszuholen bzw. den jeweiligen Betreuer auszutauschen, um weitergehende Spannungen zu vermeiden und die Situation innerhalb der Gruppe zu entschärfen.

III. Weitere Schlussfolgerungen für das Kommunikationstraining

Aus der vorangehenden Darstellung der Themenbereiche, die in den Interviews angesprochen wurden, lassen sich weitere Schlussfolgerungen darüber ziehen, wie das von mir geplante Kommunikationstraining für AltenpflegerInnen aufgebaut sein könnte und welche Inhalte es haben sollte. So können einige der genannten Themenbereiche direkt in das Material eingearbeitet werden, etwa als konkrete Beispiele für den Anwendungsbereich einer bestimmten Strategie oder als Hintergrund einer praktischen Übung dazu. Wie in Kapitel 3 bereits dargelegt, erscheinen mir für diese praktischen Übungen Rollenspiele besonders gut geeignet, denn sie ermöglichen das gezielte Hineinversetzen in eine konkrete Situation und ggf. auch eine Betrachtung aus verschiedenen Perspektiven durch einen Rollenwechsel. Einige der genannten Themenbereiche und Aspekte bieten sich bereits als Themen für solche Rollenspiele an, um auf diese Weise einen direkten Praxisbezug herzustellen. Andere besitzen grundlegende Bedeutung für die Kommunikation und können deshalb dem gesamten Konzept als Basis zugrunde gelegt werden. Schließlich wurden von mehreren InterviewpartnerInnen im Zusammenhang mit bestimmten Situationen auch konkrete Strategien genannt, die sie selbst bereits anwenden und als positiv und hilfreich empfinden. Diese Strategien können direkt in das Kommunikationstraining aufgenommen werden, da sie sich in der Erfahrung meiner InterviewpartnerInnen bereits als günstig erwiesen haben. Da sie nicht von allen TeilnehmerInnen genannt wurden, ist anzunehmen, dass sie nicht durchweg bekannt und deshalb auch nicht redundant sind, sondern durchaus für TeilnehmerInnen eines solchen Kommunikationstrainings noch neu sein und ihnen Hilfestellung geben können. Zu denken wäre hierbei gerade auch an BerufsanfängerInnen oder PflegerInnen, die sich noch in der Ausbildungsphase befinden. Durch die geplante Einschätzung nach unterschiedlichen Kriterien, die für die Kommunikation von besonderer Bedeutung sind, kann dann weiterhin genau abgeklärt werden, für welche Kontexte konkret diese Strategien geeignet sind.

Somit ergeben sich aus der bisherigen Darstellung drei unterschiedliche Aspekte, die bei der Entwicklung des Kommunikationstrainings helfen können. Zunächst einmal lassen sich grundlegende, allgemeingültige Schlussfolgerungen für das Konzept ziehen. So wurde in den Interviews immer wieder deutlich, wie wichtig gerade in der Altenpflege eine respektvolle Einstellung gegenüber dem Gesprächspartner ist, die ihn ernst nimmt und seinen Willen akzeptiert. Auch eine Vertrauensbeziehung zwischen den PflegerInnen und den von ihnen betreuten alten Menschen ist sehr wichtig, insbesondere in Situationen, in denen es zu einem engen, persönlichen Kontakt kommt wie etwa bei der Grundpflege. Hierbei handelt es sich also um grundlegende Prinzipien, die deshalb die Basis des gesamten Kommunikationstrainings bilden sollen. Beide Aspekte hängen meiner Ansicht nach zusammen, denn eine respektvolle und zugleich aufgeschlossene Einstellung gegenüber dem Gesprächspartner kann zugleich die Beziehung zu ihm positiv beeinflussen und aktiv fördern. Im Rahmen des von mir geplanten Kommunikationstrainings kann dies bereits durch die gesamte Ausprägung des Konzepts bewirkt werden. So soll es grundsätzlich dazu dienen, das Miteinander der GesprächspartnerInnen zu stärken, die konstruktiv zusammenwirken und nicht gegeneinander arbeiten. Deshalb sollen gezielt solche Strategien ausgewählt werden, die den Gesprächspartner als gleichwertig und nicht als „Gegner" betrachten und die sich möglichst auch allgemein positiv auf eine Gesprächssituation auswirken. Zu denken wäre hierbei etwa an den konkreten Kommunikationsstil, der sich jeweils individuell an den jeweiligen Gesprächspartner anpasst und somit seiner Persönlichkeit und seinem individuellen Gesprächsverhalten Rechnung trägt. Dadurch wird dem Gesprächspartner vermittelt, dass er als gleichwertig anerkannt und in seiner Individualität respektiert wird. Auf diese Weise wird es dann häufig auch erleichtert, Zugang zu ihm zu finden. Deshalb sollen gezielt Verhaltensweisen ausgewählt werden, die von grundlegender Bedeutung für die Kommunikation sind, da sie in jedem Kommunikationsprozess eine Rolle spielen. Gerade solche grundlegenden Verhaltensweisen sind möglicherweise für die TeilnehmerInnen auch besonders leicht nachzuvollziehen, da sie – wenn auch ggf. unbewusst – bereits damit vertraut sind. Sie müssen dann also nicht völlig umdenken und ganz neue kommunikative Strategien erlernen, sondern sich oft nur die Wirkungsweise kommunikativer Verhaltensweisen bewusst machen, die sie bereits seit langem nutzen, um diese dann ggf. effektiver und situationsbezogener anwenden zu können.

Zweitens ergeben sich verschiedene Themenbereiche, die von zentraler Bedeutung für die Kommunikation in der Altenpflege sind. Diese Bereiche sollen mit berücksichtigt werden, indem gezielt nach Strategien gesucht wird, die für den Umgang mit ihnen geeignet sind. Drittens schließlich lässt sich eine ganze Reihe kommunikativer Verhaltensweisen, die von den TeilnehmerInnen genannt wurden, direkt in das Konzept aufnehmen; zu denken wäre hier etwa an die Selbstreflexion, die z. B. von T3 und T9 genannt wurde.

Ein weiterer wichtiger Aspekt scheint mir die Effektivität des Kommunikationstrainings zu sein. Wie in den Interviews immer wieder geschildert wurde, stehen PflegerInnen oft unter großem Druck. In den Altenheimen ist es vor allem der Zeitdruck, der nur wenig Raum für eine intensivere Kommunikation mit den alten Menschen lässt, in der Tagespflege besonders die Notwendigkeit ständiger Aufmerksamkeit, die zu innerer Anspannung führen kann. Aus diesem Grund sollte das Kommunikationstraining so einfach wie möglich gehalten sein und nicht zu viele Strategien enthalten, um nicht durch einen zu großen Umfang, zu große Komplexität oder zuviel Neues eine weitere Belastung zu schaffen. Dies spricht dafür, neben solchen Strategien, die sich besonders gut für eine bestimmte Situation eignen, auch solche auszuwählen, die einen möglichst weiten Anwendungsbereich besitzen.

Weiterhin sollte das Kommunikationstraining für beide Formen der Altenbetreuung, sowohl für die Betreuung im Heim als auch in der Tagespflege, geeignet sein. Dies bedeutet, dass die Unterschiede zwischen beiden Formen berücksichtigt werden müssen, was in der Regel bereits durch die Auswahl der konkreten Anwendungssituationen geschieht. So gibt es bestimmte Situationen, die nur im Altenheim vorkommen – etwa der Umgang mit Sterbenden –, und andere, die vor allem für die Tagespflege relevant sind, wie etwa Gruppenprozesse. Diese Situationen können dann jeweils spezifisch ausgewählt werden, je nachdem, ob die TeilnehmerInnen im Altenheim oder in der Tagespflege tätig sind. Viele der geschilderten Situationen treffen jedoch auf beide Formen der Altenbetreuung zu, so etwa der Umgang mit Demenzerkrankten oder das klärende Gespräch mit Angehörigen, so dass das Kommunikationstraining meiner Ansicht nach relativ leicht an die spezifischen Bedürfnisse von PflegerInnen der beiden unterschiedlichen Einrichtungsarten angepasst werden kann.

Insgesamt erscheint es mir vorteilhaft, bei der eigentlichen Konzeption nach zwei unterschiedlichen grundlegenden Kriterien vorzugehen. Zum einen soll – neben möglichst einfachen, grundlegenden Strategien – gezielt nach solchen kommunikativen Strategien gesucht werden, die grundsätzlich einen positiven Einfluss auf eine Gesprächssituation ausüben können und deshalb ebenfalls in einer großen Bandbreite von Kontexten eingesetzt werden können. Diese Gruppe von Strategien bildet die Basis des gesamten Konzepts. Zusätzlich wird dann gezielt nach solchen Strategien gesucht, die sich für den konkreten Umgang mit den genannten Situationen eignen, also insgesamt spezifischer sind. Den TeilnehmerInnen eines solchen Kommunikationstrainings werden dann zunächst die Basisstrategien vermittelt, die häufig auch relativ einfach anzuwenden sind, dann, darauf aufbauend, die spezifischeren Strategien, die unter Umständen auch etwas komplexer sein können. Dabei werden immer die genannten konkreten Situationen berücksichtigt, um auf diese Weise den TeilnehmerInnen direkte Hilfestellung bei deren Bewältigung zu geben, ihnen zugleich Anwendungsmöglichkeiten für die vermittelten Strategien aufzuzeigen und somit einen direkten Praxisbezug zu gewährleisten.

5. Die Entwicklung des konkreten Kommunikationstrainings

5.1 Der Aufbau des Kommunikationstrainings

Das Ziel des nachfolgend entwickelten Kommunikationstrainings soll es sein, den BetreuerInnen alter Menschen in Alteneinrichtungen den Umgang mit Situationen zu erleichtern, die sie als problematisch oder belastend empfinden. Im vorangegangenen empirischen Teil der vorliegenden Arbeit wurden zentrale Themenbereiche und Situationen herausgearbeitet, die in diesem Zusammenhang von großer Bedeutung sind. Dabei klang auch bereits immer wieder an, wie ein Umgang mit den von den InterviewteilnehmerInnen genannten Situationen aussehen sollte, um den Betroffenen deren Bewältigung zu erleichtern. Im folgenden Kapitel soll nun versucht werden, die herausgearbeiteten Themenbereiche und die gezogenen Schlussfolgerungen in ein konkretes Konzept eines Kommunikationstrainings zu integrieren.

Zu diesem Zweck muss zunächst einmal unterschieden werden zwischen Themenbereichen, die sich unmittelbar auf eine konkrete Kommunikationssituation beziehen, wie etwa der Umgang mit Demenzerkrankten, und solchen, die eher den allgemeinen Hintergrund des konkreten Gesprächskontextes bilden, wie etwa die Arbeitsbedingungen der PflegerInnen oder die generelle Situation der alten Menschen oder ihrer Angehörigen. Nur solche Themenbereiche, die sich direkt auf die Kommunikationssituation beziehen, lassen sich mit Hilfe eines Kommunikationstrainings unmittelbar beeinflussen, während Hintergrundbereiche nur schwer oder gar nicht beeinflussbar sind, weil hier noch andere Faktoren hinzukommen, die über die Kommunikation selbst hinausgehen, wie bei der vorangegangenen Auswertung der Interviews immer wieder deutlich wurde. Deshalb werden in das Kommunikationstraining vor allem solche Strategien aufgenommen, die zu den gesprächsbezogenen Themenbereichen passen, während die übrigen Themenbereiche eher den übergeordneten Kontext darstellen und somit indirekt in das Kommunikationstraining einfließen, etwa als konkretes Thema einer Übungssituation oder auch als erläuterndes Beispiel. Weiterhin wurde darauf geachtet, nur solche Strategien auszuwählen, die grundsätzlich oder in den meisten Fällen einen günstigen Einfluss auf die Gesprächssituation ausüben, um negative Auswirkungen, die eine positive oder neutrale Situation beeinflussen oder gar eine ohnehin kritische Situation weiter verschärfen könnten, von vornherein auszuschließen.

Um den Anwendungsbereich einer bestimmten Strategie möglichst genau zu bestimmen und dabei zugleich einen direkten Bezug zu den Themenbereichen herzustellen, werde ich jede Strategie mit Hilfe von insgesamt zehn Kriterien klassifizieren, die sich größtenteils auf unterschiedliche Aspekte einer Gesprächssituation beziehen. Eines der Kriterien soll jedoch dazu dienen, einen direkten Bezug zu den Themenbereichen selbst herzustellen, so dass diese unmittelbar in das Konzept eingearbeitet werden. Auf diese Weise entsteht eine detaillierte Matrix, die einen Überblick über den Anwendungsbereich und die Wirkungsweise der einzelnen Strategie in verschiedenen Gesprächskontexten und -konstellationen gibt und dabei zugleich einen direkten Vergleich der unterschiedlichen Strategien ermöglicht. Da jedoch Gespräche genauso individuell verschieden sind wie die Menschen, die sie führen und der Kontext, in dem sie stattfinden, ist dies nur bis zu einem bestimmten Grad möglich. Im konkreten Fall wird immer auch der individuelle Gesprächskontext sowie die Persönlichkeit der GesprächsteilnehmerInnen mit zu berücksichtigen sein. Eine möglichst detaillierte Klassifikation, die in der späteren Anwendung des Kommunikationstrainings zugleich als Grundlage für eine einleitende Erläuterung der jeweiligen Strategie dienen kann, kann jedoch dazu beitragen, den jeweiligen individuellen Kontext leichter einzuordnen und somit die jeweils geeignete Strategie zu finden.

Das nachfolgend dargestellte Konzept ist an den ausgewählten Strategien ausgerichtet, nicht an den herausgearbeiteten Themenbereichen selbst. Grundsätzlich wäre es auch denkbar gewesen, bei der weiteren Konzeption zunächst wieder von den Anwendungssituationen auszugehen und diesen dann passende kommunikative Situationen zuzuordnen, doch wäre es in diesem Fall aufgrund des großen Anwendungsbereiches einiger Strategien, etwa der nonverbalen Kommunikation, zu Überschneidungen und damit zu Unübersichtlichkeit gekommen. Da zudem die konkreten Situationen in der Auswertung bereits ausführlich dargestellt wurden, erscheint es mir günstiger, von dieser Grundlage ausgehend in den nachfolgenden Arbeitsschritten zunächst nach geeigneten Strategien zu suchen und dann in der Klassifikation den Bezug zu den konkreten Themenbereichen herzustellen.

Im Anschluss an die Klassifikation werde ich schließlich einige praktische Übungen entwickeln, die der praktischen Aneignung der geschilderten Strategien dienen sollen. Auch hier lässt sich ein direkter Bezug zu den empirischen Ergebnissen herstellen, da viele der geschilderten Situationen sich als Thema für die Übungen eignen. Auf diese Weise wird ebenfalls deutlich, in welchen Situationen sich eine bestimmte Strategie mit welcher Wirkung anwenden lässt. Bei den Übungen selbst wird es sich zu einem großen Teil um Rollenspiele handeln, da diese sich meiner Ansicht nach besonders gut eignen, um eine bestimmte kommunikative Strategie in unterschiedlichen Kontexten anzuwenden und sie aus verschiedenen Perspektiven kennen zu lernen. Daneben kommen jedoch auch andere Übungsformen vor, so etwa die Diskussion oder die Paar- oder Einzelarbeit, denn nicht alle ausgewählten Strategien lassen sich mit Hilfe von Rollenspielen vermitteln. Dies gilt vor allem für solche, die über eine konkrete Gesprächssituation hinausgehen und sich auf innere Vorgänge beziehen wie etwa eine positive bzw. neutrale Einstellung zum Gesprächspartner oder die Selbstreflexion.

Zusammenfassend lässt sich festhalten, dass ein möglichst enger Bezug des Kommunikationstrainings zu den Ergebnissen der Interviews hergestellt werden soll, um in den geschilderten Problemsituationen gezielt Hilfestellung geben zu können. Dies erfolgt auf drei verschiedene Arten, indem die genannten Situationen entweder in der Klassifikation der Strategien direkt als Anwendungsbereiche erfasst werden, wo dies möglich ist, oder in Form möglicher Kontexte oder erläuternder Beispiele einfließen, und schließlich, indem die geschilderten Gesprächssituationen zusätzlich die konkreten Themen der Übungssituationen bilden. Durch eine detaillierte Untersuchung der einzelnen Strategien wird ihr Anwendungsbereich so genau wie möglich bestimmt; zugleich ist durch die Einbeziehung der herausgearbeiteten Themenbereiche ein Praxisbezug des Kommunikationstrainings gegeben.

5.2 Die Festlegung der Klassifikationskriterien

Im Folgenden sollen die zehn Klassifikationskriterien erläutert werden. Die meisten von ihnen beziehen sich auf konkrete Aspekte der Gesprächssituation, insbesondere auf die Perspektive der GesprächsteilnehmerInnen. So soll z. B. untersucht werden, welche Intentionen jemand mit der Wahl einer bestimmten Strategie grundsätzlich verfolgen kann, welche Wirkung die Strategie auf den Gesprächspartner haben kann, oder ob es Kontexte gibt, in denen sie eher ungünstig ist. Auch der emotionale Aspekt wird berücksichtigt; so spielt z. B. die Beziehung zum Gesprächspartner oft eine entscheidende Rolle.

Insgesamt beziehen sich die von mir gewählten Klassifikationskriterien auf inhaltliche Aspekte, nicht auf gesprächsformale. So werden z. B. die Gesprächsphase oder der Aspekt der Produktivität oder Rezeptivität außer Acht gelassen. Da das Kommunikationstraining dazu dienen soll, Hilfestellung in den geschilderten Problemsituationen zu geben, und diese in der Regel eher grundsätzlicher Art als an einen bestimmten Abschnitt des Gesprächs gebunden sind, erscheint mir eine Konzentration auf den Inhalt des Gesprächs sinnvoll. Zudem wurden einige Strategien ausgewählt, die sich nicht ohne Weiteres auf einzelne gesprächsformale Aspekte beziehen lassen, sondern eher auf das Gespräch als Ganzes ausgerichtet sind oder sogar darüber hinausgehen, so etwa eine positive Einstellung zum Gesprächspartner, die die gesamte Beziehungsebene betrifft, oder die Selbstreflexion. Die ausgewählten Strategien können sich somit auf unterschiedliche Ebenen beziehen, entweder direkt auf die kommunikative Ebene oder eher allgemein auf die mentale Ebene. Aus diesem Grund ist bei inhaltlichen Kriterien eher als bei formalen gewährleistet, dass sie bei allen Strategien greifen. Lediglich das Kriterium „Gesprächskonstellation" bezieht sich auf den formalen Aspekt, da es unter anderem auch die Anzahl der GesprächsteilnehmerInnen erfasst. Daneben enthält es jedoch auch inhaltliche Aspekte, so etwa den Vertrautheitsgrad zwischen den GesprächsteilnehmerInnen.

Eines der Kriterien stellt schließlich eine direkte Verbindung zu den Ergebnissen des empirischen Teils her, indem geprüft wird, für welche der in den Interviews geschilderten Situationen die jeweilige Strategie günstig ist, und auf diese Weise ein optimales kommunikatives Verhalten für diese Situationen erarbeitet wird. Das Kriterium *Bezug der Strategie zu den ermittelten Themenbereichen* ermöglicht somit eine gezielte, problembezogene Suche nach der jeweils günstigsten Strategie und schafft somit zugleich die Basis für den anschließenden Gesamtüberblick über die Strategien, die für eine bestimmte Gesprächssituation jeweils in Frage kommen.

1.) Mögliche Intentionen, die mit der Wahl einer kommunikativen Strategie verbunden sein können

Zunächst einmal ist es von großer Bedeutung, welche Intention jemand mit der Wahl einer bestimmten kommunikativen Strategie verfolgt, denn gerade die Intentionen der GesprächsteilnehmerInnen tragen entscheidend zum Gesprächsverlauf bei. Sie können je nach Gesprächskontext sehr unterschiedlich sein. Intention eines Sprechers kann es z. B. sein, eine kontextuelle Basis zu finden, auf der es verbindende Gemeinsamkeiten zum Gesprächspartner gibt – etwa dann, wenn ein Altenpfleger bei der Grundpflege gezielt nach einem Gesprächsthema sucht, das sowohl den alten Menschen als auch ihn selbst interessiert -, oder bestimmte Aspekte wie etwa Differenzen oder Konflikte zu klären, Informationen auszutauschen, den Partner von etwas zu überzeugen etc. Oft gibt es bestimmte kommunikative Strategien, die sich besonders gut eignen, um das jeweilige Ziel zu erreichen. Andererseits kann es für die am Gespräch Beteiligten auch nützlich sein, sich über mögliche Intentionen des Partners klarzuwerden; seine Reaktion kann dann ggf. besser vorausgesehen werden, was vor allem in Konfliktgesprächen sehr hilfreich sein kann. Hierbei besteht allerdings die Gefahr, dem Partner bestimmte Absichten zu unterstellen, die er gar nicht hat. Aus diesem Grund sollte bei einer solchen Betrachtung vor allem auf das tatsächliche Gesprächsverhalten des Partners geachtet werden.

2.) Mögliche Wirkungen der kommunikativen Strategie

Jedes kommunikative Verhalten hat Auswirkungen auf den weiteren Verlauf des Gespräches und trägt mehr oder weniger stark dazu bei, es in eine bestimmte Richtung zu lenken. Dies ist oft erwünscht, da der Gesprächsfluss dadurch gefördert wird; es besteht aber auch die Möglichkeit, dass durch den Einsatz eines bestimmten kommunikativen Mittels das Gespräch eine Wendung nimmt, die der Sprecher so nicht beabsichtigt hatte und die seinen Intentionen vielleicht sogar zuwider läuft. Deshalb halte ich es für sinnvoll, auch die möglichen Wirkungen einer kommunikativen Strategie zu untersuchen, um so gezielter das jeweilige Verhalten bestimmen zu können und ein Verhalten, das eine unerwünschte Wirkung hätte, leichter vermeiden zu können. An dieser Stelle sollen dabei zunächst positive oder neutrale Wirkungen betrachtet werden; mögliche Nachteile einer Strategie werden im folgenden Kriterium gesondert erfasst, da sie einen besonderen Einfluss auf eine Gesprächssituation ausüben können. Die Wirkung einer bestimmten Strategie ist um so wichtiger, als es gravierende Unterschiede zwischen Intention und tatsächlicher Wirkung geben kann, da die Interpretation einer Äußerung durch den Gesprächspartner nicht immer sicher vorhersagbar ist. Da der Gesprächskontext gerade auch in diesem Zusammenhang eine wichtige Rolle spielt, erscheint es mir sinnvoll, von „möglichen Wirkungen" zu sprechen, die je nach Situation und Gesprächskonstellation verschieden sein können. Wenn dem jeweiligen Sprecher die möglichen Wirkungen eines bestimmten kommunikativen Verhaltens bewusst sind, so gibt ihm dies zugleich eine gute Möglichkeit, Missverständnissen vorzubeugen und einem ungünstigen Gesprächsverlauf gezielt entgegenzuwirken.

3.) Mögliche Nachteile der kommunikativen Strategie

Ähnlich verhält es sich mit dem Kriterium „Mögliche Nachteile", das mit dem vorangegangenen in engem Zusammenhang steht. Hier soll gezielt untersucht werden, ob eine bestimmte Strategie Auswirkungen auf den Gesprächspartner hat, die ein Gespräch unter bestimmten Umständen ungünstig beeinflussen können. Dies wäre z. B. der Fall, wenn einer der Beteiligten sich angegriffen, nicht ernst genommen oder unter Druck gesetzt fühlt, was z. B. auf die Strategie „dem Gesprächspartner drohen" immer zutreffen würde und auf die Strategie „Befehlen" ebenfalls noch sehr häufig. Derartige Strategien, die sich immer oder doch fast immer ungünstig auswirken, werden deshalb in das Konzept nicht aufgenommen. Oft zeigen sich jedoch negative Auswirkungen nur unter bestimmten Umständen. Wenn bei einer Strategie grundsätzlich die Gefahr einer negativen Auswirkung besteht, muss vor dem Hintergrund der übrigen Kriterien geklärt werden, unter welchen Umständen diese auftreten kann. In dem betreffenden Kontext wäre die Strategie dann kontraindiziert, während sie in einem anderen Kontext durchaus vorteilhaft sein könnte. So wird z. B. eine besonders laute und deutliche Redeweise von schwerhörigen HeimbewohnerInnen oder Tagesgästen oft als hilfreich empfunden, während sie bei alten Menschen mit normaler Hörfähigkeit unangemessen ist und von ihnen in der Regel auch abgelehnt wird.

4.) Gesprächskonstellation

Dieses Kriterium ermittelt die äußerlich bestehenden Relationen zwischen den GesprächspartnerInnen, die gemeinsam mit der konkreten Situation des Gesprächs und der Umgebung, in der es stattfindet, den äußeren Rahmen bilden. Hierbei sind vor allem drei Aspekte von Bedeutung. Zum einen ist es der Vertrautheitsgrad zwischen den GesprächsteilnehmerInnen, der das Gesprächsverhalten entscheidend beeinflusst. So kommt es z. B. oft vor, dass die Beteiligten sich eines weniger formalen Gesprächsstils bedienen, wenn sie vertraut miteinander sind, als wenn sie einander relativ oder völlig fremd sind; auch die Themenwahl kann durch die Gesprächskonstellation beeinflusst werden. Bei größerer Vertrautheit werden oft Themen gewählt, die die Verbundenheit zwischen den Beteiligten verstärken, wie z. B. geteilte Erlebnisse oder gemeinsame Bekannte. Bei eher fremden oder völlig unbekannten GesprächspartnerInnen dagegen wird oft versucht, ein eher allgemeines Thema zu finden, zu dem alle Gesprächspartner etwas äußern können; Ausgangspunkt kann dabei z. B. die Gesprächssituation oder die jeweilige Umgebung sein.

In der Altenpflege ist dabei zu einem großen Teil von einem mittleren bis hohen Vertrautheitsgrad auszugehen, da AltenpflegerInnen vor allem mit Personengruppen zu tun haben, mit denen generell ein langfristiger Kontakt besteht, nämlich mit den betreuten alten Menschen selbst, mit ArbeitskollegInnen und mit anderen Fachkräften, z. B. ÄrztInnen. Gespräche mit Angehörigen der alten Menschen können ebenfalls in diese Kategorie fallen, doch kann hier der Vertrautheitsgrad grundsätzlich unterschiedlich sein. Unter Umständen können PflegeInnen und Angehörige sich auch relativ fremd sein, etwa dann, wenn der Angehörige kaum Kontakt zu dem alten Menschen sucht oder dieser gerade erst in das Heim eingezogen ist und eine Beziehung erst aufgebaut werden muss. Auch wenn eine Pflegekraft häufig ihre Arbeitsstätte wechselt, wie T9 im Rahmen ihres Praktikums, wird der Vertrautheitsgrad zu den alten Menschen und den ArbeitskollegInnen eher geringer sein. Es kann sogar vorkommen, dass alte Menschen aufgrund einer bestehenden Demenz eine bestimmte Pflegekraft nicht wiedererkennen, so dass sie für sie jedesmal wieder eine Fremde ist, wenn sie mit ihr erneut zu tun haben, ein Fall, der ebenfalls von T9 berichtet wird.

Der zweite wichtige Aspekt der Gesprächskonstellation ist die Alterskonstellation zwischen den GesprächsteilnehmerInnen, denn Gespräche innerhalb der gleichen Generation unterscheiden sich häufig von solchen zwischen Angehörigen verschiedener Generationen. Häufig finden sich Unterschiede auch in der Struktur von Gesprächen zwischen Gleichaltrigen, so dass alte und junge Menschen sich auch hier durch ihr Gesprächsverhalten unterscheiden. Auch unter diesem Aspekt unterscheiden sich somit Gespräche der Pflegekräfte mit den alten Menschen, mit ihren ArbeitskollegInnen und anderen Fachkräften und mit den Angehörigen der alten Menschen, wobei die Altersspanne innerhalb der letzten beiden Gruppen jeweils relativ groß sein kann. So reichte z. B. die Altersspanne der von mir interviewten PflegerInnen von 19 bis 57 Jahren; auch innerhalb einer Gruppe kann es deshalb große Unterschiede geben.

Schließlich spielt auch die Anzahl der GesprächsteilnehmerInnen eine Rolle. So werden z. B. im Altenheim besonders viele Gespräche zwischen einer Pflegekraft und einem gerade von ihr versorgten Bewohner geführt, in der Tagespflege dagegen eher Gespräche in der Gruppe. Auch an Dienstbesprechungen ist hier zu denken, bei denen jeweils alle PflegerInnen und ihre Vorgesetzten anwesend sind. Gespräche mit

Angehörigen dagegen finden in der Regel zwischen zwei oder allenfalls drei Personen statt. Dabei ist zu bedenken, dass ein Gespräch zwischen zwei Personen oft anderen Strukturen folgt als eines zwischen Mitgliedern einer größeren Gruppe. Je mehr GesprächsteilnehmerInnen es gibt, desto weniger kann z. B. ein Gespräch vorausgeplant werden, weil es zunehmend schwieriger wird, die möglichen Reaktionen aller TeilnehmerInnen einzuschätzen.

5.) Emotionale Beziehung zum Gesprächspartner

Der vorangegangene Aspekt der Gesprächskonstellation erfasst zunächst einmal die rein äußerliche Beziehung zwischen den GesprächsteilnehmerInnen, sagt jedoch noch nichts über deren emotionale Relation aus. Gerade diese ist jedoch für das Gespräch und seinen Kontext oft sehr wichtig, denn der Verlauf eines Gespräches kann durch das Verhältnis der Beteiligten zueinander stark beeinflusst werden. So kann z. B. ein größerer oder geringerer Vertrautheitsgrad stärkere Nähe bzw. Distanz zwischen den GesprächspartnerInnen erzeugen. Aber auch im Fall auftretender Aggressionen kann die emotionale Beziehung zum Gesprächspartner von großer Bedeutung sein. So berichtet T6 von einer Heimbewohnerin, die ihr häufig mit verbaler Aggressivität begegnet. T6 fällt es trotz langjähriger Berufserfahrung sehr schwer, in dieser Situation gelassen und freundlich zu bleiben. Sie nimmt die durch eine Demenz bedingte Aggression persönlich und reagiert ebenfalls aggressiv, indem sie die Bewohnerin anschreit. Daran zeigt sich zugleich, dass emotionale Prozesse oft nur schwer zu steuern sind. T6 weiß aufgrund ihrer Berufserfahrung genau, dass eine solche Reaktion unangemessen ist, kann sie jedoch in diesem Augenblick nicht unterdrücken. In einem solchen Fall könnte es unter Umständen hilfreich sein, sich den emotionalen Aspekt stärker bewusst zu machen.

Auch in Krisensituationen kann die emotionale Beziehung zum Gesprächspartner von großer Bedeutung sein, etwa beim Umgang mit Sterbenden, der von T4 und T9 als sehr belastend empfunden wurde, wobei T9, die sich zum Zeitpunkt des Interviews in der Ausbildung befand, diese Situation noch nicht selbst erlebt hatte. Sie äußerte jedoch die Ansicht, dass der Umgang mit einem Sterbenden für sie dann besonders belastend wäre, wenn sie eine enge Beziehung zu diesem aufgebaut hätte. Zugleich ist aber gerade für Sterbende emotionale Nähe sehr wichtig. Deshalb erscheint es mir sinnvoll, jeweils auch die emotionale Beziehung zum Gesprächspartner und ihren möglichen Einfluss auf den Gesprächsverlauf näher zu betrachten und in einem eigenen Kriterium zu erfassen.

6.) Emotionale Valenz des Gesprächskontextes

Dieser Aspekt steht in enger Beziehung zum vorangegangenen, denn auch der emotionale Gehalt der Gesprächssituation, also der äußeren Umstände oder des Gesprächsthemas selbst, hat großen Einfluss auf das Gespräch. Die emotionale Bewertung der Situation kann sich jedoch erheblich von der emotionalen Relation zwischen den GesprächsteilnehmerInnen unterscheiden. So kann es vorkommen, dass zwei oder mehr Personen, die eine positive oder neutrale emotionale Beziehung zueinander haben, ein Gespräch über ein Thema führen, das einem oder mehreren Beteiligten unangenehm ist. Dies wäre z. B. der Fall, wenn eine Pflegekraft in einer Tagespflege mit den Angehörigen eines Tagesgastes über eine nicht ausreichende häusliche Pflege spricht und gemeinsam mit den Angehörigen eine Lösung erarbeitet. Umgekehrt ist es auch möglich, dass Menschen, deren Relation eher konfliktreich ist, sich über ein relativ neutrales oder auch über ein positives Thema unterhalten, so dass die negativen Aspekte ihrer Beziehung kaum oder gar nicht zum Tragen kommen. Aus diesem Grund erscheint es mir trotz des oft sehr engen Zusammenhangs beider Kriterien sinnvoll, sie gesondert zu betrachten, denn dadurch ergeben sich bei Unterschieden bessere Möglichkeiten, gezielt an dem jeweils problematischen Aspekt anzusetzen.

Auch für die einzelnen Strategien selbst spielt die emotionale Einschätzung der Situation eine große Rolle. Einige kommunikative Strategien eignen sich besonders gut zur Anwendung bei einem Gesprächskontext, der – insgesamt oder in bestimmten Gesprächsphasen – als negativ empfunden wird, so etwa zur sachlichen Klärung einer Konfliktsituation, wie sie z. B. im Kollegenteam oder in der Betreuung einer Gruppe von Tagesgästen vorkommen kann; andere eignen sich besonders gut für einen Gesprächskontext, der als positiv oder neutral erlebt wird. Es ist auch denkbar, dass eine bestimmte Strategie generell in jedem Kontext angewendet werden kann, was z. B. die gedankliche Planung und Strukturierung eines Gespräches sehr erleichtern kann.

7.) Reaktionsmöglichkeiten des Rezipienten auf die jeweilige Strategie

Die bisher erläuterten Kriterien betrachten die AnwenderInnen der kommunikativen Strategien jeweils als aktive NutzerInnen, die sie nach verschiedenen Gesichtspunkten auswählen. Viele der ausgewählten Strategien beziehen sich auch auf die Produzentenrolle, einige jedoch auf die Rolle des Rezipienten. Der Produzent hat in der Regel weitaus vielfältigere Möglichkeiten zur aktiven Gesprächssteuerung als der Rezipient, der im entsprechenden *Turn* lediglich einige wenige, jedoch zentrale Möglichkeiten hat, das Gespräch zu lenken. Zu denken ist hierbei an Zuwendung oder Entzug von Aufmerksamkeit, an Feedback, z. B. in Form von Partikeln wie „hm" oder durch nonverbale Kommunikation, oder an die Übernahme der Produzentenrolle in einer Sprechpause.

Dabei ist jedoch zu berücksichtigen, dass die Produzenten- und Rezipientenrolle im Gespräch häufig wechseln, so dass der Anwender der Strategie nicht nur eigene kommunikative Elemente in das Gespräch einbringt, sondern auch als Rezipient mit dem kommunikativen Verhalten des Gesprächspartners konfrontiert wird. Deshalb erscheint es mir sinnvoll, neben der Perspektive des Produzenten auch zu untersuchen, welche Reaktionsmöglichkeiten auf eine bestimmte kommunikative Strategie jeweils der Rezipient hat. Dies kann zugleich bei der Steuerung des Gesprächs helfen, indem nämlich der Anwender einer bestimmten Strategie die mögliche Reaktion seines Gesprächspartners leichter vorhersehen und sich darauf einstellen kann. Auf diese Weise könnte z. B. ein Konflikt vermieden werden, indem bei Gefahr einer ablehnenden oder aggressiven Reaktion des Gesprächspartners auf die fragliche Strategie verzichtet wird.

Eine solche Einschätzung fällt grundsätzlich um so leichter, je besser die GesprächspartnerInnen einander kennen. Die Reaktion eines relativ fremden Gesprächspartners einzuschätzen, ist wesentlich schwieriger. Es besteht also ein direkter Zusammenhang mit dem Kriterium *Gesprächskonstellation*. Aber auch eine Demenzerkrankung des Gesprächspartners kann eine Einschätzung seiner Reaktion erschweren. So äußert z. B. T12, Demenzerkrankte seien mitunter „unberechenbar", und T9 gibt sogar an, sich manchen Demenzerkrankten immer wieder von neuem vorstellen zu müssen, da sie sie bei jedem neuen Kontakt wieder als Fremde betrachten. Doch kann es meiner Ansicht nach gerade in solchen Fällen hilfreich sein, sich die grundsätzlich möglichen Reaktionen des Gesprächspartners auf das eigene Verhalten vor Augen zu führen, um sich ggf. leichter auf eine ablehnende Reaktion einstellen zu können.

8.) Beziehung der Strategie zu den ermittelten Themenbereichen

Dieses Kriterium steht in unmittelbarem Zusammenhang mit den Ergebnissen der Interviews. Hier soll jeweils untersucht werden, für welche der von den InterviewteilnehmerInnen genannten Situationen sich eine bestimmte Strategie besonders gut eignet. Dabei sollen besonders die genannten Problemsituationen berücksichtigt werden, um auf diese Weise gezielt Hilfestellung geben zu können. Dieses Kriterium stellt also einen direkten Praxisbezug des Kommunikationstrainings her und dient dazu, ein günstiges kommunikatives Verhalten für den Umgang mit den herausgearbeiteten Situationen zu erarbeiten.

9.) Weitere Anmerkungen

Dieses Kriterium erfasst alle weiteren Aspekte, die für die jeweilige Strategie von Bedeutung sind, sich jedoch nicht eindeutig einem der übrigen Kriterien zuordnen lassen oder auch darüber hinausgehen. So kann z. B. der Anwendungsbereich einer Strategie unter bestimmten Umständen auch aus anderen Gründen als den oben erwähnten begrenzt sein, oder sie kann bestimmte Charakteristika haben, die durch explizite Hervorhebung eine schnellere Zuordnung erlauben. Dieses Kriterium wird nicht zwingend auf jede Strategie angewendet, sondern dient eher als Freiraum, in dem ggf. Ergänzungen zu den übrigen Kriterien vorgenommen werden können.

10.)   Gesamtbewertung der Strategie

Das letzte Kriterium dient dazu, die wesentlichen Ergebnisse der Klassifikation noch einmal zusammenzufassen, um auf diese Weise einen Gesamtüberblick über mögliche Anwendungsbereiche sowie Vor- und Nachteile bzw. Anwendungsbeschränkungen zu erhalten. Grundsätzlich wurden nur solche Strategien in das Kommunikationstraining aufgenommen, die geeignet sind, eine Gesprächssituation in positiver Weise zu beeinflussen, doch kann es bei einigen Strategien ggf. situationsbedingt zu negativen Auswirkungen kommen, während andere sich grundsätzlich positiv auswirken. Durch den Gesamtüberblick wird es erleichtert, eine allgemeine Bewertung der jeweiligen Strategie vorzunehmen und ihre grundsätzlich möglichen Auswirkungen im Gesprächsverlauf einzuschätzen, um ggf. auf eine andere, risikolosere Strategie ausweichen zu können.

5.3 Die Auswahl geeigneter Strategien für das Kommunikationstraining

Die ausgewählten Strategien entstammen drei unterschiedlichen Quellen. Ein Teil von ihnen wurde bereits existierenden Kommunikationstrainings entnommen, wobei darauf geachtet wurde, nur solche Strategien auszuwählen, die ein Gespräch grundsätzlich positiv beeinflussen. Alle verwendeten Strategien selbst zu entwickeln, wäre sehr zeitaufwändig gewesen und hätte möglicherweise den Rahmen der vorliegenden Arbeit gesprengt. Da die verwendeten Strategien jedoch anschließend nach Kriterien klassifiziert werden, die von mir selbst entwickelt wurden, erscheint mir eine solche Anlehnung an andere Kommunikationstrainings durchaus gerechtfertigt.

Eine weitere Gruppe von Strategien entstammt dem empirischen Material meiner Arbeit; hier handelt es sich um solche, die von meinen InterviewteilnehmerInnen genannt wurden und von ihnen bereits erfolgreich angewendet werden. Diese Strategien mit in das Korpus aufzunehmen, erscheint auf den ersten Blick redundant, da sie ja vielen PflegerInnen bereits bekannt zu sein scheinen. Wie in der Auswertung der Interviews deutlich wurde, gibt es jedoch zum Teil große individuelle Unterschiede im Umgang mit einer konkreten Situation. Auch die Erfahrung der einzelnen PflegerInnen ist jeweils unterschiedlich, da sowohl BerufsanfängerInnen als auch langjährige Pflegekräfte interviewt wurden, wobei es in der Regel die PflegerInnen mit längerer Berufserfahrung waren, die solche Strategien nannten. Gerade BerufsanfängerInnen könnten somit meiner Ansicht nach von diesen in der Praxis bereits gut erprobten Strategien profitieren.

Eine dritte Gruppe von Strategien entstammt schließlich ergänzenden eigenen Überlegungen. Dabei wurden z. T. Aspekte einbezogen, die über die eigentliche Kommunikationssituation hinausgehen, um eine grundlegendere Hilfestellung geben zu können. Dies trifft z. B. auf die Vorstrukturierung eines Gespräches zu, die sich auf die Gesprächsplanung bezieht. Daneben erschien es mir bei einigen konkreten Problembereichen hilfreich, nach spezielleren Lösungen zu suchen, die mitunter ebenfalls über die reine Kommunikation hinausgehen, z. B im Fall der Strategie „Bewusstmachen eigener Möglichkeiten und Grenzen", die gezielt bei der Bewältigung von Situationen helfen soll, die nicht aktiv beeinflusst werden können. Zu jeder Strategie wird jeweils vermerkt, zu welcher der drei Gruppen sie gehört; bei den Strategien, die aus einem Kommunikationstraining oder einer anderen äußeren Quelle stammen, wird jeweils die genaue Quelle angegeben.

Insgesamt habe ich versucht, Strategien mit einem möglichst großen Anwendungsbereich zu finden, um eine möglichst große Effektivität des Kommunikationstrainings zu gewährleisten, denn auf diese Weise wird es möglich, mit einer relativ kleinen Anzahl von Strategien zu arbeiten, was eine spätere Vermittlung des Kommunikationstrainings an die TeilnehmerInnen, aber auch dessen Aneignung wesentlich erleichtert. Zusätzlich wurden jedoch auch einige Strategien aufgenommen, die auf ein ganz konkretes, spezifisches Problem zugeschnitten sind, so etwa die Hilfestellung bei Wortfindungsstörungen alter Menschen. Der Grund liegt zum einen darin, dass einige der von den InterviewteilnehmerInnen geschilderten Situationen durch die allgemeineren Strategien allein nicht abgedeckt werden, sondern eine speziellere Lösung brauchen, zum anderen darin, dass der Anwendungsbereich dieser Strategien tatsächlich nur auf bestimmte Situationen passt, in anderen aber unangemessen ist.

Die Strategien selbst lassen sich jeweils vier unterschiedlichen Gruppen zuordnen, die nach dem Grad ihrer Spezifik geordnet sind und zugleich den Aufbau des Kommunikationstrainings selbst bestimmen. Bei der ersten Gruppe von Strategien handelt es sich um Basisstrategien, die dem gesamten Kommunikationstraining zugrunde gelegt werden sollen. Diese Strategien besitzen insgesamt einen so breiten Anwendungsbereich, dass sie entweder grundsätzlich Bestandteil jeder Gesprächssituation sind oder sich immer gezielt integrieren lassen. Sie sind jedoch den GesprächsteilnehmerInnen nur selten bewusst, sondern werden eher intuitiv eingesetzt. Werden sie dagegen explizit verdeutlicht, so können sie ganz bewusst verwendet werden und so meiner Ansicht nach dazu beitragen, den Gesprächsverlauf zu fördern und den gesamten Kontext positiv zu beeinflussen. Aufgrund ihres großen Vertrautheitsgrades ist eine solche gezielte Anwendung zudem relativ einfach umzusetzen.

Auch die Strategien der zweiten Gruppe haben noch einen relativ weiten Anwendungsbereich. Sie eignen sich sowohl für problematische Gesprächskontexte als auch für eher neutrale oder positive. Auch diese Strategien sind relativ einfach anzuwenden und können viel dazu beitragen, den Gesprächsverlauf zu fördern.

Die dritte und vierte Gruppe beziehen sich auf problematische Gesprächssituationen. Gerade diese Situationen sind es, für die eine gezielte Hilfestellung sinnvoll ist, denn sie werden häufig von den Betroffenen als besonders belastend erlebt. Dabei wird zwischen zwei Arten von Problembereichen unterschieden, nämlich solchen, die durch kognitive Beeinträchtigungen des Gesprächspartners verursacht werden, wobei in erster Linie an Einschränkungen der Kommunikationsfähigkeit z. B. durch Demenzerkrankungen zu denken ist, und solchen, die sich auf andere Faktoren zurückführen lassen, etwa der Umgang mit Tabuthemen oder problematische Gruppenprozesse. Entsprechend des geplanten Aufbaus des Kommunikationstrainings von allgemeineren Strategien hin zu spezifischeren, soll die dritte Gruppe von Strategien Hilfestellung in Problemsituationen geben, die durch äußere Faktoren bedingt und insgesamt vielfältiger sind, während die vierte Gruppe den Anwender beim Umgang mit eingeschränkter Kommunikationsfähigkeit unterstützt. Dabei werde ich mich eher an der äußeren Erscheinungsform einer Einschränkung orientieren als an der Ursache, also z. B. mehr an der Wortfindungsstörung selbst als an ihren möglichen Ursachen Alzheimer oder Aphasie, da für die Pflegekräfte eher die Störung selbst von Bedeutung ist als ihre konkrete Ursache.

Zusammenfassend lässt sich festhalten, dass viele der ausgewählten kommunikativen Strategien weit verbreitet sind und den TeilnehmerInnen damit bereits gut vertraut sein dürften, wodurch sie auf den ersten Blick redundant erscheinen. Das Ziel meines Kommunikationstrainings liegt jedoch weniger darin, völlig neue Strategien für den Umgang mit problematischen Situationen zu entwickeln als vielmehr zu versuchen, bereits bekannte Strategien möglichst genau an die konkrete Situation anzupassen. Dieses Verfahren hat den Vorteil, dass die späteren TeilnehmerInnen an dem Kommunikationstraining sich weniger neues Material aneignen müssen als vielmehr lernen können, das Material, über das sie bereits verfügen, effektiver zu nutzen und an die individuellen Situationen anzupassen, mit denen sie konfrontiert werden. Der Lernaufwand wird dadurch für sie wesentlich geringer, was insbesondere im Hinblick auf ihre ohnehin schon sehr angespannte Arbeitssituation eine wesentliche Entlastung darstellt.

5.4 Die Gesamtmatrix des Kommunikationstrainings: Klassifikation der ausgewählten Strategien

I. Grundlagen des Kommunikationstrainings bzw. Basisstrategien

1.) Respektvolle Einstellung gegenüber dem Gesprächspartner (eigene Überlegung)

Eine respektvolle Einstellung gegenüber dem Gesprächspartner, die ihn ernst nimmt, seinen Willen achtet und nicht versucht, ihm die eigene Überzeugung oder eine bestimmte Handlungsweise aufzudrängen oder sogar gegen seinen ausdrücklichen Willen aufzuzwingen, und die besonders deutlich in dem Interview mit T1 sichtbar wird, ist meiner Ansicht nach die Grundvoraussetzung für eine partnerschaftliche Gesprächsorientierung, bei der die Gemeinschaft zwischen den Beteiligten gefördert wird und diese konstruktiv zusammenwirken. Gerade in der Altenpflege, in der die zwischenmenschliche Ebene von besonderer Bedeutung ist, sollte eine solche Orientierung im Vordergrund stehen, da sie viel dazu beitragen kann, eine gute Beziehung zwischen den GesprächsteilnehmerInnen herzustellen oder zu verstärken. Dies gilt sowohl für die Beziehung der ArbeitskollegInnen untereinander, die bei der Betreuung der alten Menschen intensiv zusammenarbeiten und dabei oft auch schwerwiegende Probleme lösen müssen, als auch für Gespräche mit Angehörigen von HeimbewohnerInnen oder Tagesgästen, die für die PflegerInnen oft wichtige Bezugspersonen sind. In ganz besonderem Maße aber gilt es für den Umgang der PflegerInnen mit den alten Menschen selbst.

Da die in Alteneinrichtungen betreuten Menschen in der Regel mehr oder weniger stark auf Hilfe angewiesen sind, kann leicht der Eindruck entstehen, sie seien deshalb auch nicht mehr oder nur noch eingeschränkt in der Lage, eigene Interessen wahrzunehmen, ihre Belange selbst zu regeln und Entscheidungen zu treffen, so dass ihnen dies durch die Pflegekräfte oder auch Angehörigen abgenommen werden müsse. Im Falle einer Demenz mag dies auch durchaus teilweise oder sogar ganz zutreffen, da hier tatsächlich oft die Fähigkeit verringert oder verloren gegangen ist, eine Situation umfassend und objektiv zu beurteilen, so dass die Betroffenen hierbei Hilfe brauchen. Auch Einschränkungen der kommunikativen Fähigkeiten verleiten viele Pflegekräfte dazu, den Betroffenen die mentale Kompetenz völlig abzusprechen und sie gewissermaßen als unmündige Kinder zu betrachten, ein Umstand, der sich im Extremfall in dem Stereotyp vom Alter als „zweiter Kindheit" und, daraus resultierend, in der Verwendung von *Elderspeak* äußern kann. Diese Haltung ist jedoch wenig geeignet, eine positive Gesprächsatmosphäre oder eine vertrauensvolle Beziehung zu schaffen, da die Pflegekraft sich dabei in einer überlegenen, dominanten Position sieht. Aus diesem Grund sollte eine aufgeschlossene Haltung, die auch die Perspektive des Gesprächspartners mit einbezieht, immer im Vordergrund stehen. Diese Haltung lässt sich sogar in sehr extremen Situationen noch praktizieren, wie an einem Beispiel von T1 deutlich wird. Sie erzählt von einer Heimbewohnerin, deren Fuß aufgrund von Durchblutungsstörungen bereits abgestorben ist, die aber trotzdem eine Amputation ablehnt. Obwohl T1 diese für ratsam hielte, drängt sie sie jedoch nicht dazu, sondern akzeptiert ihren Willen. Selbst in einem solchen Fall sollte also der Wille des Betroffenen respektiert werden, ggf. auch gegen die eigene Überzeugung. Der Gesprächspartner sollte grundsätzlich immer als eigene Persönlichkeit mit eigenen Interessen und Perspektiven betrachtet werden.

Weiterhin sollte sich eine solche respektvolle Haltung meiner Ansicht nach auch nicht auf geistig gesunde Menschen beschränken, sondern ebenso den Umgang mit Demenzerkrankten bestimmen. T4 gibt an, dass selbst Menschen, die ihre Kommunikationsfähigkeit völlig verloren haben, wie dies etwa im Endstadium der Alzheimer-Krankheit der Fall ist, noch spüren, ob sie bei der Pflege behutsam oder eher grob behandelt werden. Daraus lässt sich schließen, dass sie auch die Einstellung der Pflegekraft ihnen gegenüber noch wahrnehmen, selbst wenn sie nicht mehr in der Lage sind, darauf zu reagieren. Eine respektvolle Einstellung dem Gesprächspartner gegenüber soll deshalb die Grundlage des Kommunikationstrainings bilden und an erster Stelle stehen.

Mögliche Intentionen
Die Intention der respektvollen Einstellung liegt ganz allgemein darin, dem Gesprächspartner offen und unvoreingenommen zu begegnen und auf diese Weise die Beziehung zu ihm zu verbessern bzw. eine gute, vertrauensvolle Beziehung zu pflegen.

Mögliche Wirkungen
- Förderung einer partnerschaftlichen Gesprächsorientierung
- Aufbau einer Vertrauensbeziehung zum Gesprächspartner
- Vermittlung von Nähe und Zuwendung
- konstruktives Zusammenwirken bei der Bewältigung von Problemsituationen
- Vermittlung eines positiven Selbstwertgefühls, indem der Gesprächspartner sich ernst genommen fühlt
- die Strategie kann die Effektivität der übrigen Verhaltensweisen insgesamt erhöhen, da sie allgemein auch eine objektivere Sichtweise bewirkt, die z. B. besser zur Lösungsfindung bei Problemen geeignet ist; dies betrifft insbesondere Gespräche mit Angehörigen oder ArbeitskollegInnen
- die objektivere Sichtweise ermöglicht ihrerseits eine objektive Gegenüberstellung unterschiedlicher Standpunkte und Perspektiven, wodurch die Gefahr verringert wird, dass wesentliche Aspekte übersehen werden und dadurch Missverständnisse entstehen
- es kann zu einer Wechselwirkung der Grundhaltung und des daraus resultierenden Verhaltens mit dem Verhalten des Diskurspartners kommen, wobei der Partner möglicherweise ebenfalls negative Verhaltensweisen aufgibt

Mögliche Nachteile
Nachteilige Auswirkungen sind in der Regel nicht zu erwarten. Wenn jedoch die Beziehung zum Gesprächspartner sehr stark belastet ist und sich dies auch in seinem Verhalten zeigt, kann sie an Wirkungskraft einbüßen.

Gesprächskonstellation
Diese Strategie eignet sich grundsätzlich für jede Gesprächskonstellation. Besonders günstig ist sie in Gesprächen mit nur wenigen Beteiligten, insbesondere in Zweiergesprächen, da hier ein wesentlich engerer Kontakt zwischen den einzelnen Beteiligten besteht als etwa in einem Gruppengespräch, so dass sie auf den Einzelnen stärker einwirkt. Auch in Gesprächen, in denen sich die Pflegekraft in der stärkeren Position befindet, also beim Umgang mit alten Menschen oder deren Angehörigen, wirkt sie stärker, weil der Gesprächsteilnehmer in der schwächeren Position in der Regel bereits eine solche Haltung einnimmt.

Emotionale Beziehung zum Gesprächspartner
Generell kann diese Einstellung sich auf jede Art von Beziehung positiv auswirken. Gerade bei einer angespannten, konfliktgeladenen Beziehung bietet sie sich an, da sie sich sehr gut eignet, die Beziehung der GesprächsteilnehmerInnen zu verbessern. Möglicherweise fällt sie jedoch gerade in einer konfliktbeladenen Beziehung besonders schwer, wie sich am Beispiel von T6 zeigt, die auf die verbale Aggressivität einer bestimmten Heimbewohnerin ihrerseits aggressiv reagiert. Gelingt es jedoch, auch in dieser Situation an einer solchen Einstellung festzuhalten, so könnte dies der Pflegekraft helfen, gelassener zu reagieren und eine Verschärfung der Situation zu vermeiden.
Allgemein kann die respektvolle Einstellung viel zu einer Annäherung der Gesprächspartner aneinander, aber auch zum Erhalt einer bereits positiven, offenen Beziehung beitragen.

Emotionale Valenz des Gesprächskontextes
Ähnliches gilt auch für den Gesprächskontext generell. Er kann ebenfalls durch eine respektvolle Einstellung dem Gesprächspartner gegenüber positiv beeinflusst werden, die eine Vertrauensbeziehung schafft. Gerade der Umgang mit Gesprächsthemen, die eine emotional negative Valenz besitzen, wie etwa Gespräche über den Tod, kann dadurch erheblich erleichtert werden.

Reaktionsmöglichkeiten des Rezipienten
In der Regel wird der Gesprächspartner die respektvolle Einstellung wahrnehmen und mit dem Entgegenbringen von Vertrauen darauf reagieren. Diese Entwicklung kann jedoch unter Umständen Zeit brauchen, vor allem dann, wenn die Beziehung bisher eher negativ geprägt war oder eine demenzbedingte Vergesslichkeit dazu führt, dass der Gesprächspartner sich

nicht mehr an die veränderte Situation erinnert und deshalb wiederholt ein neuer Anfang gemacht werden muss.

Bezug der Strategie zu den ermittelten Themenbereichen

Eine respektvolle Einstellung gegenüber dem Gesprächspartner wirkt sich grundsätzlich auf alle Gesprächssituationen positiv aus, so dass ein direkter Bezug zu allen Situationen besteht, die von den InterviewteilnehmerInnen geschildert wurden. Gerade bei schwerwiegenden Problemen und Krisensituationen kann diese Perspektive dazu beitragen, eine Vertrauensbeziehung aufzubauen und Nähe zu vermitteln:

- in Problemgesprächen mit den alten Menschen oder deren Angehörigen, z. B. über zu ergreifende Pflegemaßnahmen; insbesondere auch bei Gesprächen über Tabuthemen wie die Inkontinenzversorgung. Gerade hier ist es wichtig, mit dem Betroffenen zusammen eine Lösung zu finden und ihm nichts aufzuzwingen, da dies einen schwerwiegenden Eingriff in seine Intimsphäre darstellen würde, die sich auf die gesamte Beziehung zur Pflegekraft negativ auswirken könnte.

- beim Umgang mit Menschen, die unter Depressionen oder Ängsten leiden. Gerade psychische Erkrankungen werden oft von Laien bagatellisiert, was die Situation für die Betroffenen noch schwerer macht. Wenn sie spüren, dass sie ernst genommen und mit ihrer Krankheit respektiert werden, kann dies viel dazu beitragen, dass sie die Pflegekraft als Vertrauensperson ansehen, so dass sie oft bereits durch das Gespräch vorübergehend Linderung erfahren, wie T13 dies darlegt. Auch ist dann der Ausgangspunkt für gezielte Hilfe weitaus günstiger, da die Betroffenen dann eher bereit sind, einen Rat der Pflegekraft zu akzeptieren.

- bei Gesprächen über den Tod und beim Umgang mit Sterbenden. Bei der Konfrontation mit einem so starken Tabuthema wie dem Tod ist ein einfühlsamer, respektvoller Umgang mit dem Betroffenen besonders wichtig. Solche Gespräche, die für den Betroffenen oft sehr bedeutsam sind, wie z. B. T10 darlegt, sollten nicht einfach „abgewimmelt" werden. Die Auseinandersetzung mit dem eigenen Tod kann grundsätzlich für den alten Menschen sehr belastend sein, so dass ein Gespräch hier Linderung bringen kann.

- Auch der Umgang mit einem Sterbenden sollte von einer respektvollen Einstellung getragen sein, die seine Wünsche respektiert. Vor diesem Hintergrund wird es dann auch möglich, ihm eigenes Verständnis für den Wunsch zu sterben offen zu zeigen, ein Problem, das von T9 geschildert wurde und sie sehr belastete. Somit kann eine Einstellung, die den Willen des Gesprächspartners respektiert, auch dazu beitragen, die Pflegekraft selbst in einer kritischen Situation seelisch zu entlasten.

- Schließlich kann auch der Umgang mit Demenzerkrankten positiv beeinflusst werden. Auch sie nehmen in der Regel die Art des Umgangs mit ihnen noch wahr, wie sich am Beispiel von T4 zeigt. Eine respektvolle Einstellung kann somit auch dazu beitragen, Aggressionen zu verringern oder abzubauen.

Weitere Anmerkungen
Die Veränderung einer negativen Grundhaltung einem Gesprächspartner gegenüber fällt nicht immer leicht, besonders wenn die Beziehung bislang überwiegend von einer negativen Einstellung geprägt war. Die Wirksamkeit dieser Strategie hängt dabei besonders stark vom Anwender selbst ab, da sie nicht nur eine Veränderung des kommunikativen Verhaltens generell erfordert, sondern einen tiefergehenden Wandel. Am ehesten wird dieser bei einer guten oder neutralen Beziehung zu erreichen sein; bei einer negativen Beziehung wird es vermutlich nicht immer möglich sein, eine Veränderung der Grundhaltung zu bewirken.

Gesamtbewertung
Eine respektvolle Einstellung zum Gesprächspartner stellt generell eine sehr gute Möglichkeit dar, die Beziehung zu festigen bzw. positiv zu beeinflussen. Sie kann sich dabei einerseits auf eine bestimmte Gesprächssituation beziehen, andererseits auch auf die Beziehung generell. Gerade auch der Umgang mit Konflikt- oder Krisensituationen wird oft wesentlich erleichtert. Allerdings ist eine solche Veränderung der Grundeinstellung oft nur unter großen Schwierigkeiten zu erreichen, wenn etwa die negative Beziehung den Betroffenen bereits stark geprägt hat. Gerade in den Situationen, in denen diese Perspektive am hilfreichsten sein könnte, wird sie daher mitunter an Effektivität einbüßen, doch führt sie auch in diesem Fall zumindest zu einer Auseinandersetzung mit der betreffenden Situation oder Beziehung, wodurch sich auch dann neue Perspektiven ergeben können, wenn dem Betroffenen die veränderte Betrachtungsweise schließlich doch nicht möglich ist.

2.) Kommunikationsstil (genannt von T3)

Auch ein angemessener Kommunikationsstil ist für jede Gesprächssituation von Bedeutung und prägt die Beziehung zwischen den GesprächspartnerInnen oft entscheidend mit. So berichtet T3 von einer Heimbewohnerin, mit der sie während eines Praktikums in Wien zu tun hatte. Da sie selbst den Wienerischen Dialekt nicht sprach, wurde sie von ihr nicht als gleichwertige Gesprächspartnerin anerkannt. Die alte Dame betrachtete T3 als

Außenstehende, die einem anderen gesellschaftlichen Kreis angehörte, und stand ihr deshalb ablehnend gegenüber.

Gerade den PflegerInnen in Alteneinrichtungen, die einen sehr engen und langfristigen Kontakt mit den alten Menschen haben, kann somit die gezielte Verwendung eines angemessenen Kommunikationsstils helfen, von ihnen akzeptiert zu werden und eine gute Beziehung aufzubauen. Mit „Kommunikationsstil" ist allerdings keine Überanpassung an – vermeintliche oder tatsächlich bestehende - sprachliche Probleme des alten Menschen gemeint, sondern eine individuelle Anpassung an seinen besonderen Gesprächsstil, der oft von seiner gesamten Persönlichkeit und seinem Lebenslauf mitgeprägt ist.

Der Kommunikationsstil kann sich auf verschiedene Aspekte beziehen. Er kann zum einen die konkrete Wortwahl und die Art zu formulieren betreffen, wie sie in bestimmten Personengruppen üblich sind. Dies kann z. B. eine gesellschaftliche Schicht betreffen, aber auch Menschen, die einer bestimmten Generation angehören. So haben alte Menschen in der Regel einen anderen Kommunikationsstil als jüngere, ein Umstand, der gerade in der Altenpflege von großer Bedeutung sein und ggf. Distanz schaffen kann. Der Kommunikationsstil kann sich aber auch auf Dialekte oder auch Fachsprachen bestimmter Berufsgruppen beziehen, die ebenfalls von Laien, die der betreffenden Gruppe nicht angehören, nicht immer verstanden werden. Dies kommt z. B. dann vor, wenn der Arzt in einem Altenheim den Angehörigen eines Bewohners seinen Befund mitteilt, die Angehörigen diesen aufgrund der verwendeten Fachausdrücke aber nicht richtig verstehen, so dass der Befund von einer Pflegekraft „übersetzt" werden muss. Schließlich kann auch ein Zusammenhang mit der Einstellung gegenüber dem Gesprächspartner bestehen; der Kommunikationsstil kann partnerschaftlich orientiert sein, oder er kann unterwürfig oder herablassend sein. Insgesamt hängt also ein angemessener Kommunikationsstil immer vom konkreten Kontext ab und muss deshalb flexibel gehandhabt werden. Ein individuelles Eingehen auf den jeweiligen Gesprächspartner ist dabei sehr wichtig.

Mögliche Intentionen

Die Intention liegt darin, sich an den individuellen Kommunikationsstil des Gesprächspartners anzupassen und somit einerseits die Verständigung zu optimieren, andererseits die Beziehung zum Gesprächspartner aufzubauen oder zu fördern.

Mögliche Wirkungen

- Akzeptanz des Anwenders als gleichwertiger Gesprächspartner durch den Rezipienten,

dadurch Förderung einer positiven Gesprächsatmosphäre
- Förderung einer Annäherung der GesprächspartnerInnen aneinander
- der Kommunikationsstil des Gesprächspartners kann Hinweise auf dessen Perspektive enthalten, die z. B. in der Wortwahl deutlich werden; dadurch fällt es oft leichter, sich in ihn hineinzuversetzen und sich auf ihn einzustellen

Mögliche Nachteile

Bei der Wahl eines angemessenen Kommunikationsstils gibt es grundsätzlich keine Nachteile. Jedoch kann es zu einer Überanpassung an den Gesprächspartner kommen, bei der der eigene Stil zu stark zurückgenommen wird. Dies kann zum einen den Anwender verunsichern, wenn er einen Stil verwendet, der ihm wenig vertraut ist, zum anderen kann er bei einer Überanpassung, bei der der Stil nicht zu seiner Persönlichkeit passt, unglaubwürdig wirken. Auch die Wahl eines zu devoten oder herablassenden Kommunikationsstils kann ein Gespräch negativ beeinflussen. Deshalb kann es meiner Ansicht nach hilfreich sein, sich ggf. den genauen Gesprächskontext, die eigene Position und die Beziehung zum Gesprächspartner noch einmal klar vor Augen zu führen, um so den angemessenen Kommunikationsstil leichter zu finden.

Gesprächskonstellation

Die Wahl des passenden Kommunikationsstils fällt wesentlich leichter, wenn die GesprächsteilnehmerInnen sich bereits gut kennen, da der Anwender dann besser mit dem individuellen Stil des Gesprächspartners vertraut ist und sich leichter daran anpassen kann. Der Gesprächsstil eines relativ fremden Gesprächspartners muss dagegen erst durch Beobachtung ermittelt werden, ehe eine Anpassung möglich ist. Bis zu einem bestimmten Grad kann die Zugehörigkeit des Gesprächspartners zu einer bestimmten Personengruppe, etwa einer bestimmten Altersgruppe oder Gesellschaftsschicht, Aufschluss über den zu erwartenden Kommunikationsstil geben, doch kann dies ggf. auch irreführend sein, zumal grundsätzlich die Gefahr besteht, dass dabei Stereotype und Vorurteile ins Spiel kommen. Dies wäre etwa der Fall, wenn jemand grundsätzlich allen alten Menschen gegenüber *Elderspeak* verwendet. Deshalb sollte sich die Anpassung an den Kommunikationsstil besonders an individueller Beobachtung orientieren.

In der Regel wird sich der Gesprächsteilnehmer in der schwächeren Position an den Kommunikationsstil seines Partners anpassen, der diesen gewissermaßen vorgibt. Passt sich jedoch umgekehrt der stärkere Partner an, also z. B. die Pflegekraft oder der Arzt an den alten Menschen, so kann dies besonders viel dazu beitragen, Distanz abzubauen und eine positive Beziehung zwischen den GesprächsteilnehmerInnen zu begründen oder zu stärken.

Auch der Aspekt der Gesprächshierarchie spielt also eine entscheidende Rolle. Diese kann ggf. auch durch die Verwendung einer Fachsprache sichtbar werden, die dem Gesprächspartner nicht geläufig ist und auf diese Weise Distanz erzeugen kann. Deshalb sollte der „ranghöhere" Partner jeweils überprüfen, ob Fachausdrücke in dem konkreten Gespräch angebracht sind oder ob sie durch alltagssprachliche Umschreibungen ersetzt werden sollten.

Besonders wirkungsvoll ist die Wahl eines bestimmten Kommunikationsstils in Gesprächen mit wenigen TeilnehmerInnen, weil dabei gezielter auf den Einzelnen eingegangen werden kann, sowie dann, wenn die GesprächspartnerInnen unterschiedlichen Personen- oder Altersgruppen angehören, weil dann die Kommunikationsstile eher unterschiedlich sind. Wenn die GesprächspartnerInnen derselben Alters- oder Personengruppe angehören, wie etwa beim Gespräch mit KollegInnen, verwenden sie oft bereits einen einheitlichen Stil, so dass eine weitere Anpassung nicht mehr nötig ist.

Emotionale Beziehung zum Gesprächspartner

Die Wahl eines angemessenen Kommunikationsstils wirkt sich grundsätzlich günstig auf die Beziehung zum Gesprächspartner aus. Insbesondere eine negative Beziehung kann positiv beeinflusst werden, weil dadurch ein Gefühl von Gemeinschaft gestiftet werden kann. Eine neutrale Beziehung, etwa zu einem bislang unbekannten Menschen, lässt sich von Anfang an positiv beeinflussen.

Emotionale Valenz des Gesprächskontextes

Ähnliches gilt auch für die emotionale Valenz des Gesprächskontextes. Ein angemessener Kommunikationsstil wird vom Gesprächspartner in der Regel als angenehm empfunden und trägt somit dazu bei, den Kontext zu entspannen. Dies kann insbesondere auch Problemgespräche erleichtern. Zu denken wäre hierbei z. B. an die behutsame, umschreibende Wortwahl, die T8 in Krisengesprächen mit Angehörigen ihrer Tagesgäste verwendet, um diese nicht durch ein zu direktes Ansprechen eines Tabubereiches zu verletzen. Gerade in Gesprächen über heikle, tabubehaftete Themen hat die Wahl des angemessenen Kommunikationsstils einen hohen Stellenwert. Zugleich kann sie auch dem Anwender selbst mehr Sicherheit vermitteln, da sie auch ihn vor einer allzu direkten Konfrontation mit dem belastenden Thema schützen kann.

Reaktionsmöglichkeiten des Rezipienten

Da die Wahl eines angemessenen Kommunikationsstils Respekt vor dem Gesprächspartner und seiner individuellen Persönlichkeit signalisiert, wird der Rezipient in der Regel mit Akzeptanz des Anwenders als gleichwertiger Gesprächspartner reagieren, was die Basis für eine positive Beziehung schafft oder diese stärkt.

Bezug der Strategie zu den ermittelten Themenbereichen
Die grundsätzliche Bedeutung des Kommunikationsstils gerade auch in der Altenpflege wird von T3 ausdrücklich hervorgehoben, wie oben bereits dargelegt wurde. Ferner besteht ein direkter Zusammenhang mit dem ebenfalls von T3 genannten Aspekt der Gesprächshierarchie, der unter dem Kriterium „Gesprächskonstellation" bereits erörtert wurde.

Weitere Anmerkungen
Damit die Wahl eines konkreten Kommunikationsstils nicht unglaubwürdig wirkt, sollte dieser immer mit der eigenen Persönlichkeit und dem eigenen Stil in Einklang stehen.

Gesamtbewertung
Grundsätzlich wirkt sich die Verwendung eines an den jeweiligen Gesprächskontext und den Gesprächspartner angepassten Kommunikationsstils günstig aus. Bei Überanpassung oder der Wahl eines Kommunikationsstils, der dem Anwender wesensfremd ist, besteht jedoch die Gefahr, unglaubwürdig zu wirken, und der Anwender selbst kann verunsichert werden. Aus diesem Grund sollte der verwendete Kommunikationsstil immer in Einklang mit der eigenen Persönlichkeit stehen und sich dem Gesprächspartner ggf. eher annähern als völlig anpassen.

3.) Nonverbale Kommunikation (genannt von T2, T4, T9, T10, T13, T14, T15 und T16)

Die nonverbale Kommunikation, auf die in der Queranalyse bereits eingegangen wurde, spielt in jeder Gesprächssituation eine Rolle und liefert oft wichtige Zusatzinformationen zur verbalen Äußerung oder dazu, wie der Rezipient sie aufnimmt. Sie umfasst mehrere Bereiche: die Kinesik, also die direkte Bewegung wie Gestik, Mimik und Blickkontakt, aber auch die Körperhaltung, die Proxemik, die sich auf den räumlichen Aspekt bezieht, also z. B. die Entfernung der Gesprächspartner voneinander, und die Chronemik, die sich auf den zeitlichen Aspekt bezieht, also z. B. darauf, wann, wie oft und wie lange jeweils ein bestimmter Gesprächspartner sich am Diskurs beteiligt. Oft wird nonverbale Kommunikation unwillkürlich eingesetzt, ohne dass dies dem Produzenten oder Rezipienten selbst bewusst ist. Sie setzt auch keinen direkten räumlichen Kontakt der GesprächsteilnehmerInnen voraus. So wird sie z. B. manchmal auch bei Telefongesprächen eingesetzt, obwohl der Gesprächspartner sie hier gar nicht wahrnehmen kann.

In der Altenpflege kommt der nonverbalen Kommunikation ein besonderer Stellenwert zu, da viele der betreuten Menschen unter eingeschränkter Kommunikationsfähigkeit leiden. Die nonverbale Ebene, die gegen Beeinträchtigungen oder Verlust relativ resistent ist und erst bei sehr schweren mentalen Defiziten mitbetroffen ist, etwa im Endstadium einer Alzheimer-Erkrankung, kann hier gezielt dazu beitragen, Defizite auf der verbalen Ebene zu kompensieren.

Besonders der Kinesik und der Proxemik kommt hier eine große Bedeutung zu. So wurde bereits in der Auswertung der Interviews am Beispiel von T9 dargestellt, wie ein fehlender Blickkontakt den Gesprächspartner verunsichern kann, weil dieser dann nicht einschätzen kann, ob und inwieweit er verstanden wurde. Auch Gestik und Mimik werden oft gezielt eingesetzt, um die Verständlichkeit einer eigenen Äußerung zu erhöhen oder um herauszufinden, was der Gesprächspartner äußern möchte. Bei der Proxemik steht vor allem die taktile Ebene im Vordergrund, wie aus der Schilderung von T13 hervorgeht, die durch Berühren und Streicheln des Gesprächspartners diesem eine besondere Nähe vermittelt. Dies ist vor allem dann besonders wichtig, wenn er auf der verbalen Ebene sehr stark beeinträchtigt ist und auf eine verbale Äußerung möglicherweise gar nicht mehr reagieren kann.

Im Altenheim ergibt sich durch die Bettlägerigkeit vieler pflegebedürftiger BewohnerInnen eine Besonderheit, denn ein Bettlägeriger hat nur sehr eingeschränkte Möglichkeiten, die räumliche Komponente zu nutzen, etwa indem er sich zum Gesprächspartner hin- oder von ihm abwendet. Andererseits kommt es aufgrund der Pflegetätigkeit zu einem engen, sehr persönlichen Körperkontakt. Dies ist auch in der Tagespflege der Fall, etwa bei der Hilfestellung beim Essen. Gerade die Ebene der Proxemik ist somit besonders gut geeignet, um Zuwendung und Nähe zu vermitteln, zugleich aber auch besonders empfindlich gegenüber Beziehungs- oder Kommunikationsstörungen. Die Initiative geht in der Regel von der Pflegekraft aus, während der alte Mensch eher darauf reagiert. Dabei kann er selbst entweder ebenfalls aktiv werden, indem er z. B. die Pflegetätigkeit durch Mithilfe unterstützt oder sich dagegen wehrt, oder aber passiv bleiben.

Mögliche Intentionen

Da die nonverbale Kommunikation untrennbar mit der verbalen verbunden ist, mit Ausnahme der Schriftsprache, können die dahinterstehenden Intentionen sehr umfangreich sein und sind eng an den jeweiligen Kontext gebunden. Wie die nonverbale Kommunikation selbst sind auch die damit verbundenen Intentionen oft unbewusst. Im Hinblick auf die

Altenpflege sind besonders folgende Beispiele zu nennen:
- Unterstreichung des Äußerungsinhalts
- zusätzliche Informationsvermittlung, z. B. bei Zeigen auf ein konkretes Objekt
- Feedback durch den Rezipienten, z. B. durch Blickkontakt, Nicken, Kopfschütteln oder Gestik
- Erschließen der Äußerung eines alten Menschen mit sprachlichen Defiziten (genannt z. B. von T10)
- Hilfestellung bei sprachlicher Beeinträchtigung des Gesprächspartners, z. B. zusätzlicher Einsatz von Gestik bei Schwerhörigkeit
- Kompensation sprachlicher Beeinträchtigung, z. B. einer Wortfindungsstörung; auch hier wird oft gezielt die Gestik eingesetzt (z. B. Zeigen oder umschreibende Geste)
- Vermittlung von Zuwendung und Nähe durch Berührungen und Streicheln
- Aufbau einer Vertrauensbeziehung
- Beruhigung eines aggressiven oder ängstlichen Heimbewohners oder Tagesgastes
- Entschärfung einer kritischen Situation, z. B. bei aggressivem Widerstand gegen eine bestimmte Pflegemaßnahme

Mögliche Wirkungen
Auch die Wirkungsweise nonverbaler Kommunikation kann so vielfältig sein, dass eine detaillierte Ausführung an dieser Stelle nicht möglich ist. Da gerade die nonverbale Kommunikation oft unbewusst eingesetzt wird, stellen alle unter *Intentionen* erfassten Aspekte zugleich mögliche Wirkungen dar, mit Ausnahme des Feedback durch den Rezipienten, das sich ebenfalls unterschiedlich auswirken kann:
- der Produzent erfährt durch das Feedback Bestätigung und fühlt sich ermutigt, fortzufahren
- der Rezipient macht Widerspruch deutlich:
- der Produzent reagiert darauf, indem er an seiner Aussage festhält oder sie revidiert
- der Produzent wird durch den Widerspruch verunsichert
- der Rezipient deutet durch sein Feedback an, dass er selbst die Produzentenrolle übernehmen möchte
- wenn der Produzent darauf eingeht, kommt es zum Sprecherwechsel

Mögliche Nachteile
Eine nachteilige Wirkung kann sich ggf. dann ergeben, wenn die nonverbale Kommunikation vom Gesprächspartner als aggressiv empfunden wird, denn gerade die nonverbale Kommunikation, die Zusatzinformationen zum verbalen Inhalt einer Äußerung

liefert, ist besonders eng mit der emotionalen Ebene verbunden. Dass sie als aggressiv empfunden wird, kann z. B. dann der Fall sein, wenn einer der Gesprächsteilnehmer sich weit zum Gesprächspartner vorbeugt oder ihn intensiv und lange anschaut, so dass der Gesprächspartner sich angestarrt und dadurch bedroht fühlt. Wenn die verbale Äußerung selbst gleichzeitig von Tonfall bzw. Wortwahl her freundlich oder neutral ist, kommt es zudem zu einer Inkongruenz, bei der der Gesprächspartner ggf. den negativen Gehalt der nonverbalen Ebene höher bewertet. Aus diesem Grund kann es gerade in kritischen Situationen hilfreich sein, sich die nonverbale Kommunikationsebene – sowohl das eigene Verhalten als auch das des Gesprächspartners – und ihre jeweilige Wirkung klar zu machen.

Gesprächskonstellation
Nonverbale Verhaltensweisen kommen in jeder Gesprächskonstellation vor. Eine besondere Bedeutung haben sie, wie bereits deutlich wurde, bei der Kommunikation zwischen PflegerInnen und alten Menschen, wo sie häufig sogar dazu dienen, die verbale Ebene teilweise oder ganz zu ersetzen. Aber auch in Gesprächen mit Angehörigen können sie gezielt eingesetzt werden, um z. B. in einer Krisensituation beruhigend auf sie einzuwirken, etwa dann, wenn jemand sich plötzlich seiner Überforderung bewusst wird und unvermittelt zu weinen beginnt. Grundsätzlich fällt die Interpretation nonverbaler Kommunikation beim Gesprächspartner leichter, wenn man ihn und seine charakteristische Gestik und Mimik gut kennt.

Emotionale Beziehung zum Gesprächspartner
Auch hier ist jede Konstellation denkbar. Der bewusste Einsatz nonverbaler Kommunikation kann dazu beitragen, eine eher negative Beziehung zum Gesprächspartner zu verbessern oder eine positive Beziehung zu erhalten. Bei einer negativen Beziehung wird in der Regel besonders die Gestik oder Mimik eingesetzt. Die Vermittlung von Zuwendung durch Streicheln oder Halten der Hand fällt oft bei einer guten Beziehung wesentlich leichter, könnte aber andererseits auch helfen, gerade eine angespannte Beziehung zu verbessern.

Emotionale Valenz des Gesprächskontextes
Bei diesem Aspekt verhält es sich ähnlich. Gerade bei einem als negativ erlebten Gesprächskontext, etwa einem belastenden Gesprächsthema wie Defiziten in der Pflege oder Umgang mit dem Tod, kann die nonverbale Kommunikation dem Gesprächspartner emotionalen Rückhalt geben, der ihm hilft, mit der Situation umzugehen.

Reaktionsmöglichkeiten des Rezipienten
Wie die Intentionen und möglichen Wirkungen nonverbaler Kommunikation, kann auch die Reaktion des Rezipienten sehr vielfältig sein. Eine Verallgemeinerung lässt sich deshalb

nicht treffen. Denkbar ist z. B., dass der Rezipient auf Zuwendung mit Vertrauen reagiert, auf ein als bedrohlich erlebtes Verhalten mit Abwehr, dass er eine durch nonverbale Kommunikation unterstützte oder ersetzte sprachliche Äußerung richtig oder falsch versteht, dass die nonverbale Ebene für ihn die verbale Kommunikation ganz oder teilweise ersetzt oder dass er beide Ebenen gemeinsam wahrnimmt und verarbeitet. Grundsätzlich lässt sich vermuten, dass er um so stärker auf die nonverbale Ebene reagieren wird, je weniger Bedeutung für ihn die verbale Ebene hat.

Bezug der Strategie zu den ermittelten Themenbereichen
Viele meiner InterviewpartnerInnen gaben an, im Umgang mit den alten Menschen gezielt nonverbale Kommunikation einzusetzen, gerade auch dann, wenn jemand unter sprachlichen Defiziten leidet. Dies macht einerseits dem alten Menschen die Äußerung der Pflegekraft verständlicher, hilft dieser aber auch dabei, herauszufinden, was der Gesprächspartner sagen möchte. Auch Zuwendung und Nähe lassen sich besonders gut auf der nonverbalen Ebene vermitteln. Wie T13 schildert, kann es vorkommen, dass jemand nur noch auf dieser Ebene Reaktionen zeigt oder sich mitteilen kann. Gerade in extremen Krisensituationen wie beim Umgang mit einem Schwerkranken oder Sterbenden helfen Gesten wie das Halten der Hand, die unmittelbare Zuneigung zeigen, dem Betroffenen oft mehr als Gespräche, die oft beide Seiten hilflos zurücklassen (T4).

Weitere Anmerkungen
keine

Gesamtbewertung des Elements
Die nonverbale Kommunikation kann viel dazu beitragen, die Verständlichkeit einer sprachlichen Äußerung zu erhöhen; im Falle sprachlicher Defizite kann sie diese ggf. sogar ersetzen. Gerade sie ist auch besonders gut geeignet, um emotionalen Rückhalt zu geben, was gerade in Krisensituationen helfen kann, diese zu bewältigen. Sie sollte jedoch zur verbalen Äußerung passen und sie verstärken. Eine Inkongruenz kann sich negativ auf die Gesprächssituation auswirken und eine angespannte Situation weiter verschärfen. Unter Umständen kann es hilfreich sein, sich das eigene nonverbale Kommunikationsverhalten und das des Gesprächspartners bewusst vor Augen zu führen, um Inkongruenz bzw. Interpretationsfehler zu vermeiden.

4.) Hineinversetzen in den Gesprächspartner (eigene Überlegung)

Um die Situation des Gesprächspartners, seine Sichtweise, seine möglichen Absichten und Ziele oder Befürchtungen und Ängste, aber auch die Wirkung des eigenen Verhaltens auf ihn leichter nachvollziehen zu können, kann es hilfreich sein, sich in ihn hineinzuversetzen und die Situation aus seiner Perspektive zu betrachten. Dabei kann der Schwerpunkt sowohl auf der aktuellen Gesprächssituation liegen als auch allgemein auf der Lage des Gesprächspartners. So kann z. B. eine Pflegekraft, die mit dem Angehörigen eines Heimbewohners oder Tagesgastes ein Problemgespräch führt, sich in dessen allgemeine Lage versetzen oder auch nachvollziehen, wie er sich in der konkreten Gesprächssituation fühlt, um das für ihn Wesentliche erfassen zu können und ihm dann auch auf der emotionalen Ebene Hilfestellung geben zu können. Das Hineinversetzen hängt somit eng mit Empathie zusammen, einer Fähigkeit, über die die von mir interviewten Pflegekräfte in hohem Maß verfügen, wie an ihren Schilderungen immer wieder deutlich wurde. Empathie ist gerade in der Altenpflege, in der es sowohl für die alten Menschen als auch für die Pflegekräfte oft zu äußerst belastenden Situationen kommt, von großer Bedeutung. Durch das bewusste Hineinversetzen in den Gesprächspartner kann diese Fähigkeit gezielt gefördert werden. Umgekehrt kann auch Empathie das Hineinversetzen erleichtern, so dass beide Komponenten sich gegenseitig unterstützen und ergänzen können.

Mögliche Intentionen
- Auseinandersetzung mit der geschilderten Situation aus der Sicht des Gesprächspartners, um sie besser nachvollziehen zu können
- Unterstützung des Partners, der zugleich einer einfühlsamen Gesprächsführung, die seine Sichtweise mit einbezieht, oft leichter zugänglich ist
- Erfassung derjenigen Aspekte und Umstände, die für den Gesprächspartner wesentlich sind, um sie in die Gesamtbetrachtung der Situation mit einbeziehen zu können, wie z. B. Vorstellungen, Intentionen und Ziele, bestimmte Umstände, die er nicht verändern möchte oder die er gerade verändern möchte, Einwände gegen einen Lösungsvorschlag, Befürchtungen, Normvorstellungen etc. Zu denken wäre hierbei z. B. an die Situation einer erwachsenen Tochter, die ihre Mutter zu Hause pflegt und dabei überfordert ist, es aber nicht über sich bringt, die Mutter ins Heim zu geben, eine Problematik, die von T3 angesprochen wird. Erst wenn der Hintergrund dieser Weigerung, z. B. die Befürchtung

der Tochter, ihre Mutter bei der Einweisung ins Heim „im Stich zu lassen", im Beratungsgespräch mit berücksichtigt wird, kann hier eine konstruktive Problemlösung gefunden werden.
- in Konfliktgesprächen: Schutz des Gesprächspartners vor befürchteter großer emotionaler Belastung; zu denken wäre hierbei z. B. an Krisengespräche mit Angehörigen
- Vermeidung eines negativen Gesprächsverlaufs, wie z. B. eines Streites oder der Verschärfung eines bestehenden Konflikts, die durch eine Betrachtung überwiegend aus der eigenen Perspektive und eine daraus resultierende Fehleinschätzung ausgelöst werden könnten; dies betrifft insbesondere Konfliktgespräche der PflegerInnen untereinander
- Verringerung von Unsicherheit darüber, wie der Anwender selbst sich seinem Gesprächspartner gegenüber bzw. in der Gesamtsituation verhalten soll
- Prüfung eigener Verhaltensmöglichkeiten auf ihre Wirksamkeit unter Berücksichtigung der Situation des Gesprächspartners und Suche nach eigenen kommunikativen Verhaltensweisen, durch die der Gesprächsverlauf für alle Beteiligten möglichst günstig gestaltet werden kann

Mögliche Wirkungen
- differenziertere und oft erweiterte Sichtweise durch Berücksichtigung der Perspektive des Partners
- das Verständnis für konkrete Verhaltensweisen des Partners wird erhöht, wodurch mögliche Reaktionsweisen des Gesprächspartners auf eigene kommunikative Verhaltensweisen besser eingeschätzt werden können
- eine mögliche Distanz zwischen den Gesprächspartnern kann sich verringern, indem derjenige, der sich in seinen Partner hineinversetzt, dabei z. B. Ähnlichkeiten mit eigenen Erfahrungen oder Erlebnissen feststellt
- der Gesprächspartner gewinnt bei einer einfühlsamen Gesprächsführung, die seine Perspektive einbezieht, leichter Vertrauen
- bei Gesprächen über Probleme des Gesprächspartners wird die Suche nach einer Lösung erleichtert, die optimal zu dessen Situation passt. So kann im oben genannten Beispiel das Hineinversetzen in die Lage der Tochter der beratenden Pflegekraft helfen, die Vorstellung der Tochter, selbst für die Mutter sorgen zu müssen und sie nicht ins Heim „abschieben" zu dürfen, zu erkennen. Daraufhin kann diese Vorstellung dann gezielt in die Suche nach einer Lösung einbezogen werden.
- eine Lösungsfindung, die alle für den Gesprächspartner wesentlichen Aspekte und Umstände berücksichtigt, erhöht die Akzeptanz der gefundenen Lösung durch diesen.

Mögliche Nachteile
- es ist denkbar, dass der Anwender die Perspektive, die er selbst in der betreffenden Situation einnehmen würde, seinem Gesprächspartner zuschreibt, so dass er dessen Betrachtungsweise möglicherweise falsch interpretiert
- auch durch eine sehr starke Fixierung auf mögliche Verhaltensweisen oder Perspektiven des Gesprächspartners kann es zu Unterstellungen bestimmter Sicht- oder Verhaltensweisen kommen
- durch eine solche verzerrte Sichtweise besteht die Gefahr, dass das Gespräch das Wesentliche verfehlt
- eine zu starke Anpassung an den Gesprächspartner ist möglich, wodurch die Gefahr besteht, dass die eigene Intention und Perspektive zurückgenommen wird
- bei zu großer Empathie besteht bei einem Krisengespräch die Gefahr, zu stark mit dem Gesprächspartner mitzuleiden, so dass z. B. die eigene Stimmung von der Traurigkeit des Gesprächspartners mit beeinflusst wird, wie T14 es schildert

Gesprächskonstellation
Auch diese Strategie kann in jeder Gesprächskonstellation eingesetzt werden. Bei nur geringem Vertrautheitsgrad wird es jedoch oft als schwierig empfunden, sich in die Lage des Gegenübers zu versetzen, da z. B. seine Sichtweise und Einstellung zu bestimmten Umständen o. ä. nur wenig oder gar nicht bekannt sind. Zudem ist bei geringem Vertrautheitsgrad der GesprächsteilnehmerInnen das Risiko besonders hoch, dass es zu einer falschen Einschätzung der Partnersituation und damit zu einem oder mehreren der geschilderten möglichen Nachteile kommt.
Weiterhin spielt das Altersverhältnis der GesprächspartnerInnen eine Rolle. Oft ist es einfacher, sich in eine Situation hineinzuversetzen, die man aus eigener Erfahrung kennt. Deshalb ist zu erwarten, dass das Nachvollziehen einer geschilderten Situation als leichter empfunden wird, wenn die GesprächspartnerInnen etwa gleichaltrig sind, d. h. bei Gesprächen unter ArbeitskollegInnen oder mit Angehörigen. Das Hineinversetzen in einen Angehörigen kann unter Umständen wieder dadurch erschwert werden, dass die Pflegekraft Expertin für die Pflegetätigkeit ist, der Angehörige jedoch in der Regel Laie, dem z. B. medizinische Vorkenntnisse fehlen. Diesen unterschiedlichen Wissensstand muss die Pflegekraft also mit berücksichtigen.

Emotionale Beziehung zum Gesprächspartner
Es wird meist als leichter empfunden, sich in die Situation des Gesprächspartners zu versetzen, wenn die emotionale Beziehung positiv geprägt ist; auch bei einer neutralen

Beziehung ist dies oft noch gut möglich. Entscheidend ist dann eher die Situation selbst als die Einstellung zum Partner. Ist die Beziehung jedoch emotional belastet, dann fällt es häufig schwer, die Lage des Partners nachzuvollziehen. Einerseits könnte das Hineinversetzen gerade hier helfen, bestehende Distanz zu verringern oder ganz abzubauen, andererseits ist hier die Gefahr einer Fehlinterpretation besonders groß, da eine objektive Sichtweise aufgrund der emotionalen Belastung besonders schwer fällt. Aus diesem Grund sollte die Strategie überwiegend bei einer positiven oder neutralen Beziehung zum Gesprächspartner eingesetzt werden. Hinzu kommt, dass ein solches Nachvollziehen bei einer problematischen Beziehung möglicherweise als zu vertraulich empfunden und deshalb vom Gesprächspartner abgelehnt wird.

Emotionale Valenz des Gesprächskontextes
Die Strategie ist dann besonders hilfreich, wenn der Gesprächskontext vom Anwender selbst, seinem Gesprächspartner oder von beiden als problematisch empfunden wird, wie dies z. B. bei Konfliktgesprächen oder Gesprächen über ein Tabuthema der Fall sein kann. Gerade in Konfliktgesprächen kann sie sehr hilfreich sein, weil sie das Verhalten bzw. die Perspektive des Gesprächspartners verständlicher macht und auf diese Weise beide Seiten einander näher bringt.

Reaktionsmöglichkeiten des Rezipienten
Im Allgemeinen ist zu erwarten, dass der Gesprächspartner auf den Ansatz, sich in seine Lage zu versetzen, eingeht und diese eingehender schildert. In der Regel wird er es als angenehm empfinden, dass seine Sichtweise direkt in das Gespräch mit einbezogen wird; oft wird es ihm dadurch auch leichter fallen, über seine Situation und das für ihn Wesentliche zu sprechen. Deshalb wird er in vielen Fällen dadurch reagieren, dass er sich im Gespräch mehr öffnet, was dazu beiträgt, eine vertrauensvolle Gesprächsatmosphäre zu schaffen. Konkrete Verhaltensweisen des Gesprächspartners vorherzusagen, ist dagegen nicht möglich, da diese immer von seiner Persönlichkeit und dem individuellen Gesprächskontext abhängen. Deshalb ist es sinnvoll, sich jeweils individuell auf den Gesprächspartner einzustellen, da sonst eine unerwartete Reaktion leicht Verunsicherung hervorrufen könnte.

Bezug der Strategie zu den ermittelten Themenbereichen
Wie oben bereits angedeutet wurde, ist die Strategie besonders in Krisengesprächen oder Gesprächen über ein Tabuthema hilfreich. Sie lässt sich deshalb auf die meisten belastenden Situationen anwenden, die in den Interviews genannt wurden. Insbesondere auch der Umgang mit einem Sterbenden kann dadurch erleichtert werden, dass die Pflegekraft versucht, sich in diesen hineinzuversetzen und sich mit seiner Sichtweise

auseinanderzusetzen, seine Ängste, aber vielleicht auch den Wunsch zu sterben nachzuvollziehen. Dies kann das Gefühl von Hilflosigkeit verringern, wie es von T4 und T9 geschildert wurde, und der Pflegekraft helfen, unter Umständen auch zu einer von den allgemeinen Normvorstellungen abweichenden Ansicht zu stehen. Der Umgang mit Sterbenden wird ihr danach oft leichter fallen.

Für den Umgang mit Demenzerkrankten ist das Hineinversetzen dagegen nur bedingt geeignet, zumal es in diesen Fällen oft sehr schwer fallen dürfte, allein schon deshalb, weil Demenzerkrankte häufig unter krankheitsbedingten Stimmungsschwankungen leiden, die für jemand anderen kaum nachvollziehbar sind; sie sind „unberechenbar", wie T12 es ausdrückt. Unter Umständen kann das Hineinversetzen beim Umgang mit Wahnvorstellungen helfen, um zu erkennen, was genau dem Betroffenen in der konkreten Situation wichtig ist, und dann gezielt darauf eingehen und ihn beruhigen zu können.

Weitere Anmerkungen

Das Hineinversetzen kann in nahezu jeder Gesprächssituation eingesetzt werden, und zwar sowohl vom Produzenten als auch vom Rezipienten. Wichtig ist dabei, die eigene Sichtweise tatsächlich für den Augenblick zurückzustellen und sich ganz auf die Perspektive des Gesprächspartners zu konzentrieren, um die oben geschilderten Risiken, insbesondere die Unterstellung von Ansichten oder Intentionen, zu vermeiden.

Gesamtbewertung

Sich in die Situation des Gesprächspartners hineinzuversetzen, ist ein wirkungsvolles Mittel, um einerseits gezielter auf diese Situation eingehen zu können und so z. B. in Krisensituationen Lösungen zu finden, die die für den Partner wesentlichen Aspekte berücksichtigen. Durch die große Empathie, die mit dieser Strategie verbunden ist, eignet sie sich zudem gut für den Umgang mit Schwerkranken oder Sterbenden. So kann sie dazu beitragen, Vertrauen aufzubauen und Zuwendung zu geben und zugleich der Pflegekraft selbst helfen, mit einer so belastenden Situation umzugehen.

5.) Aktives Zuhören (Quelle: Gordon, 1972 und 1978; auch von T16 genannt)

Auch beim Aktiven Zuhören, das bereits in der Queranalyse angesprochen wurde, steht die Konzentration auf die Sichtweise des Gesprächspartners im Vordergrund. Während jedoch das Hineinversetzen in den Gesprächspartner generell nicht an die Produzenten- oder Rezipientenrolle gebunden ist, ist es hier der Rezipient, der durch gezielte Reaktion den

Produzenten unterstützt und ihn ermutigt, alles ihm Wichtige in seiner Äußerung darzustellen. Dies kann er auf unterschiedliche Weise tun. So kann er dem Gesprächspartner Aufmerksamkeit und Verständnis seiner Äußerung signalisieren, indem er kurzes Feedback gibt, z. B. in Form bestätigender Partikeln wie „hm", oder indem er die Äußerung oder Teile davon mit eigenen Worten zusammenfasst oder auch im Ganzen wiedergibt. Dabei kann er ggf. auch mehrere Gedanken, die in einer Äußerung enthalten sind, zueinander in Beziehung setzen, z. B. durch eine Zusammenfassung der Form: „Einerseits meinen Sie also, dass ..., andererseits ist Ihnen aber auch wichtig, dass ..." Er kann aber auch durch gezieltes Nachfragen den Gedankengang des Produzenten anregen, so dass dieser durch die Frage auf weitere Aspekte aufmerksam gemacht wird, die ebenfalls für ihn von Bedeutung sein können. Wichtig ist, dass beim Aktiven Zuhören keine Wertung vorgenommen wird; wie beim Hineinversetzen in den Gesprächspartner stellt der Rezipient auch hier seine eigene Sichtweise zurück. Er konzentriert sich ganz auf den Gesprächspartner und darauf, diesen zu einer möglichst umfassenden Äußerung anzuregen, um alle für den Produzenten wichtigen Aspekte zu erfassen.

Mögliche Intentionen
- Signalisierung von Aufmerksamkeit und Interesse
- Verständnissicherung
- den Gesprächspartner zu einer ausführlichen Darstellung seiner Sichtweise zu ermutigen
- genaues Erfassen der Perspektive des Gesprächspartners, um diesen besser kennen zu lernen oder um ein Problem konstruktiv mit ihm gemeinsam lösen zu können
- gezielte Förderung der Kommunikationsfähigkeit eines alten Menschen, insbesondere der Produzentenrolle. Gerade diese gerät bei sozialer Isolation, etwa im Falle eines Menschen, der sich tageweise in einer Altentagespflege aufhält, zu Hause aber keinen Ansprechpartner hat, leicht in Gefahr, zu verkümmern.
- jemandem, der unter Rededrang leidet, Gelegenheit zu geben, diesen auszuleben (T12)

Mögliche Wirkungen
- gezielte Förderung der Kommunikationsfähigkeit eines alten Menschen, insbesondere der Produzentenrolle
- Vermittlung einer positiven Erfahrung an den Gesprächspartner, z. B., wenn ein Tagesgast in einem solchen Gespräch feststellt, dass es ihm gut tut, ausführlich über ein bestimmtes Thema reden zu können, ohne unterbrochen zu werden; dadurch auch:

- Stärkung des Selbstwertgefühls des Gesprächspartners, der sich ernst genommen fühlt; im Falle von Kommunikationsschwierigkeiten auch durch die positive Erfahrung, sich ausführlich zu einem bestimmten Thema äußern zu können
- Durchbrechen von Isolation, indem der Gesprächspartner Gelegenheit erhält, sich mitzuteilen, die ihm im privaten Umfeld möglicherweise fehlt
- Linderung eines Rededrangs, so dass dieser vorübergehend abgeschwächt wird

Mögliche Nachteile

Das Aktive Zuhören wirkt sich grundsätzlich in jeder Gesprächssituation günstig aus. Negative Folgen sind im allgemeinen nicht zu befürchten. Lediglich, wenn der Rezipient allzu oft die Äußerungen des Produzenten zusammenfasst und dabei auch dessen Wortwahl beibehält, kann der Eindruck entstehen, er würde ihm nachsprechen. Im Extremfall kann der Gesprächspartner sich dadurch veralbert fühlen, was eine aggressive Reaktion auslösen könnte.

Gesprächskonstellation

Das Aktive Zuhören eignet sich grundsätzlich für jede Gesprächskonstellation. Bei Gesprächen, in denen Asymmetrie herrscht, wird es in der Regel von dem Teilnehmer in der dominanten Position eingesetzt, also z. B. von der Pflegekraft gegenüber einem alten Menschen oder dessen Angehörigen, oder von einer in der Hierarchie höher stehenden Pflegekraft, z. B. einer oder einem Vorgesetzten, gegenüber einer Mitarbeiterin oder einem Mitarbeiter. Für die Gruppenarbeit in der Tagespflege ist es besonders gut geeignet, wie an der Schilderung von T16 deutlich wird. Er setzt das Aktive Zuhören gezielt dazu ein, einem bestimmten alten Menschen in seiner Tagesgruppe Gelegenheit zu geben, ausführlich von sich zu erzählen, und bindet diesen somit enger in die Gruppe ein. Dadurch wird zum einen die Position des Erzählers gestärkt, der nun im Mittelpunkt der Gruppe steht, was sich gerade für Menschen, die in ihrem privaten Umfeld unter Isolation leiden, auch vorteilhaft auf das Selbstwertgefühl auswirken kann. Zugleich wird durch die engere Integration eines bestimmten Gruppenmitglieds das Zusammengehörigkeitsgefühl in der Gruppe gefördert.

Emotionale Beziehung zum Gesprächspartner

Das Aktive Zuhören eignet sich für jede Beziehung. Gerade eine angespannte Beziehung kann positiv beeinflusst werden, da dem Gesprächspartner Aufmerksamkeit und Interesse vermittelt werden und er ernst genommen wird. Dadurch wird die Grundlage für eine Annäherung der GesprächspartnerInnen aneinander geschaffen.

Emotionale Valenz des Gesprächskontextes

Auch hier kommt jeder Kontext in Frage. Die emotionale Valenz kann positiv sein, z. B.

wenn ein alter Mensch aus seinem Leben erzählt, aber auch negativ, z. B. wenn jemand, der unter Ängsten oder Depressionen leidet, durch Aktives Zuhören ermutigt wird, seinen Zustand so genau wie möglich zu schildern, um ihm gezielter helfen zu können oder ihm bereits durch das Gespräch Linderung zu bringen.

Reaktionsmöglichkeiten des Rezipienten
Der Gesprächspartner – in diesem Fall der Produzent - wird in der Regel auf die Ermutigung eingehen und mit seiner Darstellung fortfahren, wie dies vom Rezipienten beabsichtigt war.

Bezug der Strategie zu den ermittelten Themenbereichen
Wie oben bereits festgestellt wurde, passt das Aktive Zuhören grundsätzlich zu jedem Gesprächskontext. Besonders hilfreich kann es bei der Gruppenarbeit in der Tagespflege sein, wie an der Schilderung von T16 deutlich wird. Auch für die Biographiearbeit, wie sie z. B. von T6 und T13 geschildert wird, eignet es sich aufgrund der Anregung zu einer ausführlichen Darstellung sehr gut. An der Schilderung von T12 wird deutlich, dass es weiterhin bei Rededrang eingesetzt werden kann; dabei besteht die Möglichkeit, dass dieser anschließend vorübergehend schwächer wird, wenn der oder die Betroffene in einem Gespräch Gelegenheit erhält, ihm nachzugehen. Auch für den Umgang mit Depressionen und Ängsten, wie er von T13 und T16 geschildert wird, ist das Aktive Zuhören geeignet, da der oder die Betroffene sich dabei ernst genommen fühlt und oft zumindest kurzfristig Linderung erfährt, wenn er oder sie sich jemandem mitteilen kann. Das gleiche gilt auch für den Umgang mit Schwerkranken oder Sterbenden. Auch ihnen kann die Anregung zu einem ausführlichen Gespräch und die damit verbundene Zuwendung sehr gut tun.

Weniger gut eignet sich das Aktive Zuhören möglicherweise beim Umgang mit Demenzerkrankten oder mit Menschen, die andere starke Einbußen auf der kommunikativen Ebene haben, weil hier nicht sicher ist, inwieweit sie noch auf die gegebene Anregung eingehen können. Hier sind also jeweils die noch vorhandenen individuellen Fähigkeiten zu berücksichtigen, um zu entscheiden, ob das Aktive Zuhören eingesetzt werden kann oder nicht. Bei Aggressivität oder auch Wahnvorstellungen könnte es sich jedoch als vorteilhaft erweisen, da der Gesprächspartner sich ernst genommen fühlt. Dies kann unter Umständen dazu beitragen, Aggressivität oder auch mit Wahnvorstellungen verbundene Ängste zu verringern oder abzubauen; zudem kann Aktives Zuhören das gezielte Eingehen auf den Gesprächspartner erleichtern, indem der Anwender leichter erkennt, wodurch er diesen beruhigen könnte.

Weitere Anmerkungen
Das Aktive Zuhören lässt sich sehr gut mit dem Hineinversetzen in die Situation des

Gesprächspartners verbinden, denn beiden Strategien ist gemeinsam, dass der eigene Standpunkt zunächst zurückgestellt wird, um die Perspektive des Gesprächspartners wertungsfrei erfassen zu können.

Gesamtbewertung

Das Aktive Zuhören eignet sich für nahezu jeden Gesprächskontext. Insbesondere in Krisengesprächen bzw. bei der Problemlösung ist es vorteilhaft, da es die Perspektive des Gesprächspartners ergründet, so dass sie mit einbezogen werden kann. Bei psychischen Problemen wie Depressionen oder Ängsten kann es helfen, dem Betroffenen in einem intensiven Gespräch, in dem seine Perspektive im Vordergrund steht, kurzfristig Linderung zu bringen. Lediglich bei einem Gesprächspartner mit Demenz oder sonstigen schweren Einbußen der Kommunikationsfähigkeit kann es kontraindiziert sein, da dieser der gegebenen Anregung möglicherweise nicht mehr folgen kann. Hier ist jeweils der individuelle Fall zu betrachten, um zu entscheiden, ob die Strategie sinnvoll ist oder nicht.

6.) Erfahrungsaustausch mit KollegInnen (eigene Überlegung)

Hierbei handelt es sich weniger um eine konkrete kommunikative Taktik als um eine allgemeinere Strategie, die sehr unterschiedliche kommunikative Verhaltensweisen umfassen kann. Der dahinter stehende Gedanke ist, dass die einzelnen PflegerInnen sich im Umgang mit einer schwierigen oder belastenden Situation gegenseitig unterstützen könnten. Dies kann einerseits dazu beitragen, den einzelnen KollegInnen neue Perspektiven und Möglichkeiten aufzuzeigen, mit einer derartigen Situation umzugehen, und andererseits das Zusammengehörigkeitsgefühl im Kollegenteam stärken.

Unter den von mir interviewten PflegerInnen befanden sich sowohl solche mit langjähriger Berufserfahrung als auch solche, die sich zum Zeitpunkt des Interviews in der Ausbildungsphase befanden oder ihren Beruf erst seit kurzer Zeit ausübten. Gerade diejenigen, die noch in der Ausbildung waren oder erst wenig Berufserfahrung hatten, äußerten häufig Unsicherheit in Bezug auf konkrete Situationen oder sogar Angst davor, wie z. B. T9 vor dem Umgang mit Sterbenden, den sie bislang noch nicht erlebt hatte. Andererseits fühlten die PflegerInnen mit langjähriger Berufserfahrung, wie z. B. T1, T13 oder T15, sich in der Regel sehr sicher in Bezug auf schwierige Situationen; T15 etwa antwortete sogar auf die Frage, ob es Situationen gebe, in denen sie sich nicht sicher sei, wie sie sich jemandem gegenüber am besten verhalte, so etwas dürfe es gar nicht geben.

Gleichzeitig gaben mehrere meiner InterviewteilnehmerInnen an, sich in einer schwierigen Situation bereits mit KollegInnen auszutauschen und sich bei ihnen Rat zu holen, woran deutlich wird, wie hilfreich ein solcher Austausch sein kann.

Meiner Ansicht nach wäre es deshalb sinnvoll, wenn die PflegerInnen mit großer Berufserfahrung und Sicherheit ihren KollegInnen mit weniger Erfahrung in Krisensituationen gezielt Hilfestellung geben würden, so dass sie von ihnen bei Bedarf um Rat gefragt werden könnten. Dies könnte z. B. direkt im Rahmen der Tätigkeit selbst geschehen; denkbar wäre aber auch, bestimmte feste Zeiten einzurichten, etwa eine oder zwei Stunden pro Woche, in der die PflegerInnen sich über konkrete Fälle oder Situationen austauschen können, die für sie problematisch sind. Ein solcher Austausch könnte z. B. im Rahmen einer Dienstbesprechung stattfinden. Möglich wäre auch, eine bestimmte Pflegekraft mit besonders großer Berufserfahrung als BeraterIn für ihre oder seine Kollegen einzusetzen, die oder der in einer akuten kritischen Situation direkte Hilfestellung oder auch einfach emotionale Unterstützung gibt. Diese Kraft sollte dann im Gegenzug teilweise oder ganz von der Pflegetätigkeit entlastet werden, damit sie ihre neue beratende Aufgabe voll wahrnehmen kann.

Mögliche Intentionen
- Austausch von Berufserfahrung
- Unterstützung von PflegerInnen in einer Krisensituation, sowohl auf der Ebene der Tätigkeit selbst als auch auf der emotionalen Ebene
- Vermeidung von Fehlern und Missverständnissen aus eigener Unsicherheit
- Entschärfung von Konflikten

Mögliche Wirkungen
- die Pflegekraft in der Krisensituation weiß, dass sie jederzeit Hilfe bekommen kann; dies gibt ihr ein Gefühl größerer Sicherheit
- er oder sie wird durch die Hilfestellung entlastet, oft auch auf emotionaler Ebene, z. B. beim Umgang mit einem Sterbenden
- die Suche nach einer Problem- oder Konfliktlösung wird erleichtert
- Fehler und Missverständnisse können vermieden werden
- der oder die beratende KollegIn erhält Gelegenheit, Erfahrungen und Wissen weiterzugeben
- ihr bzw. sein Selbstwertgefühl wird gestärkt

- das Zusammengehörigkeitsgefühl und das Vertrauen unter den KollegInnen wird gestärkt
- dies kann sich positiv auf die gesamte Beziehungsebene und damit auch auf das Arbeitsklima auswirken

Mögliche Nachteile

Nachteilige Wirkungen könnten dann entstehen, wenn die Atmosphäre im Arbeitsteam eher schlecht ist und Spannungen unter den KollegInnen bestehen; dies würde sich allerdings auf die gesamte Altenarbeit negativ auswirken, wie T15 darlegt. In einer solchen Atmosphäre fällt es dann relativ schwer, Vertrauen zu einer bestimmten KollegIn zu fassen und sie bzw. ihn gerade bei einer emotional belastenden Situation um Rat zu fragen. Deshalb sollte zugleich darauf hingearbeitet werden, solche Spannungen abzubauen, wobei z. B. die bereits dargestellten Strategien helfen könnten. Andererseits kann sich gerade der Erfahrungsaustausch günstig auf die Beziehung der KollegInnen untereinander und damit auch auf das Arbeitsklima auswirken.

Ein weiterer Nachteil kann darin bestehen, dass das Einholen eines Ratschlags ggf. in den Arbeitsprozess eingreifen kann, z. B. wenn der oder die um Rat gefragte KollegIn selbst gerade unter Zeitdruck steht. Gerade der Zeitdruck ist im Altenheim ein zentrales Problem, wie T2 darlegt. Dieses Problem ließe sich möglicherweise durch den oben eingebrachten Vorschlag fester Beratungszeiten lösen.

Gesprächskonstellation

Der Erfahrungsaustausch eignet sich sowohl für gleichgestellte ArbeitskollegInnen als auch für den Austausch zwischen Vorgesetzter oder Vorgesetztem und MitarbeiterIn. Gerade auch hier könnte er sich positiv auf die Beziehungsebene auswirken.

Emotionale Beziehung zum Gesprächspartner

Die emotionale Beziehung muss positiv geprägt sein, so dass die Pflegekraft in der Krisensituation Vertrauen zu der Kollegin oder dem Kollegen hat, die bzw. den sie um Rat fragt. Dies ist um so mehr der Fall, je belastender die konkrete Situation für sie ist.

Emotionale Valenz des Gesprächskontextes

In der Regel wird der Gesprächskontext als negativ empfunden, wenn es sich nämlich um eine problematische Situation handelt. Denkbar ist aber auch, sich über eher neutrale oder auch positive Themen auszutauschen, z. B. darüber, worüber ein neuer Heimbewohner sich besonders gern unterhält, um so leichter Zugang zu ihm zu finden.

Reaktionsmöglichkeiten des Rezipienten

Da es sich nicht um eine konkrete kommunikative Strategie handelt, sondern eher um ein Bündel möglicher Verhaltensweisen, lässt sich hier keine Verallgemeinerung treffen. Die

Reaktion wird in der Regel in der gemeinsamen Suche nach einer Lösung bestehen. Lediglich bei einer sehr schlechten Beziehung ist es denkbar, dass die oder der angesprochene KollegIn sich ablehnend verhält, doch ist es dann auch eher unwahrscheinlich, dass sie oder er überhaupt um Rat gefragt wird.

Bezug der Strategie zu den ermittelten Themenbereichen
Der Erfahrungsaustausch mit KollegInnen eignet sich für alle angegebenen Themenbereiche, die mit Kommunikation zu tun haben, und zwar insbesondere für die als emotional belastend bewerteten. Zu nennen wären hier z. B. negative Gruppenprozesse in der Tagespflege, der Umgang mit Demenzerkrankten, insbesondere mit Aggressionen oder Wahnvorstellungen, generelle Schwierigkeiten im Umgang mit bestimmten Personen, der Umgang mit depressiven Menschen oder mit Menschen, die unter Ängsten leiden, Gespräche über Tabuthemen, Krisengespräche mit Angehörigen oder der Umgang mit Sterbenden. Aber auch Konflikte innerhalb des Kollegenteams können angesprochen werden, nur sollte die oder der beratende KollegIn dann eine neutrale Haltung einnehmen, um sie nicht noch weiter zu verschärfen. Dies spräche also dafür, wie oben vorgeschlagen einer bestimmten Pflegekraft die Beraterrolle zu übertragen.

Weitere Anmerkungen
Die vorgeschlagene Einrichtung fester Beratungszeiten oder sogar einer Beratungsstelle wäre nicht ganz einfach umzusetzen, allein schon weil der oder die beratende KollegIn zumindest teilweise von der Pflege freigestellt werden sollte, um sich der neuen Aufgabe widmen zu können. Diese darf auf keinen Fall eine neuerliche Belastung darstellen. Dennoch könnte eine solche gezielte Beratung von Vorteil sein, da sie konkrete Hilfe im Umgang mit Krisensituationen und damit auch emotionale Entlastung bringen könnte, und feste Beratungszeiten oft auch weniger in den Arbeitsablauf eingreifen würden als eine Klärung „an Ort und Stelle". Diese hätte andererseits den Vorteil, unmittelbare Hilfe zu geben. Deshalb sollte in jeder Alteneinrichtung individuell entschieden werden, wie der Erfahrungsaustausch mit KollegInnen am günstigsten umzusetzen ist.

Gesamtbewertung
Der Erfahrungsaustausch unter KollegInnen ist insgesamt sehr günstig, da einerseits die Pflegekraft in einer Krisensituation konkrete Hilfe erhält und andererseits die Beziehung innerhalb des Kollegenteams gefördert wird.

II. Strategien, die sich sowohl für Kontexte mit positiver oder neutraler Valenz als auch für problematische Situationen eignen

7.) Suche nach einem gemeinsamen Interessensgebiet als Gesprächsthema (genannt von T2)

Die Strategie, nach einem gemeinsamen Interessensgebiet als Thema zu suchen, zu dem alle GesprächsteilnehmerInnen etwas sagen können, eignet sich sehr gut dazu, ein Gespräch in Gang zu bringen oder in Fluss zu halten oder Zugang zu jemandem zu finden. So geben die meisten der interviewten PflegerInnen an, sich bei der Grundpflege nach Möglichkeit mit dem alten Menschen zu unterhalten, wobei T2 auf den bestehenden Zeitrahmen hinweist. Gerade Gespräche über Themen, die sowohl ihn selbst als auch den Bewohner interessieren, empfindet T2 dabei als besonders angenehm. Die Gesprächsthemen können dabei sehr unterschiedlich sein. Er unterhält sich z. B. mit den alten Menschen oft über die Vergangenheit, die gerade für diese Altersgruppe von besonderer Bedeutung ist, wie sich unten noch zeigen wird, oder über gemeinsame Hobbys wie etwa Musik. Das Thema muss also nicht notwendigerweise jedem Gesprächspartner aus eigener Erfahrung bekannt sein - so kann z. B. T2 bestimmte Epochen der Vergangenheit, wie etwa die Kriegszeit, gar nicht aus eigener Erfahrung kennen -, sondern es genügt, wenn es sich um ein gemeinsames Interessensgebiet handelt, das die Basis für eine weitere Vertiefung im Gespräch bietet.

Mögliche Intentionen
- Zugang zum Gesprächspartner zu finden
- eine angenehme Gesprächsatmosphäre zu schaffen
- ein Gespräch in Gang zu bringen oder in Fluss zu halten
- den Gesprächspartner und seine persönlichen Vorlieben und Interessen besser kennen zu lernen
- nach Gemeinsamkeiten mit dem Gesprächspartner zu suchen, um ihm auf diese Weise näher zu kommen
- mehr über das gemeinsame Interessensgebiet zu erfahren
- dem Gesprächspartner Informationen über das gemeinsame Interessensgebiet zu geben

Mögliche Wirkungen
- dem Gesprächspartner wird Interesse an seiner Person und den Dingen vermittelt, die für ihn bedeutsam sind

- der Anwender der Strategie wird vom Gesprächspartner meist akzeptiert, da er das Interesse an dem jeweiligen Thema teilt; dieses stiftet ein Gemeinschaftsgefühl
- bei Gesprächen zwischen einer Pflegekraft und einem alten Menschen findet sich dieser oft in der Expertenrolle, z. B. bei Gesprächen über die Vergangenheit, und kann der Pflegekraft neue Informationen vermitteln
- dies kann sein Selbstwertgefühl stärken
- da die Suche nach einem gemeinsamen Interessensgebiet dazu beiträgt, den Gesprächspartner besser kennen zu lernen, erleichtert sie es auch, sich in ihn hineinzuversetzen und seine individuelle Perspektive zu erkennen

Mögliche Nachteile
Bei einer Überanpassung an den Gesprächspartner kann es ggf. vorkommen, dass jemand ein Gesprächsthema auswählt, das vor allem den Partner interessiert, zu dem er selbst aber nur wenig sagen kann. Da dies bei intensiverer Elaboration des Themas in der Unterhaltung zu Unsicherheit oder zu Distanz zum Gesprächspartner führen könnte, sollte eine solche Überanpassung deshalb vermieden und eher nach einem Thema gesucht werden, das tatsächlich ein gemeinsames Interessensgebiet darstellt.

Gesprächskonstellation
Die Suche nach einem gemeinsamen Interessensgebiet wird in der Regel von der Pflegekraft gegenüber dem alten Menschen eingesetzt, und zwar sowohl im Einzelgespräch, wie etwa bei der morgendlichen Grundpflege im Altenheim, als auch im Gespräch in einer Gruppe, wie es den Schwerpunkt der Arbeit in der Tagespflege bildet. Sie eignet sich meiner Ansicht nach auch gut für Gespräche mit Menschen, deren kommunikative Fähigkeiten eingeschränkt sind, da es ihnen möglicherweise leichter fällt, über Themen zu sprechen, die sie interessieren, zu denen also ein enger innerer Bezug besteht. Sie kann aber auch von PflegerInnen untereinander eingesetzt werden, z. B. um neue KollegInnen besser kennen zu lernen und in das Arbeitsteam zu integrieren.

Emotionale Beziehung zum Gesprächspartner
Hier sind grundsätzlich alle Arten von Beziehungen denkbar. Eine positive oder neutrale Beziehung kann durch die Betonung gemeinsamer Interessen gefördert oder erhalten werden. Eine negative Beziehung kann sich durch das Gemeinschaftsgefühl, das mit Gesprächen über ein gemeinsames Interessensgebiet oft entsteht und dann eine Annäherung der GesprächspartnerInnen aneinander bewirkt, verbessern.

Emotionale Valenz des Gesprächskontextes
In der Regel wird der Gesprächskontext, eine zwanglose Unterhaltung oder

Gruppenaktivität, als angenehm empfunden, wie dies auch von T2 betont wird. Die Strategie könnte aber auch in Krisengesprächen eingesetzt werden, um gemeinsame Interessen der GesprächspartnerInnen, in diesem Fall dann bestimmte Motive oder angestrebte Ziele, in den Vordergrund zu stellen.

Reaktionsmöglichkeiten des Rezipienten

Der Rezipient wird in der Regel auf den Themenvorschlag eingehen, ihn weiter vertiefen oder sich auch an der Suche nach einem gemeinsamen Thema beteiligen. Lediglich bei einer sehr belasteten Beziehung besteht ggf. die Gefahr, dass er sich weiter zurückzieht.

Bezug der Strategie zu den ermittelten Themenbereichen

Die Strategie wird von T2 direkt genannt, klingt aber auch in anderen Interviews indirekt an, so etwa bei T4, T7 oder T13, die z. B. Erzählungen alter Menschen aus der Vergangenheit sehr interessant finden und sich oft dadurch auch persönlich bereichert fühlen. Es scheint sich somit um eine Strategie zu handeln, die bereits weit verbreitet ist, aber eher intuitiv eingesetzt wird. Wenn ihre Wirkungsweise explizit deutlich gemacht wird, könnte dies den TeilnehmerInnen am Kommunikationstraining ggf. helfen, sie noch bewusster und gezielter einzusetzen, um die oben aufgeführten Intentionen zu erreichen, z. B. gezielt Zugang zum Gesprächspartner zu suchen.

Weitere Anmerkungen

Die Strategie zielt auf eine zwanglose Unterhaltung ab und lässt sich daher gut mit einer zentralen Aktivität, etwa der Grundpflege oder einer Gruppenaktivität, verbinden. Sie bietet deshalb auch den PflegerInnen im Altenheim, die oft sehr unter Zeitdruck leiden, die Möglichkeit, einen engen Kontakt zu den alten Menschen aufzubauen, ohne für sie eine zusätzliche Belastung darzustellen. Im Gegenteil kann sie viel dazu beitragen, die aktuelle Situation für alle Beteiligten angenehm zu gestalten.

Gesamtbewertung

Die Suche nach einem gemeinsamen Interessensgebiet als Gesprächsthema ist gut geeignet, um auf der Basis einer ungezwungenen Unterhaltung Zugang zu einem Gesprächspartner zu finden, ihn besser kennen zu lernen oder die Beziehung zu ihm gezielt zu fördern. Sie hat deshalb einen relativ weiten Anwendungsbereich und eignet sich sowohl für Gespräche mit alten Menschen – einzeln oder in der Gruppe – als auch für Gespräche der KollegInnen untereinander. Da sie sich ohne großen Aufwand in nahezu jedem Gesprächskontext umsetzen lässt und so z. B. die Pflegetätigkeit begleiten kann, stellt sie für die oft sehr stark eingespannten Pflegekräfte in der Regel auch keine zusätzliche Belastung dar.

8.) Thematisieren der Vergangenheit im Gespräch (genannt von T1, T4, T6, T7, T9, T10, T13 und T15)

Auf die große Bedeutung der Vergangenheit für alte Menschen wurde in der Queranalyse und in Kapitel 1 bereits detailliert eingegangen. Dort wurde auch deutlich, dass diese Vergangenheitsorientierung sich gezielt nutzen lässt, um die sprachlichen Fähigkeiten der alten Menschen zu fördern, etwa indem sie in der Tagespflege zum Thema eines ausführlichen Gesprächs gemacht wird, das sich oft aus den Gruppenaktivitäten entwickelt. Aber auch die PflegerInnen im Altenheim, so etwa T1 oder T2, stellen fest, dass alte Menschen sich besonders gern über die Vergangenheit unterhalten. Die Biographiearbeit bzw. Erinnerungspflege, wie sie von T6 und T13 beschrieben wird, kann dem alten Menschen darüber hinaus helfen, zentrale Erlebnisse und Erfahrungen seines früheren Lebens im Gedächtnis zu behalten und eventuell auch zu verarbeiten, wenn sie belastend waren. Die Erinnerungspflege kann z. B. für Menschen, die unter Demenz leiden, sehr wichtig sein, weil sie grundsätzlich in Gefahr sind, wichtige Bereiche ihres Lebens zu vergessen.

Aus diesem Grund soll die Vergangenheitsorientierung alter Menschen auch in das vorliegende Konzept mit einbezogen werden. Sie stellt hier eher eine Richtung dar als eine konkrete Strategie, indem nämlich die Vergangenheit im Gespräch bevorzugt thematisiert wird. Gerade vergangenheitsorientierte Gespräche bieten oft eine besonders gute Möglichkeit, Zugang zu einem Heimbewohner oder Tagesgast zu finden, weil dabei Aspekte angesprochen werden, die für ihn oder sie besonders bedeutsam oder sogar zentral für sein bzw. ihr Selbstbild sind. Solche Gespräche werden von den alten Menschen in der Regel auch als angenehm empfunden, so dass sie sich besonders leicht in ein Gespräch integrieren lassen.

Mögliche Intentionen
- einen Heimbewohner oder Tagesgast besser kennen zu lernen
- ein Gesprächsthema zu finden, zu dem der alte Mensch sich gut äußern kann
- einen „Aufhänger" für Gruppenaktivitäten zu finden
- selbst Neues über vergangene Epochen zu erfahren (dies klingt z. B. im Interview mit T13 an)
- Erinnerungspflege, um dem alten Menschen zentrale Aspekte seiner Vergangenheit zu bewahren
- Aufarbeitung belastender Erlebnisse

Mögliche Wirkungen
- dem alten Menschen wird Interesse an seiner Person und seinen Lebensumständen vermittelt
- generell wird ihm die Kommunikation erleichtert, da er eine enge, persönliche Beziehung zum Gesprächsthema hat
- Annäherung von Pflegekraft und altem Menschen aneinander
- das Selbstwertgefühl des alten Menschen, der quasi Experte für die Vergangenheit ist und oft der Pflegekraft neue Informationen vermitteln kann, wird gestärkt
- das Gemeinschaftsgefühl in der Gruppe, z. B. einer Tagesgruppe, wird gefördert, weil in der Regel alle Mitglieder eine bestimmte Epoche erlebt haben und oft konkrete Erfahrungen teilen
- dadurch wird es zugleich dem einzelnen Gruppenmitglied erleichtert, sich einzubringen
- die Gefahr, wesentliche Aspekte und Abschnitte des eigenen Lebenslaufes aufgrund einer Demenz zu vergessen, wird verringert, dadurch wird die Identität des Betroffenen geschützt
- die gezielte Auseinandersetzung mit belastenden früheren Erlebnissen oder Erfahrungen kann bei deren Bewältigung helfen

Mögliche Nachteile
- eine bestehende Wiederholungstendenz kann durch die Vergangenheitsorientierung noch verstärkt werden, vor allem dann, wenn diese bereits für den Betroffenen zentral ist; er erzählt dann z. B. immer wieder dieselbe Episode aus der Vergangenheit
- bei allzu starker Vergangenheitsorientierung besteht die Gefahr, die Gegenwart aus dem Blick zu verlieren
- wird die Gegenwart zudem als negativ empfunden, so kann eine Orientierung an der Vergangenheit diesen Effekt noch verstärken; der alte Mensch distanziert sich dann möglicherweise sogar von der Gegenwart und seiner aktuellen Situation, z. B. vom Leben im Altenheim. Dies kann sich ungünstig auf seinen seelischen Zustand, aber auch auf die Beziehung zu den PflegerInnen und MitbewohnerInnen auswirken.

Gesprächskonstellation
Die Vergangenheit ist meist Thema in Gesprächen, an denen alte Menschen beteiligt sind. Dabei ist oft die Pflegekraft mit einbezogen, etwa bei Gesprächen während der Grundpflege oder der Gruppenarbeit in der Tagespflege. Die alten Menschen können sich aber auch untereinander über die Vergangenheit unterhalten, z. B. bei den gemeinsamen Mahlzeiten in Heim oder Tagespflege. In einem Mehrbettzimmer im Altenheim können solche Gespräche

den Kontakt zwischen den MitbewohnerInnen fördern. Aber auch in Gesprächen mit Angehörigen kann die Vergangenheit thematisiert werden, etwa dann, wenn ein bestimmtes Erlebnis oder ein Umstand für die Persönlichkeit des alten Menschen besonders prägend war und der Pflegekraft dieses Wissen hilft, auf ihn zuzugehen. Auf diese Weise können dann z. B. persönliche Tabuthemen, wie T9 sie schildert, im Gespräch vermieden und der alte Mensch so vor emotionaler Belastung geschützt werden.

Emotionale Beziehung zum Gesprächspartner
Hier ist jede Konstellation möglich. Eine positive oder eher neutrale Beziehung kann durch das sehr persönliche Gesprächsthema gefördert werden. Aber auch eine eher negative Beziehung kann positiv beeinflusst werden, da dem alten Menschen Interesse an seiner Person signalisiert wird. Die Aufarbeitung belastender Erlebnisse setzt hingegen immer eine Vertrauensbeziehung voraus.

Emotionale Valenz des Gesprächskontextes
Die Vergangenheit wird von vielen alten Menschen positiv bewertet, was allein schon daran deutlich wird, dass viele meiner InterviewpartnerInnen sie als bevorzugtes Gesprächsthema von HeimbewohnerInnen oder Tagesgästen nannten. Auch die PflegerInnen selbst empfinden sie oft als interessantes Gesprächsthema, wie z. B. an den Äußerungen von T7 oder T13 deutlich wird. Es kann jedoch auch belastende Aspekte geben, wie sich an der Schilderung von T6 zeigt. Hier kann die gezielte Biographiearbeit dem Betroffenen bei der Aufarbeitung helfen.

Reaktionsmöglichkeiten des Rezipienten
Da die Vergangenheitsorientierung eher allgemein als Gesprächsthema vorgesehen ist und somit die Produzenten- und Rezipientenrolle immer wieder wechseln können, ist eine eindeutige Zuordnung hier nicht möglich. Aus der Sicht der Pflegekraft wäre der „Rezipient" der alte Mensch oder dessen Angehöriger, der von ihr oder ihm nach der Vergangenheit gefragt wird. Er kann sich kooperativ zeigen und auf die Fragen eingehen; bei belastenden Aspekten ist es aber auch denkbar, dass er abwehrend reagiert. In diesem Fall ist jeweils individuell zu entscheiden, ob eine vorsichtige Aufarbeitung möglich ist oder das Thema eher als persönliches Tabu angesehen und völlig ausgeklammert werden sollte.

Bezug der Strategie zu den ermittelten Themenbereichen
Die Vergangenheitsorientierung alter Menschen stellt selbst einen der Themenbereiche dar, die in den Interviews angesprochen wurden. Sie wurde direkt in das vorliegende Konzept aufgenommen, weil sie sich in vielen Fällen besonders gut als Gesprächsthema eignet.

Weitere Anmerkungen
Wie in Kapitel 1 bereits dargelegt wurde, stellt das Thematisieren der Vergangenheit ein charakteristisches Gesprächsverhalten alter Menschen dar und kommt somit ihren kommunikativen Neigungen und Fähigkeiten entgegen.

Gesamtbewertung
Das Thematisieren der Vergangenheit im Gespräch ist grundsätzlich gut geeignet, die Kommunikationsfähigkeit alter Menschen zu fördern, Zugang zu einem Heimbewohner oder Tagesgast zu finden, das Gemeinschaftsgefühl bei der Gruppenarbeit zu stärken oder einen Demenzerkrankten durch bewusste Erinnerungspflege vor dem Verlust wesentlicher Aspekte seiner Identität zu schützen. Auch die Aufarbeitung belastender Erlebnisse ist möglich, setzt aber ein Vertrauensverhältnis voraus. Ungünstig kann das Thematisieren der Vergangenheit jedoch dann sein, wenn jemand die Gegenwart als negativ erlebt, da dann die Gefahr besteht, dass er sich noch weiter davon distanziert. Auch eine bestehende Wiederholungstendenz könnte eventuell noch verstärkt werden.

9.) Herausarbeiten von Aspekten, die dem Gesprächspartner wichtig sind (Quelle: Weisbach, 1997)

Wie das Hineinversetzen in die Situation des Gesprächspartners und das Aktive Zuhören soll auch diese Strategie helfen, die Perspektive des Gesprächspartners zu erfassen, um besser auf ihn und seine speziellen Bedürfnisse eingehen zu können. Anders als dort nimmt der Anwender hier jedoch die Produzentenrolle ein und ergründet durch gezieltes Nachfragen diejenigen Aspekte, die für den Gesprächspartner in seiner gegenwärtigen Situation wichtig sind. Dies können z. B. bestimmte Gefühle, Interessen, Intentionen oder Wünsche sein, aber auch Normvorstellungen und Grundsätze. Man könnte dabei grundsätzlich auch, wie Weisbach (1997) dies tut, zwischen dem Herausarbeiten von Intentionen und dem Ansprechen von Gefühlen unterscheiden, doch sind zum einen beide Strategien vom Charakter her sehr ähnlich, zum anderen können Intentionen und andere wichtige Motive stark von Gefühlen beeinflusst werden, so dass der emotionale Aspekt meiner Ansicht nach direkt mit einbezogen werden sollte.

Die Beweggründe selbst müssen dem Gesprächspartner dabei gar nicht einmal bewusst sein; sie können ggf. auch vage und unklar sein. Trotzdem können auch solche verborgenen Motive die Handlungen der betreffenden Person, ihr Gesprächsverhalten und damit auch die

Lösungsfindung für ein Problem beeinflussen, etwa dann, wenn jemand einen an sich sehr sinnvollen Vorschlag ablehnt, weil dieser einen ihm wichtigen Aspekt nicht mit einbezieht. So könnte es z. B. sein, dass ein alter Mensch eine Behandlung im Krankenhaus ablehnt, weil er nur eine verschwommene Vorstellung davon hat, was dort mit ihm passiert, und Angst vor negativen Auswirkungen hat. Dieser Fall kann der Schilderung von T4 zufolge durchaus vorkommen, die erzählt, dass Heimbewohnerinnen erlittene Verletzungen manchmal aus Angst vor den Folgen verschweigen. Insbesondere bei alten Menschen besteht hier leicht die Gefahr, dass eine solche Weigerung als Rigidität interpretiert und damit das Stereotyp vom Altersstarrsinn weiter verstärkt wird. Wird dagegen z. B. die Angst vor einem Krankenhausaufenthalt angesprochen, so kann die Pflegekraft sie durch eine Erklärung dessen, was den alten Menschen im Krankenhaus erwartet, verringern oder ganz abbauen, so dass ihm diese Lösungsmöglichkeit nun offen steht.

Mögliche Intentionen
- den Gesprächspartner und seine individuelle Sichtweise besser kennen zu lernen
- Vertrauen aufzubauen
- Interessen, Intentionen und andere Motive, die die Sichtweise des Gesprächspartners beeinflussen, herauszufinden, um sie in eine mögliche Lösungsfindung mit einbeziehen zu können
- dem Gesprächspartner bisher unbewusste Motive zu verdeutlichen, so dass auf diese Weise eine Auseinandersetzung mit ihnen möglich wird
- es dem Gesprächspartner zu erleichtern, sich offen mitzuteilen, ohne sich unter Druck gesetzt zu fühlen, z. B. von konkurrierenden Interessen anderer Personen (im Fall alter Menschen etwa von Angehörigen oder MitbewohnerInnen bzw. in der Tagespflege von anderen Gruppenmitgliedern, im Fall von PflegerInnen besonders von KollegInnen oder Vorgesetzten)

Mögliche Wirkungen
- Gewinnung einer neuen Perspektive, sowohl für den Anwender selbst als auch für seinen Gesprächspartner
- eine mögliche Lösung, die die wahren Motive des Gesprächspartners mit berücksichtigt, wird eher akzeptiert
- es fällt dem Gesprächspartner leichter als sonst, seine wahren Motive zu nennen oder überhaupt zu erkennen, da er nicht das Gefühl hat, sich dafür rechtfertigen zu müssen

- die Beziehung zwischen den GesprächspartnerInnen wird gefördert, da sie z. B. bei der Lösungsfindung konstruktiv zusammenarbeiten

Mögliche Nachteile

Es besteht ggf. die Möglichkeit, dass der Gesprächspartner es auch in dieser erleichterten Situation nicht wagt, seine wahren Interessen mitzuteilen. Bei einer angespannten Beziehung zwischen den GesprächspartnerInnen bzw. geringer Vertrautheit besteht zudem die Gefahr, dass er sich ausgehorcht fühlt und sich daraufhin verschließt, oder dass die Strategie tatsächlich dazu verwendet werden soll, den Partner auszufragen, was sich auf den weiteren Gesprächsverlauf ungünstig auswirken könnte.

Gesprächskonstellation

Aufgrund der oben dargelegten möglichen Nachteile ist diese Strategie besonders bei Vertrautheit der GesprächspartnerInnen geeignet, wo die Reaktionen sicherer eingeschätzt werden können und der Partner sich weniger leicht ausgefragt fühlt. Sie wird in der Regel von dem Gesprächspartner in der dominanten Position eingesetzt, da dieser meist die Gesprächssteuerung übernimmt. Sie wird also z. B. von der Pflegekraft gegenüber dem alten Menschen oder dem Angehörigen eingesetzt, von der Vorgesetzten gegenüber ihrer Mitarbeiterin oder von dem Pfleger mit langjähriger Berufserfahrung gegenüber einem Kollegen, der noch nicht so lange im Team ist oder über weniger Berufserfahrung verfügt. Zudem eignet sie sich aufgrund der oft sehr persönlichen Motive, die dabei angesprochen werden können, am besten für ein Einzelgespräch.

Emotionale Beziehung zum Gesprächspartner

Am leichtesten fällt die Anwendung dieser Strategie bei einer positiven Beziehung zum Gesprächspartner, da oft ein gewisses Vertrauensverhältnis erforderlich ist, um über verborgene Motive zu reden. Auch für eine neutrale Beziehung mit positiver Tendenz eignet sie sich gut. Bei einer negativen emotionalen Beziehung zwischen den GesprächspartnerInnen wird sie jedoch ihre Intention mit großer Wahrscheinlichkeit verfehlen. Sie eignet sich auch nur wenig dazu, eine zwischen den GesprächspartnerInnen bestehende Distanz abzubauen, da der Partner in einem solchen Fall vermutlich eher ausweichend reagiert und die Distanz dadurch eher noch vergrößert wird.

Emotionale Valenz des Gesprächskontextes

Das Herausarbeiten von Aspekten, die für den Gesprächspartner wichtig sind, wird meist in Konfliktlösungs- oder anderen Problemgesprächen eingesetzt, in einem Kontext also, der als mehr oder weniger stark belastend empfunden wird.

Reaktionsmöglichkeiten des Rezipienten
- Betrachtung der Situation aus einem neuen Blickwinkel heraus
- offene Auseinandersetzung mit Aspekten, die ihm bisher noch nicht bewusst waren oder verdrängt wurden
- anschließende Neubewertung der Situation; Auffinden neuer Betrachtungsweisen und Lösungsmöglichkeiten
- bei einer als negativ erlebten Beziehung zwischen den GesprächspartnerInnen kann es jedoch auch zu Ausweichtaktiken kommen, mit denen sich der Rezipient vor vermeintlichem Ausfragen schützen will

Bezug der Strategie zu den ermittelten Themenbereichen
Diese Strategie eignet sich für die meisten ermittelten Themenbereiche, die direkt mit Kommunikation zu tun haben, mit Ausnahme des Umgangs mit Menschen, die unter Defiziten im Bereich der Kommunikation oder unter Demenz leiden. Hierfür ist sie zu komplex; der Gesprächspartner könnte ihr deshalb nur eingeschränkt oder gar nicht folgen.

Weitere Anmerkungen
Aufgrund der Ähnlichkeit von Intentionen und Wirkungsweise besteht eine enge Verbindung mit dem Hineinversetzen und dem Aktiven Zuhören. Diese drei Strategien können sich gegenseitig gut ergänzen und unterstützen. Auch beim Herausarbeiten wichtiger Aspekte kommt es darauf an, die eigene Perspektive zunächst zurückzustellen, um nicht in Gefahr zu geraten, dem Gesprächspartner eine Lösung aufzudrängen. Das Herausarbeiten wichtiger Aspekte arbeitet besonders mit offenen Fragen, um das Gespräch gezielt auf die wesentlichen Aspekte zu lenken.
Bei großer Unsicherheit des Gesprächspartners über seine eigentlichen Ziele kann es hilfreich sein, wenn er sich vorstellt, diese seien bereits erreicht, und dann schildert, wie die neue Situation dann aussähe (Weisbach, 1997). Ziele, denen er positiv gegenübersteht, wird er unter eher positiven Gesichtspunkten schildern. Wenn seine Schilderung dagegen eher negativ geprägt ist, kann dies ein Anzeichen dafür sein, dass er nicht wirklich hinter dem genannten Ziel steht und noch andere Motive vorhanden sind, die er jedoch zugunsten der scheinbar besseren Lösung zurückdrängt. Diese Motive müssen dann im Gespräch gemeinsam herausgefunden werden.

Gesamtbewertung
Insgesamt betrachtet, handelt es sich um eine sehr effektive Strategie, um sich über verdeckte Ziele und Intentionen klar zu werden und sie in die weiteren Überlegungen einfließen zu lassen. Der Anwender muss jedoch ein echtes Interesse an der Sichtweise

> seines Gesprächspartners haben, und es sollte ein Vertrauensverhältnis zwischen den Beteiligten bestehen. Deshalb eignet sich die Strategie vor allem für Konstellationen, in denen sich die GesprächspartnerInnen gut kennen und die Situation daher relativ sicher eingeschätzt werden kann.

10.) Genaues Eingehen auf die Äußerung oder das Verhalten des Gesprächspartners (eigene Überlegung)

Auch bei dieser Strategie wird der eigene Standpunkt zunächst zurückgestellt, um gezielt auf den Gesprächspartner und seine besondere Sichtweise eingehen zu können. Der entscheidende Aspekt ist auch hier, dass die Äußerung des Gesprächspartners zunächst einmal voll akzeptiert wird, ohne sie zu bewerten oder zu widerlegen, auch dann, wenn sie der eigenen Ansicht entgegensteht. Anders als etwa beim Aktiven Zuhören geschieht dies jedoch nicht nur auf der Rezipientenebene, sondern auch in der Rolle des Produzenten, indem die vom Gesprächspartner genannten Aspekte aufgegriffen, weiter vertieft oder unter neuen Blickwinkeln betrachtet werden. Es werden auch nicht, wie bei der vorangegangenen Strategie, verborgene Motive oder Betrachtungsweisen herausgearbeitet, sondern die konkrete Äußerung des Gesprächspartners wird in den Mittelpunkt gestellt, um anschließend ganz gezielt auf die für ihn wesentlichen Aspekte eingehen zu können, die in dieser Äußerung deutlich wurden. Auch braucht sich die Strategie nicht unbedingt auf sprachliche Äußerungen zu beschränken, sondern kann ebenso auf andere Verhaltensweisen, etwa eine Weglauftendenz, eingehen, um mehr über deren Hintergründe zu erfahren.

Die Strategie ist insbesondere für solche Gesprächskontexte gedacht, in denen es auf Details in der Äußerung - oder dem Verhalten - des Gesprächspartners ankommt. So ist es etwa bei einem Problemlösegespräch wichtig, vom Gesprächspartner vorgebrachte Einwände gegen einen eigenen Lösungsvorschlag möglichst genau zu erfassen, um konstruktiv darauf eingehen zu können. Besonders hilfreich kann die Strategie meiner Ansicht nach jedoch beim Umgang mit Wahnvorstellungen und Halluzinationen sein, um den Kern dieser Vorstellungen nachzuvollziehen und somit leichter beruhigend auf den Betroffenen einwirken zu können. In der nachfolgenden Klassifikation werde ich noch detaillierter auf diesen Aspekt eingehen.

Mögliche Intentionen
- sich zu vergewissern, den Gesprächspartner richtig verstanden zu haben. Dies kann z. B. bei einem Problemlösegespräch wichtig sein, bei dem es auf Details ankommt, die für den Gesprächspartner relevant sind. Es kann aber insbesondere auch dann hilfreich sein, wenn die Äußerung, z. B. aufgrund eines abrupten, unvorhersehbaren Themenwechsels, wie er bei Demenzerkrankten häufig vorkommt, zusammenhanglos und verworren erscheint. Dieses Problem wird von T11 geschildert, die ein solches Gesprächsverhalten als „Durcheinandersprechen" empfindet, dem sie nicht folgen kann. Da gerade Demenzerkrankte oft unter extremer Vergesslichkeit leiden, ist es sogar denkbar, dass für den Betroffenen nur das jeweils aktuelle Thema noch greifbar ist. Für diese Hypothese spricht auch die Wiederholungstendenz, bei der der Betroffene sofort wieder vergisst, dass er eine bestimmte Äußerung gerade erst gemacht hat. Bei einem abrupten Themenwechsel muss also der Gesprächspartner besonders flexibel sein, um dem Gesprächsverlauf noch folgen zu können. Ein detailliertes Eingehen auf die letzte Äußerung des Gesprächspartners kann ihm dabei helfen, dessen Gedankensprünge leichter nachzuvollziehen und sich auf das neue Thema einzustellen.
- Schutz vor Missverständnissen, z. B. dadurch, dass ein wichtiges Detail übersehen oder falsch verstanden wurde
- dem Gesprächspartner Aufmerksamkeit zu zeigen und ihm zu vermitteln, dass er ernst genommen wird. Dies kann z. B. bei einer Tendenz des Gesprächspartners zu Aggressivität helfen, aggressive Reaktionen zu vermeiden.
- den Kern der Äußerung, z. B. den konkreten Einwand gegen einen eigenen Lösungsvorschlag, nachvollziehen zu können
- in einer Äußerung, die mehrere verschiedene, ggf. sogar gegensätzliche, Aspekte gleichzeitig enthält, sicherzustellen, dass alle wichtigen Aspekte erfasst wurden. Rein sprachlich ist eine solche Äußerung oft an Konjunktionen wie „aber", „oder", „jedoch" etc. zu erkennen.
- den Kern einer Wahnvorstellung oder Halluzination des Gesprächspartners zu erkennen, um gezielter auf ihn eingehen und ihn ggf. beruhigen zu können. So könnte es z. B. bei einer Weglauftendenz hilfreich sein, den Gesprächspartner zu fragen, wohin er denn wollte, und dann gezielt auf diese Vorstellung einzugehen und sie zu widerlegen, um dadurch den Drang des Betroffenen zu hemmen. Auf die von T14 geschilderte Äußerung eines Betroffenen, jetzt in die Schule zu müssen, könnte die Pflegekraft dann z. B. erwidern, das brauche er nicht, weil gerade Ferien seien. In ähnlicher Weise verhält sich

auch T6 gegenüber der Bewohnerin mit dem Arbeitsdrang, der sie erklärt, sie habe gerade Pause. Ähnlich wie beim Themenwechsel ist es aufgrund der großen Vergesslichkeit des Betroffenen denkbar, dass er sich später nicht mehr an die jeweilige Vorstellung erinnert, ein solcher Zustand von Wahnvorstellungen also nur zeitweise auftritt. Deshalb könnte eine Strategie, die die Situation zunächst einmal für den Augenblick „entschärft", in vielen Fällen Erfolg haben.

Mögliche Wirkungen
- Schutz davor, am Gesprächspartner vorbeizureden
- der Gesprächspartner fühlt sich ernst genommen und respektiert und zeigt sich deshalb kooperativ
- das Hineinversetzen in den Gesprächspartner wird erleichtert
- die GesprächspartnerInnen nähern sich einander mehr an, wodurch sich auch eine engere Beziehung ergeben kann
- die Lösung von Problemen und Krisensituationen wird erleichtert, da alle wesentlichen Aspekte erfasst werden
- die Vorstellungen eines demenzerkrankten Gesprächspartners können leichter nachvollzogen werden; dadurch wird es einfacher, sich auf ihn einzustellen und auch einem abrupten Themenwechsel zu folgen. Denkbar wäre hier auch, dass es für den Betroffenen ganz bestimmte Themengebiete gibt, die für ihn wichtig sind und zwischen denen er häufig wechselt, die aber im Gespräch insgesamt immer wieder vorkommen, wie dies auch bei der Wiederholungstendenz der Fall ist. Dann wäre es nicht nur für ein bestimmtes Gespräch hilfreich, gezielt auf seine Äußerungen einzugehen, sondern könnte auch generell helfen, ihn besser kennen zu lernen und sich auch in nachfolgenden Gesprächen leichter auf ihn einstellen zu können.
- der Gesprächspartner erwirbt Sicherheit im Umgang mit Wahnvorstellungen und Halluzinationen, ein Punkt, der von T9 ausdrücklich als wünschenswert genannt wird

Mögliche Nachteile
Nachteilige Wirkungen auf den Gesprächspartner sind bei dieser Strategie nicht zu erwarten; sie ist vielmehr mit großer Empathie verbunden.

Gesprächskonstellation
Diese Strategie eignet sich aufgrund der sehr detaillierten Vorgehensweise besonders für das Einzelgespräch, ist aber auch in der Gruppe möglich, wobei dann, je nach Situation, entweder eine Konzentration auf einzelne Gruppenmitglieder erfolgen kann oder auf eine Äußerung eingegangen wird, die von den meisten oder allen Mitgliedern geteilt wird. In der

Regel wird sie von dem Gesprächspartner in der dominanten Position eingesetzt, also von der Pflegekraft gegenüber dem alten Menschen oder – etwa im Fall eines Konfliktgesprächs – gegenüber den Angehörigen, oder auch von der oder dem Vorgesetzten gegenüber MitarbeiterInnen bzw. von der erfahrenen Pflegekraft gegenüber einer BerufsanfängerIn, der oder dem sie Hilfestellung geben möchte.

Emotionale Beziehung zum Gesprächspartner

Auch hier ist jede Konstellation möglich. Bei einer guten Beziehung wird es in der Regel leichter fallen, detailliert auf die Äußerung des Gesprächspartners einzugehen; andererseits kann durch die annähernde Wirkungsweise dieser Strategie gerade eine angespannte Beziehung verbessert werden. Beim Umgang mit einem Demenzerkrankten ist es jedoch möglich, dass dieser Effekt aufgrund der großen Vergesslichkeit des Gesprächspartners nicht von Dauer ist, so dass dann in jedem nachfolgenden Gespräch wieder eine neue Annäherung hergestellt werden muss.

Emotionale Valenz des Gesprächskontextes

Der Gesprächskontext wird in der Regel zumindest vom Anwender der Strategie, oft aber auch von beiden Seiten, als negativ empfunden werden, etwa im Fall eines Krisengesprächs. Bei einer Wahnvorstellung ist es auch möglich, dass diese nur vom Anwender negativ gesehen wird, oft weniger ihres Inhalts als ihrer Auswirkungen wegen - etwa einer Wiederholungs- oder Weglauftendenz -, dass aber der Betroffene selbst seine Vorstellung als angenehm empfindet.

Reaktionsmöglichkeiten des Rezipienten

Der Gesprächspartner wird in der Regel mit Vertrauen reagieren und sich im Gespräch öffnen, da er sich ernst genommen und respektiert sieht. Aus diesem Grund lässt sich häufig auch eine aggressive Reaktion vermeiden oder abschwächen.

Bezug der Strategie zu den ermittelten Themenbereichen

Grundsätzlich eignet sich die Strategie für alle Situationen, in denen es darauf ankommt, gezielt auf den Gesprächspartner einzugehen und seine Äußerung im Detail zu erfassen:
- Konfliktsituationen im Kollegenteam
- Krisengespräche mit alten Menschen
- Krisengespräche mit Angehörigen
- Umgang mit Tabuthemen
- Umgang mit Menschen, die unter Depressionen oder Ängsten leiden
- Gruppenprozesse, um zu erkennen, wo genau die Schwierigkeiten liegen
- Umgang mit Schwerkranken und Sterbenden

- insbesondere auch, wie oben bereits dargelegt, für den Umgang mit Wahnvorstellungen und Halluzinationen

Weitere Anmerkungen
keine

Gesamtbewertung

Es handelt sich m. E. um eine sehr effektive Strategie, die viel dazu beitragen kann, in Problemsituationen eine „maßgeschneiderte" Lösung zu finden, die alle wichtigen Aspekte berücksichtigt. Daneben eignet sie sich aber auch sehr gut für den Umgang mit – oft demenzbedingten – abrupten Themensprüngen und Brüchen im Gesprächsverlauf, die auf den ersten Blick nur schwer nachvollziehbar erscheinen, vor dem Hintergrund der Perspektive des Gesprächspartners aber möglicherweise klarer werden. Auch beim Umgang mit Wahnvorstellungen und Halluzinationen lässt sie sich gut einsetzen, da sie dabei hilft, die diesen zugrunde liegende Kernvorstellung zu erfassen und somit leichter darauf eingehen zu können, sie etwa zu entkräften oder den Gesprächspartner auf andere Weise zu beruhigen. Hier ist allerdings zu beachten, dass dieser Einfluss aufgrund der extremen Vergesslichkeit vieler Demenzerkrankter nur vorübergehend wirksam ist. Andererseits ist es aus dem selben Grund aber auch denkbar, dass auch die Wahnvorstellung selbst nur einen vorübergehenden Zustand darstellt, an den sich der Betroffene bei der nächsten Begegnung nicht mehr erinnert.

III. Strategien, die sich insbesondere für problematische Situationen eignen

11.)   Selbstreflexion (genannt von T3, T9, T14 und T15)

Die Selbstreflexion, die sich insbesondere zur nachträglichen Aufarbeitung problematischer Situationen eignet, wird von mehreren meiner InterviewteilnehmerInnen aktiv eingesetzt und von ihnen als sehr hilfreich empfunden, wie in der Auswertung dieser Interviews bereits deutlich wurde. Das Ziel liegt dabei darin, sich eine konkrete Situation, etwa eine Krisensituation oder ein Konfliktgespräch, und das eigene Verhalten – kommunikatives Verhalten oder auch eine bestimmte Handlungsweise - in dieser Situation im nachhinein noch einmal genau vor Augen zu führen, also sich selbst zu reflektieren, um zu entscheiden, ob das eigene Verhalten tatsächlich optimal war oder ob es möglicherweise Handlungsalternativen – auch kommunikative - gegeben hätte, die den Umgang mit der jeweiligen Situation erleichtert oder zu einem günstigeren Verlauf geführt hätten. T3 etwa, die als Pflegedienstleiterin vor allem an Gespräche mit ihren MitarbeiterInnen denkt, fragt sich bei der nachträglichen Reflexion einer kritisch verlaufenen Kommunikationssituation, ob die Ursache für die aufgetretenen Schwierigkeiten eher in der Situation liegen, eher bei ihr selbst oder bei ihrem Gesprächspartner, oder ob mehrere Faktoren zusammenkommen. Die Selbstreflexion eignet sich ferner zur nachträglichen Klärung einer Situation, in der eigene Unsicherheit bestand. So wird sie z. B. von T9 dazu eingesetzt, sich eine konkrete Situation gewissermaßen selbst noch einmal zu erklären, in der sie sich unsicher oder überfordert fühlte, um auf diese Weise die Hintergründe und Ursachen dafür herauszufinden. Denkbar ist aber auch, die Selbstreflexion nicht im Hinblick auf konkrete Situationen einzusetzen, sondern den Umgang mit bestimmten Personen oder Personengruppen zu reflektieren. So könnte z. B. der Umgang mit einem bestimmten alten Menschen reflektiert werden, der aufgrund bestimmter Verhaltensweisen als „schwierig" empfunden wird, oder die Selbstreflexion könnte der Suche nach günstigen Kommunikationsstrategien für Konfliktgespräche mit Angehörigen oder mit KollegInnen dienen, so dass eher der Mensch als eine konkrete Situation in den Vordergrund gestellt wird.

Ein besonderes Merkmal der Selbstreflexion ist schließlich, dass sie nicht in der konkreten Situation selbst eingesetzt wird, wenn das reflektierte Problem gewissermaßen „akut" ist, sondern nachträglich. Durch diese zeitliche Distanz und die dabei meist auch entspanntere Atmosphäre – so betont etwa T9 ausdrücklich, sich für die Selbstreflexion noch einmal ausreichend Zeit zu nehmen - fällt es oft erheblich leichter, die Situation aus einem objektiveren Blickwinkel zu betrachten und wesentliche Aspekte und mögliche Handlungsalternativen zu erkennen.

Mögliche Intentionen
- eine als problematisch erlebte Situation aus zeitlicher Distanz zu betrachten, wenn mehr innerer Abstand besteht
- Aufarbeitung einer solchen Situation
- Erkennen wichtiger Aspekte einer konkreten Situation
- Erkennen von Ursachen für aufgetretene Probleme
- Suche nach günstigen bzw. optimalen Handlungsweisen, Handlungsalternativen oder kommunikativen Strategien in einer bestimmten Situation oder auch einer bestimmten Person oder Personengruppe gegenüber
- mentale Vorbereitung auf künftige, ähnliche Situationen

Mögliche Wirkungen
- Verringerung eigener Unsicherheit in Bezug auf die erlebte Situation
- durch die zeitliche Distanz fällt es leichter, eine kritische Situation objektiv zu betrachten
- die nachträgliche Bewältigung einer solchen Situation wird erleichtert
- Ängste vor einem erneuten Auftreten einer solchen Situation werden vermieden, verringert oder ganz abgebaut
- eine nachfolgende, ähnliche Situation wird leichter bewältigt
- die Wirkung einer bestimmten Verhaltensweise oder Kommunikationsstrategie kann leichter eingeschätzt werden

Mögliche Nachteile
Wie T9 andeutet, liegt eine mögliche Gefahr darin, die Fähigkeit zur Selbstreflexion mit zunehmender Routine in der betreffenden Situation zu verlieren. Diese lässt sich jedoch möglicherweise durch ein bewusstes Einstellen auf die jeweilige individuelle Situation, wie sie auch durch die vorangegangenen Strategien gefördert werden soll, verringern. Zudem wendet z. B. T3, die bereits seit über zehn Jahren in der Altenpflege tätig ist, also über große Routine verfügt, die Selbstreflexion trotzdem mit großem Erfolg an, ähnlich auch T14. Da ferner Gespräche sehr individuell sind und auch unterschiedliche GesprächspartnerInnen nicht immer gleich auf ein und dieselbe Strategie reagieren, erscheint mir die Gefahr, dass die Selbstreflexion durch einsetzende Routine verdrängt wird, generell nicht allzu groß. Größer ist vielleicht die Gefahr, dass die PflegerInnen aufgrund des oft enormen Drucks, unter dem sie besonders im Altenheim allgemein stehen, nicht mehr ausreichend Zeit für eine Selbstreflexion finden, so dass sie nicht dazu kommen, eine kritische Situation aufzubereiten, zumal dies eine entspannte Atmosphäre voraussetzt. Die mit einer konkreten Situation verbundene Belastung kann dann unter Umständen nur schwer verarbeitet werden. Hier könnte möglicherweise der oben bereits vorgeschlagene Erfahrungsaustausch mit KollegInnen eine gezielte Hilfestellung bieten.

Gesprächskonstellation
Die Selbstreflexion eignet sich grundsätzlich für jede Gesprächskonstellation; sie kann nach Gesprächen mit jedem denkbaren Gesprächspartner eingesetzt werden, zur Nachbereitung eines Einzel- oder eines Gruppengesprächs und sowohl vom dominanten Gesprächspartner als auch von demjenigen in der schwächeren Position.

Emotionale Beziehung zum Gesprächspartner
Auch hier ist jede Konstellation möglich. Bei einer positiven oder neutralen Beziehung – etwa zu den Angehörigen der HeimbewohnerInnen oder Tagesgäste – wird die

Selbstreflexion vor allem darauf zielen, diese zu erhalten, ggf. auch darauf, den Gesprächspartner in einem belastenden Gespräch zu schützen. Bei einer eher negativen Beziehung wird sie eher nach deren Ursachen fragen und ggf. danach, ob die Beziehung im Gespräch durch gezielte Strategien, etwa durch ein gezielteres Eingehen auf den Gesprächspartner und sein individuelles Verhalten, hätte verbessert werden können.

Emotionale Valenz des Gesprächskontextes
Die Selbstreflexion dient vor allem der Aufarbeitung belastender Situationen, also insbesondere von Krisen- oder Konfliktsituationen. Sie kann aber auch dazu genutzt werden, sich eine positive Situation und das eigene Verhalten, das sich günstig auf diese auswirkte, noch einmal nachträglich klar zu machen, um sich in Zukunft gezielt in ähnlicher Weise verhalten zu können.

Reaktionsmöglichkeiten des Rezipienten
Da es sich um eine Strategie handelt, die der Anwender allein durchführt, gibt es hier keinen Rezipienten im eigentlichen Sinne. Als „Rezipient" – der allerdings unterschiedliche Gesprächsrollen einnehmen kann – wäre hier der Gesprächspartner anzusehen, der an der betreffenden Situation mit beteiligt war und dessen jeweiliges Verhalten bei der Selbstreflexion berücksichtigt wird.

Bezug der Strategie zu den ermittelten Themenbereichen
Die Selbstreflexion eignet sich im Grunde für jede Gesprächssituation, besonders jedoch für solche Situationen, die vom Anwender bzw. seinem Gesprächspartner als schwierig oder als belastend erlebt werden. Demnach kann sie grundsätzlich bei allen genannten Themenbereichen eingesetzt werden, die sich direkt auf Kommunikation beziehen, insbesondere jedoch zur Aufarbeitung:
- von Konfliktgesprächen mit KollegInnen (genannt von T3)
- von Konfliktgesprächen mit alten Menschen oder mit deren Angehörigen
- von Gesprächen über Tabuthemen
- des Umgangs mit Demenzkranken
- des Umgangs mit depressiven Menschen oder Menschen mit Ängsten
- des Umgangs mit Sterbenden
- eines negativ verlaufenen Gruppenprozesses

Weitere Anmerkungen
Es besteht eine enge Wechselwirkung zwischen der Selbstreflexion und den übrigen Strategien, denn teilweise können diese Strategien gezielt als Handlungsalternativen herangezogen werden, teilweise aber auch ihrerseits durch die Selbstreflexion gefördert

werden. So kann sie z. B. das Hineinversetzen in den Gesprächspartner erleichtern, ggf. aber auch ihrerseits durch das Hineinversetzen unterstützt werden, um auf diese Weise z. B. zu erkennen, wie der Gesprächspartner sich in der konkreten Situation gefühlt haben könnte. Allgemein wird durch die Selbstreflexion somit die Fähigkeit zur Empathie unterstützt, was sich günstig auf jede Gesprächssituation und die Beziehung zum Gesprächspartner auswirken kann.

Gesamtbewertung

Die Selbstreflexion eignet sich besonders für die Aufarbeitung von Situationen, die als schwierig oder als belastend erlebt werden. Sie kann insbesondere dabei helfen, das eigene Verhalten in einer solchen Situation einzuschätzen, ggf. nach Alternativen zu suchen und auf diese Weise mit der Situation verbundene Unsicherheit oder auch Ängste zu verringern oder ganz abzubauen.

12.) Gedankliche Vorstrukturierung eines Gesprächs (eigene Überlegung)

Die gedankliche Vorstrukturierung eines Gesprächs stellt das Gegenstück zur Selbstreflexion dar; sie dient der Vorbereitung auf eine bestimmte Gesprächssituation oder ein konkretes Gespräch und kommt somit vorab zum Einsatz. Die Strategie besteht darin, sich eine künftige Gesprächssituation, von der der Anwender weiß, dass er in naher Zukunft damit konfrontiert wird, oder auch den Verlauf eines konkreten Gespräches so detailliert wie möglich vorzustellen. Es handelt sich gewissermaßen um eine „Trockenübung", bei der der Anwender sich gedanklich auf die erwartete Situation vorbereiten kann. Gerade bei Gesprächen, bei denen jemand Schwierigkeiten befürchtet, kann dies sehr hilfreich sein, um sich z. B. die genaue Art der Befürchtungen klar zu machen und nach Möglichkeiten zu suchen, mit denen später im eigentlichen Gespräch gezielt gegengesteuert werden kann, oder um sich eigene Intentionen bewusst zu machen und Möglichkeiten zu erkennen, mit denen sie im Gespräch umgesetzt werden können. So eignet sich die gedankliche Vorstrukturierung eines Gesprächs z. B. dazu, ein notwendiges Gespräch mit den Angehörigen eines Tagesgastes vorzubereiten, das von einer oder beiden Seiten als heikel empfunden wird, wie etwa das von T8 geschilderte Gespräch über eine nicht ausreichende häusliche Pflege. Wie an der Schilderung von T8 deutlich wurde, werden gerade hier oft Tabubereiche berührt, die ein besonders einfühlsames Gesprächsverhalten erfordern, um den Gesprächspartner nicht zu verletzen. Die Vorstrukturierung eines solchen Gesprächs kann dabei helfen, sich auf diese Situation einzustellen und ggf. sogar schon vorab nach einer angemessenen, einfühlsamen Formulierung zu suchen.

Die Vorstrukturierung kann aber auch über das eigene Gesprächsverhalten hinausgehen und das erwartete Verhalten des Gesprächspartners bereits mit berücksichtigen. Der Anwender kann sich z. B. eine erwartete Reaktion des Gesprächspartners auf eine eigene Äußerung, etwa einen Einwand auf einen Lösungsvorschlag, konkret ausmalen und bereits vorab darüber nachdenken, wie er damit am besten umgehen könnte. Er könnte z. B. nach weiteren Argumenten suchen oder sich vornehmen, bei Ablehnung des Vorschlags mehr über die Motive des Gesprächspartners zu erfahren, indem er gezielt die Aspekte herausarbeitet, die diesem wichtig sind.

Mögliche Intentionen
- gedankliche Einstellung auf ein Gespräch, das als schwierig eingeschätzt wird
- Auseinandersetzung mit der konkreten, späteren Realsituation und dem möglichen Verhalten des Gesprächspartners
- Prüfung eigener Verhaltensmöglichkeiten auf ihre Wirksamkeit hin und Suche nach besonders günstigen kommunikativen Verhaltensweisen
- Suche nach konkreten Formulierungen für das Ansprechen problematischer Sachverhalte, etwa bei Gesprächen über ein Tabuthema oder ein emotional besonders belastendes Thema. So könnte z. B. gezielt nach einer Formulierung gesucht werden, mit der den Angehörigen eines Heimbewohners die Nachricht von dessen bevorstehendem Tod so schonend wie möglich beigebracht werden kann.

Mögliche Wirkungen
- größere Sicherheit im späteren Umgang mit der Realsituation
- effektiverer Einsatz eigener kommunikativer Strategien
- Erweiterung der eigenen Perspektive durch Auseinandersetzung mit der vermuteten Sichtweise des Gesprächspartners, wodurch z. B. die Entdeckung neuer Gesichtspunkte möglich wird
- Argumentationen und Diskussionen, etwa im Kollegenkreis, werden erleichtert, weil der Anwender z. B. mögliche Einwände der GesprächspartnerInnen gegen seine Argumente bereits im Voraus betrachtet und eigene Reaktionsmöglichkeiten darauf finden kann
- die gesamte Situation wird aus der Sicht des Anwenders optimiert; er kann sie gewissermaßen zunächst in Ruhe betrachten, ohne sich vom realen Gesprächsablauf unter

Druck gesetzt zu fühlen - Verringerung bzw. Abbau von Ängsten durch Konkretisierung der späteren Realsituation, insbesondere durch Bewusstmachen dessen, was konkret befürchtet wird, und des bestmöglichen Umgangs damit - dadurch ist der Anwender im realen Gespräch dann oft in der Lage, gelassener und gezielter auf das Befürchtete zu reagieren
Mögliche Nachteile - eine falsche Einschätzung der Situation oder der Reaktion des Gesprächspartners ist möglich - wenn sich während des Gesprächs herausstellt, dass die gedankliche Vorstrukturierung oder ein Teil davon verworfen werden muss, erhöht dies oft wieder die Unsicherheit, da nun gewissermaßen „improvisiert" werden muss - besonders durch zu starke Fixierung auf mögliche Verhaltensweisen, Reaktionen oder Perspektiven des Gesprächspartners kann es zu Unterstellungen bestimmter Sicht- oder Verhaltensweisen kommen, wodurch dann im eigentlichen Gespräch das Wesentliche verfehlt wird - eine sehr enge Ausrichtung des eigenen kommunikativen Verhaltens am Gesprächspartner kann zu einer zu großen Anpassung führen, bei der eigene Intentionen und Perspektiven bereits von vornherein zurückgestellt werden, um z. B. befürchteten Streit zu vermeiden
Gesprächskonstellation Im Prinzip ist die gedankliche Vorstrukturierung bei jeder Gesprächskonstellation möglich. Einfacher wird sie häufig dann, wenn der Anwender sich seinem Gesprächspartner gegenüber in der stärkeren Position befindet, weil er dann oft den Ort und Zeitpunkt des Gespräches selbst wählen und diesen Aspekt bereits in die Planung mit aufnehmen kann. Dadurch hat er dann bei einem problematischen Gespräch oft bereits einen günstigeren Ausgangspunkt, weil er es z. B. vermeiden kann, ein solches Gespräch dann führen zu müssen, wenn er müde oder überlastet ist. Auch der Vertrautheitsgrad der GesprächsteilnehmerInnen spielt eine wichtige Rolle. Die gedankliche Planung wird wesentlich einfacher, wenn der Anwender und sein Gesprächspartner sich gut kennen, denn dann können insbesondere auch die Reaktionen des Partners leichter vorausgesagt werden. Gerade bei relativer Fremdheit der GesprächsteilnehmerInnen ist das Risiko besonders hoch, dass es zu einer falschen Einschätzung des Gesprächskontextes und damit zu den geschilderten möglichen negativen Auswirkungen kommt. Die Alterskonstellation spielt in diesem Zusammenhang kaum eine Rolle; entscheidender ist, dass der Anwender sich

möglichst gut auf den späteren Gesprächsverlauf einstellen kann. Ferner eignet sich die gedankliche Vorstrukturierung vor allem für das Zweiergespräch, denn je mehr GesprächsteilnehmerInnen es gibt, desto eher kann es zu unerwarteten Reaktionen eines Gesprächspartners kommen, was die Gesprächsplanung insgesamt schwieriger macht. Wenn jedoch bekannt ist, dass innerhalb einer Gruppensituation ein bestimmter Faktor, wie z. B. ein bestimmter Umstand, ein Gesprächsthema oder auch eine Konfrontation einzelner Gruppenmitglieder miteinander, leicht zu Schwierigkeiten führt, kann die Vorstrukturierung ggf. dabei helfen, diese Situation in Zukunft zu vermeiden.

Emotionale Beziehung zum Gesprächspartner

Auch hier ist jede Konstellation möglich. Als besonders hilfreich wird die gedankliche Vorstrukturierung möglicherweise dann empfunden, wenn die emotionale Beziehung zum Gesprächspartner als negativ eingeschätzt wird, da dann oft die Gefahr höher ist, dass es zum befürchteten ungünstigen Gesprächsablauf kommt. Die Vorstrukturierung kann dann dazu beitragen, diese Gefahr zu vermeiden. Gerade bei einer negativen Beziehung ist jedoch das Risiko von Unterstellungen besonders groß, wenn z. B. Vorbehalte gegen den späteren Gesprächspartner bestehen. Eine möglichst objektive Betrachtungsweise kann diese Gefahr oft vermeiden oder zumindest erheblich verringern.

Bei einer positiven emotionalen Relation wird die Vorstrukturierung möglicherweise besonders dann als günstig eingeschätzt, wenn es sich um ein Gespräch über ein Thema handelt, das einer oder mehrere der Beteiligten als problematisch empfinden. Hier dient die gedankliche Planung vor allem dazu, Verhaltensweisen zu finden, mit denen der Gesamtkontext möglichst objektiv behandelt und z. B. der Gesprächspartner oder auch der Anwender selbst vor einer zu starken emotionalen Belastung geschützt werden kann.

Emotionale Valenz des Gesprächskontextes

Die Vorstrukturierung kommt generell dann zur Anwendung, wenn der Gesprächskontext in irgendeiner Hinsicht als problematisch empfunden wird. Die befürchteten Schwierigkeiten können sich dabei neben der Beziehung zum Gesprächspartner auch auf das Thema selbst beziehen, z. B. wenn es sich um ein Konfliktgespräch bei einer an sich positiven Beziehung zwischen den Beteiligten handelt. Dann kann die Strategie dabei helfen, den befürchteten negativen Gesprächsverlauf zu vermeiden oder in Grenzen zu halten. Günstig ist die Vorstrukturierung z. B. auch dann, wenn für das spätere Gespräch bestimmtes Wissen hilfreich ist; so kann etwa Hintergrundwissen über die Biographie eines Heimbewohners oder Tagesgastes helfen, Zugang zu diesem zu finden oder ein persönliches Tabuthema zu vermeiden, wie in den Interviews mit T6 und T9 deutlich wurde. Dann dient die gedankliche

Vorstrukturierung vor allem der mentalen Einstellung auf den Gesprächspartner sowie der Aneignung des Hintergrundwissens. Insgesamt betrachtet, besitzt sie ein sehr weites Anwendungsfeld.

Reaktionsmöglichkeiten des Rezipienten

Dieses Kriterium greift hier nur indirekt, und zwar insofern, als der Anwender bei seiner Planung mögliche Reaktionen seines Gesprächspartners auf sein eigenes Verhalten mit berücksichtigt. Die tatsächliche Reaktion ist jedoch nicht sicher vorhersagbar, so dass der Anwender grundsätzlich eine gewisse Flexibilität beibehalten sollte.

Bezug der Strategie zu den ermittelten Themenbereichen

Die gedankliche Vorstrukturierung eignet sich besonders für solche Gespräche, von denen der Anwender vorab bereits weiß, dass er in naher Zukunft damit konfrontiert werden wird, und die sich deshalb bis zu einem gewissen Grad planen lassen. Zu denken ist dabei insbesondere an:

- Konfliktgespräche mit KollegInnen, alten Menschen oder deren Angehörigen
- Gespräche über Tabubereiche
- den Umgang mit eingeschränkter Kommunikationsfähigkeit, indem gezielt überlegt wird, wie dem Betroffenen effiziente Hilfestellung gegeben werden kann. Gerade hierbei kommt es sehr stark auf Individualität an, denn wie T10 darlegt, kann auch bei Menschen, die ein identisches Störungsbild zeigen, das individuelle Verhalten aufgrund der unterschiedlichen Persönlichkeiten sehr verschieden sein.
- den Umgang mit Menschen, die unter Depressionen oder Ängsten leiden. Wie T13 darlegt, suchen gerade depressive Menschen oft Hilfe im Gespräch; die gedankliche Vorstrukturierung könnte dabei helfen, sich generell auf solche Gespräche einzustellen und sich dabei vor emotionaler Belastung durch empfundene Hilflosigkeit zu schützen.
- Gespräche über den Tod oder den Umgang mit Sterbenden. Hier kann die Strategie vor allem dazu beitragen, eigene Berührungsängste abzubauen, wie sie in den Interviews mehrfach geschildert wurden, etwa von T4, T9 oder T10. Dabei steht dann also weniger die konkrete Gesprächsplanung im Vordergrund als vielmehr die mentale Vorbereitung auf die grundsätzlich mögliche Konfrontation mit dem Gesprächsthema „Tod und Sterben" oder die Begegnung mit einem Sterbenden.
- ggf. auch den Umgang mit ungünstig verlaufenen Gruppenprozessen, mit dem Ziel, diese künftig zu vermeiden. Dies ist immer dann möglich, wenn sich solche Prozesse auf eine klar erkennbare Ursache zurückführen lassen. Oft wird jedoch die eigentliche Ursache

nicht deutlich werden, wenn z. B. verborgene Motive mitwirken. In diesem Fall kann die Vorstrukturierung kaum Hilfe leisten, sondern es ist günstiger, sich jeweils individuell auf die konkrete Situation zu konzentrieren und den Konflikt „an Ort und Stelle" zu entschärfen.

Kaum geeignet ist die Vorstrukturierung hingegen für:

- den Umgang mit Demenzerkrankten, da deren Verhalten oft sehr wechselhaft ist, wie sich z. B. daran zeigt, dass sie oft unvermittelt das Gesprächsthema wechseln, oder wie an der Äußerung von T12 deutlich wird, sie seien „unberechenbar". Deshalb kann ihr Verhalten für eine Gesprächsvorbereitung nicht sicher genug vorausgesagt werden.
- eine eher offene Situation, in der sich Gespräche meist sehr spontan entwickeln, wie etwa im Fall einer zwanglosen Unterhaltung, da der Verlauf solcher Gespräche eng mit der individuellen Situation, dem Umfeld und der gesamten Atmosphäre verbunden ist und daher kaum vorausgesagt werden kann. Allenfalls könnte der Anwender allgemein beschließen, sich auf konkrete Strategien zu konzentrieren, die geeignet sind, einen positiven Gesprächsverlauf zu fördern, und ggf. solche kommunikativen Strategien, die sich nach seiner Erfahrung eher ungünstig ausgewirkt haben, oder auch bestimmte Gesprächsthemen in künftigen Gesprächen zu vermeiden. Hier besteht dann wiederum ein enger Bezug zur Selbstreflexion, um aufgrund der eigenen bisherigen Erfahrung solche Strategien leichter zu finden.

Weitere Anmerkungen

1.) Da die Gefahr der falschen Einschätzung insbesondere bei Gesprächen mit weniger vertrauten Personen oft groß ist, was die Unsicherheit erhöhen kann, ist es oft hilfreich, für solche Fälle mehrere Verhaltensalternativen zu entwickeln, aus denen dann je nach dem tatsächlichen Gesprächsverlauf eine Alternative ausgewählt wird.
2.) Um das Risiko falscher Einschätzungen möglichst gering zu halten, sollte die Vorstrukturierung zunächst für solche Gespräche eingeübt werden, deren Verlauf relativ gut vorhersehbar ist, z. B. Gespräche mit einem bekannten Partner bzw. in einer vertrauten Situation. Später, wenn der Anwender bereits eine gewisse Sicherheit bei der gedanklichen Vorstrukturierung erworben hat, kann sie auch zur Planung weniger gut vorhersehbarer Gesprächsverläufe eingesetzt werden.
3.) Der Schwerpunkt sollte bei der gedanklichen Planung auf der Betrachtung eigener möglicher Verhaltensweisen liegen, da das Verhalten des Gesprächspartners nie

> vollständig vorhersagbar ist und es daher oft günstiger ist, sich auf die eigene Reaktion auf verschiedene mögliche Verhaltensweisen des Partners zu konzentrieren.
> *Gesamtbewertung des Elements*
> Insgesamt betrachtet, ist die gedankliche Vorstrukturierung eines Gespräches ein wirkungsvolles Mittel, um eigene Unsicherheit abzubauen oder zu verringern und sich auf den möglichen Gesprächsverlauf, insbesondere auf befürchtete Schwierigkeiten, einzustellen. Der Planende sollte jedoch flexibel bleiben und immer mehrere alternative Verhaltensweisen ins Auge fassen, um nicht später durch eine unvorhergesehene Reaktion seines Gesprächspartners und damit einen veränderten Gesprächsverlauf verunsichert zu werden. Zudem wird auf diese Weise die Gefahr verringert, dass es aufgrund einer relativ starren Sichtweise z. B. zu ungerechtfertigten Unterstellungen kommt, die dann eine problematische Situation ggf. noch verstärken können.

13.) Suche nach einem Kompromiss (Quelle: Allhoff & Allhoff, 1989)

Die Suche nach einem Kompromiss bietet sich bei allen Gesprächen an, die der Lösung von Problemen oder Konflikten dienen und bei denen unterschiedliche Interessen miteinander konkurrieren. Die Grundlage eines möglichen Kompromisses ist die Gegenüberstellung und das Abwägen der Interessen aller Personen, die an dem Konflikt beteiligt sind. Diese Strategie eignet sich somit z. B. für Konfliktlösungsgespräche unter KollegInnen oder mit Angehörigen von Tagesgästen, bei denen deren Interessen – etwa noch ausreichend Zeit für sich selbst zu haben, um neue Kraft zu schöpfen – gegen die Interessen des alten Menschen abgewägt werden müssen, um eine Lösung zu finden. Die Interessen der am Konflikt Beteiligten sollen dabei so weit wie möglich einander angenähert und in der schließlich erarbeiteten Lösung miteinander verbunden werden, so dass diese Lösung allen Beteiligten gerecht wird. Dadurch wird dann wiederum die Wahrscheinlichkeit erhöht, dass die gefundene Lösung von allen Betroffenen akzeptiert wird, so dass sie anschließend tatsächlich umgesetzt werden kann.

> *Mögliche Intentionen*
> - Integration aller Beteiligten in den Lösungsfindungsprozess
> - Vergleich der Interessen aller Beteiligten miteinander und Gegenüberstellung der für jeden Einzelnen wichtigen Aspekte

- Vereinbarung unterschiedlicher Sichtweisen miteinander, soweit möglich
- Vermeidung eines tiefer gehenden Konfliktes, der entstehen könnte, wenn keine Einigung erzielt wird
- Vorbereitung der endgültigen Lösungsfindung, die mit der Akzeptanz des gefundenen Kompromisses durch alle Beteiligten abgeschlossen ist

Mögliche Wirkungen
- Auseinandersetzung mit allen für die Beteiligten wesentlichen Aspekten des Problems sowie mit den Interessen aller Betroffenen
- dadurch können sich neue Aspekte ergeben, die vorher noch nicht erkannt wurden
- jedem an dem Konfliktgespräch Beteiligten wird vermittelt, mit seiner speziellen Sichtweise ernst genommen zu werden, was sich wiederum positiv auf den Prozess der Lösungsfindung auswirkt; die Beteiligten wirken dann konstruktiver zusammen
- die Suche nach Kompromissen erfordert ein Abwägen der einzelnen Perspektiven und Gesichtspunkte, was das Gespräch insgesamt auf eine sachlichere Ebene bringt
- dies wiederum ermöglicht mehr Objektivität bei der Lösungsfindung; eine starke Emotionalisierung, die sich gerade bei Konfliktgesprächen negativ auf den gesamten Kontext auswirken könnte, z. B. Streit begünstigen könnte, wird vermieden

Mögliche Nachteile
- oft ist es nicht möglich, einen Kompromiss zu finden, der wirklich allen vorhandenen Interessen gerecht wird; es kann vorkommen, dass trotz des Kompromisses Abstriche in Kauf genommen werden müssen, möglicherweise auch bei solchen Gesichtspunkten, die der Anwender selbst als wesentlich betrachtet
- die Suche nach Kompromissen kann ungünstig sein, wenn jemand ohnehin dazu neigt, seinen Standpunkt relativ leicht aufzugeben, um weitere Konflikte zu vermeiden. Diese Haltung könnte ggf. weiter verstärkt werden, so dass die betreffende Person sich von vornherein stärker auf die Interessen ihrer GesprächspartnerInnen konzentriert als auf die eigenen, und dadurch unter Umständen eigene Nachteile hat.
- andererseits kann auch ein zu starkes Beharren auf dem eigenen Standpunkt hinderlich sein, da es eine Kooperation mit den GesprächspartnerInnen erschwert

Gesprächskonstellation
Die Suche nach Kompromissen ist generell bei jeder Gesprächskonstellation möglich, sowohl bei Gesprächen zwischen Angehörigen unterschiedlicher Generationen als auch zwischen AltersgenossInnen und bei vertrauten oder wenig miteinander bekannten GesprächspartnerInnen. Somit kann sie sowohl in Gesprächen mit HeimbewohnerInnen bzw.

Tagesgästen als auch mit den Angehörigen oder in Gesprächen der PflegerInnen untereinander eingesetzt werden. Ebenso kann sie sowohl von dem Gesprächspartner in der stärkeren Position als auch von einem ihm untergeordneten Gesprächspartner, etwa einer Mitarbeiterin oder einem Mitarbeiter im Gespräch mit einer oder einem Vorgesetzten, ausgehen. Sie wird jedoch in der Regel eher vom dominanten Gesprächspartner eingesetzt werden, weil dieser meist die Steuerung des Gespräches übernimmt.

Emotionale Beziehung zum Gesprächspartner

Die Suche nach einem Kompromiss ist bei jeder Art von emotionaler Beziehung zwischen den GesprächsteilnehmerInnen möglich. Gerade bei einer belasteten Beziehung bietet sie sich an, weil sie viel zu einer Annäherung unterschiedlicher Interessen sowie zu einer objektiveren Betrachtungsweise beitragen kann und somit die emotionale Komponente weniger zum Tragen kommt. Durch die Verbindung der verschiedenen Interessen kann zugleich bestehende Distanz verringert werden, so dass ein Kompromiss auch zu einer Entspannung der Beziehung beitragen kann. Gerade in einer solchen Situation ist es jedoch hilfreich, nicht zu stark den eigenen Standpunkt zu fixieren, um die angespannte Beziehung nicht noch stärker zu belasten.

Emotionale Valenz des Gesprächskontextes

Die Strategie wird bei Konfliktgesprächen eingesetzt, also bei Gesprächen, die zunächst einmal negative Valenz besitzen. Durch die Vereinbarung der unterschiedlichen Interessen und Ziele trägt sie jedoch nicht nur zu einer Annäherung der GesprächspartnerInnen, sondern durch die häufig objektivere Sichtweise auch zu einer Entspannung der Gesamtsituation bei, so dass sie sich insgesamt positiv auf den Kontext auswirken kann. Zudem macht sie die Einstellung deutlich, tatsächlich auf den Gesprächspartner und seine Interessen einzugehen und ihm nicht eine Lösung aufzudrängen, was in der Regel als angenehm empfunden wird.

Reaktionsmöglichkeiten des Rezipienten

Der Rezipient kann auf den vorgeschlagenen Kompromiss eingehen, ihn aber auch ablehnen oder weitere Aspekte einbringen, die seiner Ansicht nach eine Rolle spielen. Je mehr unterschiedliche Faktoren berücksichtigt werden, desto größer ist die Chance, auf dieser Grundlage eine Lösung zu erarbeiten, die für alle Beteiligten unter den gegebenen Umständen optimal ist. Dagegen kann ein Kompromiss leicht scheitern, wenn einer der Betroffenen sich nicht daran beteiligt oder sich als unkooperativ erweist. Ein Kompromiss wird von allen Beteiligten gemeinsam erarbeitet, wobei jeder die gleichen Möglichkeiten haben sollte, zur Lösungsfindung beizutragen.

Bezug der Strategie zu den ermittelten Themenbereichen
Da sich die Suche nach einem Kompromiss für Konfliktsituationen jeder Art eignet, kommt sie insbesondere für folgende von meinen InterviewpartnerInnen genannten Situationen in Frage:

- Konfliktgespräche mit alten Menschen, deren Angehörigen oder mit KollegInnen. Dabei kann der Konflikt sowohl auf der Beziehungsebene liegen als auch sich auf äußere Umstände beziehen. Ein Kompromiss könnte z. B. darin bestehen, dass jemand, der aufgrund von Orientierungsstörungen nicht mehr in der Lage ist, allein spazieren zu gehen, aber den Wunsch danach hat, von einer Pflegekraft begleitet wird, oder dass ein Angehöriger eines Tagesgastes, der sich durch die häusliche Pflege überfordert fühlt, den alten Menschen aber nicht ins Heim geben möchte, sich professionelle Hilfe von außen holt oder den Aufenthalt in der Tagespflege erweitert. In diesem Fall muss also das eigentliche Ziel – spazieren zu gehen bzw. selbst für den alten Menschen zu sorgen – trotz belastender Umstände nicht aufgegeben werden, sondern es wird nur so weit eingeschränkt, dass es mit diesen Umständen besser vereinbar ist.
- Umgang mit Demenzerkrankten, insbesondere dann, wenn sie auf etwas beharren, das zum gegenwärtigen Zeitpunkt oder generell nicht durchführbar ist, wie z. B., gerade in Stoßzeiten wie der Essensausgabe in den Garten gebracht zu werden. Der Kompromiss würde dann einfach darin bestehen, dies auf einen späteren, günstigeren Zeitpunkt zu verschieben und diese Notwendigkeit dem Betroffenen klar zu machen. Da dann das Ziel des Betroffenen nicht aufgegeben, sondern lediglich verschoben wird, wird dieser sich häufig einverstanden zeigen, während eine Lösung, die seine Interessen und Wünsche nicht berücksichtigt – also z. B. das einfache Ablehnen des Wunsches –, leicht zu Widerstand führen könnte. Somit kann die Suche nach einem Kompromiss zugleich eine beruhigende Wirkung ausüben und helfen, Aggressionen zu vermeiden.
- Gruppenprozesse. Gerade hier bietet sich die Suche nach einem Kompromiss oft an, da es bei größeren Gruppen – in einer Tagespflege etwa werden ca. 10 bis 12 Menschen in einer Gruppe betreut – besonders leicht zu Interessenskonflikten der einzelnen Gruppenmitglieder kommt, die dann möglicherweise nur zum Teil in Einklang gebracht werden können. Gerade hier ist es wichtig, nicht einzelne Mitglieder und ihre Interessen zu bevorzugen, sondern so weit wie möglich allen gerecht zu werden, um eine Lösung zu finden, die für alle Mitglieder der Gruppe akzeptabel ist. Ein solcher Kompromiss kann dann z. B. auch so aussehen, dass die Gruppe in sich geteilt wird und mehrere

Kleingruppen gebildet werden, die jeweils Aktivitäten unterschiedlicher Schweregrade durchführen, die an die individuellen Fähigkeiten des Einzelnen angepasst sind, wie T12 dies berichtet.

Weitere Anmerkungen
- alle an dem Konflikt Beteiligten sollten tatsächlich während des Gesprächs anwesend sein, so dass bei der Festlegung des Kompromisses niemand ausgeschlossen wird
- es sollte gewährleistet sein, dass die gefundene Lösung wirklich alle wesentlichen Aspekte berücksichtigt; wenn sich herausstellt, dass dies nicht der Fall ist, ist es günstiger, den Kompromiss noch einmal zu überarbeiten
- die Suche nach Kompromissen kann durch eine zu starke Fixierung auf die eigene Perspektive oder auf die Perspektive des Gesprächspartners erschwert werden, da dann jeweils die Interessen einer Seite vernachlässigt werden. Wenn die eigenen Interessen zu stark im Vordergrund stehen, kann die Vereinbarung unterschiedlicher Interessen erschwert werden; werden sie vernachlässigt, kann dies zu Unzufriedenheit mit der gefundenen Lösung führen, weil die Aspekte, die für den Anwender selbst wesentlich sind, nicht genügend berücksichtigt wurden.

Gesamtbewertung
Insgesamt stellt die Suche nach einem Kompromiss eine sehr wirkungsvolle Strategie dar, um einen bestehenden Konflikt zu lösen, bei dem es konkurrierende Interessen gibt. Es sollten jedoch möglichst viele dieser Interessen tatsächlich in Erwägung gezogen werden, damit die Lösung für alle Beteiligten günstig ist. Alle Interessen mit einzubeziehen, ist oft nicht möglich; je mehr von ihnen jedoch berücksichtigt werden, um so höher ist die Chance, eine brauchbare Lösung zu finden, die anschließend tatsächlich umgesetzt wird, und den Konflikt nicht nur durch eine vordergründige Lösung zu verschleiern, die dann von einigen der Betroffenen als unbefriedigend empfunden wird.

14.)   Abschwächung (genannt von T8)

Es handelt sich um eine Strategie, die die Vermeidung der direkten Äußerung sehr heikler oder negativer Aspekte bzw. Sachverhalte ermöglichen soll und sich deshalb insbesondere für Gespräche über Tabubereiche oder andere Themen eignet, die besonders belastend sind. Auch wenn solche Bereiche, wie z. B. Gespräche über den Tod oder über die Körperpflege, oft vom Gesprächspartner oder auch vom Anwender selbst möglichst vermieden werden, sind sie doch mitunter notwendig. Bei der Abschwächung werden dann solche Aspekte im Gespräch zwar offen angesprochen, aber auf eine eher indirekte Weise, z. B. durch eine bestimmte Formulierung oder Wortwahl, die den Sachverhalt umschreibt und eine allzu direkte Bezeichnung vermeidet, so dass eine unmittelbare Konfrontation mit den negativen Aspekten vermieden wird (z. B. „heimgehen" oder „einschlafen" für „sterben", „das kann ich nicht ganz teilen" statt „damit bin ich überhaupt nicht einverstanden" etc.). Diese Strategie wird auch von T8 beschrieben, als sie Gespräche mit Angehörigen schildert, die so intime Bereiche wie die Körperpflege zum Thema haben und deshalb oft von beiden Seiten als heikel empfunden werden. T8 setzt hier oft die Abschwächung ein, um die Angehörigen vor einer allzu direkten Konfrontation mit Aspekten zu schützen, die ihnen peinlich sind, wie etwa eine nicht ausreichende Inkontinenzversorgung. Auf diese Weise gelingt es ihr dann, die oft von beiden Seiten als extrem schwierig empfundene Gesprächssituation zu erleichtern, so dass eine konstruktive Auseinandersetzung mit dem Tabubereich möglich wird.

Mögliche Intentionen
- Vermeidung einer allzu direkten Konfrontation mit einem als sehr negativ empfundenen Umstand oder Tabubereich, um den Gesprächspartner oder auch sich selbst vor zu großer seelischer Belastung zu schützen
- Vermeidung von Abwehrreaktionen beim Gesprächspartner durch eine zu direkte Konfrontation mit dem Tabuthema
- Vermeidung von Ängsten oder anderen negativen Emotionen, die durch eine direkte Konfrontation mit dem Tabuthema ausgelöst oder verstärkt werden könnten. Z. B. ist das Thema „Tod" in unserer Gesellschaft dermaßen tabuisiert, dass unter Umständen schon das direkte Aussprechen des Wortes „sterben" ausreichen könnte, beim Gesprächspartner Trauer oder Ängste auszulösen, wenn dieser sich bereits in einer angespannten Situation befindet. In diesem Fall ist es dann möglicherweise günstiger, umschreibend von „heimgehen" oder „einschlafen" zu sprechen.
- Milderung von Kritik, z. B. beim Hinweis auf eine nicht ausreichende häusliche Pflege
- Verhinderung einer negativen Emotionalisierung des Gesprächs
- Vermeidung oder Entschärfung eines Konflikts, z. B. einer aggressiven Reaktion des Gesprächspartners

Mögliche Wirkungen
- angemessener, würdevoller Umgang mit einem Tabuthema

- Schutz des Rezipienten vor zu großer seelischer Belastung, indem sehr negative Inferenzen und Assoziationen, die oft mit einer direkten Formulierung verbunden sind, unterdrückt werden
- Erleichterung der gesamten Gesprächssituation, die oft bereits aufgrund des tabubehafteten Themas vom Anwender und seinem Gesprächspartner als sehr heikel und schwierig empfunden wird, dadurch:
- Erleichterung des offenen Sprechens über ein Tabuthema
- dadurch wird bei einem Problemgespräch die Suche nach einer Lösung erleichtert

Mögliche Nachteile
- die Abschwächung kann, etwa bei einem Konfliktgespräch, wie eine Flucht wirken oder vom Rezipienten als Euphemismus empfunden werden, weshalb sie sich tatsächlich auf belastende Themen beschränken sollte, wo diese Gefahr kaum besteht
- beim Rezipienten können falsche Vorstellungen ausgelöst werden; z. B. können falsche Hoffnungen geweckt werden, wenn eine klare Ablehnung so abgeschwächt wird, dass Zustimmung unter bestimmten Umständen doch noch möglich scheint

Gesprächskonstellation

Die Abschwächung ist grundsätzlich in jeder Gesprächskonstellation möglich; sie wird eher durch das Gesprächsthema bestimmt als durch die äußere Konstellation. Oft wird sie zuerst von dem Gesprächspartner in der dominanten Position eingesetzt, wie etwa von der Pflegekraft gegenüber einem alten Menschen oder dessen Angehörigen, um diese vor seelischer Belastung zu schützen. Geht sie dagegen zuerst von dem Teilnehmer in der schwächeren Position aus, so kann dies darauf hindeuten, dass er sich vom Gesprächsthema überfordert fühlt und deshalb eine besonders behutsame Haltung ihm gegenüber eingenommen werden muss. Die Abschwächung wird ferner eher in solchen Gesprächen eingesetzt, in denen die TeilnehmerInnen sich nur wenig oder noch gar nicht kennen, weil es hier besonders schwierig ist, die Reaktionen des Gesprächspartners bei der Konfrontation mit einem belastenden Thema und den Gesprächsverlauf einzuschätzen. Sie kann aber auch unter vertrauten GesprächspartnerInnen eingesetzt werden, etwa dann, wenn das Gesprächsthema von einem oder mehreren von ihnen als ganz besonders belastend empfunden wird.

Emotionale Beziehung zum Gesprächspartner

Auch hier gibt es keine Beschränkung; die Abschwächung kann in jeder Konstellation eingesetzt werden. Besonders hilfreich ist sie oft dann, wenn der emotionale Verlauf des Gesprächs nur schwer abschätzbar ist. Dies kann bei einer eher schlechten Beziehung oder auch bei einer neutralen Beziehung der Fall sein, weil dann die Reaktion des

Gesprächspartners in einer extremen Situation, in der die Abschwächung hauptsächlich eingesetzt werden sollte, schwieriger abzuschätzen ist als bei einer guten Beziehung, die von Offenheit und Vertrauen geprägt ist.

Emotionale Valenz des Gesprächskontextes
Die Abschwächung wird vor allem bei Gesprächen eingesetzt, die als belastend erlebt werden, wie etwa solchen über einen Tabubereich oder auch ein Krisengespräch, bei dem ein offenes Ausbrechen eines Konflikts, etwa eines Streits, vermieden werden soll.

Reaktionsmöglichkeiten des Rezipienten
Die Abschwächung deutet darauf hin, dass das Gespräch vom Anwender bzw. von beiden Seiten als problematisch empfunden wird. Der Rezipient wird deshalb in der Regel darauf eingehen; wie T8 schildert, empfinden viele Angehörige von Tagesgästen die durch die Abschwächung erleichterte Gesprächssituation als sehr hilfreich. Oft haben sie selbst das Bedürfnis, solche heiklen Themen anzusprechen, um Hilfe zu suchen, trauen sich jedoch von sich aus nicht und sind erleichtert über die Möglichkeit, Tabuthemen oder andere belastende Themen in einer entspannten Atmosphäre ansprechen zu können. Die Abschwächung kann somit auch dazu beitragen, eine Vertrauensbeziehung aufzubauen, in der dann offen über solche Themen gesprochen werden kann, so dass eine konstruktive Problemlösung möglich wird. Wenn der Rezipient jedoch im Gegensatz zum Produzenten das Gesprächsthema nicht als schwierig empfindet, ist es generell auch denkbar, dass er von sich aus diejenigen Aspekte offen anspricht, die abgeschwächt werden sollen. Dann wird grundsätzlich auch eine direkte Auseinandersetzung mit den betreffenden Aspekten möglich, was z. B. eine Lösungsfindung erleichtern kann.

Bezug der Strategie zu den ermittelten Themenbereichen
Wie bereits mehrfach dargelegt wurde, eignet sich die Abschwächung vor allem für Gespräche über Tabubereiche oder andere belastende Themen, wobei keine Einschränkung auf einen bestimmten Gesprächspartner besteht. Sie eignet sich also sowohl für Gespräche von PflegerInnen mit alten Menschen oder deren Angehörigen als auch für Gespräche der KollegInnen untereinander, und zwar insbesondere in folgenden Bereichen:

- Konfliktgespräche (bedingt, vgl. das Kriterium *Mögliche Nachteile*)
- Gespräche über Tabuthemen oder andere belastende Themen, insbesondere
- Gespräche über den Tod
- Umgang mit Demenzerkrankten (um z. B. die Ablehnung eines momentan nicht möglichen Anliegens abzuschwächen, wenn bei direkter Ablehnung die Gefahr einer

aggressiven Reaktion bestände)
- Umgang mit depressiven Menschen, um die Depression nicht durch ein zu direktes Ansprechen der belastenden Aspekte zu verstärken, ähnlich auch:
- Umgang mit Menschen, die unter Ängsten leiden
- Umgang mit Sterbenden
Weitere Anmerkungen
keine
Gesamtbewertung
Die Abschwächung kann insbesondere in Gesprächen über belastende Themen wie z. B. Tabuthemen, aber auch in Konfliktgesprächen hilfreich sein, um bestimmte Aspekte auszuklammern, die den Gesprächspartner in direkter Form belasten oder verletzen könnten, oder um den Anwender selbst seelisch zu schützen. Sie sollte sich jedoch auf solche schwierigen Gespräche beschränken, da sie andernfalls als Fluchtverhalten oder Euphemismus aufgefasst werden und so die Situation eher noch verschärfen könnte.

15.) Vermeidung bestimmter Themenbereiche oder Aspekte im Gespräch (Quelle: van Dijk, 1987)

Im Gegensatz zur Abschwächung wird bei dieser Strategie das belastende Gesprächsthema als derart problematisch betrachtet, dass es nach Möglichkeit ganz vermieden oder aber, wenn es doch zur Sprache kommt – wenn es etwa vom Gesprächspartner angeschnitten wird -, eine weitergehende Elaboration gehemmt wird. Auf diese Weise soll ein negativer Gesprächsverlauf bzw. eine emotionale Belastung des Gesprächspartners oder des Anwenders selbst verhindert werden. Die Vermeidung kann z. B. dadurch zustande kommen, dass der Produzent das jeweilige Thema, oft ein Tabuthema, von vornherein umgeht, dass er nur relativ irrelevante Aspekte anspricht, um eine Auseinandersetzung mit emotional belastenden Aspekten zu verhindern, oder dass er gezielt einen Themenwechsel herbeiführt, um eine weitergehende Elaboration eines belastenden Themas zu vermeiden. Diese Strategie bezieht sich somit nicht auf eine ganz konkrete Verhaltensweise, sondern umfasst eher ein Bündel möglicher Verhaltensweisen, die dazu dienen, die Auseinandersetzung mit einem belastenden Thema oder Themenaspekt im Gespräch zu vermeiden. Sie stellt gewissermaßen eine Steigerung der Abschwächung dar, bei der das fragliche Thema in abgemilderter Form noch angesprochen werden kann, während es nun vollständig unterdrückt wird.

Mögliche Intentionen
- Schutz des Rezipienten, aber ggf. auch des Produzenten selbst, vor zu großer emotionaler Belastung. Diese Haltung zeigt sich z. B. bei T11, der es aus persönlichen Gründen besonders schwer fällt, mit den Tagesgästen in ihrer Einrichtung über das Thema Tod zu sprechen. Weil sie erst vor kurzer Zeit ihren Vater verloren hat, gehen ihr solche Gespräche ganz besonders nahe, weshalb sie ihnen nach Möglichkeit aus dem Weg geht. Die Vermeidung dient hier also in erster Linie ihrem eigenen Schutz, weniger dem Schutz der Tagesgäste, die nach ihrer Erfahrung oft in der Lage sind, recht offen mit diesem Thema umzugehen, und sogar das Gespräch darüber suchen.
- Vermeidung von Streit, indem solche Bereiche und Gesichtspunkte ausgeklammert werden, in denen die Einstellungen der GesprächspartnerInnen kontrovers sind. So berichtet z. B. T7, dass es bei der morgendlichen Zeitungsrunde immer wieder zu Meinungsverschiedenheiten der Tagesgäste kommt, die dann auch zu Streitigkeiten führen können. Hier könnte also ggf. die Vermeidung eingesetzt werden, indem der Schwerpunkt auf ein anderes Gesprächsthema, etwa einen neuen Zeitungsartikel über ein anderes Thema, gelenkt wird, sobald sich Anzeichen für beginnende Streitigkeiten zeigen.
- Vermeidung einer aggressiven Reaktion eines Demenzerkrankten

Mögliche Wirkungen
- Umgehung des betreffenden Gesprächsthemas; entweder durch völlige Vermeidung oder durch Ablenkung
- das Gespräch wird auf einer allgemeineren, neutraleren Ebene gehalten, die als unproblematisch empfunden wird. Dies kann ggf. auch eine betont sachliche Ebene sein, wie sich am Beispiel von T3 zeigt, die ein Konfliktgespräch mit ihren MitarbeiterInnen bei zu starker Emotionalisierung zunächst verschiebt, um es später auf sachlicherer Ebene weiterzuführen. Auch dies ist eine Form der Vermeidung, weil hier das gesamte Konfliktgespräch zunächst einmal völlig abgebrochen und auf einen günstigeren Zeitpunkt verschoben wird, wenn die Gesprächsatmosphäre entspannter ist.
- die Aufmerksamkeit der GesprächsteilnehmerInnen wird auf andere Themen oder Aspekte gelenkt
- die Gesprächsatmosphäre wird durch den negativen Themenbereich nicht oder weit geringfügiger belastet als bei direkter Auseinandersetzung damit; sie ist insgesamt entspannter
- der Anwender fühlt sich in problematischen Gesprächssituationen oft sicherer, wenn er die Möglichkeit hat, ggf. eine zu starke emotionale Belastung zu verhindern. So ist es

denkbar, dass Gespräche über heikle Themen wesentlich leichter fallen, wenn der Anwender vorher weiß, dass er ggf. durch Vermeidung bestimmte Aspekte ausklammern kann, die ihn selbst oder den Gesprächspartner besonders belasten würden. Er kann dann gelassener an solche Gespräche herangehen.

Mögliche Nachteile
- wenn die Vermeidungsstrategie vom Gesprächspartner bemerkt wird, besteht die Gefahr, dass sie als Fluchtverhalten interpretiert wird
- dies kann im Extremfall dazu führen, dass er den Anwender nicht mehr als „vollwertigen" Gesprächspartner ansieht, weil er mit ihm über ein ihm persönlich wichtiges Thema nicht sprechen kann
- es ist auch denkbar, dass der Gesprächspartner gerade die Vermeidung bestimmter Gesprächsthemen als belastend empfindet, besonders dann, wenn er selbst sich bereits intensiv damit auseinandergesetzt hat; dies könnte etwa bei alten Menschen der Fall sein, die ein offenes Gespräch über Sterben und Tod suchen
- bestimmte, möglicherweise bedeutsame Aspekte werden verdrängt
- dies kann sich unter Umständen ungünstig auf den weiteren Gesprächsverlauf auswirken, etwa bei einem Problemlösegespräch, wo dann solche verdrängten Aspekte nicht in den Lösungsfindungsprozess mit einfließen können. Je bedeutsamer sie für das eigentliche Problem sind, desto größer ist also die Gefahr, dass die gefundene Lösung am tatsächlichen Kern des Problems oder den Bedürfnissen der Betroffenen vorbeigeht.

Gesprächskonstellation
Die Vermeidung wird in Verbindung mit besonders belastenden Themen, oft Tabuthemen, eingesetzt; sie wird also eher vom Gesprächsthema als vom Gesprächspartner bestimmt, so dass sie sowohl bei einem bekannten Gesprächspartner als auch bei einem relativ fremden zum Einsatz kommt. Wenn der Gesprächspartner vertraut ist, ist es jedoch oft wesentlich einfacher, zu entscheiden, ob und bei welchen Themen eine Vermeidung sinnvoll ist. So fällt es z. B. manchen alten Menschen relativ leicht, über das Tabuthema „Tod" zu sprechen, so dass eine Vermeidung hier oft nicht angebracht ist. Umgekehrt kann es Themen geben, die nur für den Betroffenen selbst ein Tabu sind, wie an dem von T9 geschilderten Beispiel der kinderlosen Heimbewohnerin deutlich wird, für die das Thema „Kinder" sehr belastend ist. Wenn die GesprächspartnerInnen sich nicht oder nur wenig kennen, besteht oft eine stärkere Neigung zu Vermeidung als bei größerer Vertrautheit, wo die Reaktion des Partners relativ gut eingeschätzt werden kann.
Im Bereich der Altenpflege wird die Vermeidung am ehesten in Gesprächen der

PflegerInnen mit alten Menschen oder deren Angehörigen eingesetzt werden. In Gesprächen mit KollegInnen ist sie dagegen oft weniger angebracht, weil sie hier die Auseinandersetzung mit akuten Problemen, etwa in einem Konfliktgespräch, hemmen oder verhindern kann, indem wesentliche Aspekte ausgeklammert werden. Im Bereich der persönlichen Tabuthemen kann sie jedoch ggf. auch hier sinnvoll sein, wie sich am Beispiel von T11 zeigt. Wenn es andererseits jedoch möglich wird, mit KollegInnen über solche Themen zu reden, kann dies eine Vertrauensbeziehung aufbauen oder verstärken, was sich positiv auf die gesamte Atmosphäre auswirken kann.

Emotionale Beziehung zum Gesprächspartner
Hier ist jede Konstellation möglich. Bei einer positiven oder neutralen Beziehung wird die Intention des Produzenten eher darin liegen, den Rezipienten vor emotionaler Belastung zu schützen, bei einer negativen eher darin, sich selbst davor zu schützen, eigene Unsicherheit im Umgang mit dem Gesprächsthema zu verbergen oder Streit zu vermeiden.

Emotionale Valenz des Gesprächskontextes
Die Vermeidung bestimmter Gesprächsthemen oder Aspekte deutet darauf hin, dass diese als negativ für den Gesprächskontext empfunden werden, indem sie eine emotionale Belastung oder einen Konflikt auslösen können. Dabei kann der Kontext entweder bereits negativ geprägt sein – wenn diese Themen bereits angesprochen wurden -, oder die Vermeidung dient dem Ziel, einen positiven oder neutralen Kontext zu erhalten, indem alles ausgeklammert wird, was ihn belasten könnte.

Reaktionsmöglichkeiten des Rezipienten
- Eingehen auf die Vermeidungstaktik, so dass der Rezipient dazu beiträgt, das Gespräch in eine andere Richtung zu lenken, oder
- Beharren auf dem begonnenen Gesprächsthema, wodurch der Rezipient signalisiert, dass er es vertiefen und weiter ausbauen möchte. In diesem Fall sollte der Produzent die Vermeidungsstrategie nicht weiter verfolgen, sondern auf das jeweilige Gesprächsthema eingehen. Es ist dann für den Gesprächspartner so bedeutend, dass dieser eine Vermeidung möglicherweise als Fluchtverhalten interpretieren und das Gespräch insgesamt als ineffektiv erleben würde.

Bezug der Strategie zu den ermittelten Themenbereichen
Ein besonders starker Zusammenhang besteht mit Tabuthemen, da es gerade hier oft sehr schwer fällt, offen darüber zu reden, und grundsätzlich eine starke Neigung besteht, solche Themen zu vermeiden, wenn das Ansprechen nicht zwingend notwendig erscheint oder durch den Gesprächspartner erfolgt. Bei den Tabuthemen selbst kann es sich sowohl um weit

verbreitete Tabus handeln, wie etwa beim Thema „Sterben und Tod", als auch um persönliche Tabuthemen, wie sie von T9 geschildert werden. Beide Bereiche können sich auch überschneiden, wie oben bereits am Beispiel von T11 deutlich wurde, für die das allgemeine Tabuthema „Tod" zugleich ein ganz persönliches ist.

Die Vermeidung kann weiterhin sinnvoll sein, um Streit zu vermeiden, etwa indem in einer Gruppe von Tagesgästen solche Themen vermieden werden, die besonders leicht Streitigkeiten auslösen. Auch beim Umgang mit Demenzerkrankten kann die Vermeidung eingesetzt werden, wenn z. B. bekannt ist, dass ein bestimmtes Gesprächsthema – oder auch Verhalten – besonders leicht zu aggressiven Reaktionen führt. Weitere Bereiche, in denen die Vermeidung bestimmter Gesprächsthemen sinnvoll sein kann, sind:

- der Umgang mit Menschen, die unter Ängsten oder Depressionen leiden (Vermeidung von Gesprächsthemen, die diese verstärken könnten)
- der Umgang mit Menschen, deren Kommunikationsfähigkeit eingeschränkt ist. So kann es etwa sinnvoll sein, bei einem Aphasiker, der zur Äußerung von Automatismen neigt, eine eigene Äußerung des automatisierten Begriffs zu vermeiden, um diese Tendenz nicht noch weiter zu verstärken.
- Gespräche mit Angehörigen von HeimbewohnerInnen oder Tagesgästen
- der Umgang mit Sterbenden

Weitere Anmerkungen

Es wurde bereits angedeutet, dass die Vertrautheit der Gesprächspartner eine entscheidende Rolle bei der Entscheidung spielt, ob ein bestimmtes Thema angesprochen werden kann oder nicht. Aber auch Hintergrundwissen über den Gesprächspartner, etwa über seine Biographie, kann helfen, eine Entscheidung zu treffen, weil es dann oft leichter fällt, eventuell vorhandene persönliche Tabuthemen zu erkennen.

Gesamtbewertung

Trotz der oben dargestellten Nachteile erweist sich die Vermeidung gerade im Bereich der Altenpflege häufig als sinnvoll, um emotional belastende Themenbereiche oder Aspekte auszuklammern und somit den Produzenten, seinen Gesprächspartner oder beide zu schützen. Sie sollte aber auf keinen Fall eingesetzt werden, um wichtige Aspekte eines akuten Problems zu verdrängen, da dann eine effektive Lösungsfindung wesentlich erschwert oder sogar unmöglich gemacht wird.

16.) Bewusstmachen von Handlungsmöglichkeiten und Grenzen (eigene Überlegung)

Diese Strategie fällt insofern etwas aus dem Rahmen, als sie sowohl innerhalb einer konkreten Gesprächssituation als auch unabhängig davon eingesetzt werden kann und sich auch weniger auf das Gespräch selbst bezieht als vielmehr auf eine übergeordnete Betrachtung der Gesamtsituation, in der sich jemand befindet. Somit kann der Anwender sie auch für sich allein einsetzen, ähnlich wie die Selbstreflexion oder die Vorstrukturierung. Sie hat oft weniger kommunikativen als vielmehr reflexiven Charakter, denn sie bezieht sich häufig eher auf die Einstellung zu einer Situation als auf ein bestimmtes Gespräch. Das Ziel dabei ist, sich in einer konkreten Situation, insbesondere in einer solchen, in der der eigene Einfluss begrenzt ist, die eigenen Handlungsmöglichkeiten, aber auch die bestehenden Grenzen, klar vor Augen zu führen, um sich einerseits so gut wie möglich an die Situation anzupassen und entsprechend reagieren zu können, sich aber andererseits auch vor zu hohen Erwartungen an sich selbst zu schützen, die leicht zu einer Überforderung führen könnten. So nennt etwa T1 bei der Frage nach belastenden Situationen die Pflege eines Schwerkranken, dessen Zustand sich trotz intensiver Betreuung und Zuwendung nicht mehr verbessert. Eine solche Situation kann mit einem Gefühl großer Hilflosigkeit verbunden sein, das die betroffene Pflegekraft sehr belastet und unter Umständen auch zu Resignation führt: Sie engagiert sich mit aller Kraft für den Schwerkranken, kann aber im Grunde nichts tun, um seinen Zustand wirklich zu verbessern. Das Bewusstmachen eigener Grenzen kann hier helfen, sich leichter mit der Situation abzufinden und sie somit letztlich besser zu bewältigen.

Die Strategie hat grundsätzlich eher reflexiven Charakter; sie kann aber auch direkt in einem Gespräch eingesetzt werden, um dem Gesprächspartner eine ähnliche Hilfestellung zu geben. So kann sie z. B. von einer Pflegekraft in einer Tagespflege auch in einem Gespräch mit Angehörigen angewandt werden, um ihnen die bestehenden Möglichkeiten, aber auch Grenzen häuslicher Pflege klar zu machen. Danach fällt es den Angehörigen möglicherweise leichter, von der Pflegekraft vorgeschlagene Hilfsmaßnahmen zu akzeptieren, denen sie bisher eher ablehnend gegenüberstanden, die sie aber nachhaltig entlasten würden, wie etwa eine stärkere Nutzung professioneller Pflege oder auch die Unterbringung des alten Menschen in einem Heim, ohne dabei von einem schlechten Gewissen gequält zu werden.

Mögliche Intentionen
- Bewältigung einer belastenden Situation, insbesondere einer Situation, in der der eigene

Einfluss begrenzt ist
- einem Gesprächspartner, der sich in einer solchen Situation befindet, bei deren Bewältigung zu helfen und ihn emotional zu entlasten
- die tatsächlich bestehenden Handlungsmöglichkeiten herauszuarbeiten
- im Fall eines akuten Problems: auf dieser Basis eine Lösung zu finden

Mögliche Wirkungen
- Schutz vor Überforderung durch zu hohe Erwartungen an sich selbst; entweder bezogen auf den Anwender selbst oder auf seinen Gesprächspartner
- unmittelbare Entlastung, indem Maßnahmen aufgegeben werden können, die den Anwender oder den Gesprächspartner stark belasten, ohne jedoch erfolgreich zu sein
- die Konzentration auf die tatsächlich bestehenden Möglichkeiten kann dazu führen, dass die Situation insgesamt klarer als bisher gesehen wird
- es fällt leichter, ggf. bestehende Notwendigkeiten zu erkennen und zu akzeptieren
- das Klarmachen bestehender Grenzen, etwa der eigenen Leistungsfähigkeit, kann vor emotionaler Belastung, etwa einem schlechten Gewissen, schützen, wenn die Situation nicht den eigenen Vorstellungen und Ansprüchen entsprechend bewältigt werden kann

Mögliche Nachteile

Eine allzu starke Konzentration auf die bestehenden Einschränkungen und Grenzen kann zu einem Gefühl von Resignation führen oder es verstärken. Deshalb sollten insbesondere auch die tatsächlich bestehenden Möglichkeiten immer im Auge behalten werden.

Gesprächskonstellation

Diese Strategie wird häufig reflexiv angewendet, also außerhalb einer Gesprächssituation; sie kann aber auch im Gespräch, und zwar dann in jeder Konstellation, eingesetzt werden. Auf Gespräche mit Angehörigen der alten Menschen wurde oben bereits eingegangen; die Strategie kann aber auch im Gespräch mit den alten Menschen selbst angewandt werden, etwa um ihnen zu helfen, sich mit gesundheitlichen Einschränkungen leichter abzufinden und ihre Aufmerksamkeit stärker auf die erhalten gebliebenen Fähigkeiten und die Möglichkeiten zu richten, die diese ihnen bieten. Darüber hinaus kann sie in Gesprächen der PflegerInnen mit KollegInnen Anwendung finden, um diesen das Gefühl von Hilflosigkeit zu nehmen, das gerade mit der Betreuung Schwerkranker oder Sterbender verbunden sein kann.

Emotionale Beziehung zum Gesprächspartner

Die Strategie dient dazu, bei der Bewältigung einer belastenden Situation Hilfestellung zu geben, und setzt damit grundsätzlich Vertrauen zwischen den GesprächsteilnehmerInnen voraus. Sofern überhaupt ein Gesprächspartner vorhanden ist, ist die Beziehung also in der

Regel gut oder zumindest neutral. Bei einer negativ geprägten Beziehung könnte die Anwendung sich dagegen schwierig gestalten, da der Gesprächspartner dann möglicherweise nicht bereit ist, die vorgeschlagene Sichtweise zu akzeptieren.

Emotionale Valenz des Gesprächskontextes
Da es sich auch hier um die Bewältigung einer belastenden Situation handelt, wird der Gesprächskontext von den GesprächsteilnehmerInnen oft zunächst als negativ empfunden. Indem die Aufmerksamkeit jedoch stärker auf die verbleibenden Möglichkeiten gerichtet wird und zudem eine direkte emotionale Entlastung stattfindet, kann der Kontext unmittelbar positiv beeinflusst werden.

Reaktionsmöglichkeiten des Rezipienten
Falls es einen Rezipienten gibt, kann dieser entweder auf die Strategie eingehen und z. B. selbst nach bestehenden Möglichkeiten und Grenzen suchen, oder er kann sie ablehnen, was dann darauf hindeutet, dass es noch weitere Aspekte gibt, die berücksichtigt werden müssen, ihm aber möglicherweise noch nicht bewusst geworden sind. Hier kann dann z. B. das Herausarbeiten von Aspekten helfen, die dem Gesprächspartner wichtig sind (Strategie Nr. 9) oder auch das genaue Eingehen auf die Äußerung oder das Verhalten des Gesprächspartners (Strategie Nr. 10), um weitere wichtige Aspekte zu finden und berücksichtigen zu können.

Bezug der Strategie zu den ermittelten Themenbereichen
Da die Strategie – reflexiv oder im Gespräch angewendet - sich besonders zur Bewältigung von belastenden Situationen eignet, in denen der eigene Einfluss begrenzt ist, kommen grundsätzlich besonders folgende Bereiche in Frage:

- Gespräche mit Angehörigen alter Menschen
- Gespräche mit KollegInnen
- Umgang mit Menschen, die unter Depressionen leiden. Dies ist eine Situation, in der sich insbesondere T13 oft sehr hilflos fühlt, weil sie den Betroffenen im Gespräch oft nur kurzfristig Linderung bringen kann. Ihr könnte es deshalb möglicherweise helfen, sich noch stärker als bisher bewusst zu machen, dass eine langfristige Verbesserung oft, wenn überhaupt, nur unter großen Schwierigkeiten zu erreichen ist und deshalb bereits eine kurzfristige Verbesserung als Erfolg angesehen werden kann.
- Umgang mit Menschen, die unter Ängsten leiden (vor allem reflexiv)
- Umgang mit Menschen, deren Kommunikationsfähigkeit eingeschränkt ist (vor allem reflexiv, z. B. um sich klar zu machen, dass die Chancen einer Verbesserung auch bei

> intensiver Hilfestellung oft nur gering sind)
> - Umgang mit Demenzerkrankten (reflexiv)
> - Gruppenprozesse (reflexiv, z. B. um sich klar zu machen, dass die Verhinderung eines Streites in einer konkreten Situation kaum möglich gewesen wäre, da es zu einer unerwarteten Reaktion eines Gruppenmitgliedes kam)
> - Umgang mit Schwerkranken und Sterbenden (reflexiv, um ein eigenes Gefühl von Hilflosigkeit zu verringern, aber ggf. auch im Gespräch mit dem Betroffenen selbst)
>
> *Weitere Anmerkungen*
> Diese Strategie wirkt sich weniger auf den Bereich der Kommunikation aus als vielmehr auf die allgemeine Einstellung des Betroffenen oder seines Gesprächspartners zu der Situation, in der er sich befindet. Auch wenn sie im Gespräch direkt eingesetzt werden kann, handelt es sich somit mehr um eine reflexive als um eine kommunikative Strategie.
>
> *Gesamtbewertung*
> Das Bewusstmachen von Handlungsmöglichkeiten und Grenzen kann m. E. viel dazu beitragen, belastende Situationen, insbesondere solche, in denen der eigene Einfluss begrenzt ist, leichter zu bewältigen. Da diese Strategie zudem kaum Nachteile hat, eignet sie sich für eine Vielzahl solcher Situationen. Gerade für AltenpflegerInnen, die allein schon durch den täglichen Umgang mit Schwerkranken und Sterbenden häufig mit extremen Grenzsituationen konfrontiert werden, kann sie deshalb sehr hilfreich sein. Zum einen schützt sie die PflegerInnen durch das Klarmachen der bestehenden Grenzen vor dem mit solchen Situationen oft verbundenen Gefühl der Hilflosigkeit, das bis zur Resignation gehen kann, sowie vor Überlastung durch zu hohe Anforderungen an sich selbst. Ein großer Vorteil liegt zudem darin, dass sie in reflexiver Form praktisch immer und überall zum Einsatz kommen kann. Zum anderen kann sie auch im Gespräch dazu beitragen, dass der Gesprächspartner die in einer problematischen Situation verbliebenen Möglichkeiten, aber auch Grenzen, leichter erkennt und daraufhin ggf. auch eher bereit ist, sich mit notwendigen Maßnahmen, die er bislang abgelehnt hat, abzufinden.

17.) Positive Neubewertung einer belastenden Situation (eigene Überlegung)

Die positive Neubewertung ist von Anwendungsbereich und Wirkungsweise her eng mit der vorangegangenen Strategie verwandt, geht aber noch einen Schritt weiter. Auch sie ist vor allem für solche Situationen gedacht, die als belastend oder auf andere Weise problematisch erlebt werden, bei denen die Einflussmöglichkeiten des jeweiligen Anwenders – und damit die Chance, aktiv etwas an dieser Situation zu ändern - jedoch eher gering sind. Nun werden jedoch nicht mehr nur die verbleibenden Möglichkeiten oder auch die bestehenden Grenzen des Machbaren betrachtet, sondern es wird ein gezielter Versuch vorgenommen, nach weniger belastenden oder sogar positiven Aspekten der jeweiligen Situation zu suchen. Wie das Bewusstmachen bestehender Möglichkeiten und Grenzen ist somit auch die positive Neubewertung eher eine reflexive als eine kommunikative Strategie, obwohl auch sie gemeinsam mit einem Gesprächspartner durchgeführt werden kann. Auch sie wirkt sich eher auf die Einstellung zu einer bestimmten Situation aus als auf die Situation selbst. Die Einstellung, die hinter der positiven Neubewertung steckt, wird im Interview mit T12 sichtbar, als sie von Tagesgästen erzählt, die demenzbedingt unter einer Wiederholungstendenz leiden. Ihr hilft dieses Verhalten, das von ihren KollegInnen, etwa von T16, oft als anstrengend empfunden wird, sogar dabei, sich auf ihren Gesprächspartner einzustellen. Sie nutzt es z. B. im Falle eines Tagesgastes, der unter Wortfindungsstörungen leidet und bei dem sie bereits vorab weiß, was er sagen möchte, dazu, ihm gezielt Hilfestellung zu geben. Sie stellt hier also den positiven Aspekt der Wiederholungstendenz – ein gezieltes, intensives Eingehen auf den Gesprächspartner wird erleichtert – gegenüber dem belastenden Aspekt – eine Wiederholungstendenz wirkt auf den Gesprächspartner häufig ermüdend – in den Vordergrund.

T12 nutzt diese Strategie intuitiv, indem sie von dem jeweiligen Verhalten ihres Gesprächspartners ausgeht und dann in positiver Weise darauf reagiert. Wird die positive Neubewertung aber bewusst eingesetzt, so kann sie gezielt dazu beitragen, den Schwerpunkt nicht ausschließlich auf die negativen Aspekte einer Situation zu richten und diese dann mit Hilfe eine positiveren oder zumindest neutralen Betrachtungsweise besser zu bewältigen.

Mögliche Intentionen
- Ablenkung von belastenden Aspekten einer Situation
- nach weiteren – positiv geprägten - Ansatzmöglichkeiten für den Umgang mit der Situation und für das weitere Handeln zu suchen
- einem Gesprächspartner, der sich in einer belastenden Situation befindet, Trost zu geben und Mut zu machen

Mögliche Wirkungen
- die Akzeptanz der konkreten Situation und damit ihre Bewältigung wird erleichtert

- der Betroffene gewinnt neue Zuversicht, indem er nicht ausschließlich die negativen Aspekte der Situation betrachtet
- die Gefahr, vor der Situation zu resignieren, wird geringer
- es kommt zu einer Verschiebung, möglicherweise auch Erweiterung der Perspektive, indem bestimmte Möglichkeiten neu erkannt werden, die bislang vernachlässigt oder noch gar nicht gesehen wurden
- durch die positivere Perspektive wird auch die Suche nach einer möglichen Lösung des betreffenden Problems bzw. nach einer Kompensationsmöglichkeit erleichtert
- der Betroffene erlebt sich nicht als Opfer, sondern als aktiv Handelnder, der die Situation, wenn schon nicht völlig verändern, so doch durch eine veränderte Betrachtungsweise positiv beeinflussen kann

Mögliche Nachteile

Die positive Neubewertung hat in der Regel nur geringfügige Nachteile. So kann es vorkommen, dass jemand mit aller Macht versucht, einen Sinn oder einen positiven Aspekt der jeweiligen Situation zu finden, auch wenn ihm dies nicht möglich scheint. Findet er dann keinen solchen Sinn, so kann dies ein Gefühl von Hilflosigkeit erzeugen oder verstärken, das dann schließlich zu Resignation führen kann. In diesem Fall ist es daher günstiger, sich auf das Bewusstmachen der eigenen Möglichkeiten und Grenzen zu beschränken. In einem Gespräch, in dem eine belastete Beziehung zum Gesprächspartner besteht, ist es darüber hinaus möglich, dass die positive Neubewertung von diesem als Bagatellisierung oder als Schönrednerei empfunden und deshalb abgelehnt wird. Dann besteht grundsätzlich die Gefahr, dass der Gesprächspartner sich nicht ernst genommen fühlt und mit einer ablehnenden Haltung auch dem Anwender gegenüber reagiert.

Gesprächskonstellation

Auch diese Strategie ist nicht an ein Gespräch gebunden, sondern wird oft allein durchgeführt. Wird sie im Rahmen eines Gesprächs eingesetzt, so kann der Gesprächspartner ein Heimbewohner oder Tagesgast, dessen Angehöriger oder auch eine andere Pflegekraft sein, wobei entweder der Gesprächspartner, der Anwender selbst oder auch beide von der belastenden Situation betroffen sein können, die neu bewertet werden soll.

Emotionale Beziehung zum Gesprächspartner

Wie bei der vorangegangenen Strategie ist auch hier eine Vertrauensbeziehung erforderlich, um mit einem Gesprächspartner gemeinsam eine solche Neubewertung vornehmen zu können. Dies gilt um so mehr, je belastender die Situation für den Betroffenen ist. In einer angespannten Beziehung sollte sie dagegen möglichst nicht eingesetzt werden, um die oben aufgeführten möglichen Nachteile zu vermeiden.

Emotionale Valenz des Gesprächskontextes
Auch hier wird der Gesprächskontext, sofern es sich um ein Gespräch handelt, aufgrund des belastenden Gesprächsthemas zunächst einmal negativ empfunden. Die positive Neubewertung kann jedoch zu einem Gefühl neuer Zuversicht führen, wie oben bereits angedeutet wurde, und dieses kann sich auch auf den aktuellen Gesprächskontext übertragen, so dass auch dieser positiv geprägt wird.

Reaktionsmöglichkeiten des Rezipienten
Der Rezipient hat die Möglichkeit, auf den vom Produzenten vorgenommenen Versuch einer positiven Neubewertung einzugehen und seinerseits weitere Aspekte einzubringen oder zu vertiefen, so dass die von den einzelnen GesprächsteilnehmerInnen genannten Aspekte einander ergänzen und dadurch die Betrachtungsweise insgesamt detaillierter wird. Er kann aber die Neubewertung auch zurückweisen, was dann möglicherweise eher durch Einwände dagegen als durch offene Ablehnung geschieht. Einwände können darauf hindeuten, dass es noch weitere Aspekte gibt, die bei der Betrachtung berücksichtigt werden müssen; diese können ggf. auch unbewusst sein. Dann kann der Anwender ggf. versuchen, sie in ähnlicher Weise weiter herauszuarbeiten, wie dies bereits bei der vorangegangenen Strategie vorgeschlagen wurde.

Bezug der Strategie zu den ermittelten Themenbereichen
Der Anwendungsbereich der positiven Neubewertung ist demjenigen der vorangegangenen Strategie sehr ähnlich, da beide sich insbesondere für die Bewältigung belastender Situationen eignen, in denen der eigene Einfluss begrenzt ist. Für sie kommen daher – bezogen auf die Interviews – auch die gleichen Themenbereiche in Frage:

- Gespräche mit Angehörigen alter Menschen
- Gespräche mit KollegInnen
- Umgang mit Menschen, die unter Depressionen oder Ängsten leiden, wobei die Strategie sowohl reflexiv als auch im Gespräch eingesetzt werden kann. Die reflexive Form würde sich wiederum für das Problem von T13 eignen, die sich im Umgang mit Depressiven oft hilflos fühlt, weil ein Gespräch ihnen immer nur kurzfristig hilft. Hier würde dann der Umstand, auch eine solche kurzzeitige Verbesserung als Erfolg zu werten, noch stärker in den Vordergrund gerückt werden.
- Umgang mit Demenzerkrankten (reflexiv; hier wäre etwa an die oben bereits geschilderte Einstellung von T12 zu denken)

- Umgang mit Menschen, deren Kommunikationsfähigkeit eingeschränkt ist (reflexiv)
- Gruppenprozesse; auch hier reflexiv. So berichtet z. B. T8, dass es mitunter nötig ist, einen Betreuer auszutauschen, der von seiner Gruppe nicht akzeptiert wird, was sich dann für ihn selbst und ggf. auf den gesamten Tagesplan nachteilig auswirken kann. Eine positive Neubewertung dieser Situation könnte z. B. darin bestehen, den Umstand in den Vordergrund zu stellen, dass durch den Tausch für den Betreuer die innere Anspannung vermieden wurde, unter der er innerhalb dieser Gruppe stand, oder dass die Harmonie innerhalb der Gruppe durch den Tausch erhöht wurde, was sich auch auf die gemeinsamen Aktivitäten günstig auswirkt, oder dass der Betreuer in der neuen Gruppe voll akzeptiert wird.
- Umgang mit Schwerkranken und Sterbenden; wiederum reflexiv, um ein eigenes Gefühl von Hilflosigkeit zu verringern, aber auch direkt im Gespräch mit dem Betroffenen, um ihm auf diese Weise Trost zu geben

Weitere Anmerkungen

Auf den ersten Blick ähnelt die positive Neubewertung der vorangegangenen Strategie, dem Bewusstmachen eigener Möglichkeiten und Grenzen, so stark, dass beide sich zu überschneiden scheinen. Die positive Neubewertung legt jedoch – wie ihr Name bereits ausdrücken soll – den Schwerpunkt immer ganz gezielt auf *günstige* Aspekte einer Situation, um auf diese Weise dem Anwender und ggf. seinem Gesprächspartner neue Zuversicht zu geben. Dadurch wirkt sie zugleich stärker auf die emotionale Ebene ein, während das Bewusstmachen eigener Möglichkeiten und Grenzen sich auch auf eine eher rationale Ebene beziehen kann und die gesuchten Aspekte auch nicht immer unbedingt positiv sein müssen, wie etwa im Fall von Einschränkungen, die der Betroffene nicht ändern kann und mit denen er sich deshalb abfinden muss. Dort werden also solche Einschränkungen bewusst mit einbezogen, während sie bei der positiven Neubewertung eher zurückgestellt werden, um auf diese Weise neue Aspekte zu finden, die bei einer entspannteren Betrachtung der Situation helfen können. Beide Strategien können sich auch gut ergänzen, indem zunächst einmal die in einer konkreten Situation bestehenden Möglichkeiten und Grenzen vor Augen geführt werden und anschließend gezielt nach positiven Aspekten gesucht wird.

Gesamtbewertung

Auch die positive Neubewertung eignet sich gut dazu, belastende Situationen, vor allem solche, die der Anwender kaum oder gar nicht beeinflussen kann, leichter zu bewältigen. Durch die Konzentration gerade auf positive Aspekte kann sie zudem vor einem Gefühl der Hilflosigkeit, wie es bei AltenpflegerInnen im Umgang mit Grenzsituationen häufig vorkommt, und vor Resignation schützen. Vorteilhaft ist auch hier, dass sie reflexiv angewendet werden kann und daher praktisch immer möglich ist, aber daneben auch im Gespräch eingesetzt werden kann. Die belastende Situation, die neu bewertet werden soll, kann dann entweder den Anwender selbst, den Gesprächspartner oder beide betreffen, so dass auch hier die Anwendungsmöglichkeiten sehr zahlreich sind. Auch eine Kombination mit dem Bewusstmachen eigener Möglichkeiten und Grenzen bietet sich häufig an. Lediglich wenn sie im Gespräch eingesetzt wird und die Beziehung zum Gesprächspartner angespannt ist, besteht die Gefahr, dass die positive Neubewertung als Bagatellisierung oder Schönrednerei empfunden und vom Gesprächspartner abgelehnt wird; in diesem Fall sollte sie statt dessen reflexiv durchgeführt und im Gespräch auf sie verzichtet werden.

IV. Strategien für den Umgang mit Menschen, deren kommunikative Fähigkeiten eingeschränkt sind

18.) Aktive Hilfestellung bei kognitiven Beeinträchtigungen (eigene Überlegung)

Der Grundgedanke, der dieser Strategie zugrunde liegt, besteht darin, dass es häufig günstiger ist, die Hilfestellung bei kognitiven Beeinträchtigungen so zu gestalten, dass der Betroffene aktiv daran mitwirken kann, dass also z. B. auf der sprachlichen Ebene bei Wortfindungsstörungen das gesuchte Wort nicht einfach vorgegeben wird, sondern es dem Betroffenen durch gezielte Hilfestellung ermöglicht wird, von selbst darauf zu kommen. Dadurch werden die noch vorhandenen Fähigkeiten gezielt gefördert, und der Zustand des Betroffenen kann sich sogar verbessern, denn eine aktive Hilfestellung erfüllt zugleich immer auch die Funktion einer praktischen Übung, die sich auf diese Weise ganz zwanglos auch in ein Gespräch einbauen lässt. Es handelt sich hier also um eine Grundhaltung, die die Basis für die nachfolgend dargestellten Strategien bildet, die konkrete Hilfestellung geben. Sie erscheint mir deshalb sinnvoll, weil gerade kognitive Einschränkungen, etwa auf der sprachlichen Ebene oder der Ebene des Gedächtnisses, oft dazu verleiten, dem Betroffenen das gesuchte Item einfach vorzugeben, eine Haltung, die auch in dem Interview mit T12 deutlich wird. Sie berichtet von einem alten Herrn, der infolge eines Schlaganfalls unter Wortfindungsstörungen leidet und dem sie deshalb das gesuchte Wort vorspricht. Auf den ersten Blick erscheint diese Form der Hilfestellung optimal, weil sie das bestehende Problem unmittelbar löst und zugleich den Gesprächsfluss fördert. Sie weist dem Betroffenen jedoch eine passive Rolle zu, so dass seine Initiative, von selbst auf das gesuchte Wort zu kommen, im Laufe der Zeit allmählich abnehmen kann, und zudem die Chance einer Verbesserung seines Zustandes geringer ist.

Die Grundhaltung, aktive Hilfestellung statt passiver zu geben, kann sich generell auf alle Formen von Beeinträchtigungen beziehen, die in den Interviews angesprochen wurden, wobei es mir am günstigsten erscheint, eher von den konkreten Störungen auszugehen als von dem dahinter stehenden Krankheitsbild. So können z. B. Wortfindungsstörungen durch eine Aphasie, etwa eine Wernicke-Aphasie, eine amnestische Aphasie oder eine globale Aphasie, aber z. B. auch durch eine Alzheimer-Erkrankung oder eine Multiinfarktdemenz hervorgerufen werden; die Wortfindungsstörung als solche ist jedoch immer das gleiche Phänomen. Wie in der Queranalyse bereits dargelegt wurde, ist für die PflegerInnen, die mit Betroffenen zu tun haben, somit weniger die konkrete Ursache der sprachlichen Einschränkung von Bedeutung als vielmehr die Symptome, in denen sie sich äußert. Die Grundhaltung, aktive Hilfe statt passiver zu geben, muss sich auch nicht auf sprachliche Beeinträchtigungen beschränken, sondern kann ebenso bei anderen Formen kognitiver Einschränkungen, etwa bei Gedächtnisstörungen, zum Tragen kommen. In der Tagespflege werden solche Beeinträchtigungen allein schon durch die Gruppenaktivitäten, z. B. in Form von Wortratespielen oder auch Gesellschaftsspielen, gezielt gefördert. Wenn auch solche Aktivitäten im Altenheim aufgrund der zeitlichen Beschränkung häufig nicht durchführbar sein mögen, so ist es doch auch hier möglich, im Rahmen einer ganz normalen Unterhaltung mit den alten Menschen, die ja auch hier einen hohen Stellenwert hat, eine aktive Hilfestellung zu geben, die dazu beitragen kann, die erhalten gebliebenen Fähigkeiten des Betroffenen zu stärken und die beeinträchtigten zu verbessern.

Mögliche Intentionen
- den Betroffenen in den Hilfestellungsprozess einzubinden, mit ihm zusammenzuarbeiten
- ihm „Hilfe zur Selbsthilfe" zu geben, seine Eigenständigkeit zu stärken
- noch vorhandene Fähigkeiten zu erhalten und zu fördern und einen weiteren Abbau zu verhindern oder zu verlangsamen
- in Form der aktiven Hilfestellung eine praktische Übung für den Betroffenen zwanglos in die aktuelle Situation zu integrieren; dies ist insbesondere für PflegerInnen im Altenheim von Vorteil, die aus Zeitgründen oft gar nicht in der Lage sind, intensiver auf kognitive Beeinträchtigungen der BewohnerInnen einzugehen. Dadurch, dass sich die aktive

Hilfestellung in jeden Kontext einbauen lässt, ist sie auch bei einem engen zeitlichen Rahmen gut durchführbar, etwa bei einer Unterhaltung während der Grundpflege.

Mögliche Wirkungen
- wenn die aktive Hilfestellung gelingt, ist dies für den Betroffenen mit einem Erfolgserlebnis verbunden, das ihn weiter motivieren kann
- durch die Beteiligung am Hilfestellungsprozess fühlt sich der Betroffene weniger als Opfer seiner Beeinträchtigung; er merkt, dass er selbst aktiv dazu beitragen kann, seinen Zustand zu verbessern
- er fühlt sich nicht bevormundet, wie dies bei einer einfachen Vorgabe des gesuchten Items unter Umständen der Fall sein könnte
- durch die Zusammenarbeit kann sich die Beziehung zwischen PflegerIn und Betroffenem verbessern
- wenn sich in einer Gruppensituation, wie sie insbesondere für die Tagespflege charakteristisch ist, auch die anderen Gruppenmitglieder an der Hilfestellung beteiligen, kann dies zugleich den Betroffenen stärker in die Gruppe einbinden und das Gemeinschaftsgefühl in der Gruppe stärken
- die Gefahr von Konflikten innerhalb der Gruppe, die nach der Schilderung von T10 gerade durch die permanente Konfrontation mit Defiziten anderer Gruppenmitglieder entstehen können, kann so verringert werden, weil der gemeinsame, konstruktive Umgang mit diesen Defiziten in den Vordergrund rückt

Mögliche Nachteile
- der Gesprächsfluss kann gehemmt oder unterbrochen werden, wenn z. B. bei einer Wortfindungs- oder Gedächtnisstörung der Schwerpunkt auf die Suche nach dem benötigten Item statt auf das ursprüngliche Thema gelegt wird und dieses anschließend aus dem Blick gerät
- dies könnte sich in einem Gespräch innerhalb einer Gruppe, etwa einer Unterhaltung bei den Mahlzeiten in einer Tagespflege, unter Umständen störend auswirken
- eine aktive Hilfestellung kann ggf. Zeit kosten, was besonders für PflegerInnen im Altenheim nachteilig sein kann

Gesprächskonstellation
Die aktive Hilfestellung wird von der Pflegekraft gegenüber einem alten Menschen angewendet, der unter kognitiven Einschränkungen leidet. Ggf. kann sie auch in einer Gruppensituation von anderen Gruppenmitgliedern unterstützt werden. Wenn die Pflegekraft den Betroffenen gut kennt, kann dies die aktive Hilfestellung erleichtern, weil sie dann oft

bereits weiß, nach welchem Item er sucht, wie T12 dies schildert.

Emotionale Beziehung zum Gesprächspartner

Die aktive Hilfestellung eignet sich vor allem dann, wenn die Beziehung zum Gesprächspartner gut oder neutral ist. Bei einer eher schlechten Beziehung besteht die Gefahr, dass der Gesprächspartner sie ablehnt und sich nicht am Suchprozess beteiligt, so dass sie ihren Zweck verfehlt.

Emotionale Valenz des Gesprächskontextes

Weil die aktive Hilfestellung oft Zeit braucht und zudem das Gespräch vom ursprünglichen Thema ablenken kann, eignet sie sich vor allem für eine zwanglose Gesprächsatmosphäre wie etwa eine Unterhaltung, aber kaum für einen Kontext, der für die Beteiligten sehr wichtig oder sogar belastend ist.

Reaktionsmöglichkeiten des Rezipienten

Der Rezipient kann die Hilfestellung aufgreifen und unmittelbar für seinen Suchprozess nutzen. Er kann sich jedoch auch ablehnend verhalten; in diesem Fall wird die aktive Hilfestellung nicht zum Erfolg führen, weil hier ja gerade der Gedanke einer Zusammenarbeit im Vordergrund steht.

Bezug der Strategie zu den ermittelten Themenbereichen

Die aktive Hilfestellung kann grundsätzlich bei fast allen kognitiven Einschränkungen eingesetzt werden, sowohl auf sprachlicher Ebene als auch allgemein, etwa auf der Gedächtnisebene. Für einen gesteigerten Rededrang, der eher durch eine Enthemmung als durch den Verlust einer kognitiven Fähigkeit verursacht wird, oder auch für automatisiertes Verhalten wie etwa eine Wiederholungstendenz, die Äußerung von Automatismen oder die Echolalie, erscheint sie mir jedoch ungeeignet. Hier ist es günstiger, dem Betroffenen Ablenkung zu bieten, wie dies auch von meinen InterviewpartnerInnen geschildert wird, etwa durch intensive Beschäftigung bei Einbindung in eine Gruppenaktivität oder in der Einzelbetreuung, evtl. auch verbunden mit eine Umgebungsveränderung wie bei einem Spaziergang. Dadurch erhält der Betroffene dann neue Anreize, so dass er das automatisierte Verhalten möglicherweise „vergisst". Diese Maßnahmen müssen jedoch individuell gewählt werden, passend zum Betroffenen und seinen speziellen Bedürfnissen, und hängen auch eng mit den generellen Möglichkeiten in der jeweiligen Einrichtung zusammen, so dass an dieser Stelle nicht näher darauf eingegangen werden kann.

Die aktive Hilfestellung eignet sich generell vor allem für zwanglose Gesprächssituationen wie Unterhaltungen. Im Altenheim kommen somit z. B. die Gespräche bei der Grundpflege in Frage, in der Tagespflege insbesondere die Gruppenaktivitäten, die häufig in Form von

Spielen stattfinden, und die Gespräche bei den gemeinsamen Mahlzeiten. Insgesamt sind also die Möglichkeiten zur Anwendung in der Tagespflege wesentlich höher als im Altenheim, nicht zuletzt durch den unterschiedlichen Zeitrahmen, der jeweils für das Gespräch zur Verfügung steht. Da die aktive Hilfestellung sich jedoch relativ einfach in ein „normales" Gespräch integrieren lässt, müssten sich meiner Ansicht nach auch im Altenheim grundsätzlich ausreichend Möglichkeiten finden lassen, sie anzuwenden.

Weitere Anmerkungen
Bei der aktiven Hilfestellung kommt es darauf an, dem Betroffenen tatsächlich nur Anstöße zur Suche nach dem benötigten Item zu geben und ihm diese nicht durch eine bloße Vorgabe abzunehmen. Insbesondere ein geduldiges Eingehen auf den Betroffenen ist sehr wichtig, um ihn nicht unter Druck zu setzen. Deshalb ist die aktive Hilfestellung, wie oben bereits deutlich wurde, vor allem für entspannte Gesprächskontexte geeignet. Insbesondere Zeitdruck, aber auch Ungeduld allgemein kann sich negativ auswirken und sogar dazu beitragen, den Betroffenen weiter zu blockieren, statt ihm den Umgang mit seiner Einschränkung zu erleichtern.

Gesamtbewertung
Die aktive Hilfestellung erscheint mir grundsätzlich gut geeignet, um eine Einschränkung kognitiver Fähigkeiten – auf sprachlicher Ebene etwa von Wortfindungsstörungen – zu verbessern. Es handelt sich dabei weniger um eine konkrete Strategie, etwa eine konkrete Hilfestellung wie bei den nachfolgend dargestellten Strategien, sondern eher um eine Grundhaltung, dem Betroffenen durch aktive Einbindung in den Suchprozess nach dem benötigten Item praktische Unterstützung zu geben. Sie lässt sich gut in ein Gespräch einbauen und ist deshalb ohne größeren Aufwand umzusetzen. Dabei ist es jedoch wichtig, den Betroffenen nicht unter Druck zu setzen, sondern auf ihn einzugehen und dabei die nötige Geduld zu zeigen. Da der Suchprozess unter Umständen Zeit benötigen kann, eignet sich die aktive Hilfestellung vor allem für Gesprächskontexte mit einer entspannten Atmosphäre, wie eine Unterhaltung bei der Grundpflege oder bei den gemeinsamen Mahlzeiten. In einem Gespräch, das von den Beteiligten als besonders wichtig oder sogar als belastend erlebt wird, ist sie dagegen nicht angebracht. Auch unter Zeitmangel sollte sie nicht eingesetzt werden, da dann die Gefahr besteht, dass der Betroffene sich durch Ungeduld der Pflegekraft unter Druck gesetzt fühlt und dadurch weiter blockiert wird.

19.) Verwendung kurze Sätze mit einfacher Struktur und Unterteilung einer längeren bzw. komplexeren Äußerung in mehrere Abschnitte (genannt von T7)

Wie aus der Schilderung von T7 hervorgeht, bietet diese Strategie sich immer dann an, wenn der Gesprächspartner nicht mehr in der Lage ist, einem längeren und komplexeren Satz zu folgen, sondern lediglich kurze Äußerungen aufnehmen und verarbeiten kann. Diese Form von beeinträchtigtem Sprachverständnis ist charakteristisch für die Alzheimer-Krankheit, bei der die Fähigkeit, komplexe oder umfangreiche Information, etwa einen Satz mit vielen Nebensätzen, zu verarbeiten oder selbst zu produzieren, bereits in einem relativ frühen Stadium verloren geht. Aber auch bei anderen Formen von Demenz oder anderen kognitiven Einschränkungen, z. B. bei Störungen des Kurzzeitgedächtnisses, bietet sich die Unterteilung einer Äußerung in kleine Abschnitte an, die für den Patienten überschaubar sind. Sie ist immer dann sinnvoll, wenn nur eine geringe Menge an Information auf einmal aufgenommen und verarbeitet werden kann, kann aber möglicherweise auch bei der Broca-Aphasie oder der globalen Aphasie hilfreich sein, die ebenfalls mit gestörtem Sprachverständnis verbunden sind. Allerdings muss das Sprachverständnis noch so gut erhalten sein, dass die Verarbeitung solch kleiner Einheiten noch möglich ist. Ob und inwiefern eine Unterteilung in kleinere Informationseinheiten dem Betroffenen tatsächlich hilft, hängt deshalb immer vom individuellen Krankheitsbild ab und muss von Fall zu Fall entschieden werden.

Die Satzstruktur der Äußerung sollte möglichst einfach sein, also z. B. wenig Verzweigungen in Form von Relativsätzen enthalten, um auf diese Weise auch die syntaktische Verarbeitung zu erleichtern. An der in der Auswertung bereits wiedergegebenen Beschreibung von T7 lässt sich gut erkennen, wie eine solche Unterteilung, bei der die Information schrittweise vermittelt und aufgenommen wird, aussehen kann. Um den Gesprächspartner nicht zu überfordern, achtet sie z. B. bei einer Anweisung darauf, dass zunächst die bereits genannte Teilanweisung komplett ausgeführt und dann erst die nächste Teilanweisung gegeben wird. Dieses Vorgehen muss sich jedoch nicht auf Anweisungen beschränken, sondern kommt grundsätzlich für jede längere oder komplexere Äußerung in Betracht. Entscheidend ist dabei, gezielt darauf zu achten, dass eine gegebene Teilinformation vom Gesprächspartner erst vollständig aufgenommen und verarbeitet wurde, bevor die nächste Teilinformation vermittelt wird. Auf diese Weise kann der Gesprächspartner dann auch eine komplexere Äußerung – etwa eine Anweisung, die aus mehreren Teilen besteht, oder eine Erzählung – verarbeiten und ist besser vor Überforderung geschützt.

Mögliche Intentionen
- Vermittlung komplexerer sprachlicher Information, etwa einer Aussage oder Anweisung, an einen Gesprächspartner, dessen Verarbeitungskapazität stark eingeschränkt ist
- Sicherstellung, dass der Gesprächspartner die vermittelte Information erfasst hat und ggf. darauf in der gewünschten Weise reagiert
Mögliche Wirkungen
- der alte Mensch wird nur mit sprachlichen Einheiten konfrontiert, die er am Stück verarbeiten kann, und dadurch vor Überforderung geschützt
- alle wichtigen Details können schrittweise nacheinander vermittelt werden
- erst wenn sichergestellt ist, dass der Rezipient die Äußerung des Produzenten tatsächlich erfasst hat, wird eine echte Interaktion im Gespräch möglich, so dass diese Strategie unter Umständen die Basis für eine solche Interaktion schaffen kann
- Missverständnissen und daraus möglicherweise resultierenden Problemen wird vorgebeugt
- der alte Mensch fühlt sich respektiert, wenn er merkt, dass die Pflegekraft auf ihn und seine individuellen Fähigkeiten und Einschränkungen eingeht, und ihm die Information nicht einfach nur „überstülpt", sondern sie ihm bewusst verständlich macht
Mögliche Nachteile
- die Unterteilung einer komplexen Äußerung und die schrittweise Verarbeitung durch den Gesprächspartner ist insgesamt zeitaufwändiger, was besonders für PflegerInnen in Altenheimen schwierig sein kann. Das sichergestellte Verständnis durch den alten Menschen, durch das eine weitere kommunikative Interaktion erst möglich wird, wiegt diesen Nachteil jedoch meiner Ansicht nach auf.
- dem Gesprächspartner kann der Überblick über den Gesamtzusammenhang einer komplexeren Äußerung verloren gehen. Aus der Schilderung von T7 geht allerdings hervor, dass Demenzerkrankte diesen ohnehin oft nicht mehr erfassen können – der von ihr beschriebene Tagesgast etwa würde bei Erteilung einer komplexen Anweisung nach deren Sinn fragen -, so dass der Grund dafür nicht in der Strategie selbst liegen muss. Die mit einer Demenz oft verbundene große Vergesslichkeit lässt zudem vermuten, dass dem Gesprächspartner häufig lediglich die zuletzt aufgenommene Information noch präsent ist, er aber den vorangegangenen Teil bereits wieder vergessen hat.
Gesprächskonstellation
Die Strategie wird von den PflegerInnen gegenüber alten Menschen angewendet, die unter einem eingeschränkten Sprachverständnis leiden, wobei die Ursache von untergeordneter

Bedeutung ist.

Emotionale Beziehung zum Gesprächspartner
Jede Konstellation ist möglich, denn die Strategie bezieht sich unabhängig von der emotionalen Komponente auf die Sprachstörung des Betroffenen. Durch die Verständnissicherung und den damit verbundenen Schutz vor Missverständnissen kann sie jedoch vor der Entstehung von Problemen schützen und sich somit besonders auf eine negative Beziehung günstig auswirken.

Emotionale Valenz des Gesprächskontextes
Die Strategie eignet sich für jeden Gesprächskontext, insbesondere aber dann, wenn es auf eine genaue Vermittlung von Details ankommt, wie etwa bei einer Anweisung oder auch einem Problemgespräch.

Reaktionsmöglichkeiten des Rezipienten
Der Rezipient wird der kurzen Äußerung in der Regel leichter folgen können, so dass z. B. die Umsetzung einer Anweisung erleichtert wird.

Bezug der Strategie zu den ermittelten Themenbereichen
Wie oben bereits deutlich wurde, eignet die Strategie sich für den Umgang mit Menschen, die unter Sprachverständnisstörungen leiden und deshalb eine längere, komplexe Äußerung nicht mehr aufnehmen können. Zu denken ist hier insbesondere an Demenzerkrankte, etwa AlzheimerpatientInnen, aber ggf. auch an AphasikerInnen, für die eine kurze sprachliche Äußerung ebenfalls eine Erleichterung darstellen kann. Die Verarbeitung sprachlicher Information muss jedoch grundsätzlich noch möglich sein, so dass die Strategie sich z. B. nicht mehr für das Endstadium einer Alzheimer-Erkrankung eignet, bei der die sprachlichen Fähigkeiten nahezu völlig verloren gegangen sind.

Weitere Anmerkungen
Wie aus der Schilderung von T7 hervorgeht, werden bei dieser Strategie in der Regel noch immer ganze Sätze benutzt. Ist jedoch das Verständnis auf syntaktischer Ebene stark beeinträchtigt, etwa im Fall einer schwereren Broca-Aphasie, so kann sie auch noch weiter verkürzt werden, indem der Produzent z. B. überwiegend oder nur noch Inhaltswörter wie z. B. Substantive, Verben oder Adjektive benutzt und die Funktionswörter, die ja vor allem für die Syntax wichtig sind, weglässt. Dadurch entsteht dann eine Art „Telegrammstil" ähnlich dem eines Broca-Aphasikers, der den Schwerpunkt noch stärker auf den inhaltlichen Aspekt legt, so dass dessen Vermittlung weiter erleichtert wird.

Gesamtbewertung
Für Menschen mit Sprachverständnisstörungen, denen es oft schwer fällt, längere oder

> komplexe Äußerungen zu verarbeiten, kann es sehr hilfreich sein, wenn ihnen die zu vermittelnde Information schrittweise dargeboten wird. Dadurch kann dann sichergestellt werden, dass sie alles Wesentliche erfasst haben und ggf. in der gewünschten Weise reagieren, z. B. auf eine Anweisung. Zugleich kann auf diese Weise Missverständnissen vorgebeugt werden. Wenn das Sprachverständnis auf syntaktischer Ebene stark beeinträchtigt ist, z. B. bei einer schwereren Broca-Aphasie, kann die Äußerung durch das Auslassen von Funktionswörtern noch mehr vereinfacht werden. Allerdings muss grundsätzlich noch ein Teil des Sprachverständnisses, zumindest auf der inhaltlichen Ebene, erhalten sein, um zumindest solche verkürzten Informationen noch erfassen zu können. Ist dies nicht mehr der Fall, so muss komplett auf die nonverbale Kommunikation ausgewichen werden, um eine Verständigung zu erreichen.

20.) Vorgabe des Anlauts bei Wortfindungsstörungen (eigene Überlegung)

Diese Strategie stellt eine Möglichkeit dar, bei Wortfindungsstörungen die oben vorgeschlagene aktive Hilfestellung auf phonematischer Ebene konkret umzusetzen. Sie besteht darin, dass zunächst nur der Anlaut des gesuchten Wortes vorgegeben wird. Fällt das Wort dem Gesprächspartner dann noch nicht ein, werden die ersten beiden Phoneme vorgegeben, danach die ersten drei Phoneme etc., bis das Wort vom Gesprächspartner erkannt wird. Ist das gesuchte Wort z. B. „Apfel", so würde zuerst „A..." vorgegeben werden, dann „Ap...", dann „Apf..." etc. Auf diese Weise wird der Kreis der in Frage kommenden Wörter immer mehr eingeengt, bis zuletzt nur noch eine einzige Möglichkeit übrig bleibt. Die Wahrscheinlichkeit, dass der Betroffene das gesuchte Wort findet, wird somit also stufenweise erhöht. Hinzu kommt, dass das Wort in einem Gespräch immer in einen bestimmten Kontext eingebettet ist, was zusätzlich bei der Suche helfen kann. Im Falle von „Apfel" würden also einerseits Früchte ausgeschlossen, die nicht mit „A" anfangen, wie z. B. „Birne" oder „Kirsche", zugleich durch den Kontext aber auch alle Wörter, die zwar phonematisch ähnlich sind, aber zu einer anderen semantischen Kategorie gehören, wie z. B. „Abfall".

> *Mögliche Intentionen*
> Die Intention liegt darin, aktive Hilfestellung bei Wortfindungsstörungen zu geben, so dass

der Betroffene die Möglichkeit erhält, das gesuchte Wort von sich aus zu finden.

Mögliche Wirkungen
- der Kreis der in Frage kommenden Wörter wird allmählich schrittweise verkleinert
- durch die Vorgabe eines oder mehrerer Anfangsphoneme werden Wörter mit semantischer Ähnlichkeit in der Regel von vornherein ausgeschlossen. (Es gibt jedoch Ausnahmen, wie in dem obigen Beispiel das Wort „Apfelsine", das „Apfel" phonematisch *und* semantisch ähnlich ist. In einem solchen Fall kann dann zusätzlich eine semantische Hilfe gegeben werden, wie sie in der nachfolgenden Strategie beschrieben wird.)
- die Chance des Betroffenen, das gesuchte Wort zu finden, wird allmählich größer, je mehr Phoneme genannt werden
- der Betroffene erlebt es als motivierend, wenn er von sich aus auf das gesuchte Wort kommt und es ihm nicht einfach vorgegeben wird
- im Laufe der Zeit kann sich ggf. die Fähigkeit zur Wortfindung verbessern, sofern es sich nicht um eine Krankheit mit fortschreitendem Verlauf wie z. B. Alzheimer handelt. Somit ist z. B. bei einer Aphasie durchaus eine allmähliche Verbesserung möglich.

Mögliche Nachteile

Die Strategie hat keine Nachteile. Selbst wenn es mit dieser Methode nicht gelingt, das Wort zu finden, bleibt der Pflegekraft immer noch die Möglichkeit, es schließlich ganz auszusprechen, so dass der Betroffene anschließend über das Wort verfügen kann. Auch diese Strategie eignet sich jedoch nur dann, wenn das Sprachverständnis zumindest noch teilweise erhalten ist.

Gesprächskonstellation

Die Strategie wird von der Pflegekraft gegenüber einem alten Menschen angewendet, der unter Wortfindungsstörungen leidet.

Emotionale Beziehung zum Gesprächspartner

Die Beziehung zum Gesprächspartner sollte gut oder zumindest neutral sein, weil sonst die Gefahr besteht, dass er eine Mithilfe verweigert und die Strategie fehlschlägt. In diesem Fall kann es deshalb günstiger sein, das gesuchte Wort direkt vorzugeben.

Emotionale Valenz des Gesprächskontextes

Hier gilt das bereits bei der aktiven Hilfestellung Gesagte: der Kontext sollte neutral oder positiv sein, wie etwa eine Unterhaltung oder die gemeinsame Aktivität einer Tagesgruppe, denn bei einem belastenden Kontext würde die aktive Suche nach dem Wort den Betroffenen vermutlich überfordern. Auch hier wäre also eine direkte Vorgabe des Wortes günstiger.

Reaktionsmöglichkeiten des Rezipienten
Sofern der Rezipient auf die Vorgabe des Anlauts eingeht, aktiviert er die Konzepte der grundsätzlich in Frage kommenden Wörter und grenzt sie mit fortschreitender Hilfestellung immer mehr ein, bis zuletzt nur noch eine Alternative übrig bleibt oder, falls er das Wort nicht findet, bis die Pflegekraft das ganze Wort äußert.

Bezug der Strategie zu den ermittelten Themenbereichen
Die Strategie eignet sich für alle Bereiche, in denen Wortfindungsstörungen des Gesprächspartners eine Rolle spielen, unabhängig davon, ob diese durch eine Aphasie, eine Demenz oder eine andere Erkrankung verursacht werden.

Weitere Anmerkungen
Durch diese Methode kann die Fähigkeit zur Wortfindung gefördert und unter Umständen sogar besser werden, z. B. im Fall eines Aphasikers, bei dem es ja in der Regel nicht mehr zu einem Fortschreiten der Krankheit kommt wie etwa bei einem Alzheimerpatienten. Bei einer Verbesserung kann dann die Hilfestellung allmählich reduziert werden, indem immer weniger Anfangslaute vorgegeben werden, so dass am Ende möglicherweise schon der Anlaut genügt, um das gesuchte Wort zu finden.

Gesamtbewertung
Die Vorgabe des Anlauts ist eine günstige Strategie zur Hilfestellung bei Wortfindungsstörungen. Wie die aktive Hilfestellung generell, kann sie in gut ein Gespräch wie etwa eine Unterhaltung integriert werden und eignet sich daher auch für PflegerInnen im Altenheim, die aus Zeitmangel in der Regel keine ausdrücklichen Übungen zur Wortfindung mit den alten Menschen durchführen können. Die Gesprächsatmosphäre sollte jedoch entspannt sein, um den Gesprächspartner nicht in einer ohnehin belastenden Situation durch die aktive Suche nach einem benötigten Wort zu überfordern. In diesem Fall wäre es günstiger, das Wort direkt vorzugeben. Auch Zeitmangel kann sich negativ auswirken, da das Gefühl des bestehenden Drucks sich auf den alten Menschen übertragen und den Wortfindeprozess hemmen kann.

21.) Hilfestellung zur Wortfindung durch Assoziationsbildung (eigene Überlegung)

Anstelle einer phonematischen Hilfe wie bei der vorangegangenen Strategie kann auch eine semantische gegeben werden. Hierbei wird das gesuchte Wort in einen Kontext gestellt, in dem es besonders häufig vorkommt, also Wissen des Langzeitgedächtnisses aktiviert. Dabei kann auch automatisiertes Wissen angesprochen werden, das nach den Erfahrungen einiger InterviewteilnehmerInnen z. B. bei Menschen mit schwerer Demenz oft besonders gut erhalten ist. Dies wird daran deutlich, dass auch diese Menschen trotz der starken Einschränkung der kognitiven Leistungsfähigkeit, etwa des Kurzzeitgedächtnisses, oft noch Liedertexte, Sprichwörter oder Gedichte vollständig reproduzieren können. Wird etwa wieder nach dem Wort „Apfel" gesucht, könnte die Hilfe lauten: „Eva gab Adam einen ...?" oder „... und Birne". Aber auch Aphasiker, etwa Globalaphasiker, die oft unter starken Wortfindungsstörungen leiden, könnten von dieser Methode profitieren. Zudem kommt sie in den Aktivitäten von Tagesgruppen bereits häufig vor, z. B. bei dem von T7 geschilderten Ergänzen von Sprichwörtern. Da sich auch diese Form der Hilfestellung, wie die Vorgabe des Anlauts, gut in ein Gespräch integrieren lässt, kann sie ebenfalls ohne größeren Aufwand auch von PflegerInnen im Altenheim angewendet werden.

Mögliche Intentionen
Auch hier liegt die Intention in der aktiven Hilfestellung bei Wortfindungsstörungen.
Mögliche Wirkungen
- das gesuchte Wort wird in einen konkreten, gut vertrauten Kontext gestellt, was den Abruf insgesamt erleichtert - es wird Wissen des Langzeitgedächtnisses angesprochen, das auch bei schwerer kognitiver Beeinträchtigung noch zugänglich sein kann, insbesondere automatisiertes Wissen wie z. B. Sprichwörter und Liedertexte - es ist denkbar, dass solches Wissen, z. B. ein Sprichwort, im Gedächtnis als Einheit gespeichert ist. Dafür spricht, dass es häufig auch bei schweren Gedächtnisstörungen noch komplett reproduziert werden kann. In diesem Fall würde tatsächlich die Vorgabe des Anfangs ausreichen, um das gesamte Item – und damit auch das gesuchte Wort – abzurufen, so dass mit dieser Methode das Wort besonders schnell gefunden werden könnte. - diese Methode könnte in vielen Fällen noch erfolgreicher sein als die Vorgabe des Anlauts, weil sie dem von T7 geschilderten Ergänzen von Sprichwörtern ähnelt; eine solche Form der Aufgabenstellung scheint somit in der Tagespflege weit verbreitet zu sein und ist damit den Tagesgästen bereits vertraut. Sie lässt sich aber auch im Altenheim relativ einfach umsetzen. - auch diese Vertrautheit der Aufgabe kann den Suchprozess insgesamt erleichtern

- ein erfolgreicher Suchprozess wirkt motivierend auf die Betroffenen
- auch bei dieser Methode kann sich die Wortfindung ggf. im Laufe der Zeit verbessern

Mögliche Nachteile

Diese Form der Hilfestellung hat kaum Nachteile. Auch hier muss allerdings das Sprachverständnis noch so weit erhalten sein, dass die semantischen Hinweise erfasst werden. Weiterhin sollten möglichst wechselnde Items als Hilfe vorgegeben werden, also z. B. nicht immer dasselbe Sprichwort, um der Bildung von Automatismen vorzubeugen.

Gesprächskonstellation

Diese Strategie stellt ebenfalls eine Hilfestellung der Pflegekraft gegenüber einem Heimbewohner oder Tagesgast dar, der unter Wortfindungsstörungen leidet.

Emotionale Beziehung zum Gesprächspartner

Auch hier gilt, dass die Beziehung der GesprächspartnerInnen gut oder neutral sein sollte, da andernfalls der Betroffene kaum an der Suche nach dem benötigten Wort mitwirken würde.

Emotionale Valenz des Gesprächskontextes

Auch diese Strategie eignet sich nur für einen positiven oder neutralen Kontext, da sie in einer belastenden Situation den Betroffenen zu leicht überfordern würde.

Reaktionsmöglichkeiten des Rezipienten

Der Rezipient ruft den vom Gesprächspartner vorgegebenen Kontext aus dem Langzeitgedächtnis ab, etwa eine Zeile aus einem Lied, und damit letztlich auch das gesuchte Wort.

Bezug der Strategie zu den ermittelten Themenbereichen

Auch diese Strategie eignet sich für den Umgang mit Menschen mit Wortfindungsstörungen, unabhängig von der Ursache. Sie kann auch bei schweren kognitiven Beeinträchtigungen zum Erfolg führen, wenn es noch möglich ist, auf Wissen des Langzeitgedächtnisses, etwa auf automatisiertes Wissen, zuzugreifen.

Weitere Anmerkungen

Im Großen und Ganzen ähnelt diese Strategie in Anwendungsbereich und Wirkungsweise der vorangegangenen. Der Unterschied besteht vor allem darin, dass unterschiedliche Bereiche des Wortfindungsprozesses angesprochen werden. Beide Strategien können einander auch ergänzen, indem z. B. einmal eine phonematische Hilfestellung, beim nächsten Mal eine semantische gegeben wird. Auf diese Weise können dann z. B. bei einem Aphasiker beide Ebenen, die phonematische und die semantische, gezielt gefördert werden, so dass er schließlich über verschiedene Möglichkeiten verfügt, das gesuchte Wort zu finden.

> *Gesamtbewertung*
> Auch diese Strategie, die gezielt die semantische Ebene anspricht, eignet sich gut als Hilfestellung bei Wortfindungsstörungen. Wird mit Material gearbeitet, das im Langzeitgedächtnis in automatisierter Form abgespeichert ist, wie etwa ein Liedertext, so kann sie auch bei Menschen erfolgreich sein, die unter besonders schweren kognitiven Einbußen leiden wie etwa AlzheimerpatientInnen, denn auch bei diesen Menschen ist solches Wissen oft noch gut erhalten, wie z. B. aus der Schilderung von T7 oder T12 hervorgeht. Allerdings sollte das als Hilfe vorgegebene Item von Zeit zu Zeit variiert werden, um die Gefahr zu vermeiden, dass der Betroffene es daraufhin zum Inhalt eines Automatismus macht.

5.5 Entwicklung praktischer Übungen zum Erwerb der Strategien

5.5.1 Vorüberlegungen

Die vorangegangene Klassifikation stellt zunächst einmal die einzelnen Strategien des Kommunikationstrainings, ihre charakteristischen Merkmale und Anwendungsbereiche vor und bildet somit den Kern des vorliegenden Konzeptes. Im folgenden Abschnitt sollen einige Überlegungen zur praktischen Durchführung angestellt werden. Zu diesem Zweck werden konkrete Übungen entwickelt, die den TeilnehmerInnen die Anwendungsfelder der einzelnen Strategien und ihre Wirkungsweisen, sowohl auf den Anwender selbst als auch auf mögliche GesprächspartnerInnen, direkt vermitteln. Zunächst soll jedoch ein Zeitplan entworfen werden, der es ermöglicht, das Kommunikationstraining in einem festen Zeitrahmen umzusetzen, und der somit die Grundlage für eine praktische Durchführung darstellen könnte. Diese Durchführung ginge dann bereits über die vorliegende Dissertation hinaus, doch aufgrund der nachfolgend beschriebenen Übungen und des entworfenen Zeitplans ließe sie sich bei Bedarf relativ einfach umsetzen.

Zu einem Zeitplan für das Kommunikationstraining

Die Reihenfolge der Strategien, wie sie in der vorangegangenen Klassifikation dargestellt wurden, gibt zugleich bereits den Ablauf des Kommunikationstrainings vor, da die Strategien entsprechend den vier Kategorien, in die sie eingeteilt wurden, nach zunehmender Spezifizität geordnet sind und damit aufeinander aufbauen. Das Spektrum reicht von Basisstrategien, die sich nahezu für alle Gesprächskontexte eignen, wie z. B. das Aktive Zuhören, bis hin zu sehr spezifischen Strategien, die für einen ganz konkreten Kontext entworfen wurden, wie die Vorgabe des Anlauts bei Wortfindungsstörungen. Daraus lässt sich zugleich ein konkreter Zeitplan ableiten: Wenn man annimmt, dass eine Lerneinheit des Kommunikationstrainings ca. 90 Minuten bis zwei Stunden dauert, und dass in dieser Zeit jeweils 2 Strategien behandelt werden, ergibt sich damit ein Gesamtplan von 10 Sitzungen bzw. Lerneinheiten, in denen die einzelnen Strategien entsprechend der durch die Klassifikation bereits festgelegten Reihenfolge behandelt werden können. Eine solche Lerneinheit könnte eine ganze Sitzung sein, falls das Kommunikationstraining z. B. einmal wöchentlich zu einem festen Termin durchgeführt wird, oder auch ein Abschnitt, nach dem jeweils eine Pause folgt, falls es ganztägig an mehreren aufeinanderfolgenden Tagen, z. B. als Wochenendseminar, durchgeführt wird. In den ersten drei Einheiten bzw. Sitzungen würden also zunächst die sechs Basisstrategien vermittelt werden, darauf aufbauend die Strategien der zweiten Kategorie, die insgesamt situationsbezogener sind und sich sowohl für positive als auch für negative Gesprächskontexte eignen (Strategie Nr. 7 bis 10 in zwei Einheiten oder Sitzungen), anschließend die Strategien für den Umgang mit problematischen Situationen (Nr. 11 bis 17 in ca. 3 Einheiten) und zuletzt die Strategien für den Umgang mit eingeschränkter Kommunikationsfähigkeit, die die höchste Spezifizität besitzen (Nr. 18 bis 21 in 2 Einheiten). In einer dieser letzten Einheiten müssten also zwei Strategien vermittelt werden, doch sind gerade die Strategien dieser letzten Gruppe einander vom Anwendungsbereich her sehr ähnlich, so dass dies grundsätzlich möglich sein müsste. Denkbar wäre aber auch, in den Zeitplan noch eine weitere Einheit oder Sitzung einzurechnen, in der dann nur eine Strategie vermittelt und anschließend mit den TeilnehmerInnen gemeinsam noch einmal eine Rückschau über das gesamte Kommunikationstraining gehalten wird.

Weil die Strategien aufeinander aufbauen – mit Ausnahme der letzten Kategorie, die sich mit der eingeschränkten Kommunikationsfähigkeit auf einen Sonderfall bezieht –, können die zuerst vermittelten Strategien generell im Zusammenhang mit einer nachfolgenden Strategie jeweils noch einmal wiederholt werden. So ermöglicht z. B. die Selbstreflexion, die gedankliche Vorstrukturierung des Gesprächs oder die Suche nach einem Kompromiss die erneute Auseinandersetzung mit verschiedenen vorangegangenen Strategien oder deren gezielte Anwendung in einem Übungsgespräch. Zu denken wäre hierbei etwa an den Kommunikationsstil, das Aktive Zuhören oder das Herausarbeiten von Aspekten, die dem

Gesprächspartner wichtig sind. Frühere Strategien können also ohne erhöhten Zeitaufwand in Verbindung mit nachfolgenden Strategien jeweils noch einmal aufgegriffen und auf diese Weise auch stärker gefestigt werden. Wenn zwischen den einzelnen Lerneinheiten ein längerer Zeitraum liegt, etwa bei einer wöchentlichen Durchführung, könnte am Anfang einer neuen Sitzung auch noch einmal eine kurze Rückschau gehalten werden, um vorangegangene Strategien noch einmal aufzufrischen und ggf. noch Aspekte nachzutragen, die den TeilnehmerInnen wichtig sind.

Zur Vermittlung der Strategien an die TeilnehmerInnen

In der von mir entwickelten Form eignet sich das Kommunikationstraining meiner Ansicht nach am besten für eine Teilnehmergruppe von nicht mehr als 10 bis 12 Personen. Bei einer größeren Gruppenstärke bestände leicht die Gefahr, dass das einzelne Gruppenmitglied zu wenig Gelegenheit hätte, sich aktiv an den Übungen zu beteiligen, und dass zurückhaltendere TeilnehmerInnen zu wenig gefördert würden. Eine Gruppenstärke von etwa 10 bis 12 TeilnehmerInnen entspricht dagegen in etwa der Situation in einer Altentagespflege, wo die Gruppengröße in der Regel ähnlich ist und sich bewährt hat, wie in den Interviews mit den PflegerInnen in Tagespflegeeinrichtungen immer wieder deutlich wurde. Diese Konstellation erlaubt es somit zugleich, Gruppenprozesse in der Tagespflege mit der durchschnittlichen Anzahl beteiligter Personen relativ authentisch nachzustellen. Das vorliegende Konzept wurde so entwickelt, dass mit den kommunikativen Strategien, den Anwendungsbeispielen und den Themen der Übungen sowohl PflegerInnen in Altenheimen als auch in einer Tagespflege angesprochen werden.

Die Vermittlung der einzelnen Strategien erfolgt in drei Abschnitten. Zunächst wird den TeilnehmerInnen die Strategie mit ihren wesentlichen Merkmalen und Wirkungsweisen, wie sie in der vorangegangenen Klassifikation herausgearbeitet wurden, kurz erläutert, danach folgt eine praktische Übung. Als Thema dieser Übung, z. B. eines Rollenspiels, wird jeweils einer der in der Klassifikation ermittelten Themenbereiche gewählt, für die die Strategie sich besonders gut eignet. Auf diese Weise lernen die TeilnehmerInnen die Möglichkeiten und Wirkungsweise der Strategie in einem konkreten Anwendungsbereich kennen, mit dem sie auch in ihrem Berufsleben immer wieder konfrontiert werden. Bei den in der nachfolgenden Darstellung angegebenen Themen handelt es sich um Vorschläge oder Beispiele, die jeweils als Kontext für ein Rollenspiel zu einer bestimmten Strategie in Frage kommen. Welches davon letztlich gewählt wird, kann für jede Teilnehmergruppe individuell entschieden werden, wobei auch konkrete Wünsche der TeilnehmerInnen berücksichtigt werden können, ein bestimmtes Thema im Kommunikationstraining zu behandeln. Dabei können grundsätzlich, sofern gewünscht, auch andere als die hier aufgeführten Themenbereiche gewählt werden. Somit lässt das Kommunikationstraining genug Raum für Individualität und läuft trotz des konkreten Plans nicht notwendigerweise nach einem starren Schema ab.

In einer abschließenden Diskussionsphase erhalten die TeilnehmerInnen schließlich Gelegenheit, sich die Wirkungsweise der jeweiligen Strategie auf sie selbst und ihre ÜbungspartnerInnen noch einmal zu verdeutlichen. An diese Phase kann sich eine erneute praktische Übung anschließen, um etwa konkrete Aspekte einzubeziehen, die während der Diskussion herausgearbeitet wurden, oder um weitere Anwendungsbereiche der Strategie zu erproben; dieser letzte Schritt ist jedoch nicht zwingend.

Durch den Ablauf in mehreren Phasen soll zum einen sichergestellt werden, dass alle charakteristischen Merkmale der Strategie vermittelt wurden, so dass die TeilnehmerInnen in der Lage sind, die Gesprächssituationen zu erkennen, für die sie sich eignet. Zum anderen sollen sie Gelegenheit haben, eine bestimmte Strategie optimal auf ihre jeweilige individuelle Situation bzw. Perspektive zu beziehen, indem sie sich ihre Wirkung abschließend noch einmal vergegenwärtigen und ggf. in mehreren Durchgängen des Rollenspiels unterschiedliche Wirkungsweisen unter veränderten Kontexten erfahren. Auf diese Weise werden sie sie für sich selbst sicherlich besser nutzen können, als wenn sie ihnen lediglich durch eine Erklärung „von außen" vermittelt würde, die nur geringen Bezug zu der jeweiligen individuellen Sichtweise hätte. Vor diesem Hintergrund fällt es den TeilnehmerInnen dann später in einer Realsituation voraussichtlich leichter, die jeweils günstigste Kommunikationsstrategie für eine konkrete Situation zu finden.

5.5.2 Entwicklung der praktischen Übungen

Die Übungen sind generell so einfach wie möglich gehalten, um eine möglichst leichte Aneignung zu erreichen. Bei komplexer gestalteten Übungen bestände die Gefahr, dass sie für die TeilnehmerInnen verwirrend wären oder als zu anstrengend empfunden würden. Auch fällt es bei einfacheren Übungen sicherlich leichter, sich auf die wesentlichen Aspekte der jeweiligen Strategie und ihrer Anwendung zu konzentrieren. Um die Effektivität des Kommunikationstrainings zu erhöhen, wurden außerdem nur wenige verschiedene Arten von

Übungen entwickelt, die insgesamt jeweils ein großes Anwendungsfeld besitzen. Auf diese Weise wird zugleich die Durchführbarkeit erleichtert, da das Repertoire an praktischen Übungen überschaubar bleibt und es nicht zu viele verschiedene Übungsformen gibt. Im Folgenden sollen die einzelnen Übungsformen näher erläutert werden. Im Anhang findet sich ein Gesamtüberblick, in dem die Strategien der jeweiligen Übungsform zugeordnet sind.

1.) Das Rollenspiel

Zunächst einmal bietet sich meiner Ansicht nach als praktische Übung für den Erwerb kommunikativer Strategien besonders das Rollenspiel an, wie bereits mehrfach anklang, denn es ermöglicht dem einzelnen Teilnehmer, die Wirkungsweise der jeweiligen Strategie aus der Rolle heraus wahrzunehmen, die er jeweils einnimmt. Auch kann die nachgestellte Situation jeweils an ein bestimmtes Themengebiet angepasst werden, das für PflegerInnen in einer Alteneinrichtung von besonderer Bedeutung ist. Wird dabei für das Rollenspiel ein Thema gewählt, das von PflegerInnen häufig als problematisch empfunden wird, so kann zugleich der Umgang mit diesem Thema gezielt geübt werden. So wurde z. B. in den Interviews deutlich, dass viele PflegerInnen den Umgang mit demenzbedingter Aggressivität als schwierig empfinden, wie etwa T6 dies schildert. Für eine solche Situation kann insbesondere die Suche nach einem Kompromiss günstig sein, wie bei der Klassifikation dieser Strategie deutlich wurde, wenn nämlich z. B. der alte Mensch auf etwas besteht, das zur Zeit oder grundsätzlich nicht durchführbar ist. Aggressives Verhalten, insbesondere auch verbale Aggressivität, kann demzufolge eines der Themen eines Rollenspiels bilden, bei dem die Suche nach einem Kompromiss behandelt werden soll. Andere geeignete Themen für ein Rollenspiel zu dieser Strategie wären z. B. Problemlösegespräche, entweder unter KollegInnen oder mit den alten Menschen oder deren Angehörigen.

Bei einem Kommunikationstraining für AltenpflegerInnen können die TeilnehmerInnen im Rollenspiel grundsätzlich die Rollen aller Personengruppen einnehmen, mit denen AltenpflegerInnen generell zusammenarbeiten. Die TeilnehmerInnen werden also – je nach dem konkreten Kontext, der in der jeweiligen Übung generiert wird – die Rolle eines alten Menschen, eines Angehörigen, eines Arztes oder einer anderen Fachkraft, mit der das Pflegepersonal zusammenarbeitet, eines Vorgesetzten oder aber ihre eigene Rolle, die einer Pflegekraft, übernehmen. Auch die Generierung einer Gruppensituation ist möglich, wie sie für die Tagespflege charakteristisch ist, indem z. B. ein Teilnehmer die Rolle der Pflegekraft übernimmt und mehrere oder alle anderen die Mitglieder einer Tagesgruppe spielen. Auf diese Weise kann eine bestimmte Situation gut nachgestellt und die Wirkungsweise einer konkreten Strategie in dieser Situation erprobt werden.

Besonders günstig ist es, wenn die konkrete Übung aus mehreren Durchgängen besteht, nach denen jeweils ein Rollenwechsel stattfindet. Dabei haben die TeilnehmerInnen Gelegenheit, die Wirkungsweise der jeweiligen Strategie aus unterschiedlicher Sichtweise zu erleben. Zum einen erfahren sie die nachgestellte Situation aus der Perspektive unterschiedlicher Personengruppen, was ihnen ggf. helfen kann, deren Sichtweise leichter nachzuvollziehen und sich im Gespräch auf sie einzustellen. Wenn z. B. ein Teilnehmer einen alten Menschen spielt, der unter Wortfindungsstörungen leidet und dem es deshalb schwer fällt, bei einem Problemgespräch seine persönliche Sichtweise mitzuteilen, kann ihn dies ggf. stärker für die Problematik aus der Sicht des Betroffenen sensibilisieren. Ganz allgemein kann ein solcher Rollenwechsel dazu beitragen, die Perspektive des Teilnehmers, bezogen auf die nachgespielte Situation, zu erweitern und dadurch eventuell auch neue Lösungsansätze für bestehende Probleme zu finden. Zum anderen kann sich bei einem Rollenwechsel auch die Gesprächsrolle des Teilnehmers ändern, so dass er die Wirkungsweise einer bestimmten Strategie sowohl als Produzent als auch als Rezipient und ggf. – bei einigen der nachfolgend beschriebenen Übungen – als außenstehender Beobachter kennen lernt. Gerade das Rollenspiel bietet somit vielfältige Möglichkeiten, den TeilnehmerInnen die Besonderheiten und Anwendungskontexte einer bestimmten Strategie, aber auch unterschiedliche Perspektiven der an einer bestimmten Situation Beteiligten, näher zu bringen.

Das Rollenspiel eignet sich grundsätzlich für alle diejenigen Strategien des Kommunikationstrainings, bei denen es zur Interaktion zwischen zwei oder mehr GesprächspartnerInnen kommt, also für einen Großteil der ausgewählten Strategien. In der Regel bietet sich eine Partnerübung an, bei der nur zwei Personen beteiligt sind, weil bei dieser Konstellation die Interaktion am intensivsten ist und jeder der beiden Partner auf jeden Fall Gelegenheit erhält, sich aktiv einzubringen. Ein solches Rollenspiel besteht dann also aus zwei Durchgängen, da die Rollen einmal getauscht werden. Die Länge der einzelnen Durchgänge richtet sich nach der individuellen Übungssituation und kann von fünf bis ca. 15 Minuten reichen, ggf. aber auch länger sein, falls dies in der konkreten Situation vorteilhaft erscheint, z. B., wenn ein effektives Gespräch sonst abrupt abgebrochen werden müsste, weil die vorgegebene Übungszeit vorbei ist. Eine kürzere Dauer erscheint mir nicht effektiv genug, bei einer längeren hingegen besteht die Gefahr, dass das Gespräch sich im Kreis zu drehen beginnt oder allmählich im Sande verläuft, weil alles Wesentliche bereits gesagt wurde.

Grundsätzlich kann jede Situation nachgespielt werden, die in der vorangegangenen Klassifikation als Anwendungsbereich der jeweiligen Strategie ermittelt wurde.

Bei Rollenspielen gibt es jeweils zwei Möglichkeiten für die Durchführung. Entweder bilden alle TeilnehmerInnen Paare, die jeweils für sich die Übung durchführen, oder zwei TeilnehmerInnen führen das Rollenspiel vor dem Plenum aus. Die erste Variante hat den Vorteil, dass jeder aktiv an der Übung teilnimmt und die unterschiedlichen Rollen unmittelbar in der Interaktion kennen lernt. Dies kann insbesondere dazu beitragen, dass er oder sie sich leichter in die „Gegenposition", also z. B. einen alten Menschen, hineinversetzen kann, was unter Umständen den Blickwinkel erweitern oder die innere Einstellung ändern kann. Die Fähigkeit, sich in jemand anderen hineinzuversetzen, die mir für eine emphatische Gesprächsführung sehr wichtig erscheint, wird so im Rollenspiel immer indirekt mit geübt. Auch erfährt der Einzelne die Wirkungsweise der jeweiligen Strategie aus unterschiedlichen Gesprächsrollen, nämlich als Produzent und als Rezipient. Bei der Durchführung vor dem Plenum können sich hingegen durch die Beobachtungen der nicht an der Übung Teilnehmenden ggf. weitere Aspekte ergeben; allerdings haben hier nur wenige die Gelegenheit der praktischen Übung. Welche der beiden Formen gewählt wird, könnte sich z. B. nach dem Zeitfaktor und damit dem individuellen Verlauf einer Übungssitzung richten, so dass etwa dann, wenn mehr Zeit zur Verfügung steht, alle TeilnehmerInnen die Übung durchführen, bei einem engeren Zeitplan hingegen die Übung vor dem Plenum stattfindet. Es kann auch regelmäßig zwischen beiden Formen gewechselt werden, um Eintönigkeit zu vermeiden. Grundsätzlich erscheint mir jedoch die erste Variante günstiger, weil sie dem einzelnen Teilnehmer stärker die Möglichkeit gibt, sich aktiv einzubringen.

Das Rollenspiel selbst läuft im Wesentlichen immer auf die gleiche Weise ab. Nach der Erläuterung der Strategie wird das jeweilige Thema, also der Gesprächskontext, vorgegeben und die Rollen verteilt. Die jeweilige Strategie soll dabei im Rollenspiel bewusst eingesetzt werden; andere Vorgaben werden in der Regel nicht gemacht, um den TeilnehmerInnen Gelegenheit zu geben, die Strategie und ihre Wirkungsweise in einem möglichst freien Gespräch, das der Realsituation näher kommt als ein zu stark vorstrukturiertes Gespräch, für sich zu erproben. Beim ersten Durchgang können die TeilnehmerInnen jeweils wählen, welche Rolle sie übernehmen möchten, z. B. die des alten Menschen, der Pflegekraft oder eines Angehörigen. Da im Laufe der Übung jeder Teilnehmer jede Rolle einmal übernimmt, ist es im Prinzip einerlei, wer mit welcher Rolle beginnt. Nach dem ersten Durchgang werden die Rollen getauscht. Sollen mit dem Rollenspiel Gruppenprozesse nachgestellt werden, so übernimmt ein Teilnehmer die Rolle der betreuenden Pflegekraft, während die übrigen die

Gruppenmitglieder spielen. Hier können also alle TeilnehmerInnen an einem einzigen Rollenspiel teilnehmen, wobei es auch hier ggf. mehrere Durchgänge geben kann, bei denen die Rolle der Pflegekraft wechselt.

Bei einigen Strategien erscheinen mir bestimmte Varianten dieses Grundmusters des Rollenspiels sinnvoll, um wichtige Besonderheiten stärker in den Vordergrund zu stellen. Bei diesen Varianten handelt es sich gewissermaßen um gelenkte Rollenspiele, die die Aufmerksamkeit gezielt auf einen zentralen Aspekt der Strategie lenken. Diese Übungen sollen im Folgenden etwas ausführlicher beschrieben werden. Sie können dann exemplarisch auch für die Durchführung der übrigen Rollenspiele stehen, die nach dem oben beschriebenen Grundmuster erfolgen. Die nachfolgende Darstellung orientiert sich also insgesamt stärker an den Übungen als an den einzelnen Strategien.

Spezifische Formen des Rollenspiels: Darstellung einiger Varianten

Die Reihenfolge der nachfolgend beschriebenen Übungen orientiert sich an der Reihenfolge der zugehörigen Strategien in der Gesamtklassifikation. Die Strategien, für die an dieser Stelle keine Übung aufgeführt ist, werden entweder mit dem oben beschriebenen Grundmuster des Rollenspiels eingeübt oder mit einer der beiden anderen Übungsformen, die unten noch näher erläutert werden. Als Themenbereiche kommen hier jeweils die in der Klassifikation bereits genannten Situationen in Frage.

Übung zum Aktiven Zuhören (Strategie Nr. 5)

Beim Aktiven Zuhören kommt es, wie bereits mehrfach dargestellt wurde, in erster Linie darauf an, die eigene Sichtweise zunächst zurückzustellen und sich ganz auf die Äußerung des Gesprächspartners zu konzentrieren, um diesen zu ermutigen, das für ihn Wesentliche einzubringen. Dies setzt jedoch voraus, dass die Äußerung des Gesprächspartners richtig verstanden wurde, d. h., dass alle genannten Aspekte vom Rezipienten tatsächlich erfasst wurden, dieser sie aber zugleich objektiv betrachtet und so stehen lässt, wie sie geäußert wurden, also z. B. nicht bereits eine Interpretation oder Wertung vornimmt, während er noch zuhört. In der folgenden Übung, die von Allhoff & Allhoff (1989) übernommen wurde, liegt deshalb der Schwerpunkt weniger auf der eigentlichen Gesprächsführung als auf der

Verständnissicherung, die einem effektiven, von beiden Seiten als positiv empfundenen Gespräch zugrunde liegt. Die gewählte Übungsform weicht zwar stark vom üblichen Gesprächsverhalten ab und könnte deshalb von den TeilnehmerInnen ggf. als unnatürlich empfunden werden, eignet sich jedoch m. E. gut, um zunächst einmal das Zurückstellen des eigenen Standpunktes einzuüben. In einem realen Gespräch wird sie in dieser intensiven Form nicht vorkommen, sondern der Rezipient wird das hier gezeigte Verhalten nur gelegentlich anwenden, um sicherzugehen, dass er den Gesprächspartner richtig verstanden hat.

Die Übung wird von jeweils drei TeilnehmerInnen durchgeführt. Zwei von ihnen führen ein Gespräch zu einem beliebigen Thema, wozu sich z. B. eine Unterhaltung mit einem noch relativ unbekannten Gesprächspartner, ein Problemgespräch oder auch eine Diskussion eignet, also eine Gesprächsform, bei der es besonders wichtig ist, die Äußerungen des Gesprächspartners richtig zu erfassen. Bei einem Kommunikationstraining für AltenpflegerInnen könnte das Thema z. B. die Frage sein, unter welchen Umständen die häusliche Pflege eines alten Menschen bzw. die Unterbringung in einem Heim jeweils günstiger ist, ein Problem, das Angehörige pflegebedürftiger Menschen oft sehr belastet. Einer bzw. eine der TeilnehmerInnen übernimmt also z. B. die Rolle des Angehörigen eines Pflegebedürftigen, der sich nicht sicher ist, ob er den alten Menschen selbst betreuen oder ins Heim geben soll, der andere die Rolle einer beratenden Pflegekraft. Die Abfolge ist immer so, dass bei jedem Sprecherwechsel der neue Produzent zuerst die Äußerung des Gesprächspartners mit eigenen Worten wiedergibt, sie also paraphrasiert, und erst danach seine eigene Ansicht äußert. Dass er sie mit eigenen Worten formuliert, soll einerseits sicherstellen, dass er den Inhalt vollständig erfasst hat, und andererseits verhindern, dass der Gesprächspartner die Wiederholung als bloßes Nachsprechen empfindet. Nachdem er dann eine eigene Äußerung gemacht hat, muss wiederum der erste Teilnehmer erst diese wiederholen, ehe er darauf eingeht, etc. Die Äußerungen müssen dabei nicht zwingend Aussagen sein, sondern es kann sich z. B. auch um Fragen handeln. Die Aufgabe des dritten Teilnehmers, der sich am Gespräch selbst nicht beteiligt, besteht darin, den Gesprächsablauf zu verfolgen und sicherzustellen, dass die Paraphrasierung jeweils korrekt und objektiv war, dass also das Wesentliche erfasst wurde und vom Rezipienten keine Ergänzungen vorgenommen wurden, also z. B. keine eigenen Schlussfolgerungen oder Wertungen in die Wiedergabe eingeflossen sind. Danach gibt auch der jeweilige Produzent der Äußerung an, ob sie so wiedergegeben wurde, wie sie gemeint war. Damit soll der Gefahr begegnet werden, dass auch der Beobachter einen Teil der Äußerung nicht erfasst oder missverstanden hat.

Nach ca. 5 bis 10 Minuten tauschen die drei TeilnehmerInnen jeweils ihre Rollen, so dass der Beobachter nun aktiv an der Diskussion teilnimmt und einer der anderen seine Rolle übernimmt. Derjenige, der weiterhin am Gespräch teilnimmt, übernimmt nun jeweils die andere Rolle, damit er auch diese Perspektive kennen lernt. Hat er z. B. im vorherigen Durchgang die Pflegekraft gespielt, so übernimmt er nun die Rolle des Angehörigen. Auf diese Weise fällt jedem der drei Beteiligten jede Rolle einmal zu, so dass jeder das Aktive Zuhören aus den drei Rollen Pflegekraft, Angehöriger und Außenstehender sowie aus den möglichen Gesprächsrollen Produzent, Rezipient und passiver Beobachter erfährt und somit einen detaillierteren Gesamteindruck über die Wirkungsweise im Gespräch erhält.

Das Aktive Zuhören eignet sich besonders gut für alle Arten von Gesprächen, bei denen es besonders wichtig ist, die genaue Sichtweise des Gesprächspartners zu erfassen. Besonders geeignete Gesprächskontexte für ein Rollenspiel zum Aktiven Zuhören sind damit:

- eine Unterhaltung mit einem alten Menschen, um Zugang zu diesem zu finden, etwa zu einem neuen Heimbewohner oder Tagesgast oder zu jemandem, der sich bislang eher zurückhaltend gezeigt hat und über dessen individuelle Vorlieben oder Verhaltensweisen daher noch wenig bekannt ist
- die Einbindung eines alten Menschen in eine Tagesgruppe, wie von T16 beschrieben
- Biographiearbeit bzw. Erinnerungspflege
- Umgang mit Depressionen und Ängsten des Gesprächspartners
- Umgang mit Schwerkranken oder Sterbenden
- Problem- und Krisengespräche mit alten Menschen, deren Angehörigen, anderen PflegerInnen oder sonstigen Fachkräften, z. B. über eine Verschlechterung des Gesundheitszustandes, über nicht ausreichende häusliche Pflege des Kranken oder über zeitliche extreme Belastung

Variante zur Übung des Hineinversetzens in den Gesprächspartner (Strategie Nr. 4)

Eine Variante dieser Übung, die paarweise oder auch von mehr als zwei TeilnehmerInnen durchgeführt werden kann, eignet sich dazu, das Hineinversetzen in den Gesprächspartner gezielt zu trainieren. Das Hineinversetzen in jemand anderen wird in der Regel bei jeder der vorliegenden Übungen schon allein dadurch indirekt mit gefördert, dass die TeilnehmerInnen jeweils bestimmte Rollen übernehmen, in die sie sich hineindenken müssen. An dieser Stelle soll jedoch die Aufmerksamkeit ganz gezielt auf die Situation des Gegenübers gelenkt werden, die dabei noch zu der jeweiligen eigenen bzw. im Rollenspiel übernommenen Perspektive hinzukommt.

Zunächst wird ein Gespräch eingeleitet, z. B. ein Gespräch über ein bestimmtes Problem. Dabei schildert zunächst Teilnehmer A, der die Rolle des Betroffenen übernimmt, möglichst genau seine Situation, so wie er sie empfindet. Teilnehmer B, der die Rolle eines Außenstehenden hat, hört zu und versucht sich dabei in seine Lage zu versetzen. Anschließend beschreibt B die gleiche Situation noch einmal, und zwar so, wie A sie seiner Auffassung nach empfindet. Hier wird also nicht mehr nur eine einzelne Äußerung, sondern eine längere Darstellung wiedergegeben, wobei nunmehr auch eine Interpretation einfließen kann, um die subjektive Sichtweise des Gesprächspartners zu erkennen und auch solche Aspekte zu erfassen, die nicht explizit genannt wurden, aber doch erkennbar mitschwingen, wie z. B. die Gefühle des Betroffenen im Hinblick auf die geschilderte Situation. Eine Wertung sollte jedoch auch hier vermieden werden; der Schwerpunkt liegt ganz auf der Sichtweise des Gesprächspartners. Anschließend gibt A auch hier wieder an, ob die Darstellung zu seiner eigenen Sichtweise passt. Kommt es dabei zu Abweichungen, so erläutert A diese, anschließend gibt B eine erneute Darstellung. Dies wird so lange fortgesetzt, bis die Darstellung von B mit der Sichtweise von A übereinstimmt. Sobald dies der Fall ist, ist der Übungsdurchgang beendet, und die Rollen werden getauscht.

Die Übung kann auch von mehr als zwei TeilnehmerInnen durchgeführt werden. Die Dauer eines Durchgangs ist jeweils individuell verschieden, weil sie davon abhängt, wie genau die Wiedergabe der Situation zur Darstellung des Betroffenen passt. Kommt es bereits zu Beginn zu großer Übereinstimmung, so ist der jeweilige Durchgang bereits beendet, und es kommt zum Rollenwechsel. Grundsätzlich ist es auch denkbar, die Übung so durchzuführen, dass wie bei der Übung zum Aktiven Zuhören jeweils einer der TeilnehmerInnen wieder die Rolle eines Beobachters übernimmt, der überprüft, wie gut die Darstellung jeweils zur Schilderung des Betroffenen passt. Weil jedoch hier die Darstellung des Rezipienten über eine bloße Wiedergabe des Gesagten hinausgeht, ist meiner Ansicht nach die Gefahr größer, dass auch der Beobachter wesentliche Aspekte nicht erfasst oder anders interpretiert, als sie gemeint waren, weshalb mir die Variante mit lediglich zwei TeilnehmerInnen vorteilhafter erscheint. Die Beziehung zwischen den GesprächsteilnehmerInnen ist dann enger, was das Hineinversetzen grundsätzlich erleichtern kann.

Zum Training des Hineinversetzens eignen sich ebenfalls besonders die bei der Übung zum Aktiven Zuhören bereits genannten Beispielsituationen, da auch diese Strategie gerade bei belastenden Gesprächssituationen hilfreich ist, um die Perspektive des Gesprächspartners in die eigenen Überlegungen mit einbeziehen zu können. Grundsätzlich kann sie aber in jedem Gespräch eingesetzt werden, weshalb im Prinzip auch jede beliebige andere Gesprächssituation als Übungskontext in Frage kommt.

Übung zum Herausarbeiten von Aspekten, die dem Gesprächspartner wichtig sind (Strategie Nr. 9)

Diese Strategie hat das Ziel, den Gesprächspartner dazu anzuregen, ein Problem oder eine Situation, die ihn selbst betreffen, von einem erweiterten Blickwinkel aus zu betrachten und so leichter zu einer möglichen Lösung zu kommen. Der dahinter stehende Gedanke ist, dass jemand, der sich in einer problematischen Situation befindet, oft bereits eine bestimmte Vorstellung davon hat, wie eine mögliche Lösung aussehen könnte, die das für ihn Wesentliche berücksichtigt (Weisbach, 1997). Oft ist diese Vorstellung ihm jedoch noch nicht völlig klar oder nicht einmal bewusst. Die Herausarbeitung wichtiger Aspekte soll ihm deshalb helfen, sich seine wirklichen Intentionen klar zu machen.

Auch diese Übung, für die sich als Thema besonders gut ein Problemlösegespräch eignet, wird von zwei TeilnehmerInnen durchgeführt, wobei einer von ihnen die Rolle des von dem jeweiligen Problem Betroffenen übernimmt und mit seinem Partner, der die Rolle eines Außenstehenden einnimmt, über dieses Problem spricht. Der Teilnehmer, der die Rolle des Betroffenen übernimmt, stellt zunächst wieder die jeweilige Situation dar, so wie er sie wahrnimmt. Daraufhin stellt sein Partner ihm konkrete Fragen, die ihm dabei helfen sollen, die für ihn wesentlichen Aspekte sowie mögliche Folgen einer bestimmten Entscheidung oder Problemlösung zu erkennen, z. B.:

- Was genau würde Ihrer Ansicht nach passieren, wenn Sie .... täten / nicht täten?
- Was würde passieren, wenn ... einträfe / nicht einträfe?
- Wie würden Sie sich fühlen, wenn...?
- Wie würden andere Beteiligte sich fühlen, wenn...?
- Was hindert Sie daran, zu...?
- Was genau befürchten Sie?
- Was könnte im schlimmsten Fall passieren? Ließe es sich eventuell vermeiden? Wodurch?
- Gäbe es noch eine Alternative?

- Welche Vorteile hätte es für Sie – bzw. andere -, wenn Sie ... täten / nicht täten?
- Wie wichtig wären Ihnen diese Vorteile? Wären sie Ihnen wichtiger als die möglichen Nachteile, oder eher nicht?

Auf diese Weise kann die Aufmerksamkeit der GesprächsteilnehmerInnen gezielt auf solche Aspekte gelenkt werden, die dem Betroffenen dabei helfen, sich über seine wahren Intentionen, evtl. auch Befürchtungen, klar zu werden und so eher zu einer Lösung zu gelangen, die seine Intentionen mit seiner Situation in Einklang bringen kann. Auch die emotionale Ebene lässt sich gut mit Hilfe solcher Fragen ansprechen, so dass bei dieser Übung entweder die objektive oder die emotionale Ebene im Vordergrund stehen kann, je nachdem, wo für den Betroffenen der Schwerpunkt liegt.

Beim Herausarbeiten wichtiger Aspekte ist entscheidend, dass der Fragende eine offene Haltung gegenüber seinem Gesprächspartner einnimmt; die Fragen dürfen nicht so formuliert werden, als kenne er die Antworten bereits und wolle seinen Partner in eine bestimmte Richtung lenken. Offene Fragen sind deshalb grundsätzlich günstiger als geschlossene, weil sie verschiedene Alternativen anbieten, während geschlossene Fragen nur zwei Möglichkeiten zulassen. Dadurch besteht dann die Gefahr, dass wiederum wichtige Aspekte ausgeklammert oder übersehen werden oder die Fragen als Suggestivfragen wirken.

Als Themen für ein Rollenspiel zu dieser Strategie kommen z. B. in Frage:

- Problemlösegespräche mit alten Menschen oder deren Angehörigen, z. B. über zu treffende Pflegemaßnahmen
- Problemlöse- oder Konfliktgespräche im Kollegenteam
- Problematische Gruppenprozesse in der Tagespflege wie z. B. Konflikte zwischen der Gruppe und der Pflegekraft, Streitigkeiten der Gruppenmitglieder untereinander, fehlende oder unzureichende Integration einzelner Gruppenmitglieder
- Gespräche mit alten Menschen, die unter Depressionen oder Ängsten leiden
- Gespräche über den Tod
- Umgang mit Sterbenden

Übung zur gedanklichen Vorstrukturierung eines Gesprächs (Strategie Nr. 12)

Diese Strategie kommt vor dem eigentlichen Gespräch zum Einsatz und besteht darin, sich dieses so genau wie möglich vorzustellen, um sich eigene Intentionen, Befürchtungen etc. klar zu machen sowie mögliche Reaktionen des Gesprächspartners auf eigenes Gesprächsverhalten vorwegzunehmen. Auf diese Weise können Gespräche, die als sehr wichtig oder auch als problematisch empfunden werden und von denen jemand bereits weiß, dass er in naher Zukunft damit konfrontiert wird, bereits in ihren Kernpunkten vorab geplant werden. Eine solche gezielte Vorbereitung kann dazu beitragen, bestehende Ängste vor der Gesprächssituation zu verringern oder auch ganz abzubauen.

Die Übung zur Vorstrukturierung besteht aus zwei Teilen, nämlich aus einer Planungsphase, bei der jeder Teilnehmer das zu führende Gespräch aus der Perspektive seiner Rolle so detailliert wie möglich vorbereitet, und der anschließenden Umsetzung im Rollenspiel. Auch dieses Rollenspiel findet zwischen zwei TeilnehmerInnen statt, da ein Gespräch mit mehr als zwei Beteiligten zunächst zu komplex für eine wirkungsvolle Planung wäre. Bei einer größeren Teilnehmerzahl würde die in der Klassifikation bereits angesprochene Gefahr erhöht, dass das Gespräch sich anders entwickelt als geplant und die vorgesehene Strukturierung wieder verworfen werden muss. Bei der ersten Einübung der Vorstrukturierung sollte dieses Risiko so weit wie möglich verringert werden, um nicht von vorn herein ein Gefühl der Unsicherheit zu erzeugen, das zur Ablehnung der Strategie führen könnte. Aus diesem Grund werden auch Gesprächsthema und Rollen vorher genau festgelegt; sie können jedoch unter den unten aufgelisteten Themenbereichen oder ggf. auch anderen Themen beliebig gewählt werden. Ehe das eigentliche Gespräch eingeleitet wird, bereiten beide PartnerInnen sich im Hinblick auf ihre Rolle so genau wie möglich auf das Gespräch vor. Diese Vorbereitungsphase kann etwa 15 Minuten oder bei Bedarf auch länger dauern. Die TeilnehmerInnen können dabei, je nachdem, was im jeweiligen Gesprächskontext für sie von besonderer Bedeutung ist, z. B. die folgenden Aspekte heranziehen:

- eigene Intentionen
- weitere Umstände oder Aspekte, die für sie selbst wichtig sind
- mögliche Intentionen des Gesprächspartners
- weitere Umstände oder Aspekte, die für den Gesprächspartner wichtig sein könnten

- den strukturellen Aufbau des Gesprächs; etwa welche Themen, Argumente etc. in welcher Reihenfolge angesprochen werden sollen oder ob möglicherweise bestimmte Themen vermieden werden sollten
- konkrete Vorformulierungen wichtiger Aspekte oder Argumente oder auch des Gesprächseinstiegs
- zu erwartende Äußerungen des Gesprächspartners und eine mögliche eigene Reaktion darauf; so könnte sich der Teilnehmer z. B. vorab die Antwort auf eine konkrete Frage überlegen, die der Gesprächspartner voraussichtlich stellen wird, oder eine eigene Reaktion auf einen Einwand des Gesprächspartners vorbereiten
- mögliche Reaktionen des Gesprächspartners auf eine eigene Äußerung
- charakteristische Verhaltensweisen des Gesprächspartners (dies greift in der Übungssituation weniger, kann aber in einem Realgespräch hilfreich sein, wenn z. B. bekannt ist, dass der Gesprächspartner sich im jeweiligen Kontext oft in einer bestimmten Weise verhält, etwa auf ein bestimmtes Gesprächsthema sehr emotional reagiert)
- eigene Befürchtungen und Möglichkeiten der Vorbeugung
- eigene Reaktionen auf mögliche Ablehnung von Äußerungen durch den Gesprächspartner

Vor dem eigentlichen Gespräch tauschen beide PartnerInnen sich kurz über ihre Pläne aus und versuchen, sie miteinander in Einklang zu bringen. Während des Gesprächs achtet dann wieder ein dritter Teilnehmer, der am Diskurs selbst nicht teilnimmt, auf die Einhaltung der geplanten Struktur. Würden die beiden TeilnehmerInnen dies selbst tun, so wäre ihre Aufgabe zu komplex. Da bei der Vorstrukturierung die Vorbereitungen zum Rollenspiel aufwändiger sind als bei den vorstehend beschriebenen Übungen, erscheint es mir günstig, hier auf einen Rollenwechsel zu verzichten und sich auf einen Durchgang zu beschränken, der dafür dann besonders intensiv ausfällt und auch länger dauern kann.

Grundsätzlich kann es bei der Planung auch hilfreich sein, mehrere Verhaltensalternativen zu entwickeln, um das Risiko falscher Einschätzung des Gesprächsverlaufs möglichst gering zu halten. Gerade für die Vorstrukturierung ist Flexibilität von Vorteil, um sich auf den individuellen Gesprächsverlauf, der niemals vollständig vorhersehbar ist, besser einstellen und ggf. das eigene Gesprächsverhalten neu daran anpassen zu können.

Themenbereiche, die sich für die Übung zur Vorstrukturierung eines Gesprächs eignen, sind insbesondere solche, die sich vorbereiten lassen, weil z. B. die Initiative zu dem Gespräch vom Anwender selbst ausgeht oder weil er weiß, dass er in naher Zukunft mit dieser Situation konfrontiert werden wird:

- Konfliktgespräche mit KollegInnen, Vorgesetzten oder MitarbeiterInnen, aber auch mit alten Menschen oder deren Angehörigen
- immer wieder auftretende, gleichartige Konflikte in einer Tagesgruppe, z. B. Streitigkeiten, die im Gespräch geklärt werden sollen
- Gespräche über Tabubereiche wie z. B.eine nicht ausreichende häusliche Pflege, aber auch über den Tod. Wenn etwa die Pflegekraft weiß, dass ein alter Mensch das Gespräch darüber sucht oder sie den Angehörigen eines Heimbewohners dessen bevorstehenden oder bereits eingetretenen Tod mitteilen muss, kann sie sich auf diese Weise auf das Gespräch vorbereiten.
- Gespräche mit Menschen, die unter Depressionen oder Ängsten leiden
- Umgang mit Sterbenden, um sich ganz allgemein leichter auf diese im Altenheim häufig vorkommende Situation einstellen zu können
- Umgang mit Aggressionen von Demenzerkrankten
- Umgang mit eingeschränkter Kommunikationsfähigkeit, um sich vorab eine geeignete Hilfestellung zu überlegen, die genau zum Betroffenen und seinem individuellen Störungsbild passt

Übung zur Suche nach einem Kompromiss (Strategie Nr. 13)

Diese Strategie wird vor allem in Gesprächen über ein Problem eingesetzt, von dem entweder mehrere Personen mit unterschiedlichen Interessen und Zielen betroffen sind oder aber eine Einzelperson, die mehrere miteinander konkurrierende Interessen bzw. Ziele zugleich hat. Durch die Suche nach einem Kompromiss soll versucht werden, diese unterschiedlichen Interessen einander soweit wie möglich anzunähern, so dass alle Beteiligten von der späteren Lösung profitieren bzw. eine betroffene Einzelperson so viele ihrer Interessen wie möglich wahrnehmen kann. Wesentlich ist also, dass die verschiedenen Interessen abgewägt und dann soweit wie möglich miteinander verbunden werden, wobei eine objektive Betrachtungsweise hilfreich ist. Da es jedoch häufig gerade emotionale Aspekte sind, die bei der Bevorzugung bestimmter Ziele eine Rolle spielen und dem Betroffenen selbst nicht immer bewusst sind, ist es häufig von Vorteil, die emotionale Ebene in das Gespräch mit einzubeziehen.

Für die Einübung der Strategie bietet sich zunächst wiederum ein Rollenspiel mit lediglich zwei PartnerInnen an, da die Übungssituation bei mehr TeilnehmerInnen relativ komplex wird. Grundlage ist ein bestimmtes Problem eines der beiden Gesprächsteilnehmer, das mehrere Aspekte beinhaltet, die in Konkurrenz zueinander stehen, so dass sich für den Betroffenen ein Konflikt ergibt. Zu denken wäre hier etwa an ein Rollenspiel zwischen Pflegekraft und Tagesgast über den Aufenthalt in der Tagespflege: Der Tagesgast möchte eigentlich lieber zu Hause bleiben, in seiner vertrauten Umgebung, ist aber nicht mehr in der Lage, sich selbst zu versorgen, und seine Angehörigen sind tagsüber berufstätig. Die Pflegekraft könnte in diesem Fall z. B. versuchen, ihm die Vorteile der ganztägigen Betreuung, z. B. der Hilfestellung bei Beeinträchtigungen oder der geistigen Anregung durch den Kontakt mit anderen Tagesgästen und die Gruppenaktivitäten, vor Augen zu führen, wie etwa T14 dies schildert. Der Aufenthalt in der Tagespflege würde dann den Kompromiss zwischen dem Verbleiben zu Hause ohne sozialen Kontakt oder Hilfe einerseits und dem Einzug in ein Heim andererseits darstellen, bei dem der alte Mensch völlig aus seinem vertrauten Umfeld herausgerissen würde. Die Aufgabe der beiden RollenspielpartnerInnen besteht darin, die unterschiedlichen Interessen – Verbleiben in der vertrauten Umgebung, zugleich aber Hilfe und sozialer Kontakt - soweit wie möglich zu vereinbaren und so durch einen Kompromiss den Konflikt zu lösen.

Das Gespräch beginnt damit, dass der Betroffene, in diesem Fall der Teilnehmer, der den alten Menschen spielt, sein Problem und seine Sichtweise genau schildert, also z. B. erklärt, warum er eigentlich lieber zu Hause bleiben möchte, was aber die Schwierigkeiten dabei sind. Anschließend versuchen beide PartnerInnen gemeinsam, die unterschiedlichen Interessen gegeneinander abzuwägen. Da gerade bei mehreren konkurrierenden Interessen oder Zielen häufig eine – bewusste oder unbewusste – Neigung zu einem davon besteht, kann es sich als hilfreich erweisen, wenn der Gesprächspartner durch gezieltes Nachfragen, durch genaues Eingehen auf die Äußerung oder das Verhalten des Gesprächspartners oder durch Herausarbeiten von Aspekten, die dem Gesprächspartner wichtig sind, die Hintergründe der Situation so genau wie möglich zu erfassen versucht, und zwar sowohl die objektive als auch die emotionale Ebene. Auch das Hineinversetzen in den Gesprächspartner und das Aktive Zuhören können hierzu gezielt eingesetzt werden. Auf diese Weise fällt es leichter, das bevorzugte Ziel des Betroffenen zu erkennen und darauf aufbauend einen Kompromiss zu finden, der dieses wichtigste Ziel auf jeden Fall ermöglicht. In dem geschilderten Beispiel könnte das wichtigste Ziel z. B. der Wunsch des alten Menschen sein, grundsätzlich in der vertrauten Umgebung bleiben zu können, in der er sich wohler fühlt oder sich besser zurecht findet. Die anschließende Suche nach einem Kompromiss wird von beiden TeilnehmerInnen gemeinsam durchgeführt. Dadurch wird einerseits sichergestellt, dass alle relevanten Aspekte mit einbezogen werden, andererseits trägt der Betroffene durch die aktive Mitwirkung selbst entscheidend zum Kompromiss und damit zur Lösungsfindung bei. In einem Realgespräch hat der Betroffene dann nicht das Gefühl, ein bloßes Opfer der Situation zu sein, sondern bemerkt, dass er sie aktiv beeinflussen kann, und ist daher auch eher bereit, den gefundenen Kompromiss zu akzeptieren, obwohl dieser möglicherweise den Verzicht auf bestimmte Interessen oder Ziele bedeutet.

Grundsätzlich ist es auch denkbar, als Übungssituation einen Kontext zu wählen, in dem es mehrere Betroffene gibt, die verschiedene Interessen und Ziele haben, wie dies etwa bei einem Gespräch der Pflegekraft mit dem alten Menschen und seinen Angehörigen, zwischen den Mitgliedern einer Tagesgruppe oder zwischen mehreren KollegInnen der Fall sein könnte. Diese Variante könnte in einem zweiten Durchgang eingeübt werden. Dabei übernehmen alle TeilnehmerInnen die Rollen von Betroffenen, z. B., indem einer von ihnen die Pflegekraft spielt und die übrigen die Mitglieder der Tagesgruppe. Hier kann die Teilnehmerzahl im Grunde beliebig groß sein; da jedoch der Kontext um so komplexer und damit unter Umständen auch komplizierter wird, je mehr Beteiligte es gibt, sollten nicht mehr als maximal sechs TeilnehmerInnen an einem Rollenspiel teilnehmen. Bei insgesamt 10 bis 12 TeilnehmerInnen könnten dann also zwei Arbeitsgruppen gebildet werden, die jeweils das Rollenspiel durchführen.

Auch in diesem Kontext schildert zunächst jeder Betroffene seine Perspektive. Anschließend wird gemeinsam versucht, eine Lösung zu finden, wobei jeder Teilnehmer selbst Vorschläge machen, aber auch die Vorschläge der anderen daraufhin prüfen kann, inwieweit sie zu den verschiedenen Interessen passen. Auch in dieser Situation können klärende Strategien eingesetzt werden, um etwa die Stellenwerte der einzelnen Ziele zu erkennen. Stellt sich dabei z. B. heraus, dass ein bestimmtes Ziel mehreren Betroffenen sehr wichtig ist, so wird eine mögliche Lösung danach streben, dieses weitgehend zu erhalten. Erweist sich dagegen ein Ziel für einen oder mehrere Beteiligte als eher vordergründig, so kann es eventuell leichter zugunsten anderer Ziele zurückgestellt oder aufgegeben werden.

In einem Realgespräch spielt immer auch die Beziehung der Betroffenen zueinander eine große Rolle. Ist sie eher angespannt, so kann es sich als hilfreich erweisen, das Gespräch bewusst auf einer eher objektiven Ebene zu halten; auch dies kann ggf. in einem weiteren Durchgang geübt werden. Gerade in einer angespannten Situation kann die Suche nach einem Kompromiss sich als vorteilhaft erweisen, da eine Vereinbarung unterschiedlicher Sichtweisen miteinander und eine Einigung Konflikte verhindern oder zumindest mildern kann, was sich dann auch auf die Beziehung der Betroffenen untereinander positiv auswirkt.

Für die Suche nach einem Kompromiss eignen sich als Übungskontexte insbesondere folgende Situationen, die in der Klassifikation bereits näher erläutert wurden:

- Konfliktgespräche mit HeimbewohnerInnen oder Tagesgästen, mit ihren Angehörigen oder mit KollegInnen oder anderen Fachkräften wie z. B. Vorgesetzten oder ÄrztInnen
- Umgang mit Demenzerkrankten, die auf etwas beharren, das zum gegenwärtigen Zeitpunkt nicht durchführbar ist
- Gruppenprozesse in der Tagesgruppe

Übung zur nonverbalen Kommunikation (Strategie Nr. 3)

Die nonverbale Kommunikation stellt eine sehr komplexe Gruppe von Verhaltensweisen dar, die sich deshalb nur schwer in einer konkreten Übung vermitteln lassen. Hier bietet sich daher eher die Erarbeitung im Plenum an, die unten noch näher erläutert wird. Darüber hinaus können jedoch auch einzelne Komponenten gezielt eingeübt werden. So wäre es etwa denkbar, im Bereich der Prosodie eine Übung durchzuführen, in der eine bestimmte Aussage in unterschiedlichem Tonfall geäußert werden soll, um sich die unterschiedlichen Wirkungsweisen zu verdeutlichen, oder völlig auf verbale Kommunikation zu verzichten und sich nur durch nonverbale Kommunikation zu verständigen. Hierzu kann dann ein beliebiger Gesprächskontext gewählt werden, der jedoch möglichst einfach sein sollte, z. B. ein Frage-Antwort-Spiel, bei dem die verschiedenen Bereiche der nonverbalen Verhaltensweisen – Prosodie, Gestik, Mimik und Proxemik – eingesetzt werden. Auch die Anwendung nonverbaler Kommunikation im Umgang mit eingeschränkter Kommunikation kann gezielt geübt werden, indem sich wieder Paare bilden und einer der Partner z. B. die Rolle eines Schwerhörigen oder eines Menschen übernimmt, der die verbale Kommunikationsebene völlig verloren hat, so dass auf nonverbale Kommunikation ausgewichen werden muss. Gerade in einem solchen Kontext, in dem also die verbale Kommunikation völlig ausgeklammert wird, zeigt sich die Wirkungsweise nonverbaler Kommunikation am deutlichsten. Darüber hinaus ist es auch jederzeit möglich, die nonverbale Kommunikation in ein Rollenspiel einzubinden und die Aufmerksamkeit gezielt auf sie zu lenken. So könnte sie etwa bei einem Rollenspiel, das eine emotional belastende Situation zum Thema hat, gezielt eingesetzt werden, um dem Gesprächspartner Zuwendung und Verständnis zu signalisieren –

etwa, indem ihm beruhigend die Hand auf den Arm gelegt wird - und so den Gesprächsverlauf zu unterstützen.

Weitere Rollenspiele

In ähnlicher Form können auch die Rollenspiele für die übrigen Strategien durchgeführt werden, für die diese Übungsform geeignet ist, und die an dieser Stelle aus Platzgründen nicht eigens dargestellt wurden. Hier steht dann ebenfalls jeweils ein bestimmtes Thema im Vordergrund, zu dem ein Gespräch nachgestellt wird. Besonders günstig sind hierbei die Themen, die jeweils in der Klassifikation unter dem Kriterium *Bezug der Strategie zu den ermittelten Themenbereichen* aufgeführt wurden; es können aber auch andere Themen gewählt werden, wenn z. B. die TeilnehmerInnen den Wunsch haben, einen ganz bestimmten Aspekt anzusprechen, der auch über die Ergebnisse der vorliegenden Fallstudie hinausgehen kann. Gerade weil es sich um eine nicht repräsentative Studie handelt, die nur einen kleinen Ausschnitt der Situation in Alteneinrichtungen beleuchten kann, ist es wahrscheinlich, dass es noch eine ganze Reihe weiterer Themenbereiche gibt, wie z. B. religiöse Aspekte oder auch die Sexualität im Alter, die für die Kommunikation in Alteneinrichtungen von Bedeutung sind, obwohl sie in den von mir geführten Interviews nicht angesprochen wurden.

Weitere Übungsformen

Nicht für alle Strategien des vorliegenden Kommunikationstrainings ist jedoch das Rollenspiel die optimale Übungsform. Für einige Strategien bietet sich eher die Aneignung durch Einzelarbeit an, weil sie nicht unbedingt auf ein Gespräch angelegt sind und zudem mitunter die Situation des Anwenders selbst im Vordergrund steht, oder weil der Schwerpunkt eher auf grundlegenden Aspekten liegt, auf die der Anwender sich vorab gezielt vorbereiten kann. Da jedoch die meisten Strategien direkt in einem sich spontan entwickelnden Gespräch angewendet werden, also kaum vorbereitet werden können, und zudem sowohl den Anwender selbst als auch einen Gesprächspartner betreffen, kommt diese Übungsform wesentlich seltener vor. Andere Strategien wiederum, die einen sehr allgemeinen Charakter haben wie etwa die respektvolle Einstellung zum Gesprächspartner, lassen sich am besten im Plenum erarbeiten. Insgesamt gibt es also drei unterschiedliche Formen von Übungen. Da diese sich schon allein aufgrund der vorgesehenen Reihenfolge der Strategien immer wieder abwechseln, trägt dies zugleich dazu bei, Eintönigkeit zu vermeiden.

2.) Erarbeitung einer Strategie in Einzelarbeit mit anschließender Diskussion

Bei dieser Übungsform setzt sich der Teilnehmer nach der einleitenden Erklärung einer konkreten Strategie zunächst für sich allein mit dieser auseinander, wobei wiederum ein konkreter Kontext vorgegeben wird. So wird er bei z. B. bei der Selbstreflexion gebeten, sich eine selbst erlebte Situation vorzustellen, bei der es zu einem ungünstigen Gesprächsverlauf kam – die Situation kann er dabei frei wählen -, und sich noch einmal vor Augen zu führen, wie er sich in dieser Situation verhalten hat und ob er ggf. auch etwas anderes hätte tun können oder sollen. Bei der Selbstreflexion erscheint es mir, anders als bei den anderen Strategien, am günstigsten, wenn die TeilnehmerInnen sich tatsächlich mit einer selbst erlebten Situation auseinandersetzen statt mit einer vorgegebenen, weil sie die Wirkung der Strategie dann unmittelbarer erfahren können. Grundsätzlich wäre es aber auch denkbar, eine konkrete Beispielsituation vorzugeben, in die sich die TeilnehmerInnen hineinversetzen und die sie auf Handlungsmöglichkeiten untersuchen sollen.

Bei den übrigen Strategien, die durch Einzelübungen vermittelt werden, wird dagegen, wie bei den Rollenspielen, immer eine konkrete Übungssituation vorgegeben. So soll der Teilnehmer bei der positiven Neubewertung einer Situation gezielt versuchen, positive Aspekte in einer vorgegebenen Situation zu finden, die allgemein als emotional belastend erlebt wird. Diese Übungsform, bei der der Teilnehmer seine Überlegungen in schriftlicher Form festhalten kann, ermöglicht es ihm somit, sich gezielt mit seinem eigenen Verhalten und seiner Perspektive auseinanderzusetzen und die dargestellte Situation ggf. aus einem neuen Blickwinkel zu sehen. Anschließend folgt auch hier immer eine Phase, bei der die TeilnehmerInnen ihre gefundenen Lösungen vorstellen und diskutieren. Wenn die konkrete Übungssituation für den jeweiligen Teilnehmer sehr persönliche Aspekte enthält, wie dies z. B. bei der Selbstreflexion der Fall sein kann, kann dabei der Schwerpunkt auch stärker auf die in der Übung gemachten Erfahrungen mit der jeweiligen Strategie und deren Wirkungsweise gelegt werden als auf die konkret erarbeitete Lösung. Auch bei dieser Übungsform werden also die anfangs gegebenen Erläuterungen durch eigene Erfahrungen vertieft. Die Unterteilung in einführende Erläuterung der Strategie und anschließende eigene Auseinandersetzung mit ihr ist somit ein Kerngedanke, der der praktischen Durchführung insgesamt zugrunde liegt, um auf diese Weise möglichst viele Facetten einer kommunikativen Strategie vermitteln zu können. Auch für die Einzelarbeit soll im Folgenden eine Übung beispielhaft etwas ausführlicher dargestellt werden.

Übung zur Abschwächung (Strategie Nr. 14)

Die Abschwächung dient dem Zweck, bestimmte Aspekte oder Umstände, die als extrem negativ empfunden werden, in ihrer Bedeutung zu mildern, indem bewusst indirekte oder umschreibende Formulierungen gewählt werden, die den Gesprächspartner vor einer allzu direkten Konfrontation mit dem negativen Aspekt schützen sollen. Nach der Schilderung von T8 wird die Abschwächung von PflegerInnen besonders im Umgang mit Tabuthemen eingesetzt, die für den Gesprächspartner oder beide Seiten belastend sein können. Sie kann aber grundsätzlich in allen Bereichen angewandt werden, bei denen eine zu große Direktheit ungünstig wäre und den Gesprächspartner belasten oder verletzen könnte, also z. B. auch dann, wenn der Gesprächspartner ein bestimmtes Anliegen hat, das in dieser Form nicht durchführbar ist. Die Abschwächung kann dann helfen, die Ablehnung abzumildern. Bei der nachfolgend beschriebenen Übung steht weniger der eigentliche Gesprächsverlauf im Vordergrund als vielmehr die Suche nach einer abschwächenden Formulierung für einen negativen Sachverhalt. Wenn solche Formulierungen gezielt geübt werden, fällt es den TeilnehmerInnen später leichter, im Gespräch bei Bedarf darauf zurückzugreifen, wodurch sie zugleich auch größere Sicherheit im Umgang mit Tabuthemen erwerben. Die Übung kann somit auch der Vorbereitung auf solche Gesprächssituationen dienen.

Zunächst werden dem einzelnen Teilnehmer jeweils mehrere Formulierungen mit negativer emotionaler Valenz vorgegeben, z. B. die Ablehnung einer Bitte oder eine Formulierung, die einen Tabubereich berührt. Der Teilnehmer soll nun nach abschwächenden Formulierungen für diese Äußerungen suchen. Anschließend werden die Ergebnisse zusammengetragen, und es folgt eine Diskussionsrunde, in der untersucht wird, wie die Äußerung sich durch die jeweilige Abschwächung verändert hat, wie sie vorher gewirkt hat und wie sie nun wirkt. Auf diese Weise kann gut vermittelt werden, unter welchen Umständen eine Abschwächung sich als positiv oder als weniger günstig erweist und wie sie sich im Rahmen eines Gesprächs auswirken kann. So kann sie, wie in der Klassifikation deutlich wurde, bei einem Konfliktgespräch ggf. auch wie ein Fluchtverhalten erscheinen.

Einige Beispiele für die Abschwächung einer direkten Formulierung:

Direkte Formulierung	Abgeschwächte Formulierung
Damit bin ich überhaupt nicht einverstanden.	Das kann ich nicht ganz teilen.
Ich habe jetzt keine Zeit. *(zu einem Heimbewohner, der ein Anliegen hat)*	Ich werde mir Zeit für Sie nehmen, sobald ich kann. *(ein Beispiel von T2)*
Die häusliche Pflege Ihrer Mutter reicht nicht aus. *(zu einem Angehörigen eines Tagesgastes)*	Wir sollten einmal gemeinsam darüber nachdenken, wie die häusliche Pflege Ihrer Mutter noch verbessert werden könnte.
Ihr Vater liegt im Sterben. *(zu einem Angehörigen eines Heimbewohners)*	Ihr Vater wird nicht mehr lange leben.
Sie können jetzt nicht nach Hause gehen. *(zu einem Tagesgast)*	Sie können doch erst noch ein wenig hierbleiben und schauen, ob Ihnen das Gesellschaftsspiel nicht doch Spaß macht.
Das dürfen Sie nicht tun.	Es wäre besser (für Sie), wenn Sie das nicht täten.
Was Sie mit Frau X. gemacht haben, war völlig unsinnig. *(zu einer KollegIn, die oder der einen Fehler bei der Versorgung einer HeimbewohnerIn gemacht hat)*	Diese Maßnahme war nicht gut für Frau X; sie hätte gefährlich werden können.
Davon habe ich keine Ahnung.	Darüber muss ich mich erst selbst noch näher informieren.

In ähnlicher Form lassen sich auch die folgenden Strategien durch Einzelarbeit und anschließende Diskussion im Plenum erarbeiten:

- Selbstreflexion (Strategie Nr. 11)
- Bewusstmachen eigener Handlungsmöglichkeiten und Grenzen (Strategie Nr. 16), sofern die eigene Situation im Mittelpunkt der Betrachtung steht. Soll dagegen die Situation eines Gesprächspartners thematisiert werden, so ist das paarweise Rollenspiel günstiger.
- Positive Neubewertung einer belastenden Situation (Strategie Nr. 17)
- Verwendung kurzer Sätze mit einfacher Struktur und Unterteilung einer längeren bzw. komplexeren Äußerung in mehrere Abschnitte (Strategie Nr. 19). Auch hier werden komplexere oder längere Äußerungen vorgegeben, die dann vom Teilnehmer vereinfacht werden sollen, so dass die Übung ähnlich abläuft wie bei der Abschwächung beschrieben.

3.) Erarbeitung einer Strategie im Plenum

Bei der Erarbeitung im Plenum wird die Strategie zunächst ebenfalls in Anlehnung an die Klassifikation erläutert und anschließend mit den TeilnehmerInnen diskutiert, so dass sie sich auch hier die wesentlichen Merkmale und Anwendungskontexte aktiv aneignen können. Diese Übungsform eignet sich vor allem für solche Strategien, die sich weniger auf eine konkrete Situation beziehen, sondern der eigentlichen Gesprächssituation eher übergeordnet sind, wie z. B. die respektvolle Einstellung gegenüber dem Gesprächspartner, und sich deshalb weniger gut mit Hilfe eines Rollenspiels vermitteln lassen, andererseits aber auch einen Gesprächspartner unmittelbar mit einbeziehen, so dass auch die Einzelarbeit als Übungsform nicht optimal ist. Bei der Diskussion der Strategie im Plenum liegt der Schwerpunkt auf Anwendungsbereich, Intentionen des Anwenders, Wirkungsweise der Strategie und möglichen Nachteilen, die mit ihr verbunden sind. Die TeilnehmerInnen können jedoch auch eigene Aspekte einbringen, die ihnen wichtig sind, z. B. eine konkrete Situation nennen, die ihnen spontan aus ihrer eigenen Erfahrung zu der Strategie einfällt und die dann als möglicher Anwendungsbereich untersucht wird. Im Fall der Strategie „Hilfestellung zur Wortfindung durch Assoziationsbildung" z. B. ist die Gruppenarbeit deshalb günstiger als die anderen Übungsformen, weil eine größere Gruppe in der Regel mehr und umfangreichere Assoziationen zu einem bestimmten Begriff und seinem Kontext finden wird als ein einzelner Teilnehmer. Zudem ermöglicht es meiner Ansicht gerade die Plenumsarbeit, bei der der Schwerpunkt stärker als bei den anderen Übungsformen darauf liegt, die individuellen Sichtweisen der TeilnehmerInnen zusammenzutragen, besonders gut, auch komplexere oder übergeordnete Strategien, die sich nicht nur auf eine bestimmte Gesprächssituation beziehen, sowie ihre charakteristischen Eigenschaften zu erfassen.

Insgesamt betrachtet, nehmen die Rollenspiele bei den praktischen Übungen den breitesten Raum ein, weil sich durch sie ein Kommunikationsprozess am besten nachbilden lässt, während andere Übungsformen nur gelegentlich zum Einsatz kommen, wenn Aspekte im Vordergrund stehen, die über das Gespräch hinausgehen. Im Mittelpunkt steht jedoch die kommunikative Interaktion. Gerade sie soll durch das vorliegende Konzept gezielt gestärkt werden, um die Kommunikation in der Altenpflege weiter zu verbessern und das Miteinander zwischen den PflegerInnen und weiteren Fachkräften, den alten Menschen selbst und ihren Angehörigen und damit auch eine für alle Beteiligten positive Atmosphäre zu fördern.

6. Schlusszusammenfassung und Ausblick

Die vorliegende Dissertation befasst sich mit der Kommunikation in der Altenpflege. Die demographische Entwicklung in unserer Gesellschaft deutet darauf hin, dass die Zahl alter Menschen in Zukunft immer mehr zunehmen wird. Auch wenn die Mehrzahl von ihnen in der Lage ist, ein eigenständiges Leben zu führen, wird damit insgesamt auch die Zahl der Pflegebedürftigen künftig weiter anwachsen. Viele von ihnen werden in Alteneinrichtungen betreut, so dass auch die professionelle Altenpflege, die bereits heute – neben der häuslichen Pflege - von großer Bedeutung für die Versorgung pflegebedürftiger alter Menschen ist, in Zukunft einen noch höheren Stellenwert erhalten wird.

Gerade in der Altenarbeit ist die zwischenmenschliche Ebene von existenzieller Bedeutung. Zum einen kann gerade die Situation Pflegebedürftiger, die oft unter schweren Erkrankungen leiden, bei denen kaum noch Besserung zu erwarten ist, und die nicht mehr aktiv am Weltgeschehen teilhaben können, durch Zuwendung und Nähe erheblich gelindert werden. Zum anderen werden bei der Pflege oft sehr persönliche, intime Bereiche berührt, was eine vertrauensvolle Beziehung zwischen den alten Menschen und den PflegerInnen nötig macht. Aber auch für alte Menschen, die sich in einer psychisch schwierigen Situation befinden, die z. B. unter sozialer Isolation leiden oder ins Heim übersiedeln und für die dieser Umzug einen gravierenden Einschnitt in ihr bisheriges Leben darstellt, sind Bezugspersonen, zu denen sie Vertrauen haben, oft sehr wichtig. Neben Freunden und Angehörigen kann gerade auch das Pflegepersonal viel dazu beitragen, dass sie sich in ihrer neuen Umgebung einleben. Insbesondere die Kommunikation spielt hier eine wichtige Rolle. Zudem stellt Kommunikation eine unmittelbare Verbindung zwischen einem Menschen und seiner Umgebung her. Gerade Pflegebedürftige sind somit in ganz besonderem Maß auf sie angewiesen, um nicht in völlige Isolation zu geraten.

Allerdings bringt der enge Kontakt mit den alten Menschen, nicht zuletzt der Umgang mit Schwerkranken oder Sterbenden, auch für die PflegerInnen oft belastende Situationen mit sich, die viel seelische Kraft erfordern und sie unter Umständen auch verunsichern können. Dies kann insbesondere dann der Fall sein, wenn Tabubereiche wie etwa Sterben und Tod berührt werden, die mit großer Unsicherheit und sogar Ängsten verbunden sein können, so dass der Umgang mit ihnen oft besonders schwer fällt. Daneben gibt es, neben den oft schwierigen Arbeitsbedingungen selbst, die gerade im Altenheim von großem Leistungsdruck, nicht zuletzt von Zeitdruck, geprägt sein können, noch eine ganze Reihe weiterer Situationen, die für das Pflegepersonal Belastungen mit sich bringen können.

Aus diesem Grund war es das Ziel der vorliegenden Dissertation, ein Kommunikationstraining speziell für AltenpflegerInnen zu entwickeln, das ihnen helfen soll, mit belastenden Situationen leichter umzugehen, die sich im Rahmen ihrer Tätigkeit ergeben können und mit denen sie immer wieder konfrontiert werden. Dabei sollen gezielt solche Situationen behandelt werden, die in enger Beziehung mit Kommunikation stehen bzw. sich über sie beeinflussen lassen, denn nur solche Situationen können in einem reinen Kommunikationstraining behandelt werden. Da es eine ganze Reihe von Alteneinrichtungen mit z. T. höchst unterschiedlicher Ausprägung gibt, so z. B. das Altenheim, die Altentagespflege, die Altentagesstätte, das Seniorenwohnheim oder auch den ambulanten Pflegedienst, konzentrierte ich mich bei meiner Untersuchung auf zwei Formen der Altenbetreuung, bei denen der Kontakt zwischen den PflegerInnen und den alten Menschen besonders eng und langfristig ist, nämlich auf das Altenheim und die Altentagespflege. Um zu ermitteln, in welchen Situationen Kommunikation in diesen beiden Bereichen bedeutsam ist und wo möglicherweise problematische oder sogar seelisch belastende Bereiche liegen können, in denen ein geplantes Kommunikationstraining dann Hilfe anbieten müsste, führte ich eine empirische Fallstudie durch, in der ich insgesamt 16 AltenpflegerInnen, die entweder in einem Altenheim oder einer Tagespflege tätig waren, zu diesem Thema interviewte. Die Ergebnisse dieser Studie bildeten anschließend die Basis für die Entwicklung eines konkreten Kommunikationstrainings, wobei die Dissertation sich auf die Konzeptentwicklung beschränkt. Eine anschließende praktische Anwendung des Kommunikationstrainings hätte weitere umfangreiche Studien erforderlich gemacht und dabei die Möglichkeiten der vorliegenden Arbeit bei weitem überstiegen.

Die Arbeit gliedert sich insgesamt in drei Teile. Im theoretischen Teil werden zunächst die Grundlagen für die empirische Studie und die anschließende Entwicklung des Kommunikationstrainings geschaffen. Der zweite Teil stellt die empirische Studie und ihre Ergebnisse vor. Im dritten Teil wird schließlich das konkrete Konzept entwickelt.

Um eine theoretische Grundlage für die Fallstudie und die Konzeptentwicklung zu schaffen, wurden im ersten Kapitel zunächst grundlegende Aspekte der Kommunikation mit alten Menschen betrachtet, die demnach auch in der Altenpflege eine Rolle spielen können. Die kognitive Entwicklung im höheren Lebensalter, gerade auch die Entwicklung der kommunikativen Fähigkeiten, lässt sich gut mit dem Zweikomponentenmodell der Intelligenz erklären. Demnach gibt es zwei Formen von Intelligenz, nämlich die kristalline Intelligenz, die sich auf solche Wissensbereiche bezieht, die sich nicht oder nur über einen relativ langen Zeitraum hinweg verändern, und die mit dem Langzeitgedächtnis in Verbindung steht, und die flüssige Intelligenz, die sich auf prozedurale und leichter veränderliche Wissensbereiche bezieht und mit dem Arbeitsgedächtnis in Verbindung steht. Im höheren Lebensalter verschlechtert sich nur die flüssige Intelligenz, was sich z. B. in einer nachlassenden Speicherkapazität des Arbeitsgedächtnisses äußert, während die kristalline Intelligenz erhalten bleibt und sich sogar noch steigern kann. Auf der sprachlichen Ebene äußert sich dies darin, dass bei alten Menschen die Fähigkeiten auf der semantischen Ebene, die zur kristallinen Intelligenz gehören, voll erhalten bleiben und sich sogar noch weiter verbessern können, was sich z. B. in anschaulicheren Erzählungen zeigt, während die Fähigkeiten auf der syntaktischen Ebene, die zur flüssigen Intelligenz gehört, allmählich nachlassen, was sich z. B. in der Verwendung kürzerer Sätze mit weniger komplexer syntaktischer Struktur äußert. Oft kann aber ein altersbedingtes Nachlassen der flüssigen Intelligenz durch die kristalline Intelligenz gut kompensiert werden, nicht zuletzt durch Wissen und Lebenserfahrung.

Nachhaltig beeinträchtigt werden kann die Kommunikationsfähigkeit im höheren Lebensalter vor allem durch drei unterschiedliche Faktoren. Zum einen spielen Beeinträchtigungen der Wahrnehmungsfähigkeit, insbesondere Schwerhörigkeit und nachlassende Sehkraft, eine Rolle, wobei besonders die Schwerhörigkeit sich nachteilig auf den Gesprächsverlauf auswirken kann, indem der Betroffene z. B. häufig nachfragt, wenn er etwas nicht verstanden hat, und dadurch der Gesprächsverlauf insgesamt verlangsamt wird, oder indem er fehlerhafte Inferenzen und Schlussfolgerungen zieht und es dadurch zu Missverständnissen kommt. Wesentlich stärker können jedoch Demenzerkrankungen die Kommunikationsfähigkeit beeinträchtigen. Zu denken ist hier insbesondere an drei Formen der Demenz, die vor allem im höheren Lebensalter auftreten, nämlich an die Demenz vom Alzheimer-Typ, die den größten Teil aller Demenzerkrankungen ausmacht und durch eine Hirnatrophie verursacht wird, an die vaskuläre Demenz, die durch einen Schlaganfall hervorgerufen wird und sich in ähnlicher Weise auf die kognitiven Fähigkeiten auswirkt, und an die semantische Demenz, die ebenfalls auf einen Abbauprozess des Hirns zurückzuführen ist. Demenzerkrankungen wirken sich nicht nur auf die sprachlichen Fähigkeiten, sondern ganz allgemein auf die kognitiven Fähigkeiten aus, so z. B. auf das Gedächtnis. Sie entwickeln sich im Laufe der Zeit allmählich weiter, entweder schleichend wie die Alzheimer-Demenz oder abrupt und stufenweise wie die vaskuläre Demenz, und breiten sich dabei auf immer größere Areale des Hirns aus, so dass es zu immer schwereren Einbußen kommt. AlzheimerpatientInnen im Endstadium etwa verlieren schließlich sogar völlig ihre Identität, was sich z. B. daran zeigt, dass sie sich selbst auf einem Foto aus neuerer Zeit nicht wiedererkennen. Auch die sprachlichen Fähigkeiten gehen schließlich völlig verloren. Anders ist dies bei Aphasien, dem dritten möglichen Faktor kommunikativer Beeinträchtigungen. Sie entstehen nach Hirnläsionen wie z. B. durch Schlaganfall oder Unfall und wirken sich ausschließlich auf die sprachliche Ebene aus, wobei die übrigen kognitiven Ebenen intakt bleiben. Zudem sind Aphasien fokal begrenzt, betreffen also nur einen ganz bestimmten Teil des Großhirns und verschlechtern sich daher in der Regel nicht weiter.

Von Bedeutung für die Kommunikation von und mit alten Menschen ist weiterhin, dass sowohl die alten Menschen selbst als auch ihre jüngeren GesprächspartnerInnen jeweils charakteristische Gesprächsstrategien zeigen, die die Kommunikation stark beeinflussen können. So hat für einen alten Menschen oft die Vergangenheit, die ihn geprägt und zu der Persönlichkeit gemacht hat, die er heute ist, im Gespräch einen besonders hohen Stellenwert und stellt oft ein bevorzugtes Gesprächsthema dar. Aber auch das Alter selbst wird häufig thematisiert; dabei gibt es verschiedene Formen, indem z. B. das Alter direkt oder indirekt genannt oder zu bestimmten Epochen in Beziehung gesetzt wird. Auch selbstwertschützende Strategien, die vor allem dabei helfen sollen, mit eigenen Einschränkungen umzugehen oder beim Gesprächspartner Verständnis dafür zu erlangen, zählen zu den charakteristischen Gesprächsstrategien alter Menschen. Schließlich neigen ältere Menschen auch oft zu monologischem Sprechen, also dazu, z. B. in einem intergenerationellen Gespräch den größten Teil davon allein zu bestreiten. Der Grund dafür ist weniger Dominanzstreben als vielmehr die nachlassende Speicherkapazität des Arbeitsgedächtnisses; es fällt ihnen häufig leichter, ihre Aufmerksamkeit auf einen eigenen Redebeitrag zu konzentrieren, als sie zwischen den eigenen Redebeiträgen und denen des Gesprächspartners zu teilen.

Jüngere Menschen versuchen sich häufig im Gespräch mit alten Menschen an diese anzupassen, so dass sie z. B. mit einem Schwerhörigen besonders laut und deutlich sprechen, um sicherzustellen, dass sie verstanden wurden. Nicht selten kommt es dabei jedoch zu einer Überanpassung, die sich besonders extrem in der *Elderspeak* zeigt, einer Form von Babysprache gegenüber alten Menschen, die ihnen Kompetenz und einen eigenen Willen weitgehend abspricht. Aber auch eine Unteranpassung kommt vor, indem etwa der jüngere Gesprächspartner eine schwer verständliche Fachsprache oder auch Anglizismen o. ä. verwendet, die der Ältere nicht versteht. Die Unteranpassung tritt mitunter auch auf Schriftebene auf, indem insbesondere in formellen Texten oft syntaktisch besonders komplexe, schwer verständliche Sätze verwendet werden, die nicht selten von Inhaltsarmut geprägt sind. Da bei der Verarbeitung solcher Texte vor allem die flüssige Intelligenz eine Rolle spielt, fällt es alten Menschen oft besonders schwer, solche Texte, die auch für jüngere Menschen nicht immer leicht zu verstehen sind, zu verarbeiten.

Gerade bei der Kommunikation von und mit alten Menschen spielen häufig auch Altersstereotype eine Rolle, und zwar auf beiden Seiten. So bilden sie den Hintergrund für die Überanpassung jüngerer Menschen an einen älteren Gesprächspartner, was sich z. B. in einer grundsätzlich besonders lauten und deutlichen Redeweise äußern kann. Besonders deutlich zeigen sie sich in der Verwendung der *Elderspeak*, die sich unmittelbar auf das Stereotyp vom Alter als der „zweiten Kindheit" zurückführen lässt. Aber auch der alte Mensch selbst kann von ihnen geprägt sein. Dies kann sich z. B. darin zeigen, dass jemand in einem Gespräch mit jüngeren Menschen ganz bewusst auf eigene Einschränkungen wie z. B. Schwerhörigkeit hinweist, weil er sie als alterstypisch ansieht, oder die Vergangenheit deshalb anspricht, weil er der Ansicht ist, dass dies von ihm erwartet wird. Da viele Altersstereotype negativ sind, kann eine solche Anpassung dazu führen, dass der alte Mensch tatsächlich allmählich bestimmte Fähigkeiten einbüßt, die ihm von solchen Stereotypen abgesprochen werden, weil er sie, dem Stereotyp entsprechend, nicht mehr aktiv nutzt. Dadurch kann er in eine regelrechte Abwärtsspirale geraten, die dann dazu führt, dass er dem stereotypisierten Bild tatsächlich immer ähnlicher wird.

In Kapitel 2 werden die Hintergründe der Pflege alter Menschen in Altenheim und Altentagespflege näher betrachtet, und zwar sowohl die jeweilige Situation der alten Menschen selbst und ihrer Angehörigen als auch die Arbeitsbedingungen der PflegerInnen. Ein grundlegender Unterschied zwischen den beiden Formen der Altenarbeit liegt darin, dass im Heim die reine Pflegetätigkeit im Vordergrund steht, was oft aus Zeitgründen gar nicht anders machbar ist, während in der Tagespflege die Aktivierung und Anregung der Tagesgäste und die Förderung ihrer körperlichen und geistigen Fähigkeiten, häufig in Form von Gruppenarbeit, den Schwerpunkt bildet. Die Kommunikation nimmt hier einen weit höheren Stellenwert ein als im Altenheim, wo sie häufig aufgrund von Zeitmangel zu kurz kommt. Auch die Situation der alten Menschen ist jeweils unterschiedlich, da sie bei der Unterbringung in der Tagespflege grundsätzlich in ihrer vertrauten Umgebung bleiben können, während die Einweisung ins Heim oft einen radikalen Bruch mit ihrem bisherigen Leben darstellt, eine Situation, die für viele nur schwer zu verkraften ist und im Extremfall zu einer regelrechten Schockreaktion führen kann. Die Anforderungen an das Pflegepersonal sind in beiden Formen der Altenarbeit sehr hoch, wobei im Altenheim besonders die auch körperlich schwere Pflegetätigkeit sowie großer Zeitdruck eine Rolle spielen, in der Tagespflege vor allem der Umgang mit gerontopsychiatrisch erkrankten Menschen, die oft einen großen Teil der Tagesgäste ausmachen. Vom Ausmaß der Belastung der PflegerInnen her sind somit beide Formen vergleichbar; lediglich die Art der Belastung ist unterschiedlich.

Auch die Situation der Angehörigen der alten Menschen unterscheidet sich jeweils. Während die Angehörigen von HeimbewohnerInnen die Pflege vollständig in professionelle Hände gegeben haben und dadurch einerseits unmittelbare Entlastung erfahren, andererseits aber häufig von schlechtem Gewissen gequält werden, weil sie das Gefühl haben, den alten Menschen ins Heim „abgeschoben" zu haben, übernehmen die Angehörigen von Tagesgästen einen Teil der Pflege bzw. Versorgung selbst. Die Tagespflege trägt hier also durch die Betreuung des alten Menschen auch dazu bei, die Angehörigen vor Überlastung durch die häusliche Pflege zu schützen.

Kapitel 3 verlagert den Schwerpunkt von der Kommunikation mit alten Menschen und der Altenpflege hin zum Bereich des Kommunikationstrainings und untersucht, welche unterschiedlichen Formen von Kommunikationsschulungen es gibt und wo ihre jeweiligen Zielsetzungen, Möglichkeiten und Grenzen liegen, um auf diese Weise erste Schlussfolgerungen für ein eigenes Konzept ziehen zu können. Drei Ausprägungen von Kommunikationsschulungen lassen sich unterscheiden: die linguistisch geprägte Angewandte Diskursforschung, die Rhetorik sowie Kommunikationstrainings mit anderer Ausprägung, wie z. B. mit psychologischer, sozialwissenschaftlicher oder kommunikationswissenschaftlicher Basis. Die Stärke der Angewandten Diskursforschung liegt darin, das authentische Gespräch in den Mittelpunkt zu stellen, wodurch das Antrainieren eines gekünstelten Kommunikationsstils vermieden wird; zugleich handelt es sich aber um ein relativ zeitaufwändiges Verfahren, zum einen aufgrund des ausführlichen Transkriptionsverfahrens, zum anderen deshalb, weil das eigentliche Training in Intervallform stattfindet, also seine volle Wirkung erst über einen längeren Zeitraum hinweg entfaltet. Die Rhetorik wiederum ist weniger an einem authentischen als vielmehr an einem idealisierten Gespräch, oft sogar am Monolog, orientiert und eignet sich aufgrund ihres stark formalen Aufbaus kaum für die Kommunikation in der Altenpflege. Aus diesem Grund wird für das später zu entwickelnde Konzept ein partnerschaftlich orientiertes Kommunikationstraining der dritten Kategorie ins Auge gefasst, wobei jedoch, anders als dies in der Regel der Fall ist, eine ausdrücklich linguistische Ausprägung die Basis bilden soll. Bei dieser Kategorie stehen ebenfalls, wie bei der Angewandten Diskursforschung, das freie Gespräch und die kommunikative Interaktion im Mittelpunkt. Diese Kommunikationstrainings orientieren sich stark an der Lösung von Problemsituationen und erscheinen mir daher für ein eigenes Konzept gut geeignet.

In Kapitel 4, dem zweiten Teil der Arbeit, werden die empirische Fallstudie und ihre Ergebnisse dargestellt. Um herauszufinden, in welchen Situationen Kommunikation in Altenheim und Tagespflege von Bedeutung sind und wo es in diesem Rahmen zu problematischen Situationen kommt, bei denen das geplante Kommunikationstraining Hilfestellung geben müsste, führte ich Interviews mit 16 PflegerInnen in Altenheim und Tagespflege durch. Bei dem Großteil meiner InterviewpartnerInnen handelt es sich um Frauen, was die Situation in der Altenarbeit insgesamt widerspiegelt, in der Männer nach wie vor deutlich unterrepräsentiert sind. Das Interview wählte ich deshalb als Untersuchungsform, weil es, gerade auch für die TeilnehmerInnen, relativ einfach umzusetzen ist und mir für eine so weit gefasste Fragestellung wie die nach der Kommunikation in der Altenpflege besonders gut geeignet erscheint. Dabei entschied ich mich für ein Leitfadeninterview, das einerseits einen Vergleich der einzelnen Interviews miteinander ermöglicht, gleichzeitig aber auch ausreichend Raum für individuelle Äußerungen lässt. Der Interviewleitfaden umfasste 12 Kernfragen, die jeweils individuell durch Zusatzfragen vertieft wurden. Die Interviews wurden auf Tonband aufgezeichnet und in Normalschrift transkribiert. Die Auswertung erfolgte auf zwei Ebenen, indem zunächst jedes Interview für sich allein ausgewertet wurde und die Ergebnisse anschließend in einer Queranalyse noch einmal überblicksartig zusammengetragen wurden. Dabei ergaben sich insgesamt neun Themenbereiche, die sich für die Kommunikation in der Altenpflege als bedeutsam erwiesen.

Der erste Bereich beinhaltet grundlegende Aspekte der Kommunikation wie z. B. eine respektvolle Einstellung gegenüber dem Gesprächspartner oder den Kommunikationsstil. Gerade sie können das Gesprächsverhalten und damit auch die Gesprächssituation sowie die Beziehung zum Gesprächspartner selbst stark prägen, weshalb ein bewusster Umgang mit ihnen viel dazu beitragen kann, eine positive Gesprächsatmosphäre zu schaffen. Weitere wichtige Themenbereiche waren die Bedeutung der Kommunikation für die drei unterschiedlichen Personengruppen, die in der Altenarbeit zusammenwirken, nämlich die PflegerInnen, die alten Menschen selbst und ihre Angehörigen. Hier ergab sich, dass die Kommunikation in Altenheim und Tagespflege jeweils einen unterschiedlichen Stellenwert hat. Im Heim findet sie vor allem während der Pflege statt, kommt jedoch ansonsten aufgrund von Zeitmangel oft zu kurz, so dass eine intensivere Betreuung der BewohnerInnen im eigentlichen Sinne schwierig ist. In der Tagespflege bildet Kommunikation hingegen die Basis der Betreuung und wird intensiv gefördert, insbesondere in den vielfältigen Gruppenaktivitäten. In beiden Formen sind die Angehörigen der alten Menschen für die PflegerInnen wichtige Bezugspersonen, die ihnen zum einen wichtige Hintergrundinformationen liefern und mit denen sie andererseits, besonders in der Tagespflege, konstruktiv zusammenarbeiten.

Ein weiterer wichtiger Themenbereich, der in den Interviews zur Sprache kam, war der Umgang mit eingeschränkter Kommunikationsfähigkeit alter Menschen. Hier kommt der nonverbalen Kommunikation ein besonders hoher Stellenwert zu, da mit ihrer Hilfe Beeinträchtigungen auf der verbalen Ebene gut kompensiert werden können. Wenn die verbale Kommunikation völlig verloren geht, wie etwa bei AlzheimerpatientInnen im Endstadium, kann die nonverbale Kommunikation ggf. das einzige Mittel darstellen, noch eine Verständigung zu erreichen. Auch beim Umgang mit Demenzerkrankten, dem sechsten Themenbereich, spielt dieser Aspekt oft eine Rolle. Hier kann aber demenzbedingtes Verhalten, das der Kranke nicht mehr steuern kann, noch zu weiteren Problemen führen; zu denken ist hier insbesondere an Aggressivität oder auch an die Weglauf- oder Wiederholungstendenz.

Einen weiteren Problembereich für AltenpflegerInnen kann der Umgang mit Depressionen und Ängsten der betreuten Menschen darstellen. Diese Situation ist oft mit einem Gefühl von Hilflosigkeit verbunden, weil die Betroffenen oft zwar das intensive Gespräch suchen, eine Verbesserung aber in der Regel nur vorübergehend zu erreichen ist. Hier spielt oft die emotionale Ebene eine besondere Rolle, denn gerade die mit Depressionen verbundene Traurigkeit der Betroffenen geht den PflegerInnen oft auch persönlich nahe.

Besonders problematisch ist jedoch oft der Umgang mit dem Tod und mit Sterbenden, weil hier zugleich ein Tabubereich berührt wird, mit dem umzugehen nicht zuletzt deshalb oft sehr schwer fällt, weil er zudem mit großen Ängsten behaftet sein kann. So wurde in den Interviews immer wieder deutlich, dass auch PflegerInnen, die ihren Beruf schon über lange Zeit ausüben, sich auf diesem Gebiet oft sehr unsicher fühlen und nicht wissen, ob und wie sie dieses Thema den alten Menschen oder ihren Angehörigen gegenüber ansprechen sollen. Den alten Menschen selbst fällt das offene Sprechen über den Tod hingegen oft leichter; nicht selten haben sie sich bereits mit ihrem eigenen Tod auseinandergesetzt und suchen geradezu das Gespräch darüber.

Ein letztes Themengebiet, das sich in den Interviews als bedeutsam für die Kommunikation in der Altenpflege erwies, stellen schließlich Gruppenprozesse dar, wie sie vor allem in der Tagespflege von Bedeutung sind. Aufgrund des engen Kontakts innerhalb der Gruppe kommt es hier nicht selten zu Konflikten, etwa durch Meinungsverschiedenheiten oder auch ein bestimmtes, oft krankheitsbedingtes Verhalten bestimmter Gruppenmitglieder wie etwa eine Wiederholungstendenz, die von den anderen Gruppenmitgliedern mitunter als sehr störend empfunden wird.

Die Entwicklung des eigentlichen Kommunikationstrainings in Kapitel 5 bildet schließlich den dritten und letzten Teil der Arbeit. Zu diesem Zweck wurde zunächst gezielt nach kommunikativen Strategien gesucht, die geeignet sein könnten, um bei der Bewältigung der herausgearbeiteten Problembereiche zu helfen. Teilweise wurden solche Strategien von den InterviewteilnehmerInnen direkt genannt, oft von mehreren TeilnehmerInnen. Derartige Strategien wurden deshalb in das Konzept aufgenommen, weil sie sich nach den Erfahrungen der Interviewten in der Praxis bereits gut bewährt haben. Mitunter erfolgt der Umgang mit ihnen eher intuitiv; eine bewusste Anwendung, die sich über ihre Möglichkeiten noch stärker im Klaren ist, könnte dazu beitragen, sie noch effektiver zu nutzen. Dass sie zudem jeweils nur von einem Teil der PflegerInnen genannt wurden, könnte darauf hindeuten, dass sie mitunter eher ein individuelles Verhalten darstellen; PflegerInnen, die sie noch nicht kennen, könnten deshalb ebenfalls von ihnen profitieren, weshalb sie nicht unbedingt redundant sein müssen. Eine weitere Gruppe von Strategien entstammt bereits existierenden Kommunikationstrainings; sie wurden dann aufgenommen, wenn sie für einen bestimmten Problembereich besonders geeignet erscheinen oder aber grundsätzlich einen günstigen Einfluss auf den Gesprächsverlauf ausüben können. Eine dritte Gruppe von Strategien entstammt schließlich eigenen Überlegungen.

Die gefundenen 21 Strategien wurden nach insgesamt 10 Kriterien klassifiziert, die sich auf unterschiedliche Aspekte einer Gesprächssituation beziehen, aber auch die Ergebnisse der Studie berücksichtigen, so dass eine Matrix entstand, die detaillierte Auskunft über mögliche Anwendungsbereiche sowie mögliche Vor- und Nachteile der jeweiligen Strategie gibt. Die Reihenfolge der Strategien in dieser Matrix kann bereits als Plan für eine spätere praktische Anwendung genutzt werden, da sie von Basisstrategien, die grundsätzlich für jede Gesprächssituation geeignet sind, über eher problembezogene bis hin zu sehr spezifischen Strategien wie solchen zur Hilfestellung bei Wortfindungsstörungen reicht. In einem letzten Schritt wurden schließlich noch praktische Übungen zur Vermittlung der Strategien an potentielle TeilnehmerInnen des Kommunikationstrainings entwickelt. Dabei handelt es sich zu einem großen Teil um Rollenspiele, weil diese es m. E. besonders gut ermöglichen, die Wirkungsweise einer Strategie zunächst einmal in einem neutralen Raum zu erproben und sie ggf. bei einem Rollenwechsel auch aus unterschiedlicher Perspektive kennen zu lernen. Für eine weitere Gruppe von Strategien, die eher reflexiven Charakter haben, wurden Übungen in Einzelarbeit konzipiert, während die dritte Gruppe, die einen eher allgemeinen Charakter hat, sich am besten durch Plenumsarbeit vermitteln lässt. Als Hintergrund für die Übungen dienen wiederum die herausgearbeiteten Themenbereiche, so dass die empirischen Ergebnisse insgesamt in doppelter Form eingebunden werden, wodurch ein unmittelbarer Praxisbezug hergestellt wird.

Eine praktische Anwendung des Kommunikationstrainings konnte im Rahmen der vorliegenden Dissertation noch nicht geleistet werden. Sie wäre der nächste Schritt, um das Konzept empirisch weiter abzusichern und in der Praxis zu etablieren. Da die vorliegende Fallstudie aufgrund der geringen Teilnehmerzahl nicht repräsentativ ist, ist zu erwarten, dass es noch eine ganze Reihe weiterer Problembereiche gibt, die sich auf die Kommunikation in der Altenpflege auswirken können bzw. sich durch sie lösen lassen. Grundsätzlich ist es jederzeit möglich, das Kommunikationstraining, so wie es hier vorliegt, noch weiter zu spezifizieren oder auch zu erweitern, um solche Problembereiche zu berücksichtigen und es noch stärker als bisher möglich an die Situation in der Altenpflege anzupassen. Es stellt somit kein endgültiges, unverrückbares Konzept dar, sondern ist jederzeit offen für neue Erkenntnisse, die sich durch die Arbeit mit AltenpflegerInnen mit Sicherheit noch ergeben werden.

7. Literaturverzeichnis

Albrecht, P.-G. (1997). *Leben im Altenheim. Zur Zufriedenheit Magdeburger Heimbewohnerinnen mit ihrer Lebenssituation.* Frankfurt a. M.: Peter Lang.

Allhoff, D.-W. & Allhoff, W. (1989). *Rhetorik & Kommunikation.* Regensburg: Bayerischer Verlag für Sprachwissenschaft.

Allport, G. W. (1971). *Die Natur des Vorurteils.* Köln: Kiepenheuer & Witsch.

Austin, J. L. (1962). *How to do things with words.* Oxford: Clarendon.

Baltes, P. B. (1993). The Aging Mind: Potential and Limits. *The Gerontologist,* 33, 580-594.

Bay, R. H. (1988). *Erfolgreiche Gespräche durch aktives Zuhören.* Böblingen: expert

Becker-Mrotzek, M. & Brünner, G. (1992). Angewandte Gesprächsforschung: Ziele – Methoden – Probleme. In Fiehler, R. & Sucharowski, W. (Eds.) (1992). *Kommunikationsberatung und Kommunikationstraining. Anwendungsfelder der Diskursforschung* (pp. 12-23). Opladen: Westdeutscher Verlag.

Becker-Mrotzek, M. (1999). *Diskursforschung und Kommunikation.* Heidelberg: Groos.

Becker-Mrotzek, M. & Meier, C. (1999). Arbeitsweisen und Standardverfahren der Angewandten Diskursforschung. In G. Brünner, R. Fiehler & W. Kindt (Eds.), *Angewandte Diskursforschung, Vol. 1: Grundlagen und Beispielanalysen* (pp. 18-45). Opladen: Westdeutscher Verlag.

Bergmann, R. (1999). Rhetorikratgeber aus linguistischer Sicht. Annäherungsversuch an eine Ungeliebte. In G. Brünner, R. Fiehler & W. Kindt (Eds.), *Angewandte Diskursforschung, Vol. 2: Methoden und Anwendungsbereiche* (pp. 226-246). Opladen: Westdeutscher Verlag.

Berne, E. (1974). *Spiele der Erwachsenen – Psychologie der menschlichen Beziehungen.* Rowohlt: Reinbek bei Hamburg.

Berne, E. (1991). *Transaktionsanalyse der Intuition – Ein Beitrag zur Ich-Psychologie.* Paderborn: Junfermann.

Betten, A. (1998). Ist „Altersstil" in der Sprechsprache wissenschaftlich nachweisbar? Überlegungen zu Interviews mit 70-100jährigen Emigranten. In Fiehler, R. & Thimm, C. (Eds.) (1998). *Sprache und Kommunikation im Alter* (pp. 131-142). Opladen: Westdeutscher Verlag.

Birkenbihl, V. F. (2005). *Kommunikationstraining. Zwischenmenschliche Beziehungen erfolgreich gestalten.* Heidelberg: mvg Verlag.

Boden, D. & Bielby, D. (1983). The Past as Resource. A Conversational Analysis of Elderly Talk. *Human Development,* 26, 308-319.

Boden, D. & Bielby, D. (1986). The way it was: Topical organization in elderly conversation. *Language and Communication,* 6, 73-79.

Bower, G. H (Ed). *The Psychology of Learning and Motivation.* New York: Academic Press.

Bremerich-Vos, A. (1992). Anmerkungen zur Transaktionsanalyse. In Fiehler, R. & Sucharowski, W. (Eds.) (1992). *Kommunikationsberatung und Kommunikationstraining. Anwendungsfelder der Diskursforschung* (pp. 352-369). Opladen: Westdeutscher Verlag.

Bremerich-Vos, A. (1995). (Selbst-)Disziplinierung des Sprechens – Aspekte von praktischer Rhetorik als Kommunikationsberatung. *Sprache und Literatur,* 26, 45-61.

Brons-Albert, R. (1992). Verkaufsschulungen der „Praktischen Rhetorik" in diskursanalytischer Sicht. In Fiehler, R. & Sucharowski, W. (Eds.) (1992). *Kommunikationsberatung und Kommunikationstraining. Anwendungsfelder der Diskursforschung* (pp. 276-288). Opladen: Westdeutscher Verlag.

Brons-Albert, R. (1995). *Auswirkungen von Kommunikationstraining auf das Gesprächsverhalten.* Tübingen: Narr.

Brose, R. (1998). Lebenssituation und Sprache. In Fiehler, R. & Thimm, C. (Eds.) (1998). *Sprache und Kommunikation im Alter* (pp. 214-229). Opladen: Westdeutscher Verlag.

Brünner, G., Fiehler, R. & Kindt, W. (Eds.) (1999). *Angewandte Diskursforschung* (2 Vol.). Opladen: Westdeutscher Verlag. Vol. 1: Grundlagen und Beispielanalysen. Vol. 2: Methoden und Anwendungsbereiche

Brünner, G. & Fiehler, R. (1999). KommunikationstrainerInnen über Kommunikation. Eine Befragung von TrainerInnen zu ihrer Arbeit und ihrem Verhältnis zur Sprachwissenschaft. In G. Brünner, R. Fiehler & W. Kindt (Eds.), *Angewandte Diskursforschung, Vol. 2: Methoden und Anwendungsbereiche* (pp. 211-225). Opladen: Westdeutscher Verlag.

Carmichael, Carl W., Botan, Carl H. & Hawkins, Robert (Eds.) (1988), *Human communication and the aging process* (pp. 81-94). Prospect Heights, IL: Waveland Press.

Carporael, L. R. (1981). The paralanguage of caregiving: Baby talk to the institutionalized aged. *Journal of Personality & Social Psychology,* 40, 876-884.

Cattell, R. B. (1971). *Abilities: Their structure, growth, and action.* Boston, M. A.: Houghton Mifflin.

Charness, N. (2004). Aging and Communication: Human Factors Issues. In Charness, N., Parks, D. C. & Sabel, B. A. (Eds) (2004). *Communication, Technology and Aging. Opportunities and Challenges for the Future.* (pp. 1-29). New York: Springer Publishing Company.

Corso, J. F. (1981). *Aging sensory systems and perception.* New York: Praeger Publishers.

Coupland, N. & Coupland, J. (1990). Language and later life: The diachrony and decreement predicament. In H. Giles & P. Robinson (eds.), *Handbook of language and social psychology* (pp. 451-468). Chicester: Wiley.

Coupland, N., Coupland, J. & Giles, H. (1991). *Language, Society and the Elderly. Discourse, Identity and Ageing.* Oxford/Cambridge: Blackwell.

Coupland, J. (2000). Past the „Perfect Kind of Age"? Styling Selves and Relationships in Over-50s Dating Advertisements. *Journal of Communication,* 50, 9-30.

Dehon, H. & Brédart, S. (2004). False Memories: Young and Older Adults Think of Semantic Asssociates at the Same Role, but Young Adults Are More Successful at Source Monitoring. *Psychology and Aging,* 19, 191-197.

Delank, H.-W. (1991). *Neurologie.* Stuttgart: Enke

Dijk, T. A. van (1987). Communicating racism: Ethnic prejudice in thought and talk. Newbury Park: Sage Publications.

Dijkstra, K., Yaxley, R. H., Madden, C. J. & Zwaan, R. A. (2004). The Role of Age and Perceptual Symbols in Language Comprehension. *Psychology and Aging,* 19, 352-356.

Dittmann-Kohli, F. (1995). *Das persönliche Sinnsystem. Ein Vergleich zwischen frühem und spätem Erwachsenenalter.* Göttingen: Hogrefe.

Ehlich, K. & Rehbein, J. (1976). Halbinterpretative Arbeitstranskriptionen (HIAT). In *Linguistische Berichte*, 45, 21-41.

Emery, O. (1986). Linguistic decrement in normal aging. *Language & Communication*, 6, 7-64.

Emilién, G., Durlach, C., Antoniadis, E., Van der Linden, M. & Maloteaux, J.-M. (2004). *Memory. Neuropsychological, Imaging, and Psychopharmalogical Perspectives*. New York: Psychology Press.

Engelkamp, J. (1990). *Das menschliche Gedächtnis: Das Erinnern von Sprache, Bildern und Handlungen*. Göttingen: Hogrefe.

Feezel, J. & Hawkins, R. (1988). *Myths and stereotypes: Communication breakdowns*. In Carmichael, Carl W., Botan, Carl H. & Hawkins, Robert (Eds.), (1988) *Human communication and the aging process* (pp. 81-94). Prospect Heights, IL: Waveland Press.

Fiehler, R. & Sucharowski, W. (Eds.) (1992). *Kommunikationsberatung und Kommunikationstraining. Anwendungsfelder der Diskursforschung*. Opladen: Westdeutscher Verlag.

Fiehler, R. & Sucharowski, W. (1992). Vorwort. In Fiehler, R. & Sucharowski, W. (Eds.) (1992). *Kommunikationsberatung und Kommunikationstraining. Anwendungsfelder der Diskursforschung* (pp. 9-11). Opladen: Westdeutscher Verlag.

Fiehler, R. & Sucharowski, W. (1992). Diskursforschung und Modelle von Kommunikationstraining. In Fiehler, R. & Sucharowski, W. (Eds.) (1992). *Kommunikationsberatung und Kommunikationstraining. Anwendungsfelder der Diskursforschung* (pp. 24-35). Opladen: Westdeutscher Verlag.

Fiehler, R. (2002). Entwicklung von Gesprächsfähigkeit. In Strohner, H. & Brose, R. (Eds.) (2002). *Kommunikationsoptimierung. verständlicher – instruktiver – überzeugender* (pp. 31-44). Tübingen: Stauffenburg.

Flieger, E., Wist, G. & Fiehler, R. (1992). Kommunikationstrainings im Vertrieb und Diskursanalyse. Erfahrungsbericht über eine Kooperation. In Fiehler, R. & Sucharowski, W. (Eds.) (1992). *Kommunikationsberatung und Kommunikationstraining. Anwendungsfelder der Diskursforschung* (pp. 289-338). Opladen: Westdeutscher Verlag.

Füsgen, I. (1995). *Demenz. Praktischer Umgang mit der Hirnleistungsstörung*. München: MMV Medizin Verlag.

Geißner, H. K. (1978). *Rhetorik*. München: Bayerischer Schulbuch-Verlag.

Geißner, H. K. (1986). *Sprecherziehung. Didaktik und Methodik der mündlichen Kommunikation*. Frankfurt a. M.: Scriptor.

Geißner, H. K. (1999). Entwicklung der Gesprächsfähigkeit. Sprechwissenschaftlich begründete Kommunikations"trainings". In G. Brünner, R. Fiehler & W. Kindt (Eds.), *Angewandte Diskursforschung, Vol. 2: Methoden und Anwendungsbereiche* (pp. 197-210). Opladen: Westdeutscher Verlag.

Genzmer, H. (2003). *Schnellkurs Rhetorik. Die Kunst der Rede*. Köln: Du Mont Literatur und Kunst

Giles, H., Zwang-Weissman, Y. & Hajek, C. (2004). Patronizing and Policing Elderly People. *Psychological Reports*, 95, 754-756.

Gold, A. (1995). *Gedächtnisleistungen im höheren Erwachsenenalter. Der Einfluß von Vorwissen und Aufgabenkomplexität*. Bern / Göttingen: Hans Huber.

Gordon, T. (1972). *Familienkonferenz: Die Lösung von Konflikten zwischen Eltern und Kind*. Hamburg: Hoffmann und Campe.

Gordon, T. (1978). *Familienkonferenz in der Praxis. Wie Konflikte mit Kindern gelöst werden*. Hamburg: Hoffmann und Campe.

Gould, G. H. & Dixon, R. A. (1993). How we spent our vacation: Collaborative storytelling by young and old adults. *Psychology and Aging*, 8, 10-17.

Greif, S. (1976). *Diskussionstraining. Vol. 1: Theoretische Einführung*. Salzburg: Otto Müller.

Greif, S. (1976). *Diskussionstraining. Vol. 2: Praktische Übungen*. Salzburg: Otto Müller.

Gress-Heister, M. (1998). Abbau sprachverarbeitender Prozesse bei dementiellen Syndromen am Beispiel pronominaler Formen. In Fiehler, R. & Thimm, C. (Eds.) (1998). *Sprache und Kommunikation im Alter* (pp. 293-309). Opladen: Westdeutscher Verlag.

Grimm, H. (2003). *Störungen der Sprachentwicklung. Grundlagen – Ursachen – Diagnose – Intervention – Prävention*. Göttingen: Hogrefe.Günther, U. & Sperber, W. (2000). *Handbuch für Kommunikations- und Verhaltenstrainer*. München: Reinhardt.

Hasher, L. & Zacks, R. T. (1988). Working memory, comprehension, and aging: A review and a new view. In Bower, G. H (Ed). *The Psychology of Learning and Motivation* (Vol. 22, pp. 193-226). New York: Academic Press.

Haveman, M. & Stöppler, R. (2004). *Altern mit geistiger Behinderung. Grundlagen und Perspektiven für Begleitung, Bildung und Rehabilitation*. Stuttgart: W. Kohlhammer.

Hebb, D. O. (1949). *The organization of behavior*. New York: Wiley.

Hehman, J. A., German, T. P. & Klein, S. B. (2005). Impaired self-recognition from recent photographs in a case of late-stage Alzheimer's disease. *Social Cognition*, 23, 118-123.

Heitsch, D. (1985). *Das erfolgreiche Verkaufsgespräch*. Landsberg am Lech: moderne industrie.

Helfrich, H. (1979). Age markers in speech. In Scherer, K. & Giles, H. (eds.). *Social markers in speech*. Cambridge: University Press (pp. 63-70).

Helmchen, H., Baltes, M. M., Geiselmann, B., Kanowski, S., Linden, M., Reischies, F. M., Wagner, M. & Wilms, H. U. (1996). Psychische Erkrankungen im Alter. In Mayer, K. U. & Baltes, P. B. (eds.) (1996). *Die Berliner Altersstudie: Ein Projekt der Berlin-Brandenburgischen Akademie der Wissenschaften* (pp. 185-220). Berlin: Akademie Verlag.

Helmich, P. & Richter, K. (2003). *50 Rollenspiele als Kommunikationstraining für das Arzt-Patienten-Gespräch*. Frankfurt a. M.: VAS – Verlag für akademische Schriften.

Hodges, J. R., Patterson, K., Oxbury, S. & Funnell, E. (1992). Semantic dementia: Progressive fluent aphasia with temporal lobe atrophy. *Brain*, 115, 1783-1806.

Hodges, J. R., Patterson, K. & Tyler, L. (1994). Loss of semantic memory: Implications for the modularity of mind. *Cognitive Neuropsychology*, 11, 505-542.

Horn, J. L. (1970). Organization of data on life-span development of human abilities. In L. R. Goulet & P. B. Baltes (Eds.). *Life-span developmental psychology: Research and theory* (pp. 423-466). New York: Academic Press.

Howe, J., Geuß, H., Müller, H. A., Schmelz, C. & Tüpker-Sieker, H. (Eds.) (1993). *Lehrbuch der psychologischen und sozialen Alternswissenschaft. Vol. 1: Grundlagen*. Heidelberg: Asanger.

Huber, W., Poeck, K., Weniger, D. & Willms, K. (1983). *Der Aachener Aphasietest*. Göttingen: Hogrefe.

Jakob, A., Busse, A., Riedel-Heller, S. G., Pavlicek, M. & Angermeyer, M. C. (2002). Prävalenz und Inzidenz von Demenzerkrankungen in Alten- und Altenpflegeheimen im Vergleich mit Privathaushalten. *Zeitschrift für Gerontologie und Geriatrie, 35*, 401-407.

Jovic, N. & Uchtenhagen, A. (Eds) (1990). *Psychische Störungen im Alter. Neue Wege – Hinweise für die Praxis.* Heidelberg: Roland Asanger Verlag.

Jovic, N. (1990). Notfälle und Krisen in der Psychogeriatrie. In Jovic, N. & Uchtenhagen, A. (Eds) (1990). *Psychische Störungen im Alter. Neue Wege – Hinweise für die Praxis.* (pp. 29-38). Heidelberg: Roland Asanger Verlag.

Kaufmann, J.-C. (1999). *Das verstehende Interview. Theorie und Praxis.* Konstanz: Universitätsverlag Konstanz GmbH

Kemper, S., Kynette, D., Rash, S. & O' Brien, K. (1989). Lifespan changes to adults' language: Effects of memory and genre. *Applied Psycholinguistics, 10*, 49-66.

Kemper, S. (1994). Elderspeak: Speech Accomodations to Older Adults. *Aging and Cognition, 1*, 17-28.

Kemper, S., Ferrell, P., Harden, T., Finter-Urczyk, A. & Billington, C. (1998). Use of elderspeak by young and older adults to impaired and unimpaires listeners. *Aging, Neuropsychology, and Cognition, 5*, 43-55.

Kemper, S. (2004). Over-Accomodation and Under-Accomodation to Aging. In Charness, N., Parks, D. C. & Sabel, B. A. (Eds) (2004). *Communication, Technology and Aging. Opportunities and Challenges for the Future.* (pp. 30-46). New York: Springer Publishing Company.

Kessels, J. (2001). *Die Macht der Argumente. Die sokratische Methode der Gesprächsführung in der Unternehmenspraxis.* Weinheim und Basel: Beltz Verlag.

Klebert, K., Schrader, E. & Straub, W. G. (2003). *Kurz-Moderation. Anwendung der ModerationsMethode in Betrieb, Schule, Hochschule, Kirche, Politik, Sozialbereiche und Familie, bei Besprechungen und Präsentationen.* Hamburg: Windmühle.

Klessmann, E. (1999). *Wenn Eltern Kinder werden und doch die Eltern bleiben. Die Doppelbotschaft der Altersdemenz.* Göttingen: Hans Huber.

Klimesch, W. (1994). *The Structure of Long-Term Memory. A Connectivity Model of Semantic Processing.* Hillsdale, New Jersey: Lawrence Erlbaum Association.

Knobling, C. (1993). *Konfliktsituationen im Altenheim. Eine Bewährungsprobe für das Pflegepersonal.* Freiburg im Breisgau, Lambertus-Verlag.

Knopf, M. (1987). *Gedächtnis im Alter: empirische Studien zur Entwicklung des verbalen Gedächtnisses bei älteren Menschen.* Berlin: Springer.

Knopf, M. (1989). Die Rolle des Wissens für das Gedächtnis älterer Menschen. In Baltes, M. M., Kohli, M & Samers, K. (Eds.) (1989). *Erfolgreiches Altern. Bedingungen und Variationen.* Bern: Hans Huber (pp. 283-288).

Koch, A. & Kühn, S. (2001). *So überzeugen Sie am Telefon. Kundenorientierter, effizienter, erfolgreicher.* Niederhausen: Falken.

Kochendörfer, G. (1998). *Sprachverarbeitung bei Alzheimer-Demenz. Hypothesen aus neuronalen Modellen.* Tübingen: Narr.

Kochendörfer, G. (2002). Wortfindung und Benennen im Rahmen neuronaler Modellierung. In Schecker, M. (2002) (Ed.). *Wortfindung und Wortfindungsstörungen* (pp. 133-148). Tübingen: Narr.

Kratz, H.-J. (1989). *Rhetorik – Schlüssel zum Erfolg.* Wiesbaden: Modul.

Krause, S. (1971). *Leitfaden zur Sprecherziehung*. Düsseldorf-Benrath: Aloys Henn.Koch-Straube, U. (2003*). Fremde Welt Pflegeheim. Eine ethnologische Studie*. Göttingen: Hans Huber.

Krebs-Roubicek, E.-M. (1990). Verwirrtheitszustände im Alter. In Jovic, N. & Uchtenhagen, A. (Eds) (1990). *Psychische Störungen im Alter. Neue Wege – Hinweise für die Praxis.* (pp. 19-28). Heidelberg: Roland Asanger Verlag.

Kruse, A. & Lehr, U. (1995). *Reife Leistung. Psychologische Aspekte des Alterns*. Funkkolleg Altern, Deutsches Institut für Fernstudienforschung an der Universität Tübingen, Studieneinheit 5

Kuratorium Deutsche Altershilfe, Bundesarbeitsgemeinschaft der Freien Wohlfahrtspflege (1990). *Arbeitsfelder der Gerontopsychiatrie: Häuslichkeit – Tagespflege - Heim. Fachliche und fachpolitische Überlegungen aus der Freien Wohlfahrtspflege.* Bonn / Köln.

Kuratorium Deutsche Altershilfe (1992). *Tagespflege. Erfahrungen aus der Sicht der Praxis*. Köln.

Lambert, M. (1997). *Die kommunikative Etablierung von Nähe. Etholinguistische Untersuchungen der Kommunikation alter Frauen in Altentagesstätte und Heim.* Frankfurt a. M.: Peter Lang.

Lehr, U. & Thomae, H. (1987). *Formen seelischen Alterns. Ergebnisse der Bonner Gerontologischen Längsschnittstudie (BOLSA).* Stuttgart: Enke.

Leinders, G. (1992). Die Tagespflegestätte in Weil am Rhein. Tagespflege als teilstationäre Einrichtung eingebunden in die ambulanten Dienste der Sozialstation. In Kuratorium Deutsche Altershilfe (1992). *Tagespflege. Erfahrungen aus der Sicht der Praxis* (pp. 16-21). Köln.

Limbrock, J. (1992). Der Verbund Tagespflege und Sozialstation. In Kuratorium Deutsche Altershilfe (1992). *Tagespflege. Erfahrungen aus der Sicht der Praxis* (pp. 22-30). Köln.

Linden, M., Gilberg, R., Horgas, A. L. & Steinhagen-Thiessen, E. (1996). Die Inanspruchnahme medizinischer und pflegerischer Hilfe im Alter. In Mayer, K. U. & Baltes, P. B. (eds.) (1996). *Die Berliner Altersstudie: Ein Projekt der Berlin-Brandenburgischen Akademie der Wissenschaften* (pp. 475-496). Berlin: Akademie Verlag.

MacKay, D. G. & James, L. E. (2004). Sequencing, Speech Production, and Selective Effects of Aging in Phonological and Morphological Speech Effects. *Psychology and Aging,* 19, 93-107.

Manz, W. (1968). *Das Stereotyp. Zur Operationalisierung eines sozialwissenschaftlichen Begriffs.* Meisenheim am Glan: Verlag Anton Hain.

Markowitsch, H.-J. (2002). *Dem Gedächtnis auf der Spur. Vom Erinnern und Vergessen*. Darmstadt: Primus Verlag.

Marsiske, M., Delius, J., Maas, I., Lindenberger, U., Scherer, H. & Tesch-Römer, C. (1996). Sensorische Systeme im Alter. In Mayer, K. U. & Baltes, P. B. (eds.) (1996). *Die Berliner Altersstudie: Ein Projekt der Berlin-Brandenburgischen Akademie der Wissenschaften* (pp. 379-403). Berlin: Akademie Verlag.

Mayer, K. U. & Baltes, P. B. (eds.) (1996). *Die Berliner Altersstudie: Ein Projekt der Berlin-Brandenburgischen Akademie der Wissenschaften.* Berlin: Akademie Verlag.

McCormack, M. H. (1998). *Die Schule der Kommunikation.* Frankfurt / New York: Campus.

Mc Cormack, M. H. (2001). *Die Schule des Verhandelns.* München: Heyne.

Menz, F. & Nowak, P. (1992). Kommunikationstraining für Ärzte und Ärztinnen in Österreich: Eine Anamnese. In Fiehler, R. & Sucharowski, W. (Eds.) (1992). *Kommunikationsberatung und Kommunikationstraining. Anwendungsfelder der Diskursforschung* (pp. 76-86). Opladen: Westdeutscher Verlag.

Miles, J. R. & Stine-Morrow, E. A. L. (2004). Adult Age Differences in Self-Regulated Learning From Reading Sentences. *Psychology and Aging,* 19, 626-636.

Möhring, W. & Schlütz, D. (2003). *Die Befragung in der Medien- und Kommunikationswissenschaft. Eine praxisorientierte Einführung.* Wiesbaden: Westdeutscher Verlag.

Müller, H. A. (1993). *Stereotype über das Altern und ihre Auswirkungen.* In Howe, J., Geuß, H., Müller, H. A., Schmelz, C. & Tüpker-Sieker, H. (Eds.) (1993). *Lehrbuch der psychologischen und sozialen Alternswissenschaft.* Vol. 1: *Grundlagen* (pp. 73-93). Heidelberg: Asanger.

Niederfranke, A. (1996). Das Alter ist weiblich. *Funkkolleg Altern, Studienbrief 2,* Tübingen, pp. 3-38.

Poeck, K. (Ed.) (1989). *Klinische Neuropsychologie.* Stuttgart: Georg Thieme Verlag.

Quasthoff, U. (1973). *Soziales Vorurteil und Kommunikation. Eine sprachwissenschaftliche Analyse des Stereotyps.* Frankfurt a. M.: Athenäum Fischer.

Reischies, F. M. & Lindenberger, U. (1996). Grenzen und Potentiale kognitiver Leistungsfähigkeit im Alter. In Mayer, K. U. & Baltes, P. B. (eds.) (1996). *Die Berliner Altersstudie: Ein Projekt der Berlin-Brandenburgischen Akademie der Wissenschaften* (pp. 351-377). Berlin: Akademie Verlag.

Rothermund, K. & Brandtstädter, J. (2003). Coping With Deficits and Losses in Later Life: From Compensatory Action to Accomodation. *Psychology and Aging,* 18, 896-905.

Ryan, E. B., Giles, H., Bartolucci, G & Henwood, K. (1986). Psycholinguistic and social psychological components of communication by and with the elderly. *Language and communication*, 6, 1-24.

Ryan, E. B., Bourhis, R. Y. & Knops, U. (1991). Evaluative Perceptions of Patronizing Speech Addressed to Elders. *Psychology and Aging,* 6, 1991, 442-450.

Ryan, E. B., Hummert, M. L. & Boich, L. H. (1995). Communication predicament of aging: Patronizing behavior toward older adults. *Journal of Language and Social Psychology,* 14, 144-166.

Ryan, E. B., Kennaly, D. E., Pratt, M. W. & Shumovich, M. (2000). Evaluations by Staff, Residents, and Community Seniors of Patronizing Speech in the Nursing Home: Impact of Passive, Assertive, or Humorous Responses. *Psychology and Aging,* 15, 272-285.

Ryan, E. B., Biemann-Copland, S., Kwong-See, S. T., Ellis, C. & Anas, A. P. (2002). Age Excuses: Conversational Management of Memory Failures in Older Adults. *Journal of Gerontology, Psychological Sciences,* 57B, 256-267.

Sachweh, S. (1998). „so frau adams↓ guck mal↓ ein feines bac-spray↓ gut↑". Charakteristische Merkmale der Kommunikation zwischen Pflegepersonal und BewohnerInnen in der Altenpflege. In Fiehler, R. & Thimm, C. (Eds.) (1998). *Sprache und Kommunikation im Alter* (pp. 143-160). Opladen: Westdeutscher Verlag.

Salthouse, T. A. (1996). The processing-speed of adult age differences in cognition. *Psychological Review,* 103, 403-428.

Schadé, J. P. (2003). *Lexikon Medizin und Gesundheit.* o. O: Medica Press.Schecker, M. (1998). Sprache und Demenz. In Fiehler, R. & Thimm, C. (Eds.) (1998). *Sprache und Kommunikation im Alter* (pp. 278-292). Opladen: Westdeutscher Verlag.

Schecker, M. (1998). Sprache und Demenz. In Fiehler, R. & Thimm, C. (Eds.) (1998). *Sprache und Kommunikation im Alter* (pp. 278-292). Opladen: Westdeutscher Verlag.

Schecker, M. (2002) (Ed.). *Wortfindung und Wortfindungsstörungen.* Tübingen: Narr.

Schecker, M. (2002). Prozesse der Aktivierung des mentalen Lexikons anhand von Auffälligkeiten des Benennens bei Alzheimer-Demenz. In Schecker, M. (2002) (Ed.). *Wortfindung und Wortfindungsstörungen* (pp. 109-132). Tübingen: Narr.

Schmitt, R. (1999). Rollenspiele als authentische Gespräche. Überlegungen zu deren Produktivität im Trainingszusammenhang. In G. Brünner, R. Fiehler & W. Kindt (Eds.), *Angewandte Diskursforschung, Vol. 2: Methoden und Anwendungsbereiche* (pp. 81-99). Opladen: Westdeutscher Verlag.

Schöler, M. & Grötzbach, H. (2002). *Aphasie. Wege aus dem Sprachdschungel*. Berlin / Heidelberg: Springer.

Schulz von Thun, F. (1981). *Miteinander reden: Störungen und Klärungen – Psychologie der Kommunikation*. Reinbek bei Hamburg: Rowohlt.

Schulz von Thun, F. (1981). *Miteinander reden: Werte und Persönlichkeitsentwicklung: differentielle Psychologie der Kommunikation*. Reinbek bei Hamburg: Rowohlt

Searle, J. R. (1969). *Speech acts*. London: Cambridge University Press.

Smith, J. & Baltes, P. B. (1996). Altern aus psychologischer Perspektive: Trends und Profile im hohen Alter. In: Mayer, K. U. & Baltes, P. B. (eds.) (1996). *Die Berliner Altersstudie: Ein Projekt der Berlin-Brandenburgischen Akademie der Wissenschaften (*pp. 221-250). Berlin: Akademie Verlag.

Steinhagen-Thiessen, E. & Borchelt, M. (1996). Morbidität, Medikation und Funktionalität im Alter. In: Mayer, K. U. & Baltes, P. B. (eds.) (1996). *Die Berliner Altersstudie: Ein Projekt der Berlin-Brandenburgischen Akademie der Wissenschaften (*pp. 151-183). Berlin: Akademie Verlag.

Stöger, G. (2000). *Wie führe ich meinen Chef? Erfolgreiche Kommunikation von unten nach oben*. München: Heyne.

Strohner, H. (2001). *Kommunikation. Kognitive Grundlagen und praktische Anwendungen*. Wiesbaden: Westdeutscher Verlag.

Strohner, H. & Brose, R. (Eds.) (2002). *Kommunikationsoptimierung: verständlicher – instruktiver – überzeugender*. Tübingen: Stauffenburg.

Strohner, H. (2002). Methoden der Kommunikationsoptimierung. In Strohner, H. & Brose, R. (Eds) (2002) *Kommunikationsoptimierung: verständlicher – instruktiver – überzeugender* (pp. 81-90). Tübingen: Stauffenburg.

Strohner, H. & Brose, R. (2002). Kommunikation und ihre Optimierung. In Strohner, H. & Brose, R. (Eds) (2002) *Kommunikationsoptimierung: verständlicher – instruktiver – überzeugender* (pp. 3-14). Tübingen: Stauffenburg.

Terres, F. (1992). Pflegeplanung in der Tagespflege. In Kuratorium Deutsche Altershilfe (1992). *Tagespflege. Erfahrungen aus der Sicht der Praxis* (pp. 6-15). Köln.

Thimm, C. (2000). *Alter – Sprache – Geschlecht. Sprach- und kommunikationswissenschaftliche Perspektiven auf das höhere Lebensalter*. Frankfurt: Campus Verlag.

Thompson, T. L. & Nussbaum, J. F. (1988). Interpersonal Communication. Intimate Relationships and Aging. In Carmichael, Carl W., Botan, Carl H. & Hawkins, Robert (Eds.), *Human communication and the aging process* (pp. 95-109). Prospect Heights, IL: Waveland Press.

Uhl, R. (1992). Das Tagespflegeheim – immer noch ein Exot im Altenhilfeangebot!? Die Bedeutung der Tagespflege im Verbundsystem der Altenhilfe und die Bedeutung des Verbundsystems für die Tagespflege. In Kuratorium Deutsche Altershilfe (1992). *Tagespflege. Erfahrungen aus der Sicht der Praxis* (pp. 1-5). Köln.

Ulrich, R., Stapf, K.-H. & Zachay, A. (1994). Kategoriale Gedächtnisleistungen und Abrufprozesse im Kurzzeitgedächtnis bei älteren und jüngeren Menschen. *Sprache und Kognition*, 13, 146-159.

Wahl, H.-W. & Tesch-Römer, C. (2001). Aging, Sensory Loss and Social Functioning. In Charness, N., Parks, D. C. & Sabel, B. A. (Eds) (2004). *Communication, Technology and Aging. Opportunities and Challenges for the Future.* (pp. 108-126). New York: Springer Publishing Company.

Wasel, W. (1998). *Wir können auch anders. Willentliche Kontrolle stereotypen Denkens.* Frankfurt a. M.: Peter Lang.

Wenzel, A. (1978). *Stereotype in gesprochener Sprache. Form, Funktion und Vorkommen in Dialogen.* München: Max Hueber Verlag.

Wertheimer, J. (1990). Der Demenzkranke aus ambulanter Sicht. In Jovic, N. & Uchtenhagen, A. (Eds) (1990). *Psychische Störungen im Alter. Neue Wege – Hinweise für die Praxis.* (pp. 73-87). Heidelberg: Roland Asanger Verlag.

Weisbach, Christian-Rainer. (1997). *Professionelle Gesprächsführung. Ein praxisnahes Lese- und Übungsbuch.* München: C. H. Beck.

Wirsing, K. (1987). *Psychologisches Grundwissen für Altenpflegeberufe. Ein praktisches Lehrbuch.* München / Weinheim: Psychologie Verlags Union.

Zimprich, D. (2002). *Kognitive Entwicklung im Alter. Die Bedeutung der Informationsverarbeitungsgeschwindigkeit und sensorischer Funktionen für den kognitiven Alterungsprozess.* Hamburg: Dr. Kovac.

8. Anhang

Anhang A: Interviewleitfaden

I. Vor dem eigentlichen Interview:

- Selbstvorstellung und Vorstellung meines Projekts sowie Erläuterung von Thema und Ziel des Interviews. Gelegenheit für den Interviewpartner, Fragen dazu zu stellen
- Hinweis auf die Notwendigkeit einer Tonbandaufnahme, um das Gespräch erfassen und wissenschaftlich dokumentieren zu können, sowie auf die Wahrung der Anonymität. Frage an den Interviewpartner, ob er mit einer Tonbandaufnahme einverstanden ist.

Dieser Teil des Gesprächs wird noch nicht aufgezeichnet. Er dient dazu, dem Interviewpartner ein Bild von meinem Vorhaben und meiner Zielsetzung zu verschaffen und das eigentliche Interview vorzubereiten.

II. Interview zur Erhebung von Situationen, in denen Kommunikation in der Altenpflege eine besondere Rolle spielt

1.) Einleitungsphase

Diese Phase soll neben der Erhebung allgemeiner Informationen vor allem dazu dienen, die Gesprächsatmosphäre aufzulockern und das eigentliche Interview in Gang zu bringen.

1.) Bitte an den Gesprächspartner, sich selbst vorzustellen:

- Was hat Sie dazu bewogen, AltenpflegerIn zu werden?
- Welche Ausbildung haben Sie gehabt? (*z. B.: Altenpflegeausbildung, Krankenpflegeausbildung oder anderes*)
- Wie lange üben Sie den Beruf schon aus?
- Sind Sie schon immer AltenpflegerIn gewesen, oder haben Sie früher etwas anderes gemacht? *Wenn ja:* Warum haben Sie sich entschieden, AltenpflegerIn zu werden?
- Haben Sie immer im selben Heim gearbeitet, oder haben Sie zwischendurch gewechselt?
- Wie alt sind Sie?

2.) Fragen zur Alteneinrichtung:

- Wie viele BewohnerInnen / Tagesgäste hat Ihr Heim /Ihre Tagespflege?
- Wie viele PflegerInnen gibt es?
- Wie alt sind i. d. R. die BewohnerInnen in Ihrem Heim / die Tagesgäste?
- Gibt es mehr Frauen oder mehr Männer, oder ist die Zahl in etwa gleich?
- Sind sie in der Regel eher gesundheitlich beeinträchtigt oder eher nicht?
- Welche gesundheitlichen Einschränkungen sind besonders häufig?
- *Altenheim*: Wie viele Pflegefälle gibt es in Ihrem Heim?
- *Altenheim*: Gibt es in Ihrem Heim unterschiedliche Stationen (z. B. Stationen für schwere Pflegefälle, für relativ rüstige Leute etc.)?
- *Altenheim*: Gibt es Freizeitangebote für die alten Menschen?
- *Altenheim*: Gibt es feste Besuchszeiten?
- *Altenheim*: Gibt es auch eine Tagespflege?
- Seit wann gibt es das Altenheim / die Altentagespflege?
- Wer ist der Träger des Heims / der Tagespflege?

- Sind Sie im großen und ganzen zufrieden in Ihrem Beruf, oder eher nicht? *(diese Frage dient zugleich als Einstieg in den Hauptteil des Interviews)*

2.) Hauptteil des Interviews: Situationen im Altenpflegeberuf, in denen Kommunikation eine besondere Rolle spielt

1.) In welchen Situationen sind Gespräche für Sie in Ihrem Beruf besonders wichtig?

Vertiefende Fragen, die je nach Gesprächsverlauf fakultativ gestellt werden können:

- Was genau meinen Sie damit?
- Wann genau ist das so?
- Was ist Ihnen in solchen Situationen besonders wichtig? (z. B. die Situation selbst; Kontakt zu der betreffenden Person, Austausch von Meinungen/Interessen, ...)
- Wie empfinden Sie diese Situationen?
- Was ist für Sie bzw. Ihren Gesprächspartner daran besonders angenehm / schwierig?

- Gibt es bestimmte Gesprächsthemen, die häufig wiederkehren?
- Gibt es bestimmte Situationen, die häufig wiederkehren?

2.) Gibt es bestimmte Situationen, in denen Gespräche für Sie in Ihrem Beruf besonders angenehm sind?

Vertiefende Fragen, die je nach Gesprächsverlauf fakultativ gestellt werden können:

- Was ist besonders angenehm?
- Ist vor allem die Situation als solche angenehm, vor allem der Kontakt mit dem jeweiligen Gesprächspartner, oder beides?
- Sind solche Situationen relativ häufig oder eher selten?

3.) *Falls bisher noch nicht zur Sprache gekommen[1]*: In welchen Situationen sprechen Sie besonders viel mit alten Menschen?

Vertiefende Fragen, die je nach Gesprächsverlauf fakultativ gestellt werden können:

- Wie werden diese Gespräche empfunden? Sehen das i. d. R. alle Beteiligten ähnlich, oder gibt es Unterschiede?
- Was ist positiv an solchen Situationen, was weniger?
- Gibt es bestimmte Gesprächsthemen, die häufig wiederkehren?
- Gibt es manchmal bestimmte Probleme? Wenn ja, treten diese häufiger auf?
- Wie verhalten Sie sich / wie verhält sich Ihr Gesprächspartner dabei?
- *Kommt es vor, dass Sie und Ihr Gesprächspartner aneinander vorbeireden?[2]
- *Haben Sie manchmal den Eindruck, dass das Gespräch sich im Kreis dreht?

---

[1] Frage 1 stellt noch nicht zwingend einen Bezug zu Gesprächen mit den betreuten alten Menschen her. Statt dessen wäre es z. B. auch möglich, dass dort zunächst Gespräche mit KollegInnen und / oder Vorgesetzten genannt werden, so dass Frage 3 nicht unbedingt redundant sein muss. Standen jedoch bereits bei Frage 1 Gespräche mit alten Menschen im Vordergrund, so entfällt Frage 3; die fakultativen vertiefenden Fragen werden dann je nach Gesprächsverlauf ggf. bereits bei Frage 1 gestellt.

[2] Zusatzfragen, die mit einem Sternchen gekennzeichnet sind, passen grundsätzlich zu mehreren Kernfragen, werden aber insgesamt nur einmal gestellt, um Monotonie zu vermeiden.

4.) Gibt es Situationen, die Sie als schwierig oder belastend empfinden?

Vertiefende Fragen, die je nach Gesprächsverlauf fakultativ gestellt werden können:

- Kommen solche Situationen häufig vor? Gibt es bestimmte Umstände, unter denen sie besonders oft auftreten?
- Was genau empfinden Sie als schwierig oder belastend? Eher die Situation an sich oder eher das Verhalten Ihres Gesprächspartners?
- Wenn eher die *Situation* als schwierig betrachtet wird: eher die Situation als Ganzes oder eher bestimmte Umstände oder Aspekte?
- Wenn eher das *Verhalten* des Gesprächspartners als schwierig betrachtet wird: gibt es ein ganz bestimmtes Verhalten, das unter solchen Umständen immer wieder vorkommt? Haben Sie oft mit Menschen zu tun, für die ein solches Verhalten charakteristisch ist?
- Wie gehen Sie mit einer solchen Situation um? Wie verhalten Sie sich?
- Empfinden Sie bestimmte Gesprächsthemen als schwierig?
- * Kommt es vor, dass Sie und Ihr Gesprächspartner aneinander vorbeireden?
- * Haben Sie manchmal den Eindruck, dass das Gespräch sich im Kreis dreht?

5.) Gibt es schwierige oder belastende Situationen, die durch ein bestimmtes Gesprächsverhalten hervorgerufen oder mit verursacht werden?

Vertiefende Fragen, die je nach Gesprächsverlauf fakultativ gestellt werden können:

- Gibt es bestimmte Umstände, unter denen es besonders häufig zu solchen Situationen kommt?
- Haben Sie viel mit Menschen zu tun, die dieses Verhalten oft anwenden?
- Wie verhalten Sie sich in einer solchen Situation?
- Falls es sich um das Verhalten des Gesprächs*partners* handelt: Wie genau wirkt dieses Verhalten auf Sie? Wie reagieren Sie darauf?
- Falls es sich um *eigenes* Verhalten handelt: Wie fühlen Sie sich in dieser Situation? Was empfinden Sie daran genau als belastend/schwierig?
- *Kommt es vor, dass Sie und Ihr Partner aneinander vorbeireden?
- *Haben Sie den Eindruck, dass das Gespräch sich im Kreis dreht?

- Spielt bei den auftretenden Schwierigkeiten auch die Situation als solche eine Rolle? Wenn ja: Gibt es bestimmte Aspekte, die eine Rolle spielen, oder die gesamte Situation?

6.) Gibt es bestimmte Gesprächsthemen, die Sie als besonders schwierig oder belastend empfinden?

Vertiefende Fragen, die je nach Gesprächsverlauf fakultativ gestellt werden können:

- Kommen solche Themen im Gespräch oft vor?
- Kommen sie im Gespräch mit bestimmten Personen besonders häufig vor?
- Haben Sie dabei den Eindruck, dass nur eine Seite ein bestimmtes Thema als heikel empfindet (nur Sie oder nur Ihr Gesprächspartner), die andere aber nicht?
- Wer spricht solche Themen i. d. R. eher an: Sie oder Ihr Gesprächspartner? Gibt es bestimmte Situationen oder Umstände, bei denen eher Sie selbst solche Themen ansprechen oder in denen eher Ihr Partner dies tut?
- *Wenn der Teilnehmer selbst das heikle Thema anspricht:* Wie reagiert Ihr Gesprächspartner i. d. R. darauf?
- *Wenn der Partner das heikle Thema anspricht:* Wie reagieren Sie i. d. R. darauf?
- Versuchen Sie bzw. Ihr(e) Gesprächspartner, solche Themen eher zu meiden? Vermeiden i. d. R. beide Seiten das Thema oder nur eine Seite? Wenn nur eine Seite: Sie oder Ihr(e) GesprächspartnerInnen?

7.) Gibt es ein bestimmtes Verhalten eines Gesprächspartners, mit dem Sie schwer umgehen können?

Vertiefende Fragen, die je nach Gesprächsverlauf fakultativ gestellt werden können:
- Gibt es bestimmte Situationen, in denen dieses Verhalten besonders oft vorkommt?
- Haben Sie viel mit Menschen zu tun, die dieses Verhalten oft anwenden?
- Wie *genau* wirkt es auf Sie?
- Wie reagieren Sie darauf?
- Haben Sie manchmal den Eindruck, dass das Verhalten sich auf das weitere Gespräch auswirkt?

- Gibt es bestimmte Gesprächsthemen, bei denen das Verhalten besonders oft vorkommt?

8.) Gibt es bestimmte Situationen, in denen Sie sich nicht sicher sind, wie Sie sich dem Gesprächspartner gegenüber am besten verhalten? (z. B.: Sie finden keinen Zugang zum Gesprächspartner; der Gesprächspartner verhält sich abweisend, Sie oder Ihr Gesprächspartner empfinden das Gesprächsthema als schwierig, ...)

Vertiefende Fragen, die je nach Gesprächsverlauf fakultativ gestellt werden können:

- Besteht die Unsicherheit generell oder nur unter bestimmten Umständen (Situation, Thema...)? Wenn unter bestimmten Umständen: können Sie sie beschreiben?
- Können Sie angeben, was genau Sie verunsichert? Z. B. eher die Situation oder eher ein bestimmtes Verhalten des Gesprächspartners oder Ihre Beziehung zu ihm, oder ...?
- *Wenn eher ein bestimmtes Verhalten des Gesprächspartners verunsichert:* Wie reagieren Sie darauf?
- *Wenn das Gesprächsthema die Ursache ist:* Wann genau kommt es zu Unsicherheit? Eher dann, wenn Sie von sich aus ein bestimmtes Thema ansprechen (möchten), oder eher dann, wenn Ihr Partner dies tut?

9.) Die folgenden beiden Fragen werden nur gestellt, falls die jeweiligen Themen im bisherigen Gespräch noch nicht angesprochen wurden. Kommen sie bereits vorher zur Sprache, so werden sie durch Nachfragen entsprechend vertieft.

- Wie verhalten Sie sich, wenn jemand in seiner Kommunikation stark eingeschränkt ist, z. B einem Gesprächsverlauf nicht mehr folgen kann? Wie kommunizieren Sie dann mit ihm? Gibt es z. B. eine besondere Art, mit sprachlich eingeschränkten oder dementen Menschen zu kommunizieren?
- Welche Ursachen für solche Einschränkungen kommen besonders häufig vor? (z. B. Demenz, Aphasie, ?)

10.) Würden Sie sich im allgemeinen eher als kontaktfreudigen Menschen oder eher als zurückhaltend beschreiben?

Vertiefende Fragen, die je nach Gesprächsverlauf fakultativ gestellt werden können:

- Würden Sie dies generell sagen, oder gibt es Unterschiede? Sind Sie z. B. i. d. R. eher kontaktfreudig, unter bestimmten Umständen jedoch eher zurückhaltend?
- Fällt es Ihnen i. d. R. leicht, auf andere Menschen zuzugehen, oder eher nicht?

11.) Verhalten Sie sich in einem Gespräch eher spontan oder neigen Sie eher dazu, zuerst einen Augenblick nachzudenken, ehe Sie sich äußern?

Vertiefende Fragen, die je nach Gesprächsverlauf fakultativ gestellt werden können:

zu a) (spontane Reaktion):

- Gibt es Ausnahmen? Wenn ja: was ist die Ursache? Eher eine bestimmte Situation, ein bestimmtes Gesprächsthema oder ein bestimmtes Verhalten des Gesprächspartners?
- Gibt es Situationen, in denen Sie nicht sofort wissen, wie Sie sich verhalten sollen?

zu b) (denkt in der Regel vor einer Äußerung kurz nach):

Gibt es Situationen, in denen Sie sich eher spontan verhalten? (z. B. in einer vertrauten Situation, im Gespräch mit Menschen, die Sie gut kennen, bei einem Thema, bei dem Sie sich sehr sicher fühlen...)

zu c) (kommt auf die Situation an):

- spontanes Verhalten: Gibt es ganz bestimmte / konkrete Situationen, in denen Sie dieses Verhalten vorziehen? Sind dies i. d. R. eher Situationen, in denen Sie sich sicher fühlen?
- abwartendes Verhalten: Gibt es ganz bestimmte / konkrete Situationen, in denen Sie dieses Verhalten vorziehen? Sind dies i. d. R. eher Situationen, die Sie als schwierig empfinden?

12.) Wie ist im allgemeinen die Beziehung der KollegInnen untereinander oder zu Vorgesetzten? Ist sie eher gut, oder gibt es manchmal Probleme?

Vertiefende Fragen, die je nach Gesprächsverlauf fakultativ gestellt werden können:

- Wenn ja: welcher Art sind die auftretenden Probleme?
- Liegen sie Ihrer Meinung nach eher in äußeren Umständen oder (auch) in der Kommunikation miteinander?
- Kommen sie nur gelegentlich vor, oder sind sie zentral?
- Wie gehen Sie und Ihre KollegInnen damit um?
- Welche Lösungsmöglichkeiten gibt es / welche könnten Sie sich vorstellen?

13.) Gibt es noch etwas, das bereits angesprochen wurde, das Sie aber gern noch weiter vertiefen würden?

14.) Gibt es noch etwas, das Ihnen wichtig wäre, das bisher aber noch nicht angesprochen wurde?

3.) Abschlussphase

Falls die letzte Frage bejaht wurde und vom Interviewpartner noch weitere Aspekte bzw. Themen genannt und / oder vertieft wurden:

- Möchten Sie noch etwas anmerken oder ergänzen?
- Möchten Sie noch etwas fragen?

Anhang B: Zuordnung der Strategien des Kommunikationstrainings zu den drei Übungsformen

I. Vermittlung durch Rollenspiele

- Hineinversetzen in die Situation des Gesprächspartners (Strategie Nr. 4)
- Aktives Zuhören (Strategie Nr. 5)
- Erfahrungsaustausch mit KollegInnen (Strategie Nr. 6)
- Suche nach einem gemeinsamen Gesprächsthema (Strategie Nr. 7)
- Thematisieren der Vergangenheit im Gespräch (Strategie Nr. 8)
- Herausarbeiten von Aspekten, die dem Gesprächspartner wichtig sind (Strategie Nr. 9)
- Genaues Eingehen auf die Äußerung oder das Verhalten des Gesprächspartners (Strategie Nr. 10)
- Gedankliche Vorstrukturierung eines Gesprächs (Strategie Nr. 12)
- Suche nach einem Kompromiss (Strategie Nr. 13)
- Vermeidung (Strategie Nr. 15)
- Bewusstmachen von Handlungsmöglichkeiten und Grenzen (Strategie Nr. 16; bezogen auf den Gesprächspartner)
- Strategien für den Umgang mit Menschen, deren Kommunikationsfähigkeit eingeschränkt ist:
    - Aktive Hilfestellung bei kognitiven Beeinträchtigungen (Strategie Nr. 18)
    - Verwendung kurzer Sätze mit einfacher Struktur und Unterteilung einer längeren bzw. komplexeren Äußerung in mehrere Abschnitte (Strategie Nr. 19)
    - Vorgabe des Anlautes bei Wortfindungsstörungen (Strategie Nr. 20)
- eventuell: nonverbale Kommunikation (Strategie Nr. 3)
- eventuell: Kommunikationsstil (Strategie Nr. 2)

II. Erarbeitung in Einzelarbeit mit anschließender Diskussion im Plenum:

- Selbstreflexion (Strategie Nr. 11)
- Abschwächung (Strategie Nr. 14)
- Bewusstmachen eigener Handlungsmöglichkeiten und Grenzen (Strategie Nr. 16; bezogen auf die eigene Situation)

- Positive Neubewertung (Strategie Nr. 17)
- Verwendung kurzer Sätze mit einfacher Struktur und Unterteilung einer längeren bzw. komplexeren Äußerung in mehrere Abschnitte (Strategie Nr. 19)

III. Erarbeitung im Plenum durch genaue Erläuterung der Wirkungsweise und anschließende Diskussion sowie ggf. Gruppenübung:

- Respektvolle Einstellung gegenüber dem Gesprächspartner (Strategie Nr. 1)
- Kommunikationsstil (Strategie Nr. 2). Hier ist zusätzlich auch ein Rollenspiel möglich, s. o.
- Nonverbale Kommunikation (Strategie Nr. 3; auch hier ist ein Rollenspiel möglich, s. o.)
- Aktive Hilfestellung bei kognitiven Beeinträchtigungen (Strategie Nr. 18)
- Hilfestellung zur Wortfindung durch Assoziationsbildung (Strategie Nr. 21)

Der disserta Verlag bietet die kostenlose Publikation
Ihrer Dissertation als hochwertige
Hardcover- oder Paperback-Ausgabe.

Fachautoren bietet der disserta Verlag
die kostenlose Veröffentlichung professioneller Fachbücher.

Der disserta Verlag ist Partner für die Veröffentlichung
von Schriftenreihen aus Hochschule und Wissenschaft.

Weitere Informationen auf www.disserta-verlag.de

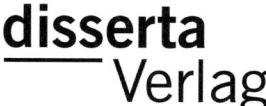